エビデンスに基づく

周産期・母性
看護ケア
関連図

編集　細坂泰子

中央法規

はじめに

細坂泰子

2023年度の日本の出生数は70万人台前半となり，急激な減少を続け，超少子化社会へと進んでいます。国は2023年からこども家庭庁を発足し，さまざまな公的支援を開始していますが，現時点で大きな改善には至っていないのが現状です。これらは公的支援が進んでいるといわれている諸外国も同様で，アジア各国では日本を凌駕する形でさらに進んでいます。この状況はすぐには変わらないものなのでしょう。

超少子化社会では子どもは社会の宝となり得ます。また，少ない数の子どもの貴重性は高まるでしょう。そのような状況では，人生でほんの数回しか経験し得ない妊娠･分娩は，それを経験する妊産褥婦とその家族にとって重要度を増すといえます。産婦人科は形成外科，外科に次いで医師数に対する訴訟件数が高く，それらは対象者とその家族の周産期医療に対する期待の表れといえるのかもしれません。多くの妊産褥婦や家族は，自分の子どもは元気に生まれてくるであろうと思っているでしょう。しかし，正常な妊娠・分娩・産褥経過から逸脱することが多いのも事実です。どんな事象であれ，貴重な妊娠・分娩を妊産褥婦とその家族にとって肯定的な経験とするため，対象者とその家族に対する適切で，安全・安心を提供できるケアを常に最新の知見とともに提供していく必要があります。

妊娠・分娩は生理的な経過といえます。本書の第Ⅰ部では，周産期における変化とその影響を妊娠期，分娩期，産褥期，新生児期に分けて簡潔に記しました。まずはこの部分で各時期に必要な知識を確認されるとよいと思います。

第Ⅱ部では，ウェルネスで考える周産期の看護ケア関連図を記しました。妊娠・分娩自体は疾患ではなく，正常経過をウェルネスの視点で検討することが多いのが母性看護の特徴です。本書では正常な妊娠・分娩・産褥・新生児の経過について，情報を統合してアセスメントし，それぞれの症状がどのようなエビデンスに基づいて看護ケア・治療とつながるのかを，関連図として視覚的に理解しやすくすることを目的としています。

一方で，周産期には母体にも胎児・新生児にも身体的に大きな変化が生じるために，正常からの逸脱，異常への移行が起こりやすいこと，また不妊治療後妊娠や高齢出産も増加し，それらのリスクからさまざまな疾患を合併することが多いのも現状です。第Ⅲ部では正常を逸脱した状態を，問題志向型で考える周産期の看護ケア関連図として分類し，記述しました。ここでは周産期に起こりやすい疾患から関連図を示しています。どの情報がどのアセスメントと結びつき，リスクを引き起こすのか，本文内の記述とあわせて確認いただけると理解が進むでしょう。

第Ⅳ部では，子宮と卵巣に関連した婦人科疾患を扱いました。婦人科疾患は2000年代以降，1人の女性が経験する出産回数が減少することで月経期間が延長した現代では増加傾向にあります。本書では，子宮筋腫をはじめとする良性腫瘍，子宮頸がん，子宮体がんなどの悪性腫瘍，また異所性妊娠や更年期障害，骨盤臓器脱等について記しています。思春期から老年期にかけて起こり得る婦人科疾患を網羅していますので，母性看護にとどまらず，成人看護や老年看護の理解の一助となれば幸いです。

本書で示した内容は関連図のみならず，正常な妊娠・分娩・産褥経過であっても起こりやすいさまざまな症状について丁寧に解説しています。これらは母性看護や婦人科疾患の学習途上にある看護学生や看護師にとって，有益な情報となり得るでしょう。情報には多くの図や表を使用して，理解しやすいよう工夫をしています。このような内容を最新の知見とともに記述するために，大学病院で実際にケアを実施している専門看護師や助産師，大学教員に執筆を依頼いたしました。

褥婦が母親として自己を確立するには，医療者をはじめとする専門家の十分な温かいケアと周囲のサポートが必要で，それらが満たされることで母親は新生児と向き合うことができます。すなわち，母親に対する医療者の適切で温かいケアによって，母親の児に対する愛着形成が促進できるともいえます。本書で学ぶことで，医療者の適切で安心・安全なケア実践が可能になるでしょう。根拠をもった適切な看護を効率よく提供するために，本書をご活用いただければ幸いです。

凡例

●それぞれの症状･疾患に関する内容は「看護ケア関連図」＋その「解説」というように，2つに分けて構成している。必要と思われる情報は参考文献も含めて掲載した。

●「看護ケア関連図」は単純化し，特殊なもの・個別的なものを除いて，以下の原則に基づいて作成した。

- 誘因・成因を含むその疾患に至る直接的・間接的原因
- 病態生理学的変化や状態の変化
- 病態生理学的変化に関連する症状
- 医師の指示による医学的処置
- 観察等を含む看護ケア
- その疾患から生じる全体像
- 分類，あるいは特殊な部分
- 対象の状態等
- 看護のアセスメント

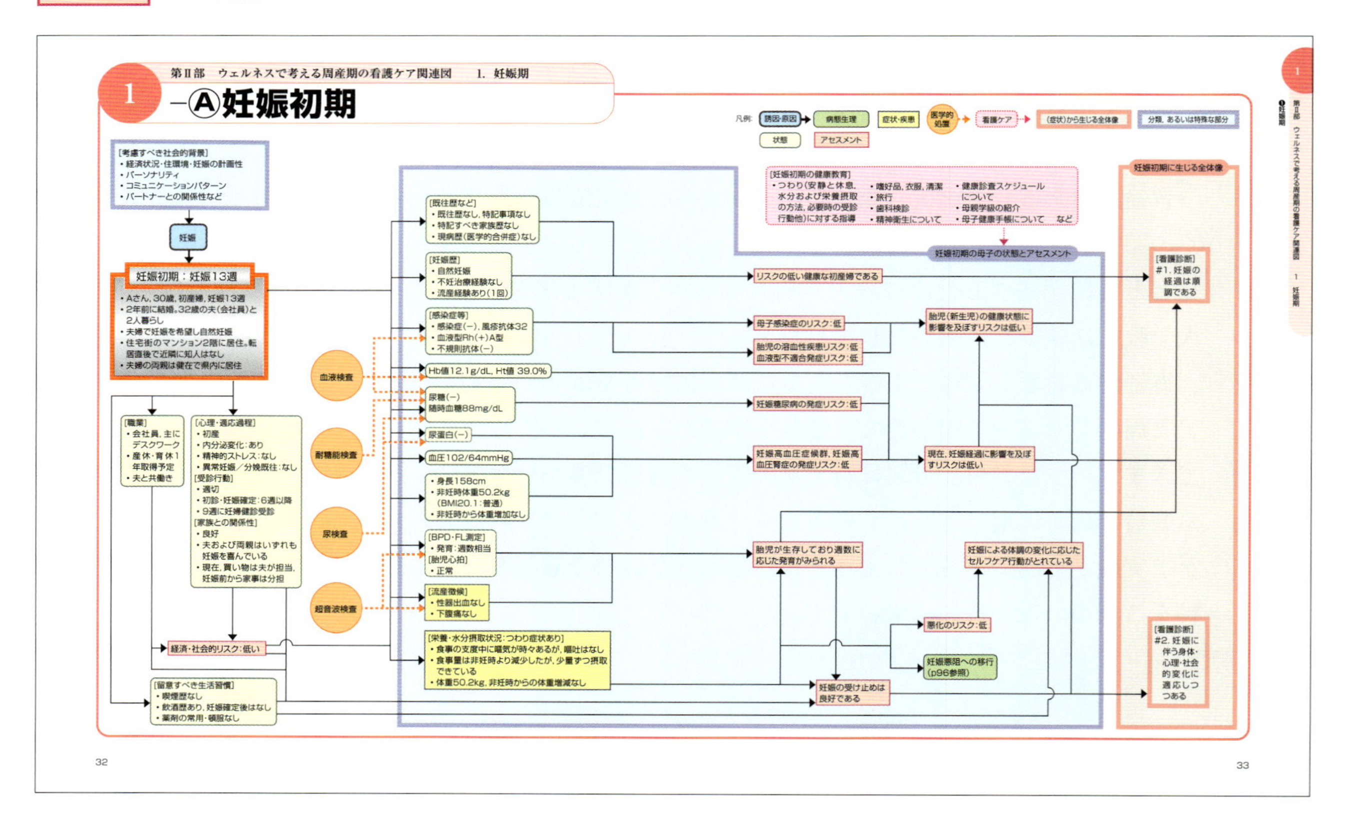

●「解説」では，基本的に以下のような構成をとった。

Ⅰ　病態生理

1. 定義
2. 解剖生理
3. メカニズム
4. 分類と症状
5. 検査・診断
6. 治療
7. 合併症

Ⅱ　看護ケアとその根拠

1. 観察ポイント
2. 看護の目標
3. 看護ケア

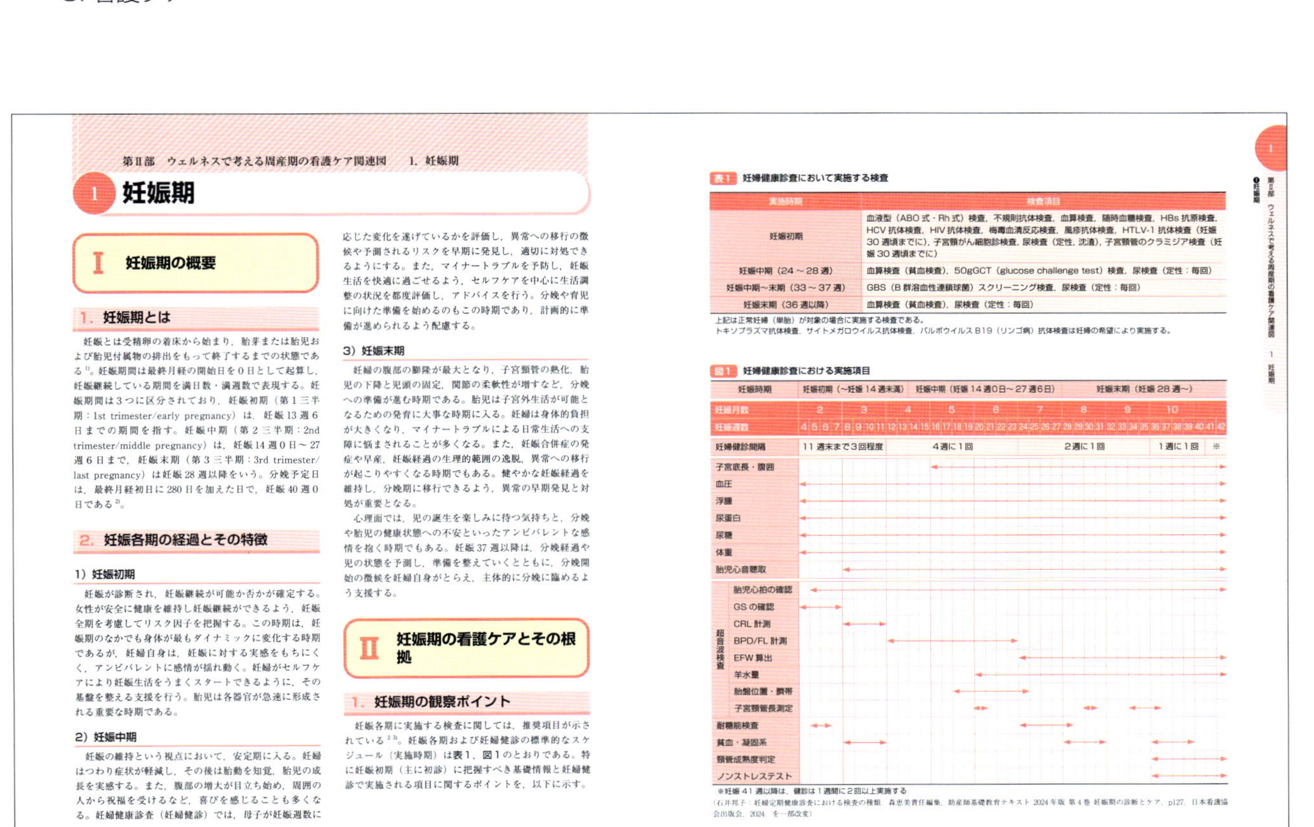

第Ⅱ部　ウェルネスで考える周産期の看護ケア関連図　1. 妊娠期

1 妊娠期

Ⅰ 妊娠期の概要

1. 妊娠期とは

妊娠とは受精卵の着床から始まり，胎芽または胎児および胎児付属物の排出をもって終了するまでの状態である[1]。妊娠期間は最終月経の開始日を0日として起算し，妊娠継続している期間を満日数・満週数で表現する。妊娠期間は3つに区分されており，妊娠初期（第1三半期：1st trimester/early pregnancy）は，妊娠13週6日までの期間を指す。妊娠中期（第2三半期：2nd trimester/middle pregnancy）は，妊娠14週0日～27週6日まで，妊娠末期（第3三半期：3rd trimester/last pregnancy）は妊娠28週以降をいう。分娩予定日は，最終月経初日に280日を加えた日で，妊娠40週0日である[2]。

2. 妊娠各期の経過とその特徴

1）妊娠初期

妊娠が診断され，妊娠継続が可能か否かが確定する。女性が安全に健康を維持し妊娠継続ができるよう，妊娠全期を考慮してリスク因子を把握する。この時期は，妊娠期のなかでも身体が最もダイナミックに変化する時期であるが，妊婦自身は，妊娠に対する実感をもちにくく，アンビバレントに感情が揺れ動く。妊婦がセルフケアにより妊娠生活をうまくスタートできるように，その基盤を整える支援を行う。胎児は各器官が急速に形成される重要な時期である。

2）妊娠中期

妊娠の維持という視点において，安定期に入る。妊婦はつわり症状が軽減し，その後は胎動を知覚，胎児の成長を実感する。また，腹部の増大が目立ち始め，周囲の人から祝福を受けるなど，喜びを感じることも多くなる。妊婦健康診査（妊婦健診）では，母子が妊娠週数に応じた変化を遂げているかを評価し，異常への移行の徴候や予測されるリスクを早期に発見し，適切に対処できるようにする。また，マイナートラブルを予防し，妊娠生活を快適に過ごせるよう，セルフケアを中心に生活調整の状況を都度評価し，アドバイスを行う。分娩や育児に向けた準備を始めるのもこの時期であり，計画的に準備が進められるよう配慮する。

3）妊娠末期

妊婦の腹部の膨隆が最大となり，子宮頸管の熟化，胎児の下降と児頭の固定，関節の柔軟性が増すなど，分娩への準備が進む時期である。胎児は子宮外生活が可能となるための発育に大事な時期に入る。妊婦は身体的負担が大きくなり，マイナートラブルによる日常生活への支障に悩まされることが多くなる。また，妊娠合併症の発症や早産，妊娠経過の生理的範囲の逸脱，異常への移行が起こりやすくなる時期でもある。健やかな妊娠経過を維持し，分娩期に移行できるよう，異常の早期発見と対処が重要となる。

心理面では，児の誕生を楽しみに待つ気持ちと，分娩や胎児の健康状態への不安といったアンビバレントな感情を抱く時期でもある。妊娠37週以降は，分娩経過や児の状態を予測し，準備を整えていくとともに，分娩開始の徴候を妊婦自身がとらえ，主体的に分娩に臨めるよう支援する。

Ⅱ 妊娠期の看護ケアとその根拠

1. 妊娠期の観察ポイント

妊娠各期に実施する検査に関しては，推奨項目が示されている[2,3]。妊娠各期および妊婦健診の標準的なスケジュール（実施時期）は表1，図1のとおりである。特に妊娠初期（主に初診）に把握すべき基礎情報と妊婦健診で実施される項目に関するポイントを，以下に示す。

36

表1　妊婦健康診査において実施する検査

実施時期	検査項目
妊娠初期	血液型（ABO式・Rh式）検査，不規則抗体検査，血算検査，随時血糖検査，HBs抗原検査，HCV抗体検査，HIV抗体検査，梅毒血清反応検査，風疹抗体検査，HTLV-1抗体検査（妊娠30週頃までに），子宮頸がん細胞診検査，尿検査（定性，沈渣），子宮頸管のクラミジア検査（妊娠30週頃までに）
妊娠中期（24～28週）	血算検査（貧血検査），50gGCT（glucose challenge test）検査，尿検査（定性：毎回）
妊娠中期～末期（33～37週）	GBS（B群溶血性連鎖球菌）スクリーニング検査，尿検査（定性：毎回）
妊娠末期（36週以降）	血算検査（貧血検査），尿検査（定性：毎回）

上記は正常妊婦（単胎）が対象の場合に実施する検査である。
トキソプラズマ抗体検査，サイトメガロウイルス抗体検査，パルボウイルスB19（リンゴ病）抗体検査は妊婦の希望により実施する。

図1　妊婦健康診査における実施項目

※妊娠41週以降は，健診は1週間に2回以上実施する
（石井邦子：妊婦定期健康診査における検査の種類．森恵美責任編集．助産師基礎教育テキスト 2024年版 第4巻 妊娠期の診断とケア．p127．日本看護協会出版会．2024．を一部改変）

37

第Ⅱ部　ウェルネスで考える周産期の看護ケア関連図　1　妊娠期

もくじ

第Ⅲ部 問題志向型で考える周産期の看護ケア関連図

第I部

周産期における変化とその影響

A 妊娠期の変化と母体・胎児への影響

受精卵が子宮内膜に着床することで，妊娠が成立する。最終月経初日を0週0日として40週0日が分娩予定日となる。妊娠中は，母体側では，妊娠高血圧症候群（p112参照）や妊娠糖尿病（p122参照）などの妊娠合併症が起こる可能性があり，胎児側では，先天性異常や低出生体重児（p214参照），発育不良などのリスクがある。また，母体の喫煙やアルコール摂取は胎児の成長に影響を与え，発育障害のリスクが高まることが知られている。妊娠期は母体と胎児の健康にとって非常に重要な期間であり，適切な管理とケアが必要である。

I 妊娠初期（妊娠14週未満）の変化と母体・胎児への影響

妊娠期の胎児の器官形成や成長には臨界期があり，環境から大きな影響を受ける可能性がある（図1）。例えば，妊娠初期の母体に栄養不足や薬物の摂取，放射線の被曝などがあると，胎児の神経系や循環器系，呼吸器系の発達に悪影響を与えることがある。また，妊娠初期に母体が感染症にかかると，胎児にも影響を及ぼし，重篤な合併症を引き起こすことがある。

図1 妊娠初期（妊娠14週未満）の変化と母体・胎児への影響

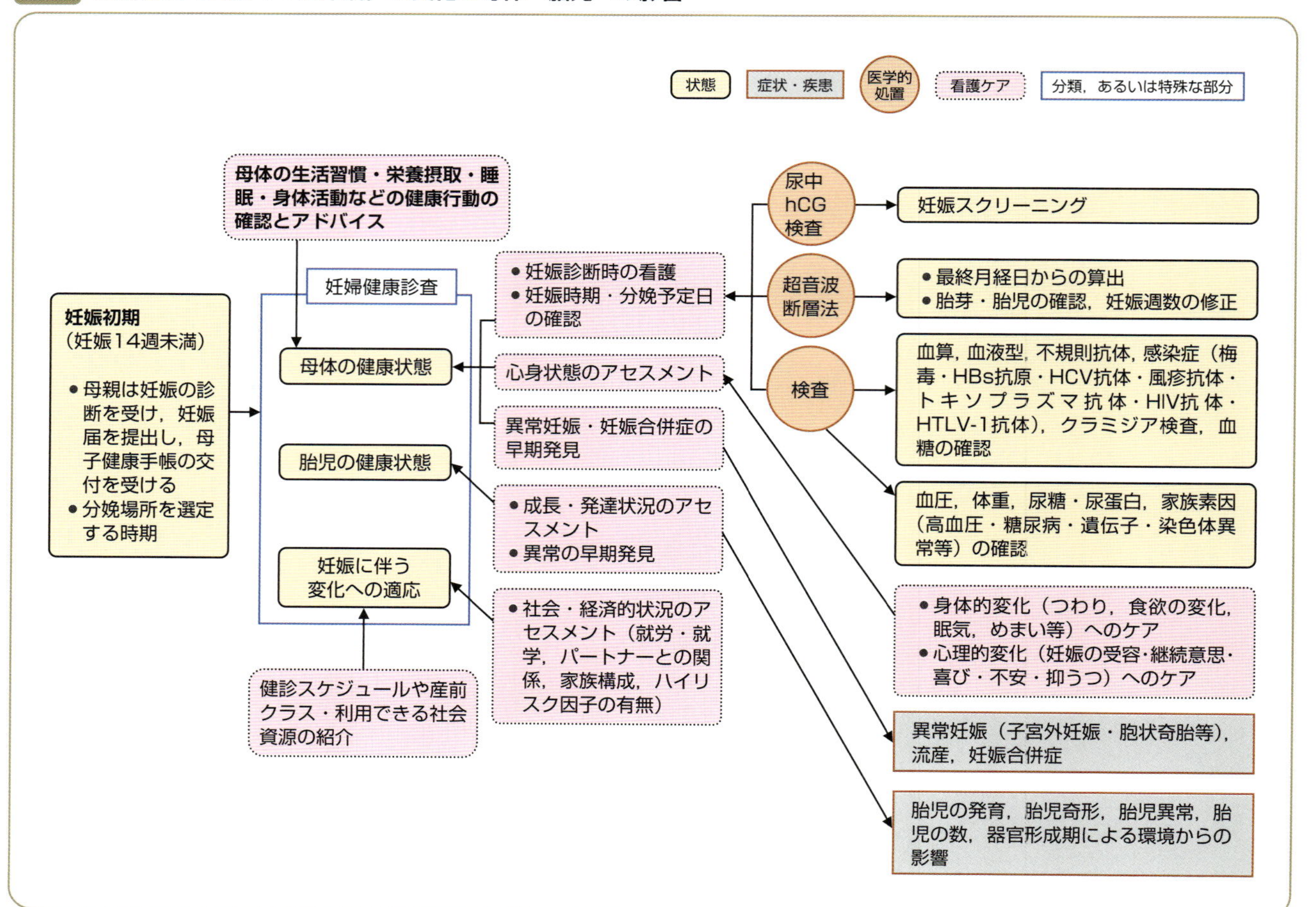

1. 妊娠初期の母体・胎児のアセスメント

妊娠は，月経の停止やつわりなどの身体的な妊娠徴候や，尿中ヒト絨毛性ゴナドトロピン（human chorionic gonadotropin：hCG）検査などで判断されるが，超音波断層法によって胎芽・胎児を確認することで，妊娠の確定診断を行う。また，妊娠初期の終わり頃までに超音波断層法による妊娠週数の修正を行う。

胎芽・胎児期の発育不全，胎児奇形や異常とそのリスク因子を早期発見するために，家族素因（遺伝子・染色体異常）の有無の確認や，血液検査や超音波断層法による診断が行われる。胎児の器官形成期であるため，催奇形性のある薬物（ワルファリン，メソトレキセート，抗てんかん薬，サリドマイド，抗生物質，抗結核薬など）や，放射線被曝の有無等を確認する。喫煙や飲酒もリスク因子となるので，摂取の有無や摂取していた期間，摂取量を確認する。

妊娠中に初めて母体が感染すると胎児に障害を引き起こす母子感染症として，トキソプラズマ（*Toxoplasma gondii*），リンゴ病・梅毒など（Others），風疹（Rubella virus），サイトメガロウイルス（Cytomegalovirus），単純ヘルペス（Herpes simplex virus）があり，これらの頭文字をとって「TORCH（トーチ）症候群」ともいわれる。これらはワクチン接種，手洗い，子どもと食器を共有しない，生肉の摂取を避ける，ネコの糞の処理や土いじりの際に手袋をするなどの感染予防行動で防ぐことができるため，そうした情報の周知に努め，予防行動を促す。

つわりなどの消化器症状のほか，内分泌の変化による体調不良など，日常生活に支障をきたすこともある。妊娠中に生じやすい異常である出血，お腹の張り（子宮収縮），浮腫，その他マイナートラブルについての情報を提供し，その対処法，セルフケアについて伝えておく。

また，母親自身と，パートナーや家族の妊娠の受容について，確認をする。パートナーとの関係性，就労の有無など，社会・経済的状況も把握し，サポートの有無を確認する。

Ⅱ 妊娠中期（妊娠 14 ～ 27 週）の変化と母体・胎児への影響

妊娠中期には，母体の子宮や血流が増大し，胎児側では主要な器官が形成される。胎動が増加し，母親も胎動を自覚するようになる。胎盤が形成され，安定期に入るため，適切な運動を開始する時期でもある（図2）。この時期には，母体と胎児に適切な栄養素が必要であり，母体の健康状態が胎児の成長と発達に影響を与えるため，定期的な健康診断が必要である。

1. 妊娠中期の母体・胎児のアセスメント

妊娠中期は胎盤が形成され，つわりがおさまり，安定期に入る。この時期は，胎盤から分泌されるヒト胎盤性ラクトゲン（human placental lactogen：hPL）等の働きでインスリンの働きが抑えられ，血糖値が上がりやすくなる。そのため，特に妊娠後半は高血糖になりやすく，基準を超えると妊娠糖尿病と診断される。妊娠初期の随時血糖と，中期に経口ブドウ糖負荷試験（oral glucose tolerance test：OGTT）で糖代謝異常のスクリーニングが行われることが多い。また，切迫流・早産の徴候を把握し，早期発見，治療する。さらに，妊娠中の口腔ケアのために，歯科検診（齲歯）の受診を勧める。

超音波断層法で，児頭大横径（biparietal diameter：BPD），大腿骨長（femur length：FL），腹部周囲長（abdominal circumference：AC）等から推定体重を算出し，胎児の発育の状況や，羊水量，胎位，胎盤着床部位等を確認する。

妊婦の心理状況として，妊娠の受容や妊娠の維持・継続の意思およびうつ・不安の状態を把握する。また，パートナーとの関係について，DV 等に関するスクリーニングを行う。出産に対する思いや育児の準備状況を把握し，母乳育児への意思も確認する。

Ⅲ　妊娠後期（妊娠 28 週～）の変化と母体・胎児への影響

妊娠後期には，母体の子宮・乳房が増大し，血流も増加し，母体重が増加しやすい。妊娠高血圧症候群や妊娠糖尿病，妊娠貧血（p100 参照）などのリスクも上昇する（図3）。

胎児は，身体の成長と発達が急速に進み，児頭骨盤不均衡や骨盤位なども分娩時のリスク因子となり得る。破水や陣痛の徴候が現れることもあり，分娩開始の予測や分娩に向けての準備が必要である。

腹部増大や内分泌の変化などによる身体的な負担やストレスとともに，心理的には出産に向けた期待や不安が入り混じる時期でもある。

1. 妊娠後期の母体・胎児のアセスメント

母体の健康状態を評価するために，妊娠後期に発症しやすい妊娠高血圧症候群や糖代謝異常，貧血の検査を行い，早期発見・治療を行う。

すべての妊婦に対して腟と直腸内のＢ群溶血性連鎖球菌（*Streptococcus agalactiae*, Group B *Streptococcus*：GBS）検査を行い，分娩時の垂直感染によって引き起こされる新生児 GBS 感染症を予防する。また前置胎盤，常位胎盤早期剝離，前期破水（p156 参照）などの合併症の可能性も評価する。

胎児・胎盤機能の生理学的検査として，胎児心拍数モニタリング，バイオフィジカル・プロファイル・スコア（Biophysical profile score：BPS）あるいは，modified BPS，超音波断層法による児体重の推定，超音波ドプラ法による血流計測などが行われる。BPS は，ノンストレステスト（NST），胎児呼吸様運動，胎動，筋緊張，羊水量の５項目について検査を行う（⑮胎児発育不全，

図2　妊娠中期（妊娠 14 ～ 27 週）の変化と母体・胎児への影響

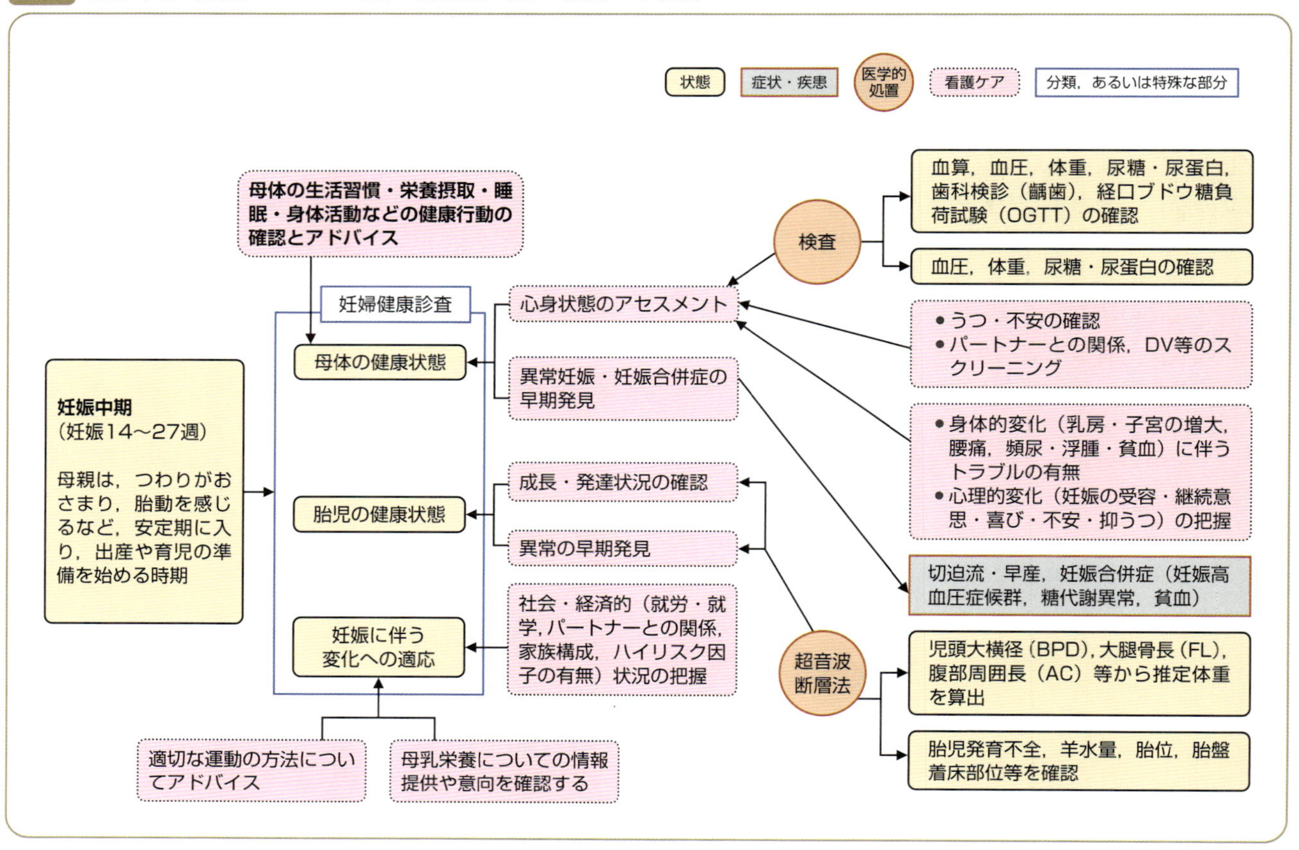

p141 参照)。modified BPS は，週 2 回の NST と羊水量測定のみを行って正常・異常を判定する方法である。生化学的検査としては，尿中エストリオール（estriol：E_3），血中 hPL などがある。

分娩時のリスク因子を確かめ，分娩経過を予測するため，胎盤の付着部位，胎位，児頭骨盤不均衡の有無，軟産道の状態を確認する。バースプランなどを通して，妊婦やパートナー，家族の分娩や育児への思いや準備状況を確認し，産後の生活に伴う調整を行う。

［春名めぐみ］

図3　妊娠後期（妊娠 28 週～）の変化と母体・胎児への影響

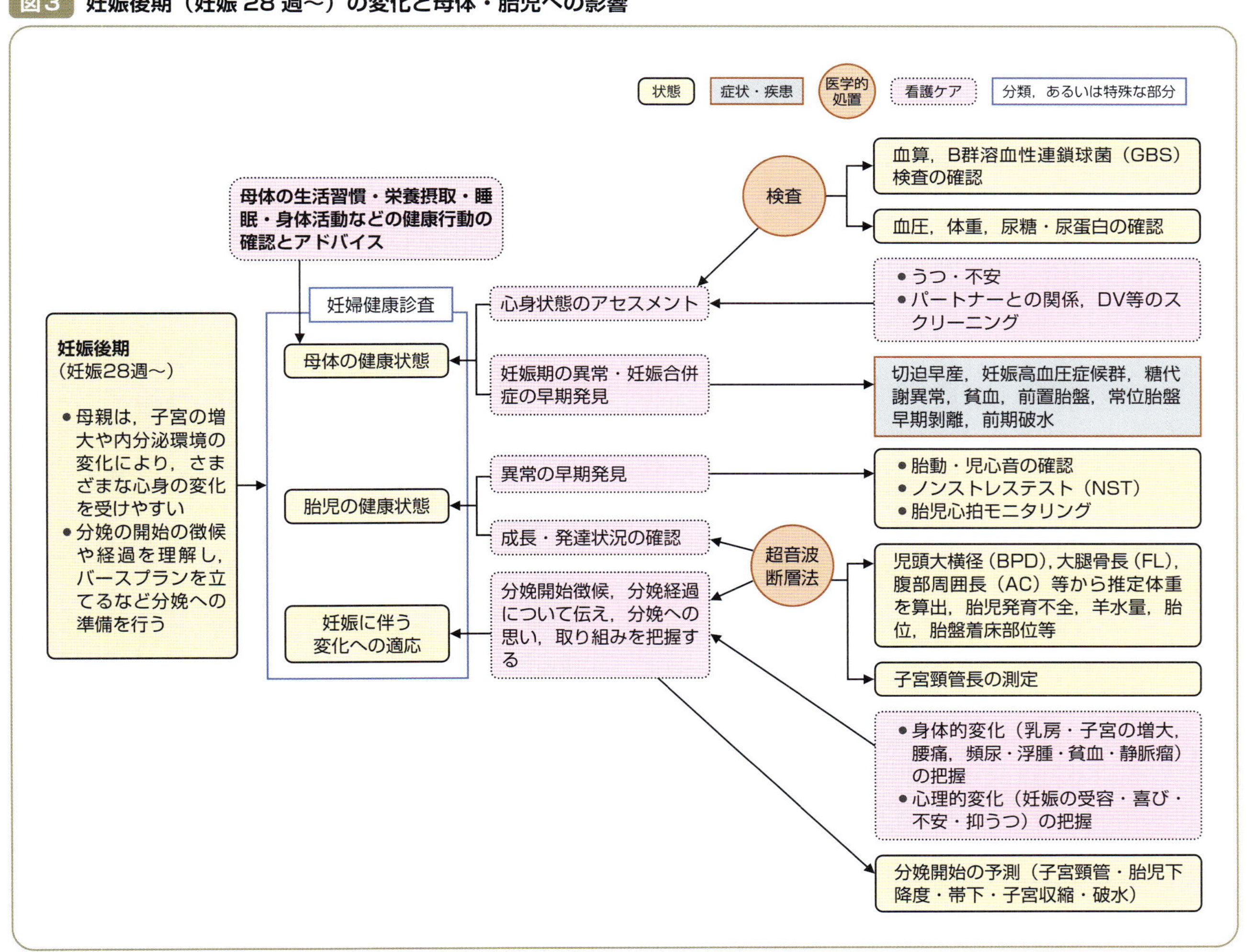

B 分娩期の変化と母体・胎児への影響

分娩期とは，胎児および胎児付属物が母体外に完全に排出されるまでをいう。ここでは陣痛開始から子宮口全開大までの分娩第１期，児娩出までの分娩第２期，胎盤娩出までの分娩第３期，その後２時間までの分娩第４期について述べる。

I 分娩第１期の変化と母体・胎児への影響

分娩期の開始は，陣痛周期が 10 分以内もしくは１時間に６回以上になった時点である。分娩開始と判断された場合，経腟分娩可能かの判断を行い，可能であれば**図４**に従ってケアを行う。分娩進行に直接的に関与する因子として，分娩期の３要素（産道（軟産道・骨産道），娩出力（陣痛，腹圧），娩出物（胎児および胎児付属物））がある。産道と児頭の不均衡の有無，胎児の回旋・胎勢異常の有無，有効な陣痛であるか等を確認する。分娩進行に間接的に関与する因子として，母体の年齢，初・経産別，合併症の有無，破水，不安・緊張状態，疲労度などがある。ケアによって修正できるリスク因子があれば取り除く支援を行う。

陣痛の強さの評価の方法は，母体腹壁の子宮底部に手を当てて子宮の収縮状態を観察する触診法のほか，母体腹壁にプローブを装着して，陣痛周期と持続時間，胎児心拍を把握する分娩監視装置がある。過強陣痛や微弱陣痛にならないよう，こまめに観察を行う。

子宮口は，陣痛発作時に子宮下部の伸展・拡張と子宮頸部が展退することによって開大していく。子宮口が全開大（10cm）となると分娩第２期に移行する。分娩第１期の平均所要時間は初産婦で 10 ～ 12 時間，経産婦で

図４ 分娩第１期の状態とケア

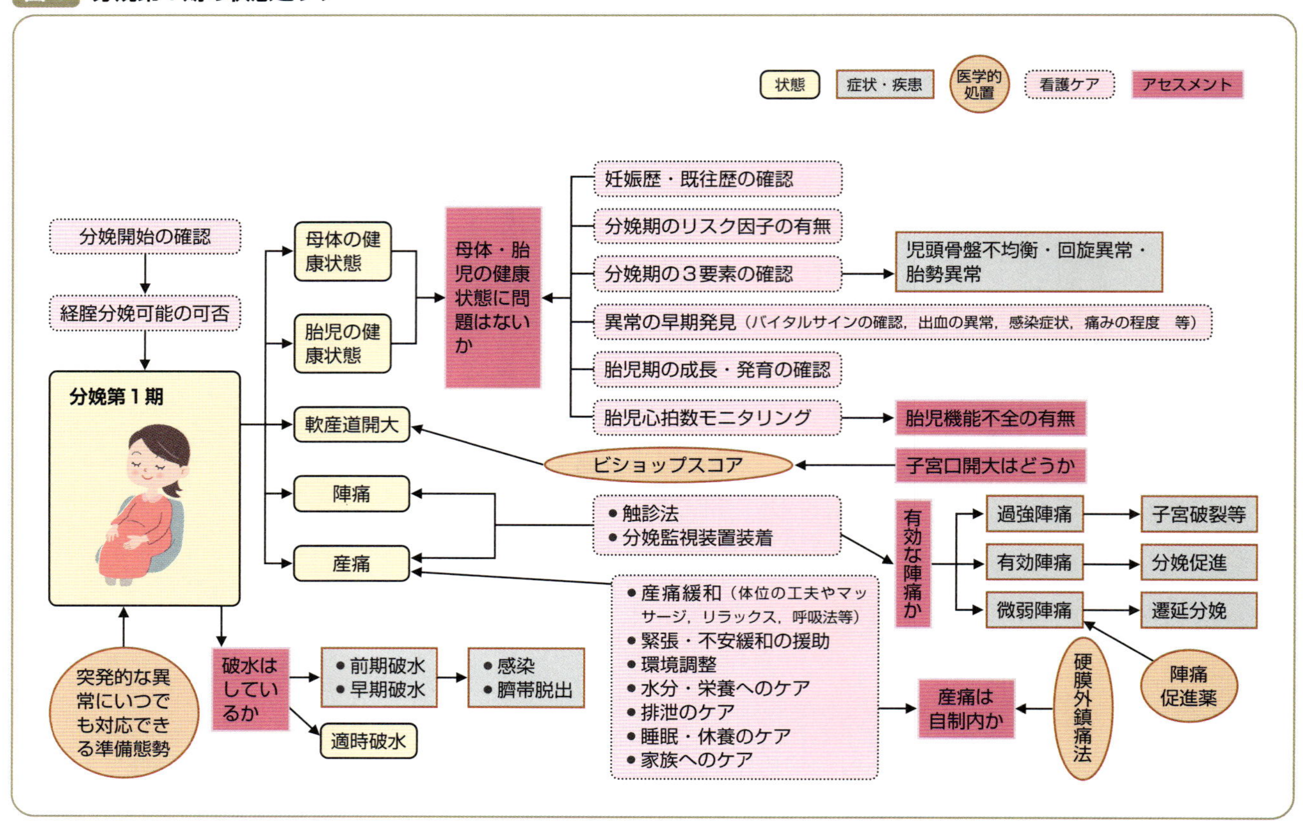

5～6時間である。

陣痛（子宮収縮），軟産道開大，骨盤壁や骨盤底の圧迫，会陰の伸展などは痛みを伴う。これらを総称して産痛という。分娩第1期の産痛は主に腰部，仙骨部に生じ，胎児の下降に従って産痛の部位は変化していく。これらの産痛は個人差や不安・緊張の程度，個人属性などによって異なる。分娩第1期は時間が長く，産痛緩和は分娩第1期の重要な看護ケアとなる。産痛部位のマッサージやタッチ，リラクセーション，温罨法，呼吸法，産婦のそばを離れずに寄り添うことなど，身体的・心理的サポートを行うことは重要である。

また，分娩進行の説明や立ち会っている家族へのサポート，産婦への基本的ニーズの支援も重要となる。産婦の希望により，硬膜外鎮痛法を用いた無痛分娩を行う場合もある。施設によっては計画分娩のみでの実施とされる場合も多いため，陣痛発来前に計画的に入院し，陣痛促進薬を併用する。

前期破水や早期破水の場合，子宮内感染発症や羊水量の減少に伴う回旋異常，微弱陣痛に伴う分娩遷延を生じやすい。また，胎児先進部が未固定の場合には臍帯脱出の危険性がある。臍帯脱出がある場合は，骨盤高位にして臍帯の圧迫を減らし，緊急帝王切開の準備を行う。

分娩期には陣痛によって子宮内の胎児も骨盤内で圧迫されるため，胎児心拍数が低下しやすくなる。胎盤機能の低下や臍帯圧迫などにも影響を受ける。また，産道を通過する際には児頭先進部が骨産道に強く圧迫されるため，うっ血や血腫を生じやすい。

Ⅱ　分娩第2期の変化と母体・胎児への影響

初産婦の場合は分娩第2期の陣痛間欠時に，経産婦の場合は進行にあわせて，早めに分娩室に移動しておくことが多い。分娩第1期と同様，産痛を含む母体の健康状態を観察し，異常の早期発見に努める（図5）。

陣痛は分娩第1期より強くなる。同時に腹壁筋と横隔膜筋が協力して収縮することで，腹腔内圧が上昇し，子宮体部に影響して胎児の娩出を助ける。腹圧は横紋筋の収縮であるため随意性であるが，軟産道を胎児下降部が強く圧迫するようになると，陣痛発作とともに不随意的に腹圧がかかるようになる。この陣痛と一致した腹圧を共圧陣痛とよび，胎児娩出に大きな役割を果たす。ただし，痛みによる緊張や不安が強い場合はうまく努責をかけられない場合もあるため，呼吸法や陣痛間欠時の弛緩法などの指導を行い，スムーズな分娩経過を支援する。有効な陣痛が得られず，分娩第2期遷延，もしくは微弱陣痛で胎児の状態が良好でない場合は，吸引・鉗子分娩を行う場合がある。

胎児は狭い産道を通過するため，胎児心拍が低下しやすくなる。胎児機能不全の早期発見のため，胎児心拍数

図5　分娩第2期の状態とケア

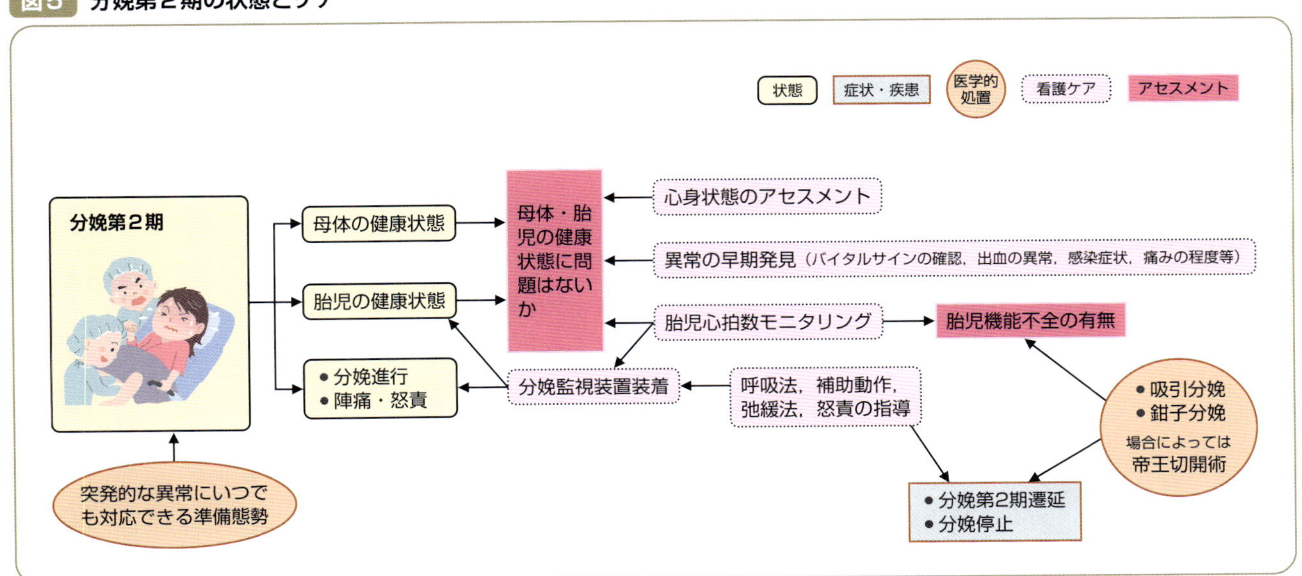

モニタリングを行いつつ，必要時，母体体位変換，母体への酸素投与，陣痛強度の確認，母体状態の確認（高血圧／低血圧，発熱など），呼吸法の指導，リラックスの促進を行う。高度徐脈の持続，遅発一過性徐脈，変動一過性徐脈，基線細変動の消失，サイナソイダル・パターンがあるなどの胎児機能不全の徴候がみられた場合は，速やかな分娩に至らせるために吸引・鉗子分娩もしくは緊急帝王切開術などの急速遂娩を選択する。娩出後は新生児仮死に対する対応を行う。可能であれば新生児科医の立ち会いを行う。

Ⅲ 分娩第３期の変化と母体・新生児への影響

分娩第３期には子宮筋の過伸展や疲労により，子宮収縮が起こりにくい。多くの場合，胎児娩出後には子宮収縮薬の投与がなされ，子宮収縮促進のケアが行われる。胎盤娩出が確認できたら，娩出様式や所要時間，出血量を確認する（図6）。胎盤はなるべく早期に娩出したほうが出血量を少なくし，子宮収縮も良好になる。出血量の多寡は産褥経過に影響を与えるため，子宮復古を促進するケアを早期に行う。胎児娩出後 30 分経過しても胎盤娩出が起こらない場合は，胎盤用手剝離が行われる。

母体は児娩出による急激な腹圧の低下によって，ショック状態になることがある。バイタルサインの確認，特に血圧や母体の顔色，意識等に注意して観察する。経腟分娩で産後 24 時間以内に 500mL を超える出血を分娩後異常出血という。前置・低置胎盤，癒着胎盤，子宮筋腫合併，羊水過多，巨大児，多胎などの場合は，出血のリスクが高い。ショックインデックス（心拍数／収縮期血圧）による推定出血量が経腟分娩で 1 L，帝王切開分娩で 2 L 以上の場合は分娩時異常出血と判断し，産科危機的出血への対応フローチャート（産科危機的出血への対応指針 2022　https://www.jsog.or.jp/activity/pdf/shusanki_taioushishin2022.pdf）を参考に対応する。

新生児へのケアはⒹ「新生児の出生後の変化とその影響」（p20 参照）で後述する。

Ⅳ 分娩第４期の変化と母体・新生児への影響

分娩第４期は異常出血が起こりやすい時期である。異常出血の約 70％が弛緩出血といわれている[1]。弛緩出血は極度の疲労や遷延分娩，巨大児や多胎などによる子宮壁の過度伸展，急速遂娩，胎盤や卵膜の遺残等で起こりやすい。分娩後２時間までは弛緩出血の有無を頻回に確認する必要があるため，悪露量の測定を行う。また，産婦の訴えや四肢冷感，意識レベルに注意しながら心身

図6　分娩第３期の状態とケア

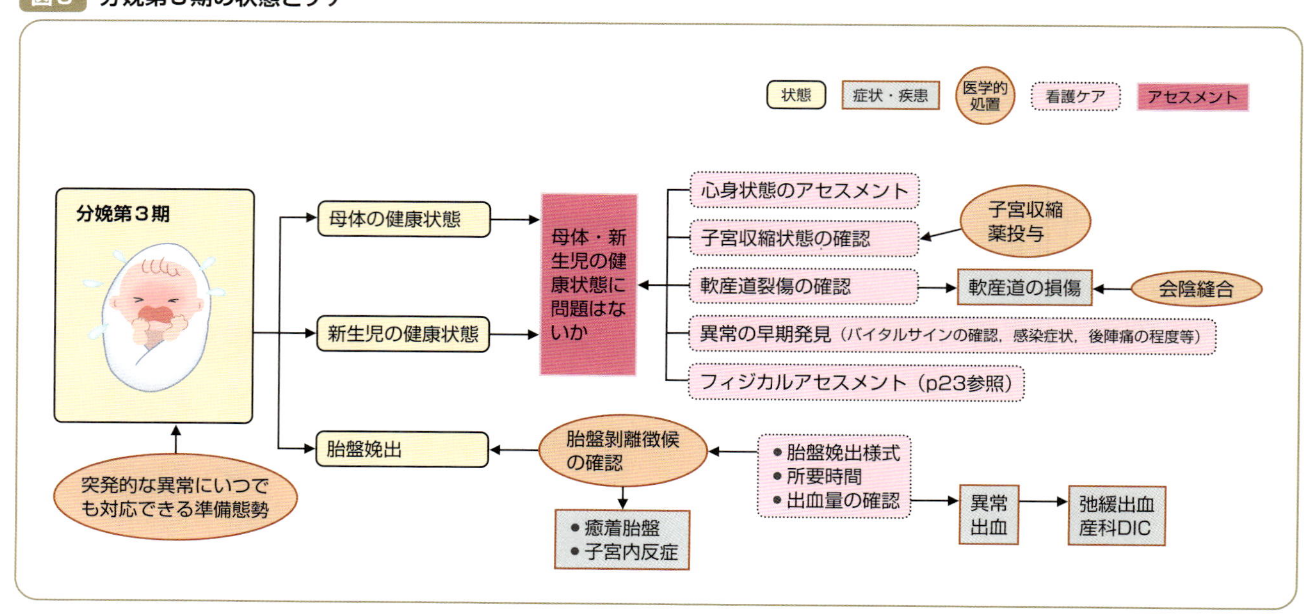

状態のアセスメントと子宮収縮促進のケアを行って，異常の早期発見に努める。会陰縫合等を行った場合や，分娩第２期で時間がかかった場合には，陰部や恥骨などの疼痛を訴えることがある。状態を確認しながら，必要時，鎮痛薬の処方を医師に相談する。同時に産婦の清潔や保温，環境調整，休息などの基本的ニーズの充足を行う（図7）。

産婦は分娩第４期では，分娩が終了した安堵感や解放感，幸福感を感じることが多い。医療者は産婦をねぎらい，肯定する必要がある。場合によっては否定的な感情が生じる場合もあるため，その気持ちを昇華できるよう支援する。

分娩直後の産婦と新生児，その家族の関係や援助は，その後の育児への影響が大きい。そのため医療者は母子（父子）関係確立への援助として，早期母子接触や早期授乳を試みる。ただし，出産直後の新生児は子宮外生活への適応が不十分であり，容易に異常に移行しやすいため，実施の可否の判断の後，十分な観察と環境調整，異常に対応できる態勢が必要とされる。家族が同席している場合は，速やかな情報伝達や新生児との面会の機会を設ける。

［細坂泰子］

《文献》

1）Anderson JM, et al: Prevention and Management of Postpartum Hemorrhage. American Family Physician, 75(6): 875-882, 2007.

図7　分娩第４期の状態とケア

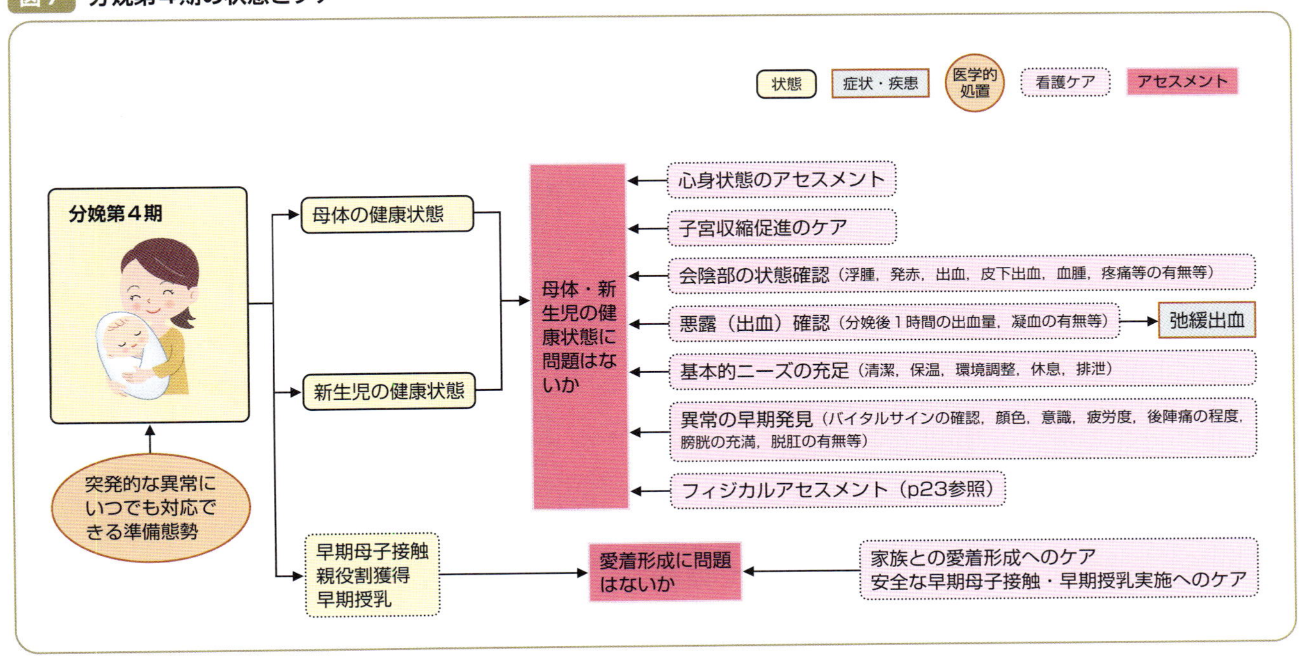

C 産褥期の変化と母体への影響

産褥期とは，分娩後の母体が非妊娠時の状態に回復するまでの出産後約6～8週間を指す。この時期の全身ならびに生殖器の回復を退行性変化，乳房や乳汁分泌などの変化を進行性変化という。

新生児を迎え，新しい家族を形成する時期でもあり，疲労や睡眠不足といった身体的な負担だけでなく，育児不安や抑うつなど，心理的な不調をきたすリスクも高まる。褥婦とパートナーや家族との関係性，ソーシャルサポートの状況などをアセスメントして，支援していくことが重要である（図8）。

1. 産褥期の母体のアセスメント

● 全身状態

褥婦の身体状態の回復について，全身状態（バイタルサイン，貧血，排泄，体重など）の確認を行う。バイタルサインとしては，産褥徐脈ともいわれる一過性の徐脈（40～50回／分）がみられることがある。分娩時に上昇した体温も分娩後24時間以内には平熱になるが，乳房の緊満の影響で体温が上昇することがある。体温が38℃以上の場合は，感染などの可能性がある。また，産後3～4日頃に一過性に血圧が上昇することがあるため，高血圧に伴う症状の出現に注意し，症状悪化を予防することが重要である。

産褥早期は尿量が多くなるが，尿意の知覚は低下していることがあり，膀胱が充満しやすい。膀胱充満は子宮収縮を妨げる可能性があるため，自尿や排尿回数を確認し，排尿を促す。また，会陰部の創傷や腹部筋肉の弛緩

図8 産褥期の変化と母体への影響

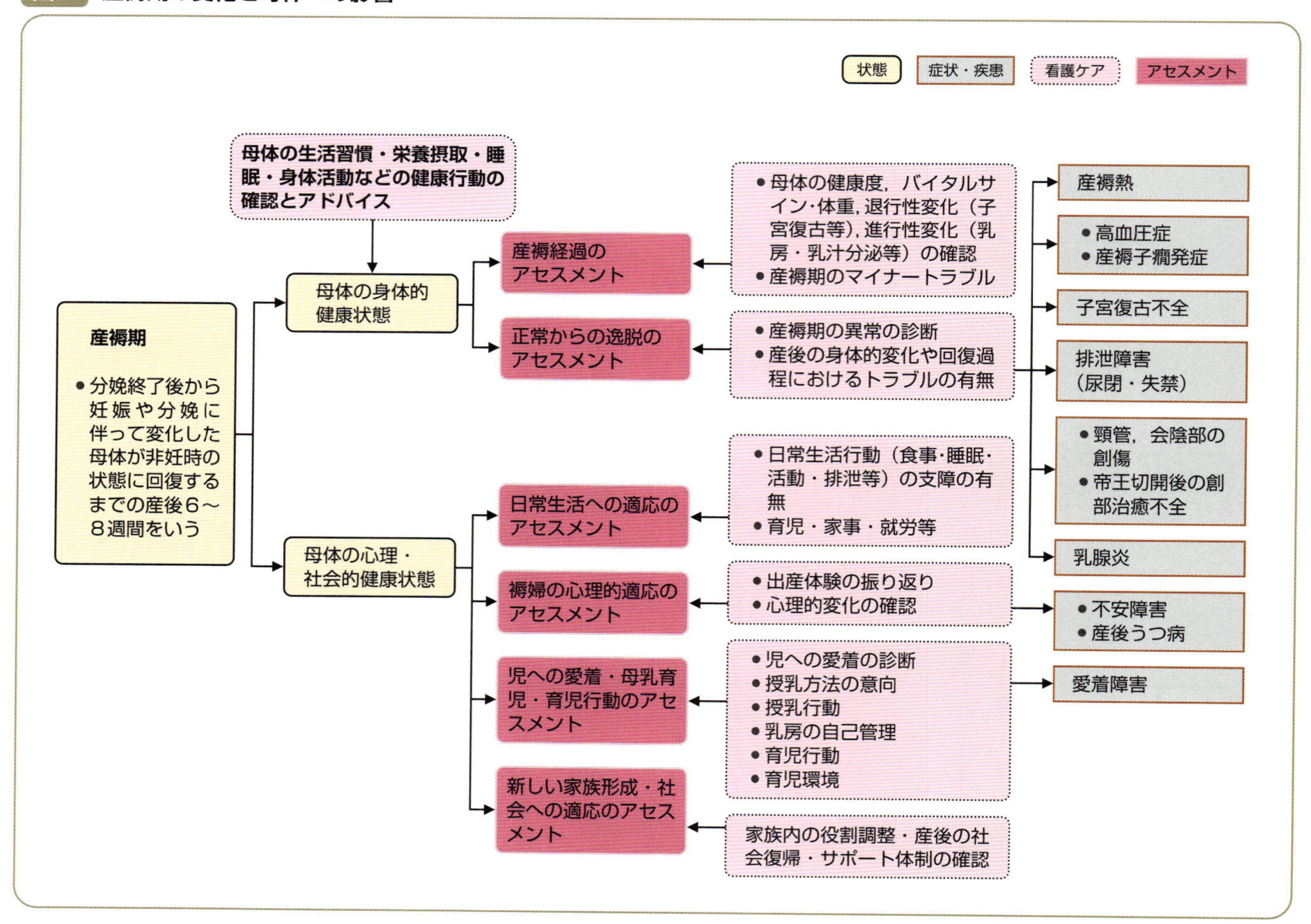

により，努責がかけづらく，便秘になりやすいため，便秘を予防するとともに排便状況を確認し，必要に応じて便秘薬などで排便コントロールを行う。

● **退行性変化**

生殖器の復古状態（子宮収縮，後陣痛，悪露，陰部）を確認する。子宮底の高さは，分娩後では臍高かそれよりも高いことが多く，産褥１日で臍下１横指，産褥３日では臍下３横指，産褥４日では臍と恥骨結合上縁との中央，産褥８～９日で恥骨結合上縁の高さになり，徐々に収縮していく。触診で硬く収縮していることを確認し，硬さがない場合には子宮収縮の不良を疑う。後陣痛は子宮収縮に伴う痛みであり，産後１～２日頃特に強くなることが多いが，日を経ても痛みが増強する場合は，卵膜や胎盤などの子宮内への遺残がある可能性も考慮する。悪露は，産後２～３日頃まで血性悪露（赤色）が続き，産褥４～５日以降褐色から黄色悪露，その後，白色悪露になっていく（❹退行性変化，p66 参照）。

● **進行性変化**

乳房・乳頭，乳汁分泌状態を確認する。乳房は乳汁の産生によってうっ滞が生じ，緊満する。乳房の発赤，腫脹，硬結，熱感，疼痛を確認する。乳頭の亀裂や疼痛の有無，乳汁の状態（血性・膿瘍などの混入）もあわせて観察をする。乳腺炎は「圧痛，熱感，腫脹のあるくさび形をした乳房の病変（限局性の病変）で，38.5℃以上の発熱，悪寒，インフルエンザ様の身体の痛みおよび全身症状を伴うものである」[1]と定義されている。乳腺炎は，必ずしも「細菌感染」を伴うわけではない。乳房の緊満，乳汁のうっ滞，乳管の閉塞の状態から非感染性乳腺炎，感染性乳腺炎，膿瘍と変化していく可能性があることに注意する（❺進行性変化，p72 参照）。

● **産後の心理状態**

産後の心理状態として，マタニティ・ブルーズ（産後数日から２週間程度のうちに経験する一過性の精神症状で，涙もろくなり，イライラしたり，気持ちが落ち込んだりする）や産後うつ病などの症状に注意する。産後うつ病は，エジンバラ産後うつ病自己評価票（Edinburgh Postnatal Depression Scale：EPDS）などを用いて妊娠中からのスクリーニングが行われている。日常生活や育児行動に支障がないか，児への愛着行動や授乳行動についても確認をする。パートナーや家族との関係性・役割分担，地域でのサポート資源の利用，ソーシャルサポートの有無についても確認をし，必要なサポートが受けられるように支援することが必要である（❻親役割の獲得，p78，㉒産褥精神障害，p188 参照）。

［春名めぐみ］

《文献》

1）日本助産師会他編：乳腺炎ケアガイドライン 2020．p28，日本助産師会出版，2020.

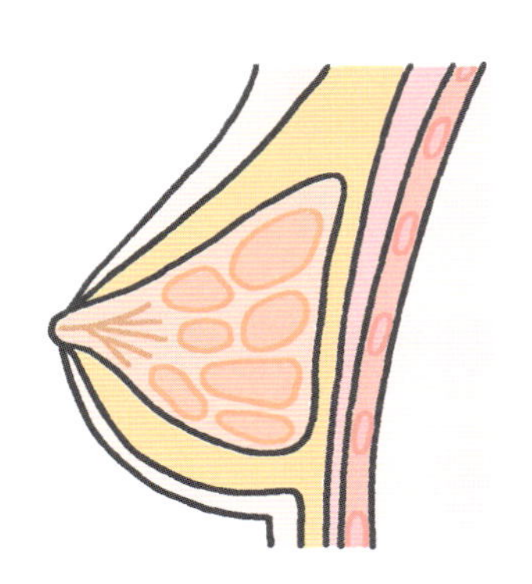

D 新生児の出生後の変化とその影響

新生児とは出生後28日未満の乳児をいい，なかでも生後7日未満の児を早期新生児という。早期新生児期は，子宮内で母体に依存していた胎児期から子宮外生活への移行の時期となり，その変化は大きく，新生児への負荷は高い。ここでは，新生児の出生直後のケアと入院中のケアについて述べる。

I 出生直後の新生児の変化とケア

1. 出生直後の変化とその影響

新生児の呼吸確立の条件として，在胎週数34週以後の出生であることが求められる。胎児の肺は，在胎26週頃から肺サーファクタントが肺胞表面のⅡ型上皮細胞から分泌されはじめ，在胎34週頃には十分な量が分泌される。肺サーファクタントは，出生後に空気と接触する肺胞の液層の表面にリン脂質の膜を形成することで，肺胞の虚脱を防止する。したがって，早産児の場合は人工肺サーファクタントを投与する必要がある（図9）。

新生児は，産道通過時に胸郭が圧迫を受けることで肺水の一部が気道から排出される。出生によって圧迫が解除されると，胸腔内は陰圧となり，肺水がなくなったスペースに空気を引きこむことで第一呼吸（吸気）が始まる。続く呼気が第一啼泣となる。これによって呼吸運動が確立する。

肺水に代わって肺胞が21％の酸素を含む空気で満たされると，肺胞を囲む血管に酸素が拡散できるようになる。これによって血中の酸素濃度が上昇し，肺血管抵抗は低下し，同時に動脈管が収縮しはじめ，新生児循環への移行が起こり，身体全体の組織に酸素が運搬されるようになる。新生児は成人に比べて呼吸機能が脆弱なため，ケアには十分に注意する（表1）。

新生児は，第一呼吸および胎盤血流の途絶により，胎児循環から新生児循環への移行が始まる（図10，表2）。

新生児の体温は腋窩温で36.5～37.5℃だが，環境温の影響を受けやすいため，蒸散，輻射，対流，伝導による熱の放散を防ぐケアが必要となる。必要に応じて保育器の使用，衣類や寝具を用いた保温を行い，こまめに経過観察を行う。

新生児の糖代謝は，出生後に母体からのグルコース供給が途絶えることで，生後1時間程度で最低値となる。

図9 出生直後の状態とケア

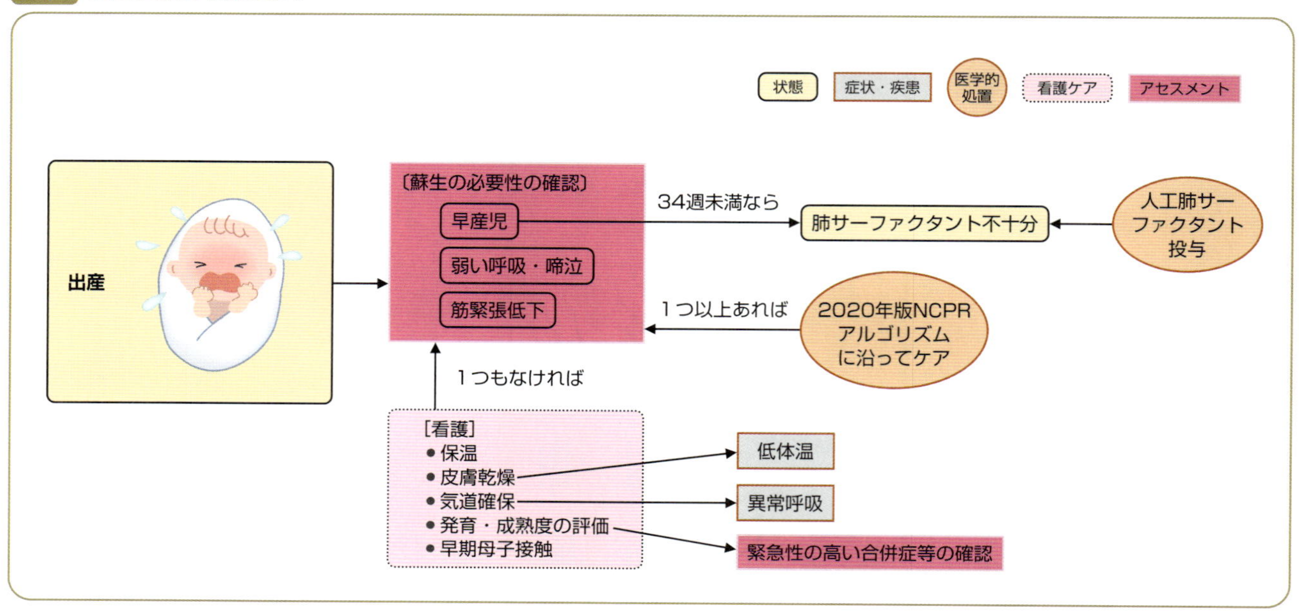

図10 胎児循環から新生児循環への移行

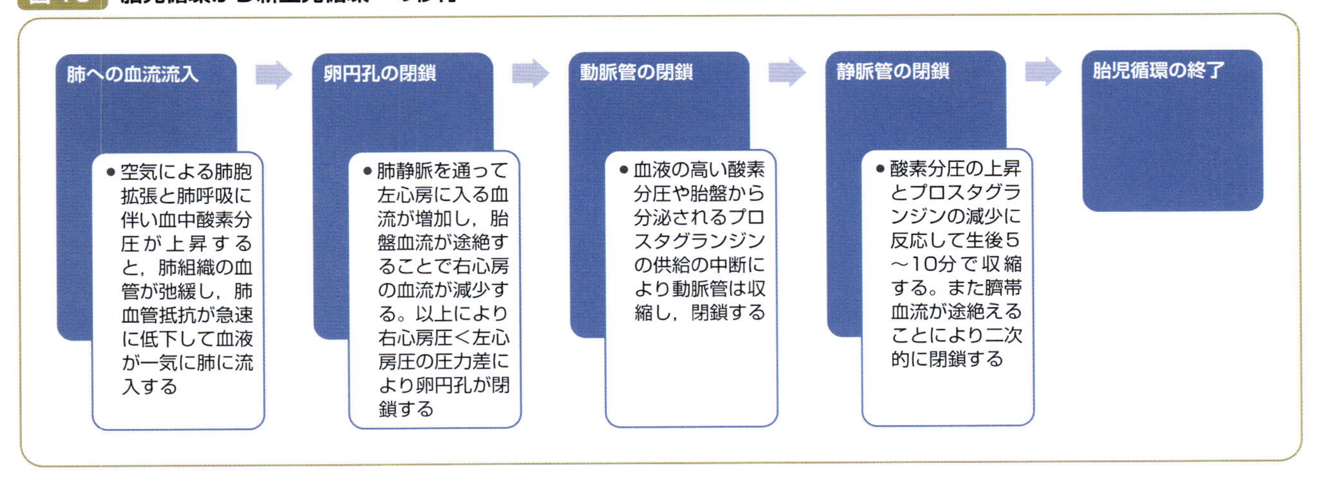

表1 新生児の呼吸の特徴

- 正常呼吸数は 40～60 回／分。60 回以上は多呼吸
- 呼吸運動は横隔膜優位の腹式呼吸
- 成人に比べて体表面積に対する排ガス交換面積が小さく，1回換気量が少ない
- 気道が細く，組織が脆弱
- 胸郭が軟らかく呼吸筋の力が弱い
- 胎児ヘモグロビンが多いため，低酸素状態になりやすい
- 強制的鼻呼吸
- 呼吸不全は出生直後から症状が顕著なものと，時間が経ってから顕著になるものがある

低血糖は中枢神経系の障害を起こすことがあるため，糖尿病母体児，巨大児，早産児，低出生体重児，新生児仮死などのリスク要因がある場合には，生後2時間以内に血糖をチェックする。低血糖の明確な基準はないが，40mg/dL を目安に治療を開始する。

2. 発育・成熟度の評価とその影響

出生直後の新生児の蘇生が必要かどうかは，2020 年版 NCPR アルゴリズム（新生児蘇生法普及事業 2020 年版 NCPR アルゴリズム http://www.ncpr.jp/guideline_update/pdf/ncpr_algorithm2020.pdf ）に従う。

出生直後の新生児の状態を評価する手段として，アプガースコアがある（表3）。出生後1分と5分の時点で5つの臨床所見について点数化し，合計点が7～10 点は正常，4～6点は第1度仮死，0～3点を第2度仮死と判定する。

また，出生直後の呼吸障害の重症度を評価する手段としては，シルバーマンスコアがある（図11）。新生児の5つの努力呼吸の程度に応じて点数化し，合計点が低いほうが正常となる。成熟児では2点以上，低出生体重児では5点以上を異常と判断するが，このほかに経皮酸素飽和度や経皮酸素分圧モニターなどの情報とあわせて総合的に評価する。

表2 新生児の循環の特徴

- 心拍数の正常値は 110～160 回／分
- 機能的心雑音が高頻度に聴取される（一過性なものか先天性心疾患によるものかの確認が必要）
- 出生直後は末梢性チアノーゼがみられることが多い

分娩中の低酸素血症による酸血症の有無・程度を調べるために，臍帯血液ガス分析を行う。この評価によって分娩管理の妥当性を評価できるため，可能な限り評価・記録することが望ましい。pH が 7.1 未満の場合は注意深い観察または新生児エキスパートへの相談を考慮する。

児のリスク因子の評価に必要であるため，出生直後に体重・身長，頭位，胸囲の4項目の身体計測を行う。それぞれの項目について，在胎週数別標準曲線と照らし合わせて評価する。値が 10 パーセンタイル未満もしくは 90 パーセンタイル以上の場合は，必要な検査やケアを行う。

出生後は前述の評価指標で評価をしつつ，体温の喪失を避けるために体表の羊水等を拭い，インファントラジアントウォーマーで身体を温める。

3. 皮膚所見の評価とその影響

新生児の皮膚は薄いため，少しの刺激で傷つきやす

表3　アプガースコア

	0点	1点	2点
Appearance（Skin color） 皮膚色	全身蒼白	体幹ピンク 四肢チアノーゼ	全身ピンク
Pulse rate 心拍数	なし	100回／分未満	100回／分以上
Grimace（Reflex irritability） 反射	反応なし	顔をしかめる	啼泣
Activity（Muscle tone） 筋緊張	だらりとしている	いくらか四肢を曲げる	四肢を活発に動かす
Respiration（Breathing） 呼吸	なし	弱々しい	啼泣・良好

Appearance：外観，Grimace：しかめっ面

図11　シルバーマンスコア

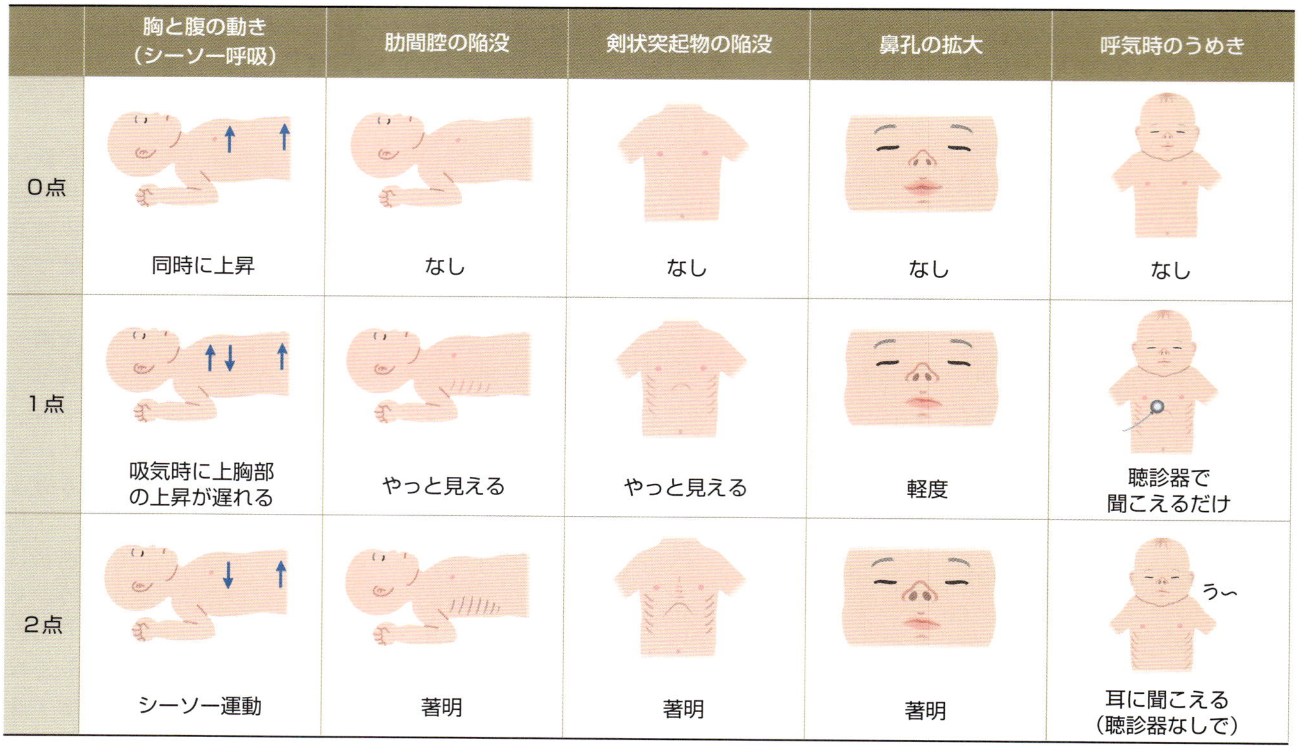

	胸と腹の動き（シーソー呼吸）	肋間腔の陥没	剣状突起物の陥没	鼻孔の拡大	呼気時のうめき
0点	同時に上昇	なし	なし	なし	なし
1点	吸気時に上胸部の上昇が遅れる	やっと見える	やっと見える	軽度	聴診器で聞こえるだけ
2点	シーソー運動	著明	著明	著明	耳に聞こえる（聴診器なしで）

い。出生直後の新生児は手足の指先に末梢性チアノーゼを認めることがあるが，大部分は末梢の循環不全の低下によるもので病的なものではなく，保温で軽快する。顔面や体幹などに中心性チアノーゼがみられる場合，先天性心疾患や呼吸障害などの病的な原因が潜んでいる可能性があり，注意深い観察が必要となる。

4. 新生児に対する予防的ケア（出生直後）

- **新生児の取り違え防止**

出生直後に，新生児の取り違え防止，災害時の親子識別のため，母子標識のためのネームバンドをつける。新生児をケアする際などにはその都度標識を確認し，新生児を間違えないようにする。

- **臍の感染防止と臍脱**

臍の感染を予防するために，臍クリップなどで結紮後，切断面の止血を確認したうえで，消毒薬を使用しつつ自然乾燥させる。再出血の危険がなくなったら生後24～48時間で臍クリップを除去する。感染防止と臍脱を早める目的で，湿潤環境をつくらないようにする。通常1週間前後で腹壁から脱落する。

- **新生児結膜炎予防**

出生後，産道感染による新生児結膜炎予防のため，出生後（母子接触に引き続き）できるだけ早期に抗菌薬を点眼する（❽子宮外適応，p86参照）。

Ⅱ 入院中の新生児の変化とケア

入院中の新生児の状態と必要なケアについて，**図12**にまとめた。

1. 黄疸の評価とその影響

黄疸とはビリルビンによる皮膚の黄染で，生理学的な現象としてすべての新生児に出現する（**図13**）。

ビリルビン値が正常の範囲を超えて高いものを高ビリルビン血症という（㉚高ビリルビン血症，p242参照）。

病的黄疸には，生後24時間以内に出現する早発黄疸，血清ビリルビン値が正常域の上限を超える重症黄疸，生

図12 入院中の状態とケア

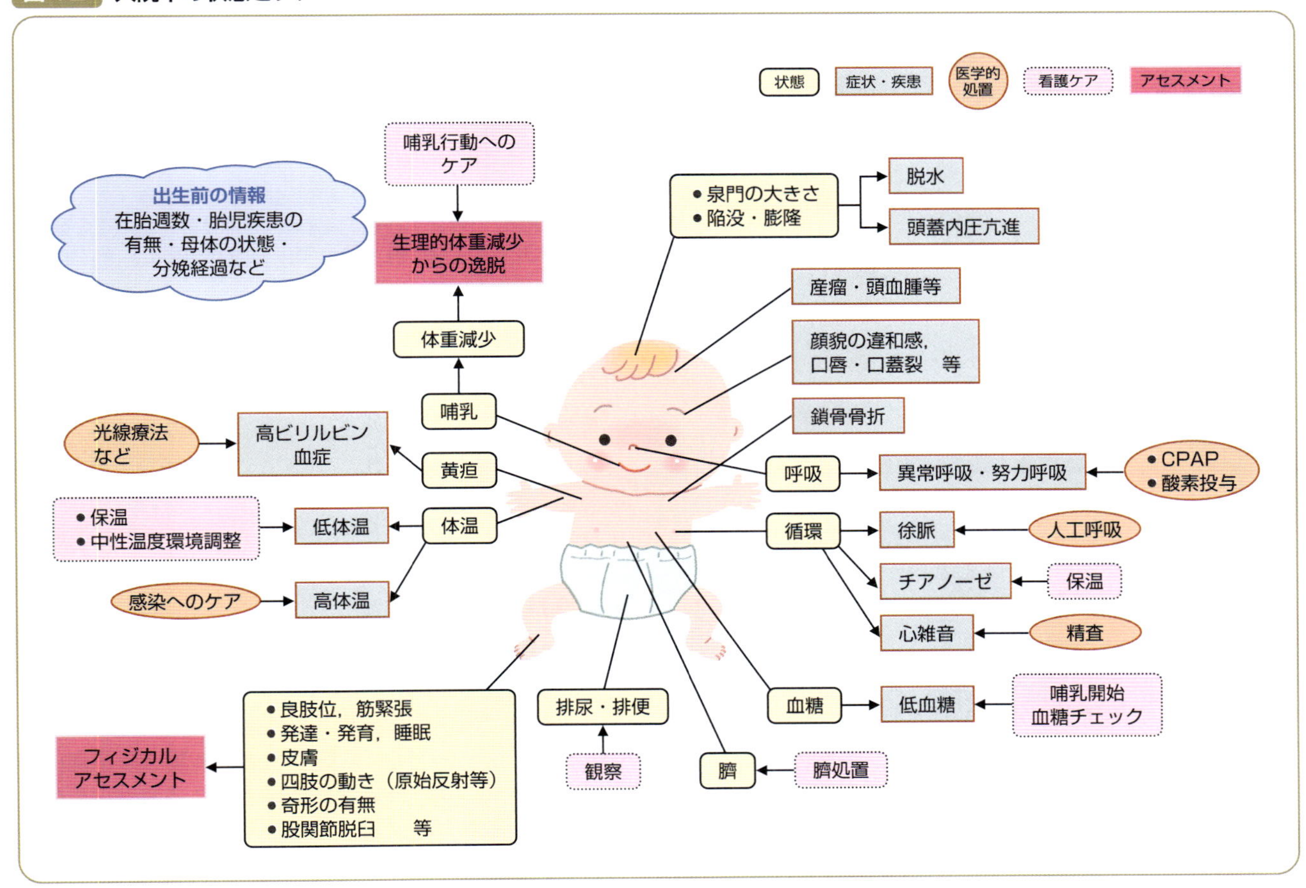

図 13　黄疸の評価とその影響

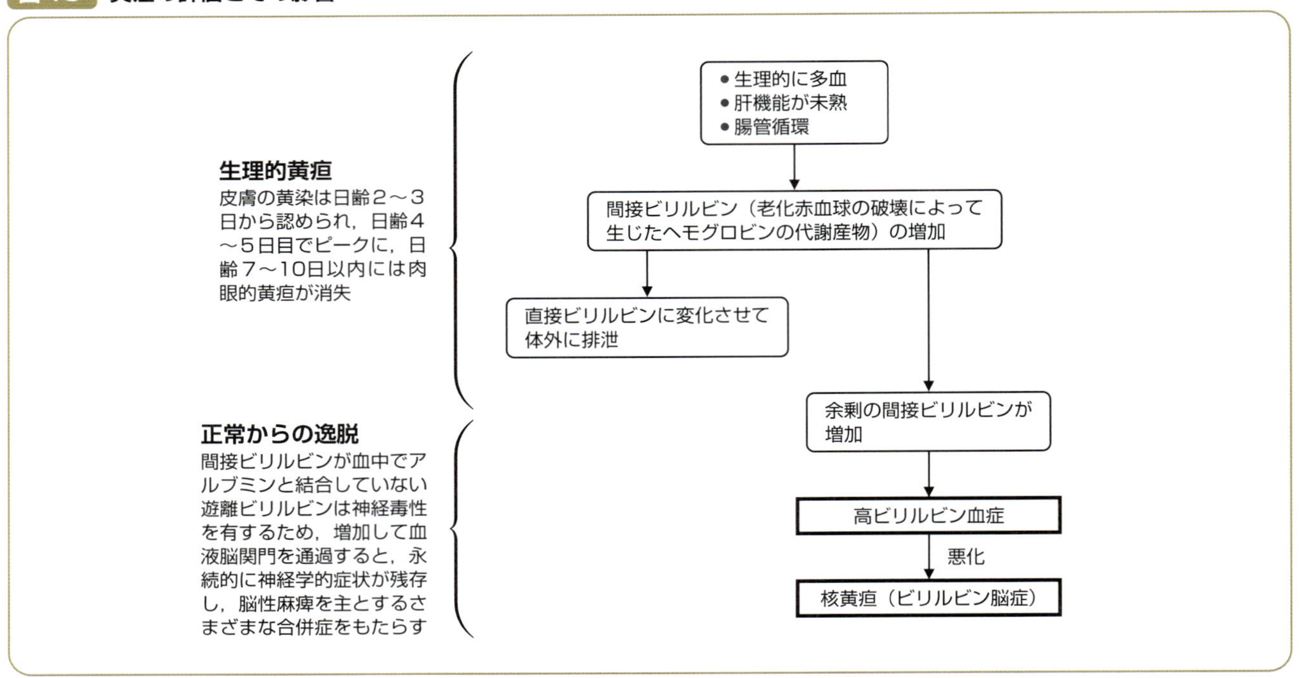

後2週間を超えて肉眼的な黄疸が続く遷延性黄疸がある。黄疸が起こると可視的黄疸として認識できる。まず顔面や眼球が黄色くなり，次第に躯幹・四肢へと広がる。ビリルビン値が15mg/dL以上になると手掌・足底にまで至る。黄変があれば，経皮的黄疸計によりスクリーニングを行い，高値であれば血清ビリルビン値を測定し診断する。基準値を上回っている場合には光線療法を開始する。

2. 哺乳・生理的体重減少・排泄の評価とその影響

● 哺乳

成熟新生児の必要エネルギー量は約120kcal/kg/日である。母乳は栄養素のバランスと質がよく，人工乳に比べ消化・吸収がよいため，胃・肝臓・腎臓の負担が少ない。日齢2日以降では医学的な適応により人工乳等の補足が必要になる場合がある。補足が必要かどうかは**表4**の補足の目安を参考にする。1回の補足量は母乳分泌や日齢によって異なるが，目安として人工乳を3時間おきに飲む場合には生後日数×10mL＋10mLが一般的である。補足が必要となった場合には，母親に対するエモーショナルサポートも行う。

表4　人工乳等の補足の目安

- 日齢0以降は24時間に少なくとも3回以上の排便がみられる
- 日齢3までに透明か薄い黄色い尿で少なくとも1日に6回おむつを濡らす
- 日齢4には粒々が混じった黄色い排便がみられる
- 体重減少は日齢2までで，日齢4からは体重が増えてくる
- 日齢4までに1日に約20～35g体重が増えるようになる
- 生後2週までに出生体重に戻る

（水野克己・水野紀子：母乳育児支援講座 改訂2版．p117，南山堂，2017．を一部改変）

新生児の胃内容量は小さいため，頻回授乳が必要である。胃の形状は成人に比べて縦型で噴門部の下部食道括約筋が未熟であり，嚥下と関係しない一過性の弛緩を示すため，胃食道逆流現象が起きやすい。そのためしばしば溢乳や嘔吐がみられる。

● 生理的体重減少・排泄

新生児は生後数日の間に，排尿・排泄・不感蒸泄などで出生体重の5～10％の体重減少が起こる。体重減少率（％）は（出生体重－現在の体重）÷（出生体重）×100で計算できる。減少率が10％未満の場合を生理的体重減少という。体重は通常は生後1～2週間で出生体重まで戻り，その後生後3か月までは30g/日程度の体重増加がみられる。10％以上の体重減少や，5日以上経過

しても体重が増加に転じない場合は，哺乳量の不足や水分喪失量の増加が考えられる。尿量減少，排便減少，大泉門の陥没，皮膚粘膜の乾燥，皮膚弾力の低下，黄疸の増強がみられる場合は注意する。

新生児は体重あたりの体表面積が成人より大きいこと，皮膚の角質の発達が未熟であること，皮膚血流量が比較的多いことから，成人に比べて不感蒸泄量が多い。それにより脱水に陥る可能性もあるため，状態に応じた環境が必要である。

出生直後の新生児は腎血流量が少なく，抗利尿ホルモンの作用によって尿量は少ないが，生後24時間以内には初回排尿を認める。おむつにレンガ尿とよばれるレンガ色〜オレンジ色の尿が認められることがあるが，腎機能の未熟により生じる現象であり，異常ではない。

大部分の新生児は生後24時間以内には初回排便を認める。生後0〜2日目では粘稠性が強く，無臭の黒〜黒緑の胎便が排泄される。その後，黄緑色で粘稠性が低い移行便となり，以降，黄色の普通便へと変化する。

3. 先天性疾患の評価とその影響

ある程度の発生数があり，早期の治療により重大な障害を予防でき，安価で簡便な感度の高い検査方法がある先天性代謝異常症について，全新生児に対してスクリーニング検査（新生児マススクリーニング）が行われる(p91参照)。2024年度からは23疾患が対象となっている。検査には十分な授乳量が必要なため，日齢4〜6日目に行われる。実施は公費によりまかなわれ，検査結果は1〜2週間で検査実施施設に送付されるため，1か月健診時もしくは郵送などで結果の説明を行う。

新生児聴覚スクリーニングは，先天性難聴（1/1,000人の発生頻度）の早期発見のために，自動聴性脳幹反応（automated auditory brainstem response：AABR）や耳音響放射（otoacoustic emission：OAE）を用いて行われる。先天性難聴は早期発見すればその後の治療や療育につなげることができ，音声言語を獲得できるといわれている。検査は生後1〜3日目に親の同意を受けて行い，再検査が必要と判断されたときは1週間後程度，もしくは1か月健診時に再検査を行う。

4. 皮膚所見の評価とその影響

毳毛（ぜいもう）は新生児の肩部や上背部にある産毛で，自然に抜けていく。胎脂は体表面に付着している黄白色チーズ様の物質で，皮膚の水分を保持し，皮膚防御機能があることから洗い落とす必要はない。落屑は皮膚の角質が乾燥し剝がれ落ちる現象で，皮膚が乾燥する生後1〜2日頃から生じ，生後1〜2週間で軽快する。

中毒性紅斑は生後1〜2日に胸腹部を主として躯幹に出現する大小不同の紅斑を指し，紅斑の中央部に黄色の丘疹があるものもある。治療の必要はなく，生後2〜3日で消退する。中心性紅斑は前額中央部，上眼瞼，鼻の下にみられる境界不鮮明で隆起のない紅色の母斑で，大部分は乳児期に自然消失し，治療の必要はない。蒙古斑は日本人の90％以上にみられる灰青色の色素沈着で，通常数年で自然消失する。躯幹や四肢にみられる場合もある。

脂漏性湿疹は母体からのホルモン移行の影響で皮脂分泌過多となり，皮膚が炎症を起こすことで発症する。生後2週間頃からみられるため，石鹸などで洗い，すすぐ。

5. 新生児に対する予防的ケア（入院中）

● ビタミンK欠乏性出血

ほとんどの血液凝固因子は胎盤を通過しないこと，肝機能が未熟で凝固因子活性が低いことから，新生児は出血しやすい傾向にある。特にビタミンKは胎盤透過性が悪いこと，出生直後は腸内細菌叢が形成されていないためビタミンKが産生されにくいこと，母乳中のビタミンK含有量が少ないことから，ビタミンK欠乏症となって消化管出血や頭蓋内出血を起こしやすい。新生児ビタミンK欠乏性出血症は早発型（生後2〜4日に発症しやすい）のビタミンK欠乏性出血で，皮膚や消化管での出血（新生児メレナ）が多い。乳児ビタミンK欠乏性出血症は主に生後3週〜2か月までの母乳栄養児に発症することが多く，頭蓋内出血がみられることが多いため，予後は不良となりやすい。そのため，出生後哺乳の確立を確認したとき，生後1日目，退院時もしくは生後1週間，1か月健診時の計3回，予防的にビタミンK_2シロップを投与することが推奨されている。近年は母乳栄養児にこの3回の投与に加えて，生後3か月まで週1回投与を継続することが推奨されている。

［細坂泰子］

《文献》

・北川眞理子他編：今日の助産　改訂第4版　マタニティサイクルの助産診断・実践過程．p608，南江堂，2019.

NOTE

第II部

ウェルネスで考える周産期の看護ケア関連図

はじめに －第Ⅱ部の関連図に使用する事例について

周産期の看護ケアでは，順調に経過しているか，正常から逸脱していないかの確認・判断を行うことが重要となる。第Ⅱ部では，下記の事例をもとに，正常経過をたどる妊産褥婦・新生児について，そのメカニズムを理解し，ウェルネスの視点でケアや支援を行うことができるよう「看護ケア関連図」を示し，解説する。

関連図に使用する事例
Aさん　30歳。
身体所見：血液型A（＋），身長158cm，非妊時体重50.2kg
妊娠分娩歴：初産婦，２年前に妊娠７週で流産（原因不明）
非妊時月経周期：30日（順調）
既往歴：なし
アレルギー：花粉症（春にスギ花粉，内服薬で調整）
生活背景：会社員（産休・育休１年取得予定，１年後，保育園に入園できれば復職する予定）。マンションの２階に住んでいる。自宅から出産施設（病院）まで車で10分。最近引っ越したばかりで周囲に友人はいない。飲酒なし，喫煙なし。
パートナー：夫　32歳。２年前に結婚。会社員，健康状態良好，妊娠を喜んでいる。

1. 妊娠期

最終月経XXXX年２月９日，分娩予定日XXXX年11月16日。主な感染症すべて陰性，風疹抗体価32，腟スメアclass Ⅱ，母親学級すべて受講済み，夫立ち会い分娩希望，産後は実家の母親が１か月サポート予定（自宅から車で15分）。妊娠経過は**表１**を参照のこと。

2. 分娩期

入院XXXX年11月11日21時30分（妊娠39週３日）。分娩経過は**表2**を参照のこと。

- 新生児
  - 体重：3,330g，身長：48.4cm，頭囲：33.2cm，胸囲：33.0cm
  - アプガースコア：１分後　９点（皮膚色－１点），

表１　妊娠経過

妊娠週数	子宮底長(cm)	腹囲(cm)	血圧(mmHg)	尿蛋白	浮腫	尿糖	体重(kg)	検査・保健指導など
16週	12	75	108/62	－	－	－	52.0	Hb：12.0g/dL
20週	15	79	104/60	－	－	－	53.4	
24週	20	80	98/60	－	－	－	55.1	EFBW：660g（0.2SD）
26週	24	82	100/68	－	－	－	55.3	乳房ケア実施
28週	26	85	110/58	－	－	－	56.5	
30週	27	87	112/58	－	±	－	58.0	EFBW：1,420g（－0.1SD），FHR：140bpm
32週	29	90	106/64	－	±	－	59.3	Hb：9.8g/dL，FHR：138bpm，胎動活発，単胎・第２頭位，体重指導実施
34週	30	93	108/70	－	－	－	60.0	分娩に向けた指導実施
36週	31	95	110/72	－	－	－	60.5	
37週	33	95	104/64	－	－	－	61.0	EFBW:2,775g（0.2SD），NST: 基線 135bpm，基線細変動あり，一過性頻脈あり，一過性徐脈なし
38週	33	96	112/70	－	－	－	61.4	ビショップスコア５点

Hb：ヘモグロビン値，EFBW：推定胎児体重，FHR：胎児心拍数，NST：ノンストレステスト

表2 分娩経過

日時	事項	出血量
11月 11日 20時00分 11月 12日 0時 30分 11月 12日 7時 29分	陣痛開始（(自然)・誘発） 破水（(自然)・人工）羊水混濁：(無)・有 子宮口全開	
11月 12日 8時 36分	児娩出（第1頭位）(男児)・女児 処置（ ） 会陰裂傷：無・(有)（Ⅱ度） 会陰切開：（右・中央・左）	80mL
11月 12日 8時 56分	胎盤娩出（(胎児面)・母体面・混合） 子宮底（臍上1横指）・収縮（不良→輪マで良）	410mL
1時間値 2時間値	子宮底（臍下1横指）・収縮（やや不良→輪マで良） 子宮底（臍下1横指）・収縮（良） 体温 37.1，脈拍 85，血圧 122/68	60g 30g

5分後　10点

- 外表奇形なし，出生時の処置なし

- 胎盤
  - 胎盤：重さ　620g，長径・短径　22 × 18cm，厚さ 1.8cm，実質欠損なし
  - 臍帯：長さ　48cm，太さ　1.0 × 1.2cm，巻絡なし，臍帯付着部位中央
  - 卵膜：欠損なし，裂孔部中央
  - その他の異常なし

3. 産褥期

産褥1日目

- O情報

体温：36.8℃，脈拍：72回／分，血圧 110/64mmHg。食事は8～9割摂取。飲水1.5L程度摂取。尿意・自尿あり。分娩後，排便なし。子宮底臍下2横指，硬度良好。悪露は赤色中等量。凝血血塊排出なし，悪臭なし。後陣痛時々あり。会陰裂傷縫合部は発赤・腫脹なし。創痛あり。

乳房はⅡa型，乳頭突出良好だが硬い。乳輪硬い。緊満なし。乳管は左右とも2～3本開口し，圧すると初乳がにじむ。授乳手技はまだぎこちなく，看護師の介助にて児の吸着・吸啜ができる。母乳栄養の希望あり。ヘモグロビン値（Hb）：9.6g/dL，ヘマトクリット値（Ht）：32.8%，体重：分娩時より－4.0kg。貧血症状なし。

- S情報

「無事に産まれてくれてよかった。男の子の名前，考えなくちゃ。やっぱり自分の子はかわいいですね」「おしもを縫ったところが痛くて。歩くと痛みが強くなるのであまり動いてません。痛み止めを飲んでもいいですか」

産褥3日目

- O情報

体温：36.6℃，脈拍：70回／分，血圧：112/72mmHg。食事は10割摂取。飲水2L程度摂取。尿意・自尿あり。分娩後，排便なし。子宮底臍下3横指，硬度良好。悪露は赤色少量。血塊排出なし，悪臭なし。後陣痛時々あり。会陰裂傷縫合部は発赤・腫脹なし。創痛ほぼ消失してきている。Hb：9.0g/dL，Ht：32.0%，尿蛋白（－），尿糖（－），下肢に軽度浮腫あり　体重：分娩時より－4.2kg。貧血症状なし。睡眠時間は日中は3時間，夜間4時間程度。こま切れにとれている。病棟内を問題なく歩行できている。

両乳房の外側緊満軽度。乳管は左右とも10本程度開口し，右は射乳1本あり。両乳頭発赤と軽度疼痛あり。乳頭・乳輪ソフトで伸展良好。授乳手技は徐々に慣れてきており，交差抱きまたは縦抱きで2～3時間おきに直接母乳（直母）をしている。時折ポジショニングが崩れ，浅飲みになる。おむつ交換は，笑顔で児に話しかけながらスムーズに行っている。

- S情報

「おしもの痛みはずいぶん良くなって，痛み止めを飲まなくても平気です」「まだ排便がなくて。なんとなくいきむと縫ったところが痛むような気がしてしまって怖くて」「少しおっぱいが張ってきました。まだたくさん出る感じはないんですが，子どもはよく吸ってくれています。できれば母乳で育てていきたいんです」「（看護師が沐浴しているところを見学，翌日Aさんが実施する予定）明日，上手にできるかな。家では私がお風呂にい

れるつもりです。土日はパパにやってもらおうかな」「夫は，自分に似てるって言っています。かわいくて仕方ないみたいです」

- **産褥４日目〜**
- O 情報
  - 産褥４日目に退院指導受講済み。産後２週間健診，１か月健診予約済み
  - 経済状態は特に問題なし
- S 情報

「お買い物は，車で 20 分くらいのところにある大型スーパーでまとめて買うことが多いです。ネットスーパーもよく利用します」「夫はだいたい 19 時頃に帰ってきます」「実母が家に来てくれるので，安心です。母も孫が産まれるのを楽しみにしていました」「母乳が足りるか心配です」「育児用品は妊娠中に揃えました」

4. 新生児期

- **日齢１日目**

体重：3,254g，体温：37.2℃。心拍：140 回／分，呼吸：42 回／分。頭頂部に産瘤あり。活気あり。皮膚黄染なし。出生後排便３回。排尿５回。

- **日齢３日目**

体重：3,110g，体温：37.0℃。心拍：122 回／分，心雑音，不整脈なし。呼吸：41 回／分，肺雑音・異常呼吸なし，両肺下葉まで良好。

前日の排尿回数：10 回／日，排便回数：６回／日。母乳哺乳回数 10 回／日。産瘤消失。活気あり。ビリルビン値 10.4mg/dL。眼球，顔面がやや黄色となっている。出生後排便３回。排尿５回。

［細坂泰子］

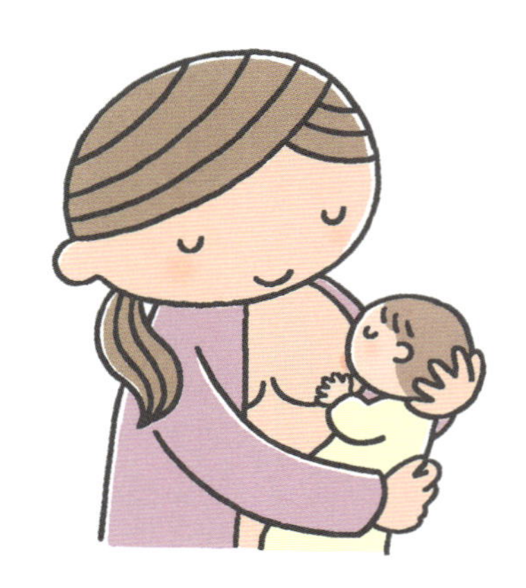

NOTE

1 －Ⓐ妊娠初期

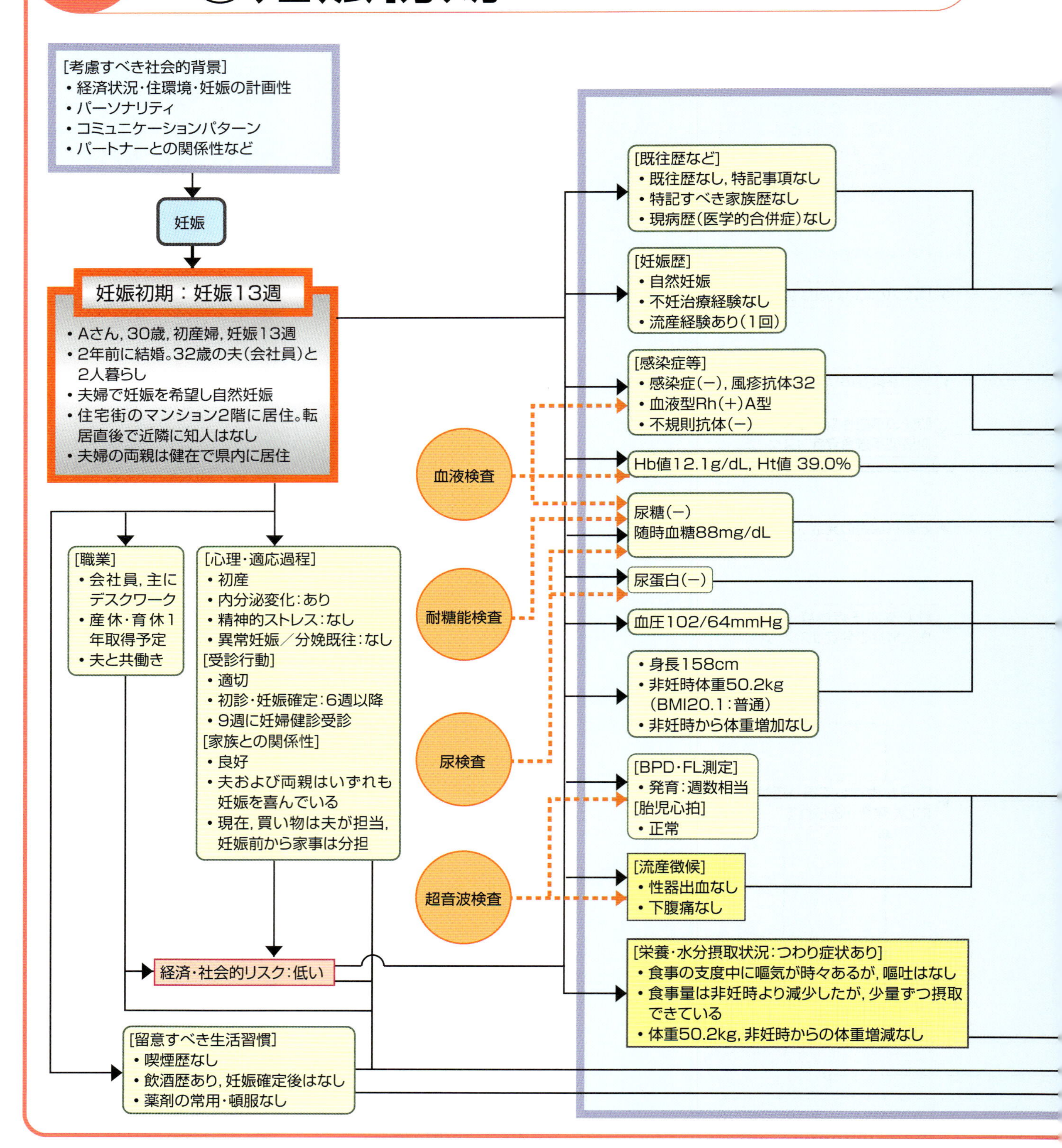
[考慮すべき社会的背景]
• 経済状況・住環境・妊娠の計画性
• パーソナリティ
• コミュニケーションパターン
• パートナーとの関係性など
妊娠
妊娠初期：妊娠13週
• Aさん, 30歳, 初産婦, 妊娠13週
• 2年前に結婚。32歳の夫(会社員)と2人暮らし
• 夫婦で妊娠を希望し自然妊娠
• 住宅街のマンション2階に居住。転居直後で近隣に知人はなし
• 夫婦の両親は健在で県内に居住
[職業]
• 会社員, 主にデスクワーク
• 産休・育休1年取得予定
• 夫と共働き
[心理・適応過程]
• 初産
• 内分泌変化：あり
• 精神的ストレス：なし
• 異常妊娠／分娩既往：なし
[受診行動]
• 適切
• 初診・妊娠確定：6週以降
• 9週に妊婦健診受診
[家族との関係性]
• 良好
• 夫および両親はいずれも妊娠を喜んでいる
• 現在, 買い物は夫が担当, 妊娠前から家事は分担
経済・社会的リスク：低い
[留意すべき生活習慣]
• 喫煙歴なし
• 飲酒歴あり, 妊娠確定後はなし
• 薬剤の常用・頓服なし
血液検査
耐糖能検査
尿検査
超音波検査
[既往歴など]
• 既往歴なし, 特記事項なし
• 特記すべき家族歴なし
• 現病歴(医学的合併症)なし
[妊娠歴]
• 自然妊娠
• 不妊治療経験なし
• 流産経験あり(1回)
[感染症等]
• 感染症(−), 風疹抗体32
• 血液型Rh(+)A型
• 不規則抗体(−)
Hb値12.1g/dL, Ht値 39.0%
尿糖(−)
随時血糖88mg/dL
尿蛋白(−)
血圧102/64mmHg
• 身長158cm
• 非妊時体重50.2kg (BMI20.1：普通)
• 非妊時から体重増加なし
[BPD・FL測定]
• 発育：週数相当
[胎児心拍]
• 正常
[流産徴候]
• 性器出血なし
• 下腹痛なし
[栄養・水分摂取状況：つわり症状あり]
• 食事の支度中に嘔気が時々あるが, 嘔吐はなし
• 食事量は非妊時より減少したが, 少量ずつ摂取できている
• 体重50.2kg, 非妊時からの体重増減なし

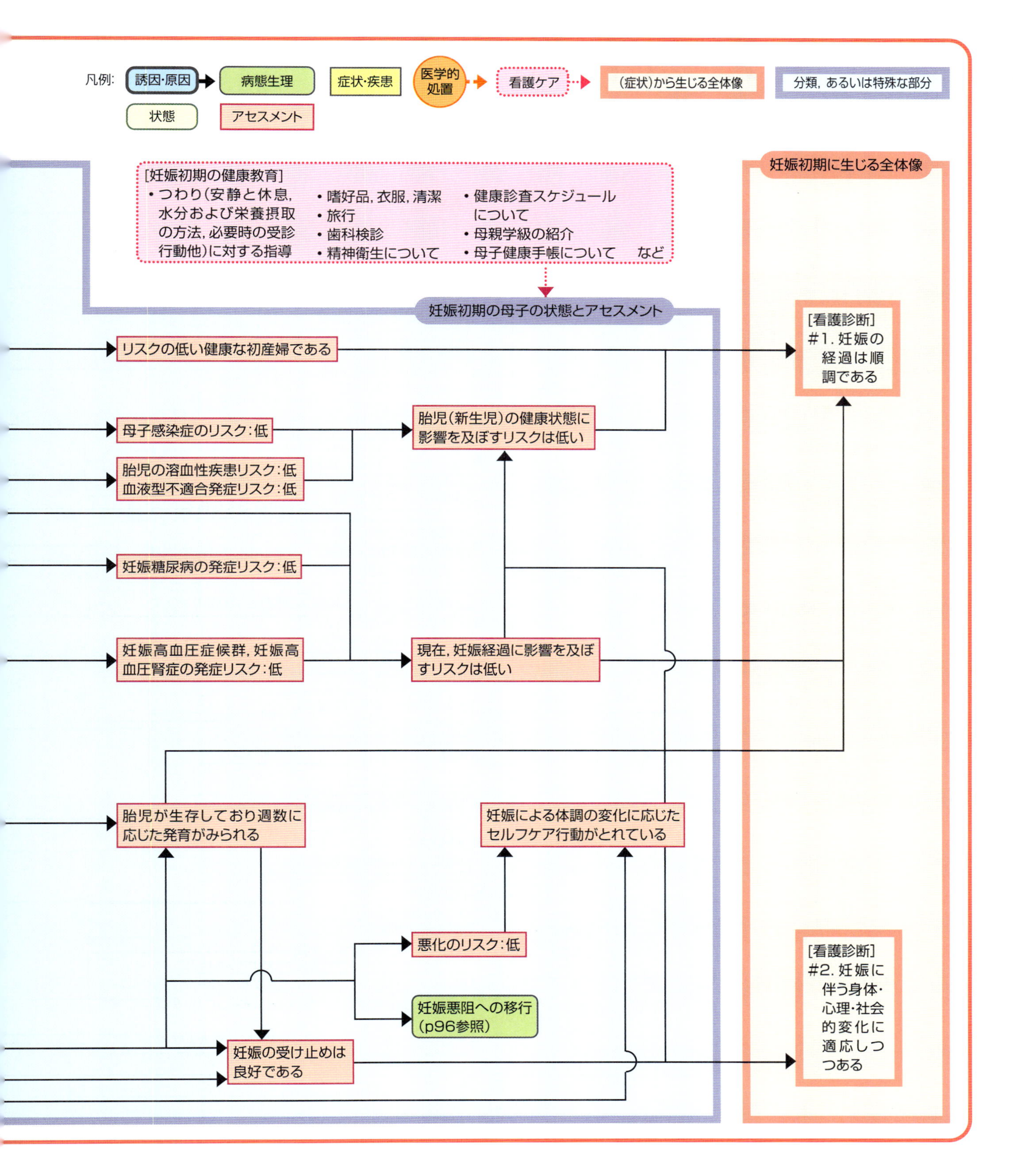
凡例:
誘因·原因
病態生理
症状·疾患
医学的処置
看護ケア
(症状)から生じる全体像
分類, あるいは特殊な部分
状態
アセスメント
[妊娠初期の健康教育]
・つわり(安静と休息, 水分および栄養摂取の方法, 必要時の受診行動他)に対する指導
・嗜好品, 衣服, 清潔
・旅行
・歯科検診
・精神衛生について
・健康診査スケジュールについて
・母親学級の紹介
・母子健康手帳について など
妊娠初期に生じる全体像
妊娠初期の母子の状態とアセスメント
リスクの低い健康な初産婦である
[看護診断]
#1. 妊娠の経過は順調である
母子感染症のリスク:低
胎児(新生児)の健康状態に影響を及ぼすリスクは低い
胎児の溶血性疾患リスク:低
血液型不適合発症リスク:低
妊娠糖尿病の発症リスク:低
妊娠高血圧症候群, 妊娠高血圧腎症の発症リスク:低
現在, 妊娠経過に影響を及ぼすリスクは低い
胎児が生存しており週数に応じた発育がみられる
妊娠による体調の変化に応じたセルフケア行動がとれている
悪化のリスク:低
妊娠悪阻への移行(p96参照)
妊娠の受け止めは良好である
[看護診断]
#2. 妊娠に伴う身体·心理·社会的変化に適応しつつある

1 —Ⓑ妊娠中期・末期

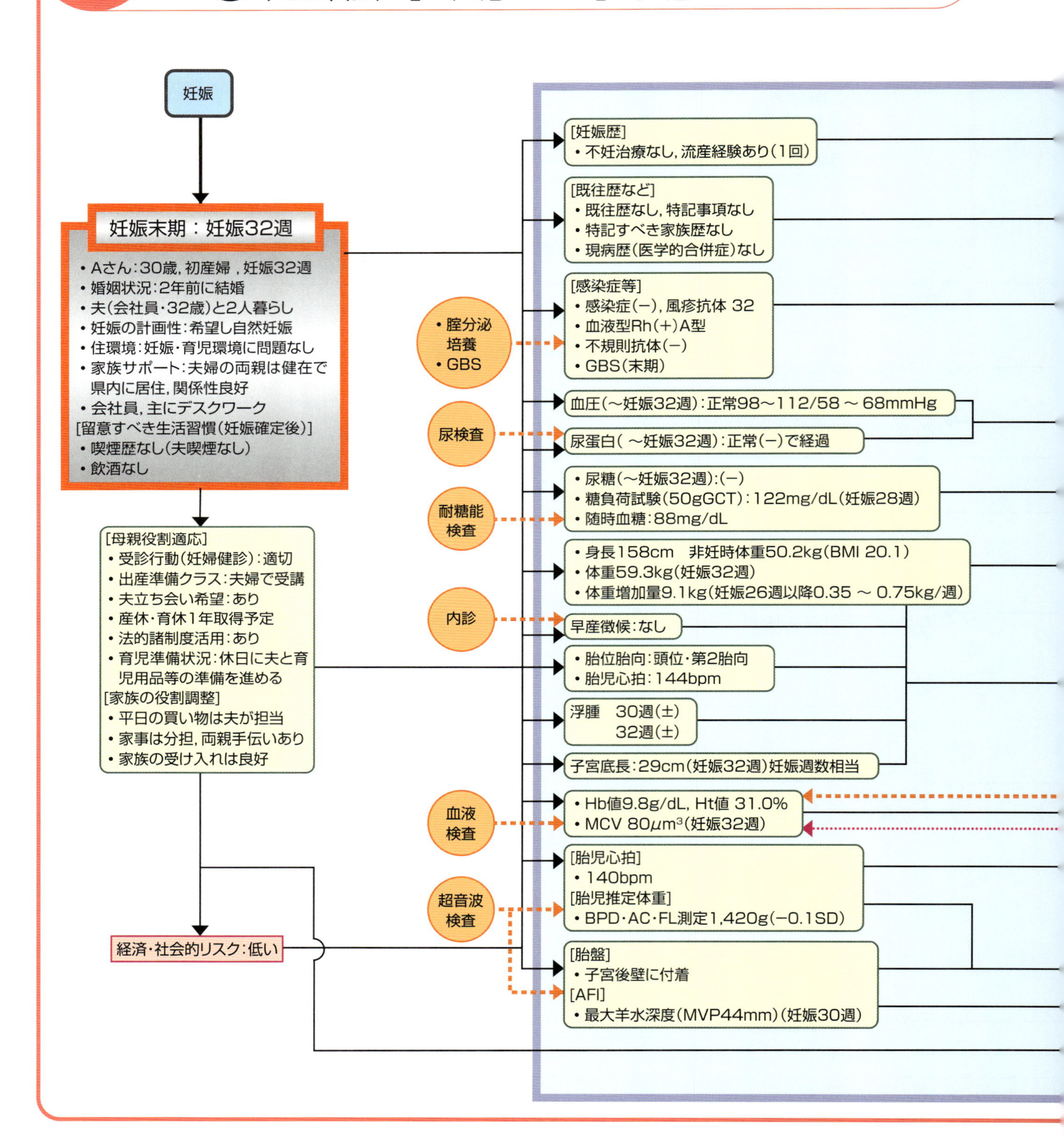

妊娠
妊娠末期：妊娠32週
• Aさん：30歳，初産婦，妊娠32週
• 婚姻状況：2年前に結婚
• 夫（会社員・32歳）と2人暮らし
• 妊娠の計画性：希望し自然妊娠
• 住環境：妊娠・育児環境に問題なし
• 家族サポート：夫婦の両親は健在で県内に居住，関係性良好
• 会社員，主にデスクワーク
[留意すべき生活習慣（妊娠確定後）]
• 喫煙歴なし（夫喫煙なし）
• 飲酒なし
[母親役割適応]
• 受診行動（妊婦健診）：適切
• 出産準備クラス：夫婦で受講
• 夫立ち会い希望：あり
• 産休・育休1年取得予定
• 法的諸制度活用：あり
• 育児準備状況：休日に夫と育児用品等の準備を進める
[家族の役割調整]
• 平日の買い物は夫が担当
• 家事は分担，両親手伝いあり
• 家族の受け入れは良好
経済・社会的リスク：低い
[妊娠歴]
• 不妊治療なし，流産経験あり（1回）
[既往歴など]
• 既往歴なし，特記事項なし
• 特記すべき家族歴なし
• 現病歴（医学的合併症）なし
• 腟分泌培養
• GBS
[感染症等]
• 感染症（−），風疹抗体 32
• 血液型Rh（+）A型
• 不規則抗体（−）
• GBS（末期）
血圧（〜妊娠32週）：正常98〜112/58 〜 68mmHg
尿検査
尿蛋白（〜妊娠32週）：正常（−）で経過
耐糖能検査
• 尿糖（〜妊娠32週）：（−）
• 糖負荷試験（50gGCT）：122mg/dL（妊娠28週）
• 随時血糖：88mg/dL
• 身長158cm　非妊時体重50.2kg（BMI 20.1）
• 体重59.3kg（妊娠32週）
• 体重増加量9.1kg（妊娠26週以降0.35 〜 0.75kg/週）
内診
早産徴候：なし
• 胎位胎向：頭位・第2胎向
• 胎児心拍：144bpm
浮腫　30週（±）
32週（±）
子宮底長：29cm（妊娠32週）妊娠週数相当
血液検査
• Hb値9.8g/dL，Ht値 31.0%
• MCV 80μm³（妊娠32週）
超音波検査
[胎児心拍]
• 140bpm
[胎児推定体重]
• BPD・AC・FL測定1,420g（−0.1SD）
[胎盤]
• 子宮後壁に付着
[AFI]
• 最大羊水深度（MVP44mm）（妊娠30週）

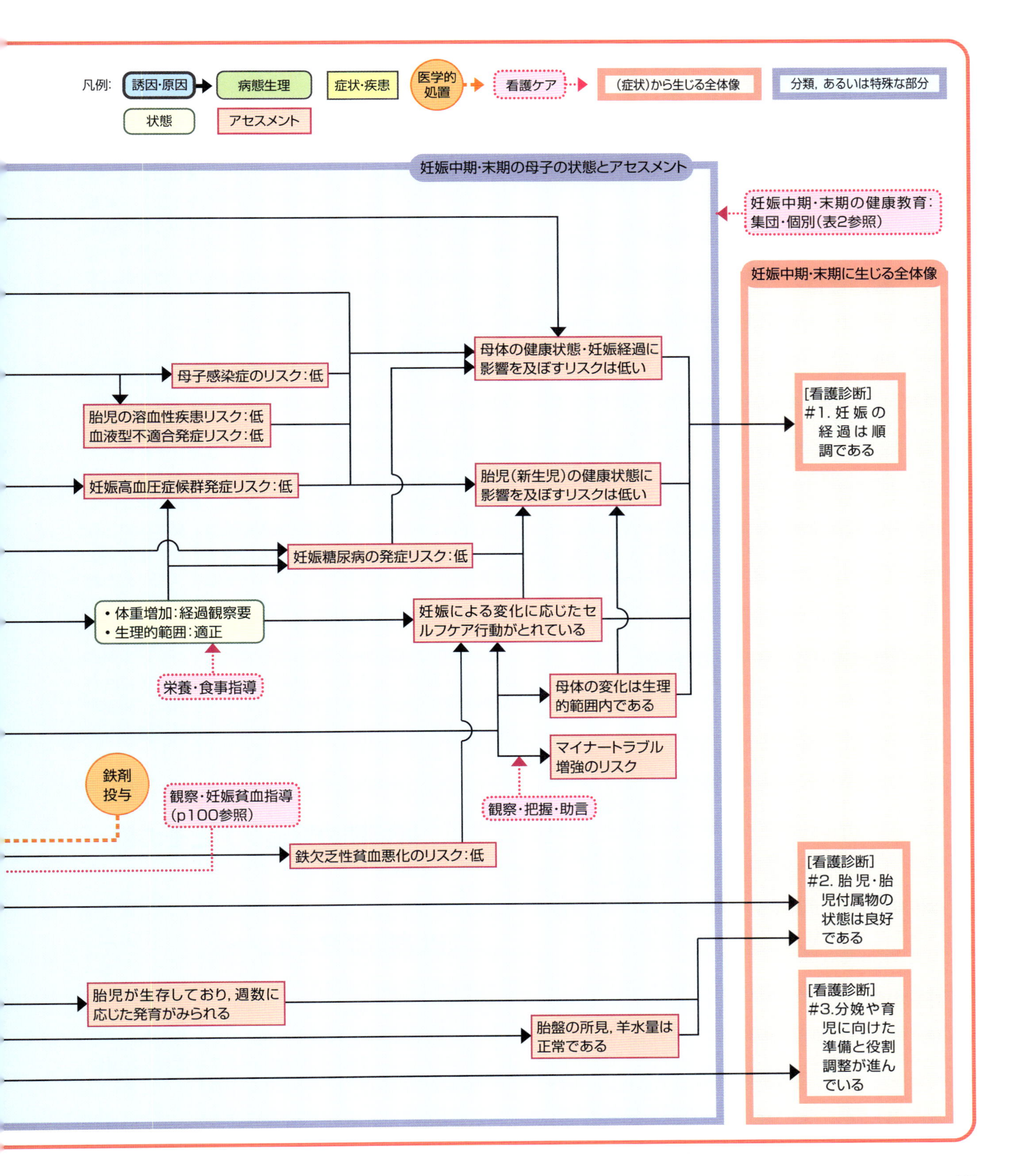
凡例:
誘因・原因
病態生理
症状・疾患
医学的処置
看護ケア
(症状)から生じる全体像
分類，あるいは特殊な部分
状態
アセスメント
妊娠中期・末期の母子の状態とアセスメント
妊娠中期・末期の健康教育：集団・個別(表2参照)
妊娠中期・末期に生じる全体像
母体の健康状態・妊娠経過に影響を及ぼすリスクは低い
母子感染症のリスク：低
胎児の溶血性疾患リスク：低
血液型不適合発症リスク：低
[看護診断]
#1. 妊娠の経過は順調である
妊娠高血圧症候群発症リスク：低
胎児(新生児)の健康状態に影響を及ぼすリスクは低い
妊娠糖尿病の発症リスク：低
• 体重増加：経過観察要
• 生理的範囲：適正
妊娠による変化に応じたセルフケア行動がとれている
栄養・食事指導
母体の変化は生理的範囲内である
マイナートラブル増強のリスク
観察・把握・助言
鉄剤投与
観察・妊娠貧血指導(p100参照)
鉄欠乏性貧血悪化のリスク：低
[看護診断]
#2. 胎児・胎児付属物の状態は良好である
[看護診断]
#3.分娩や育児に向けた準備と役割調整が進んでいる
胎児が生存しており，週数に応じた発育がみられる
胎盤の所見，羊水量は正常である

1 妊娠期

Ⅰ 妊娠期の概要

1. 妊娠期とは

妊娠とは受精卵の着床から始まり，胎芽または胎児および胎児付属物の排出をもって終了するまでの状態である[1]。妊娠期間は最終月経の開始日を0日として起算し，妊娠継続している期間を満日数・満週数で表現する。妊娠期間は3つに区分されており，妊娠初期（第1三半期：1st trimester/early pregnancy）は，妊娠13週6日までの期間を指す。妊娠中期（第2三半期：2nd trimester/middle pregnancy）は，妊娠14週0日～27週6日まで，妊娠末期（第3三半期：3rd trimester/last pregnancy）は妊娠28週以降をいう。分娩予定日は，最終月経初日に280日を加えた日で，妊娠40週0日である[2]。

2. 妊娠各期の経過とその特徴

1）妊娠初期

妊娠が診断され，妊娠継続が可能か否かが確定する。女性が安全に健康を維持し妊娠継続ができるよう，妊娠全期を考慮してリスク因子を把握する。この時期は，妊娠期のなかでも身体が最もダイナミックに変化する時期であるが，妊婦自身は，妊娠に対する実感をもちにくく，アンビバレントに感情が揺れ動く。妊婦がセルフケアにより妊娠生活をうまくスタートできるように，その基盤を整える支援を行う。胎児は各器官が急速に形成される重要な時期である。

2）妊娠中期

妊娠の維持という視点において，安定期に入る。妊婦はつわり症状が軽減し，その後は胎動を知覚，胎児の成長を実感する。また，腹部の増大が目立ち始め，周囲の人から祝福を受けるなど，喜びを感じることも多くなる。妊婦健康診査（妊婦健診）では，母子が妊娠週数に応じた変化を遂げているかを評価し，異常への移行の徴候や予測されるリスクを早期に発見し，適切に対処できるようにする。また，マイナートラブルを予防し，妊娠生活を快適に過ごせるよう，セルフケアを中心に生活調整の状況を都度評価し，アドバイスを行う。分娩や育児に向けた準備を始めるのもこの時期であり，計画的に準備が進められるよう配慮する。

3）妊娠末期

妊婦の腹部の膨隆が最大となり，子宮頸管の熟化，胎児の下降と児頭の固定，関節の柔軟性が増すなど，分娩への準備が進む時期である。胎児は子宮外生活が可能となるための発育に大事な時期に入る。妊婦は身体的負担が大きくなり，マイナートラブルによる日常生活への支障に悩まされることが多くなる。また，妊娠合併症の発症や早産，妊娠経過の生理的範囲の逸脱，異常への移行が起こりやすくなる時期でもある。健やかな妊娠経過を維持し，分娩期に移行できるよう，異常の早期発見と対処が重要となる。

心理面では，児の誕生を楽しみに待つ気持ちと，分娩や胎児の健康状態への不安といったアンビバレントな感情を抱く時期でもある。妊娠37週以降は，分娩経過や児の状態を予測し，準備を整えていくとともに，分娩開始の徴候を妊婦自身がとらえ，主体的に分娩に臨めるよう支援する。

Ⅱ 妊娠期の看護ケアとその根拠

1. 妊娠期の観察ポイント

妊娠各期に実施する検査に関しては，推奨項目が示されている[2,3]。妊娠各期および妊婦健診の標準的なスケジュール（実施時期）は**表1**，**図1**のとおりである。特に妊娠初期（主に初診）に把握すべき基礎情報と妊婦健診で実施される項目に関するポイントを，以下に示す。

表1 妊婦健康診査において実施する検査

実施時期	検査項目
妊娠初期	血液型（ABO 式・Rh 式）検査，不規則抗体検査，血算検査，随時血糖検査，HBs 抗原検査，HCV 抗体検査，HIV 抗体検査，梅毒血清反応検査，風疹抗体検査，HTLV-1 抗体検査（妊娠 30 週頃までに），子宮頸がん細胞診検査，尿検査（定性，沈渣），子宮頸管のクラミジア検査（妊娠 30 週頃までに）
妊娠中期（24 ～ 28 週）	血算検査（貧血検査），50gGCT（glucose challenge test）検査，尿検査（定性：毎回）
妊娠中期～末期（33 ～ 37 週）	GBS（B 群溶血性連鎖球菌）スクリーニング検査，尿検査（定性：毎回）
妊娠末期（36 週以降）	血算検査（貧血検査），尿検査（定性：毎回）

上記は正常妊婦（単胎）が対象の場合に実施する検査である。
トキソプラズマ抗体検査，サイトメガロウイルス抗体検査，パルボウイルス B19（リンゴ病）抗体検査は妊婦の希望により実施する。

図1 妊婦健康診査における実施項目

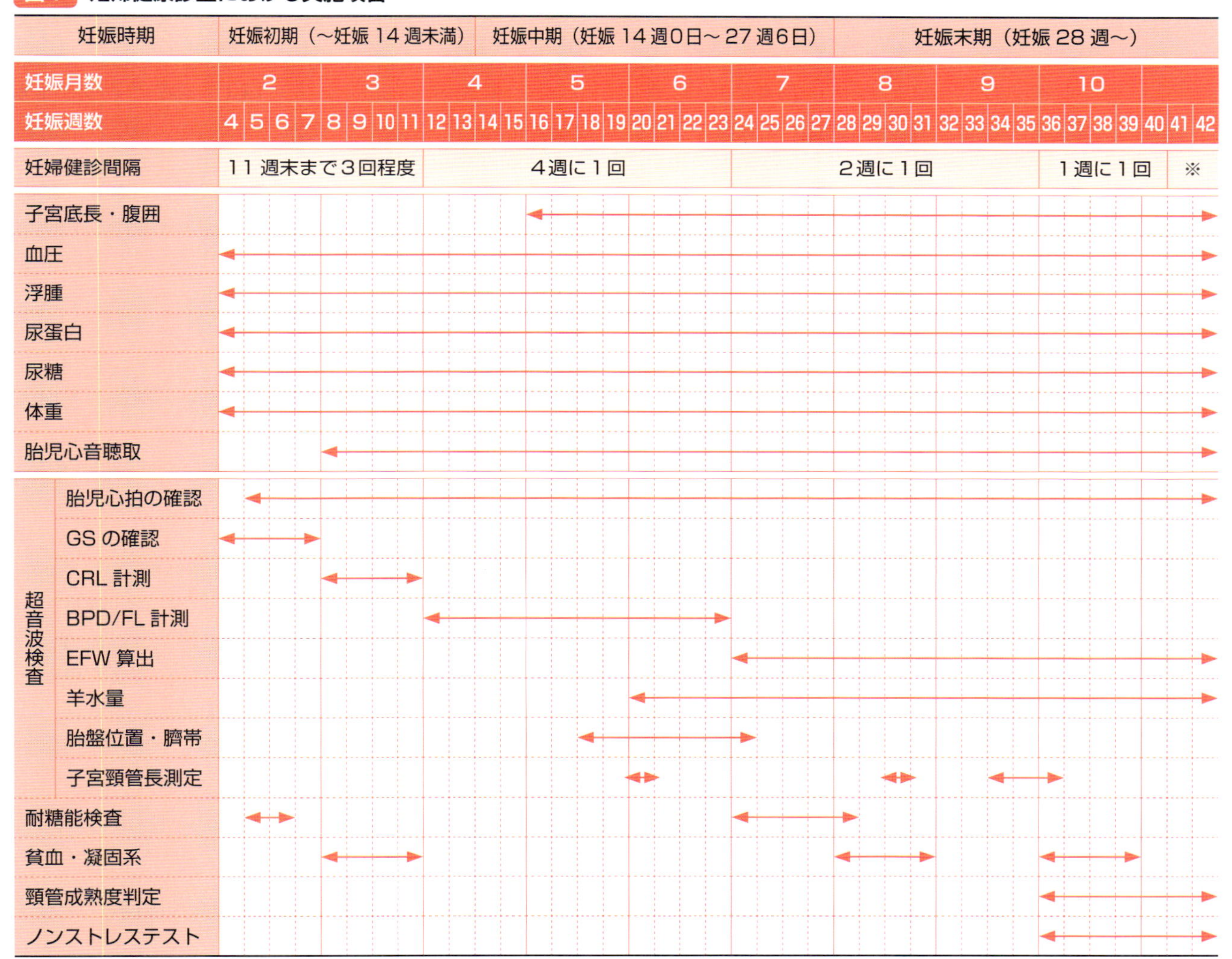

※妊娠 41 週以降は，健診は1週間に2回以上実施する

（石井邦子：妊婦定期健康診査における検査の種類．森恵美責任編集，助産師基礎教育テキスト 2024 年版 第 4 巻 妊娠期の診断とケア，p127，日本看護協会出版会，2024．を一部改変）

1）基礎情報

●既往歴・現病歴

妊娠以前の健康状態は，妊娠経過や分娩経過，新生児の健康状態に影響する。家族歴も考慮する。

●年齢

年齢は，妊娠合併症や胎児の異常，分娩経過中の異常といった身体的な問題と，社会的・経済的な問題と関連する。18歳以下の若年妊婦では，妊娠高血圧症候群（p112参照）や妊娠貧血（p100参照）のほか，生殖器の未熟性による胎児発育不全（fetal growth restriction：FGR）（p136参照）や早産を引き起こしやすい。また，若年妊婦の場合，就学中あるいは未婚，経済的な問題など，社会的ハイリスク妊産婦に該当するか否かを把握する。高齢妊娠（おおむね35歳以上の妊娠）では，生活習慣病の罹患率が高まる時期でもある。経産婦を含め母体の妊娠高血圧症候群，妊娠糖尿病（p122参照）や前置胎盤などの合併症，軟産道強靱による分娩経過への影響，流早産，そして染色体異常が原因となる先天疾患をもつ児の出産リスクは，妊婦の年齢と関連することにも留意する。

●妊娠の判定・妊娠週数の算出

妊娠反応は，妊娠5～6週でほぼ陽性になる。測定感度が25IU/Lの高感度妊娠診断薬を用いると，妊娠4週以降では100％の陽性率を示すため，分娩予定日決定の際の目安となる。胎芽心拍動は経腟エコーにより妊娠5週5日頃から検出され，妊娠6週4日ではほぼ100％確認できる。

●血液型・不規則抗体

妊娠初期の血液型（ABO式，Rh式）と不規則抗体の検査結果の把握は，同種免疫性溶血性疾患あるいは新生児溶血性疾患の予防と対策，分娩時の異常出血への対応にも必要となる。不規則抗体が陽性となった場合には，種類や量をさらに調べ，定期的に把握していく。

●感染症

母子感染の予防と早期対応を目的とし，妊娠期には感染症検査を実施する。妊娠初期の血液検査では，B型肝炎ウイルス（HBs抗原），C型肝炎ウイルス（HCV抗体），風疹抗体，梅毒血清反応，ヒトT細胞白血病ウイルス（HTLV-1抗体），ヒト免疫不全ウイルス（HIV抗体）などを検査する。子宮頸管分泌物・擦過物の培養検査では，クラミジアとB群溶血性連鎖球菌（Group B *Streptococcus*：GBS）の検査を行う。

●身長

身長は，骨盤の大きさと関連する。低身長（150cm未満，特に145cm以下）の女性では，狭骨盤（骨盤腔が狭く分娩進行を妨げるが，児頭が小さければ経腟分娩は可能）の可能性が高く，児頭骨盤不適合（cephalopelvic disproportion：CPD）や回旋異常に至り，帝王切開分娩となる可能性が高くなる。また，身長は栄養状態とも関連するため，低出生体重児（p214参照）の出生との関連が示唆されており，胎児の発育・健康状態に関しても考慮が必要である。初回受診の際に必ず把握する。

●体重（初回受診時）

体重は，妊婦の栄養状態を評価する重要な指標の1つである。非妊時の肥満ややせ，妊娠中の不適切な栄養状態は，胎児の低栄養状態を招き，母体のみならず胎児の成長発達や出生後の将来的な健康状態（生活習慣病の原因がつくられ，将来的に発症率が高くなる）に影響をきたすことが明らかになっている（Developmental origins of Health and Disease：DOHaD）[4]（㉖低出生体重児，p217参照）。

●子宮頸部細胞診検査

子宮頸がんの好発年齢は30代にピークがあり，妊娠を考慮する年齢の女性に好発する（㉞子宮頸がん，p268参照）。近年は若年発症も増加しており，妊娠を機に検査の受診が推奨される。妊娠8週前後に実施する。

●血液検査

全血球計算（血算）では，妊娠初期・中期・末期の3回の検査を行い，血糖値は妊娠初期と中・末期の2回の検査を行う。

血算検査は血液検査の1つで，白血球数，赤血球数，ヘモグロビン（Hb）値，ヘマトクリット（Ht）値，血小板などの項目がある。

妊娠期には，循環血液量が30～40％増量する。血液量の増加は妊娠初期から始まり，妊娠28～34週にピークを迎える。Hbの量の増加よりも血漿量の増加の割合のほうがはるかに大きいため，Hb値，Ht値は非妊時よりも低下する。そのため，妊娠中・末期の検査では，これらを妊娠貧血の評価に使用する。これは，Hb値が11.0g/dL未満およびHt値が33％未満のものをいう。妊娠貧血のなかでも最も多い鉄欠乏性貧血では，平均赤血球容積（MCV）が低値となる（⑩妊娠貧血，p100参照）。

2）妊婦健康診査において把握すべき項目

●血圧

妊娠中は循環血液量や心拍出量が増加するが，プロゲステロンの末梢血管拡張作用により拡張期血圧や平均血圧がわずかに低下する。しかし妊娠期後半には，非妊時の状態に戻る。妊娠高血圧症候群の早期発見につながる指標である。

● 体重

妊婦の体重は，妊娠・出産・育児に必要な母親自身の貯蔵脂肪，血液・組織液・子宮・乳房などの増大分と，成長する胎児，胎盤，羊水量によって増加する。妊娠中の推奨体重増加量の目安は，非妊時の body mass index（BMI）により異なる。妊娠前の体格ごとの体重増加の目安は，低体重（やせ，BMI 18.5 未満）であれば 12 〜 15kg，普通体重（BMI 18.5 以上 25.0 未満）であれば 10 〜 13kg，肥満 1 度（BMI 25.0 以上 30.0 未満）であれば 7 〜 10kg，肥満 2 度以上（BMI 30.0 以上）であれば個別対応（上限 5kg までが目安）となる[5]。妊娠中の体重増加量は，妊娠期の栄養状態の評価項目の 1 つではあるが，現在は個別性を考えたゆるやかな管理が推奨されている。

● 子宮底長・腹囲

妊婦健診では，子宮と胎児の成長，羊水量などを評価するために，子宮底長と腹囲を測定する（およそ 16 〜 20 週以降）。子宮底長は，妊娠 4 〜 5 か月では妊娠月数 × 3，妊娠 6 か月以降は，妊娠月数 × 3 ＋ 3 cm で概算できる。同時に，腹部を触診して腹壁の緊張を確認したり，問診で自覚の有無，頻度，程度を確認し，切迫流早産の徴候の有無，正期産では分娩開始徴候をアセスメントする。なお，腹囲の測定は，有用性や意義が不明瞭であるため，省略する場合も多い。

● 浮腫

妊娠末期にみられる浮腫は，妊娠期の体水分量の増加と静脈還流の低下，リンパ管の閉塞，血漿膠質浸透圧の低下により，正常経過であっても（約 30％の妊婦に）みられる。下肢の脛骨上を指圧して圧痕の有無，圧痕部の深さを観察する。夕方に症状がみられても，起床時に消失しているものは，生理的な症状と判断する。手や顔など他の部位に及ぶ場合や，妊娠中期までに起こる全身性の浮腫は，妊娠高血圧症候群の発症を予知させるものとして注意する。

● 尿検査

妊婦健診時に毎回行い，テステープ（尿試験紙）を用いて，帯下が混入しないよう中間尿を採取する。尿の色調や臭気等を確認したうえで，テステープでは比重（1.015 〜 1.025），pH（5.0 〜 7.5），尿糖，尿蛋白，尿潜血，尿ケトン体を検査する。蛋白尿は，妊娠高血圧症候群の予測においても重要である。妊娠蛋白尿がみられた妊婦の 25％が，のちに妊娠高血圧腎症（⑫妊娠高血圧症候群，p115 参照）を発症することが明らかになっている[6]。2 回の健診で続けて尿蛋白（＋）の場合は，蛋白尿確認検査（尿中蛋白／クレアチニン比測定あるいは 24 時間蓄尿）を行う。尿糖は，随時血糖などの血液データをあわせて耐糖能異常（妊娠糖尿病）の徴候がないかを判定する。ケトン体は，糖代謝異常や妊娠悪阻での食事摂取不良に関しての指標となる。

● 超音波検査（⑨妊娠悪阻，p98 参照）

妊娠の初期には妊娠の確定（正しい部位に妊娠しているか，胎児の心拍を認めるか），胎児の数，妊娠週数決定の補助診断，子宮および付属物の状態を確認する。また，妊娠中・末期には，胎児発育，胎盤の位置，臍帯，羊水量（羊水インデックス（amniotic fluid index：AFI，正常値 5 〜 25cm），羊水ポケット（amniotic fluid pocket：AFP，正常値 2 〜 8 cm）による最大羊水深度（maximal vertical pocket：MVP）），子宮頸管長の評価などが行われる。妊娠 18 〜 20，36 週頃に胎児精密超音波検査を実施する場合もある。

● 腟分泌培養

GBS は腟の常在菌の 1 つで，妊婦の保菌率は 10 〜 20％といわれている。妊婦の腟入口部および肛門周囲の培養検査を妊娠 33 〜 37 週に行う。保菌妊婦から出生した児の 35 〜 58％から GBS が同定され，そのうち GBS 感染症を発症する児は 1 〜 2％である。新生児 GBS 感染症は，肺炎，髄膜炎，敗血症に進行し，早発型，遅発型ともに死亡率・生存児の後遺症残存率が高い。陽性妊婦には分娩時にペニシリンを投与することで，65％以上感染率を低下させることができる[7]。

● ノンストレステスト（胎児心拍数モニタリング）

ノンストレステスト（non-stress test：NST，⑮胎児発育不全，p141 参照）とは，子宮収縮等のストレスがない状態で，分娩監視装置により胎動に対する胎児心拍の反応から，胎児の健常性（well-being）を調べる検査である。胎児の心拍数は，胎動があると生理的に一過性頻脈を呈するのは正常な反応であり，胎児心拍数基線（110 〜 160bpm）や，胎児心拍数基線細変動の有無等とあわせて正常なパターン（reactive pattern）か否かを確認する。

● 内診

妊婦の腟内に示指および中指を挿入して行う診察法で，妊娠中は原則として医師が行う。妊娠性の変化や妊娠経過を妨げる徴候や早産などの異常徴候の把握（妊娠初期・中期），分娩開始徴候の確認と予測（妊娠末期）のため，必要時に実施する。

2. 妊娠期にある対象への看護目標

妊娠初期から末期までに，母体および胎児の全身状態は日々変化している。そして，母体の健康状態と胎児の健康状態・発育状態は密接に関連している。妊娠および分娩は生理的な現象であるが，この時期に女性は身体的，そして心理的な変化に適応していくことが求められる。妊婦と胎児の健康が日常生活と深くかかわっていることを踏まえ，特に正常経過をたどる妊婦の場合，妊婦が自身に本来備わっている力を発揮できることを目指し，セルフケアを支えることを中心に看護ケアを計画する必要がある。

1）妊娠初期の看護目標

❶妊娠に伴う身体の変化に適応できる
❷胎児の成長を妨げる生活習慣を避けることができる
❸妊娠を受容できる

2）妊娠中期～末期の看護目標

❶妊娠に伴う身体の変化に適応できる
❷胎児の成長や健康状態を維持・促進する生活習慣を選択し，獲得することができる
❸新生児を迎える自身と家族の準備ができる
❹分娩に向けた準備ができる

3. 妊娠期にある対象への看護ケアとその根拠

1）妊娠初期

● 妊娠の診断・妊娠継続の可否の把握

妊娠を診断し，分娩日を決定する。胎児の生存は，胎児心拍の拍動の確認または胎児心音の聴取により行う。超音波断層法による胎芽または胎児の状態や，妊娠継続の可否の診断を確認し，必要時に妊娠週数の修正を行っている。妊娠初期は流産の危険性が高いことから，下腹部痛，性器出血などの流産徴候の有無や，流産の既往，抗リン脂質抗体症候群，子宮頸管無力症等の流産のリスク因子を把握する。流産は全妊娠の15%に起こり，大部分は妊娠12週までに発症する。この早期流産の原因は胎児側にあり，約2/3は染色体異常である。

● 妊婦の身体的リスクの予測と日常生活の把握・調整

年齢，既往・現病歴，月経歴，妊娠分娩歴，家族歴といった妊娠・分娩・産褥経過に影響する基礎的情報や，体格，バイタルサイン，血液検査や尿検査の結果を把握する。情報に基づき，妊婦の妊娠前および現在の健康状態を評価し，潜在的なリスクを予測する。妊娠初期の体格やバイタルサインは，非妊時の健康状態と生活習慣を評価する指標となる。肥満，貧血，低栄養状態といった問題がある場合は，日常生活の調整を図る。以下に留意事項を示す。

● 食生活（つわり症状）

摂取量や偏食の有無，嗜好品の摂取状況を把握する。妊娠期の母子の健康に必要な栄養摂取や好ましい食事に関する情報を提供し，調整していけるよう支援する。特につわり症状がある場合は，症状を増悪させる食品を避け，妊婦が食べられるものを食べられるときに摂取するようすすめる（妊娠悪阻）。また，妊娠による内分泌環境の変化やつわり症状によって，妊娠中は歯磨き等がおろそかになりやすく，口腔内の清潔を保ちにくい。つわり症状が強いときは，歯ブラシの形状やサイズを変える，洗口液やペーストを利用するなど，妊娠全期にわたり口腔内の清潔を保てるよう助言する。歯周病による感染は，切迫早産のリスク因子でもある。

● 排泄状況

妊娠による生理的変化やつわりによる水分摂取量の不足が，便秘をもたらすこともある。妊娠前の排泄状況を把握し，頻尿や便秘への対策を助言する。

● 薬物・放射線・ウイルス・アルコール摂取・喫煙など

母児の健康に影響を及ぼすような行動や物質への曝露がないかを把握する。胎児は成長発育の過程にあり，さまざまな外的刺激の影響を受けやすい。特に胎齢8週未満（妊娠10週未満）の胎芽期は，「器官形成期」とよばれ，胎児へと発育する重要な時期である。直近で内服，投与された薬剤，X線撮影など放射線による胎児への影響など，心配事がないかを確認し，不安や疑問を表出できるようにする。この時期に催奇形性があるとされる薬剤を内服した場合でも，必ず形態異常を生じるわけではない。必要時は専門外来への紹介をしたり，厚生労働省の事業として「妊娠と薬情報センター」が設置されており，妊婦自身でも相談できることを伝える。

また，風疹流行期には，風疹抗体価の結果が出るまでは人混みや子どもの多い場所を避け，同居家族の予防接種を勧める。風疹抗体価が低かった場合には，妊娠中は予防接種はできないため，出産後早期に接種することを説明する。

飲酒や喫煙の習慣がある場合は，妊娠を機に中止できるよう家族を含めて支援する。

● 居住環境・就業状況

過労や事故，トラブルの原因となる潜在的なリスク要因がないかを把握する。特に妊娠初期は流産の危険性が高いため，負担になる動作を避けられるように改善方法を提案する。就業は，1日の活動時間の大半を占めるため，食事，運動，休息の状況に大きく影響する。就業の種類，勤務時間や内容，時間外労働・休日労働の有無，通勤手段・時間などを把握のうえ，妊婦の権利について説明する。妊婦健診等の結果，通勤緩和や休憩に関する措置などが必要であると指導を受けたときには，母性健康管理指導事項連絡カードを利用し，事業主に男女雇用機会均等法第13条に基づく就業内容の変更の申し出が可能なことを案内する。

● **妊娠の受容についての確認**

妊婦が妊娠をどのように受け止めているのか，パートナーや家族はどのような状況かなど，妊婦とキーパーソンとなる周囲の人々の妊娠に対する気持ちや妊娠の受容の状況を，妊婦や家族の言動や表情から把握し，評価する。表情が硬い，妊娠や出産に対する関心が薄い，過度の不安や否定的な発言がみられる場合や，妊娠が計画外である場合は，妊娠を受容する途上であると評価し，受容のプロセスを支援するために，必要な対策を講じていく。

● **活用可能な保健医療サービスに関する情報提供**

居住地の市町村における妊娠の届け出と母子健康手帳の交付について説明する。母子健康手帳には，妊娠期から乳幼児期までの母子の健康に関する情報を記録すると同時に，地域特有の有用な情報や公費負担制度などの妊娠や育児における公的サービスについて掲載されていることを伝える。

また，妊娠期全般にわたる保健医療サービスの概要を紹介し，これらにアクセスできるよう具体的にアドバイスをする。まずは，妊婦健診の目的や必要性，スケジュールと受診方法を説明し，医療機関や地域が主催する出産準備教育についても紹介できるとよい。集団または個別に提供すべき健康教育内容について**表2**に示す。

2）妊娠中期・末期

● **妊婦の健康状態や生理的変化の評価・リスクの予測**

妊婦の健康状態は，妊娠に伴う生理的変化に対する身体反応が正常範囲であるかどうかを評価する。バイタルサインや生理学的検査のデータは，母子の健康状態の客観的な指標となる。

● 妊婦の体重の変化

体重増加量が適切であるか否かは，母子の健康に影響する。過度の体重増加は，妊娠高血圧症候群等のリスクとなる。つわり症状が落ち着き，食欲が増す時期は，体重の増加量に留意する。妊婦の体格にあわせた体重増加

表2　妊娠中に必要な健康教育内容例

妊娠初期：妊娠確定後～妊娠22週頃まで	
妊婦健康診査の必要性と実施される検査内容	外出・旅行に関する諸注意
妊娠に伴う母体の変化（妊娠初期）	栄養（食事・体重）について
妊娠週数と胎児発育／喫煙・飲酒・薬（含サプリ）	母乳育児，乳房・乳頭の変化・手入れについて
正しい姿勢と動作・運動について	出産準備教室（両親学級等）について
母子健康手帳の活用方法	パートナーができる配慮・性交渉について
勤労妊婦のための制度（妊娠・出産・育児期間）	からだと体調の変化（含マイナートラブル）
妊娠中期から末期：妊娠23週頃～37週くらいまで	
妊娠に伴う母体の変化（妊娠中期・末期）	バースプランの確認
妊娠週数と胎児発育	分娩経過・分娩後のスケジュールについて
マイナートラブルの予防と対処	母乳育児と母児同室について
早産予防（妊娠23～33週）	入院中のサポート体制の確認
貧血の予防・妊娠高血圧症候群の予防	乳房ケアの確認
出産育児一時金・出産手当金など	受診が必要なとき（異常徴候）
新生児用品について	分娩の徴候と入院時期，入院準備・調整について

量の目安を個別に説明し，妊娠末期の増加量を考慮した妊娠中期の増加の目安を確認する。一方，過度の食事制限とならぬよう，必要な体重増加が確保できるようにすることが大切である。

● 妊娠週数における生理的変化の把握

妊娠週数に応じた生理的な変化が順調に進んでいるかどうか，乳房の変化や腹部の増大，外陰部の変化について評価を行う。乳房は，乳房と乳頭の形態や乳腺の発育状態，初乳分泌の有無を把握し，母乳哺育の準備に活用する。腹部の増大は，子宮底長（高）が妊娠週数に応じて増加しているか，腹囲の増加は適切か，体重増加量が適切かを評価する。増加量が正常範囲を逸脱する場合には，胎児の発育状態や羊水量の査定を行うとともに，妊婦の肥満や低栄養に留意する。

胎児の発育と健康状態の評価およびリスクの予測

● 胎児の発育

妊娠中期は，妊婦の子宮底長（高）と腹囲，妊婦の体重増加量，そして超音波断層法で児頭大横径（biparietal diameter：BPD），腹部周囲長（abdominal circumference：AC），大腿骨長（femur length：FL）から算出された推定胎児体重（estimated fetal weight：EFW）により評価する。子宮底長や腹部周囲長は個人差が大きいが，正確に測定した経時的な記録は，胎児の発育や羊水量のアセスメントにおいて1つの評価指標（目安）になる。

妊娠中期および末期は，引き続き，妊婦の子宮底長（高）と腹部周囲長，体重増加量，超音波断層法により，胎児の発育を評価する。超音波断層法によって胎児の形態（的）異常が診断される時期でもある。異常が発見された場合には，分娩方法や出生後の治療方針，育児について継続的なかかわりができる体制を早期に整えていく。

● 胎児の健康状態

胎児心拍と胎動によって評価する。胎児心拍は，超音波ドプラ法によって胎児心拍数を測定し，正常範囲内であるか否かを評価する。胎動は，経産婦で早く知覚する傾向にあるが，概ね妊娠20週前後から知覚されることが多い。胎動の知覚は，妊娠全期において妊婦自身が胎児の生存や健康状態を知る重要な手がかりである。胎動の減少や停止（通常と異なる，1～2時間以上胎動がない等）を感じたら，医療機関にただちに連絡するよう説明しておく。妊娠末期には，胎児心拍数モニタリング（ノンストレステスト）を行い，胎児の健康状態および予備能力を評価する。

妊娠合併症や異常の早期発見と対処

妊娠中期には，妊娠高血圧症候群の徴候や初期症状が出現することがある。腎機能の負荷が増すことで，血圧の上昇や尿蛋白がみられるようになる（正常血圧蛋白尿）。浮腫や急激な体重増加にも注意する。

また，この時期は妊娠糖尿病の診断が行われる。肥満傾向，糖尿病家族歴，巨大児分娩歴といったリスクをもつ妊婦は，尿糖や体重増加の程度，胎児の発育状況に注意するとともに，全妊婦に妊娠初期に随時血糖測定，妊娠中期にスクリーニングとして耐糖能試験（50g 糖負荷試験）を実施する[8]。妊娠末期にはさらに母体への負荷が増加することにより，妊娠高血圧症候群，妊娠糖尿病，妊娠貧血などの妊娠合併症の発症をはじめ，切迫早産，前期破水が増加するため，異常の早期発見に努める。

妊娠による心身の変化に対応した生活に関する支援

● マイナートラブルなど

胎盤ホルモンの影響や子宮の増大，体重の増加などは，全身のさまざまな不快症状（マイナートラブル）の原因になる（図2）。

つわり，頻尿，便秘，下肢けいれん・こむら返り，胸やけ，腰背部痛，痔，静脈瘤，皮膚の掻痒感，妊娠線，頭痛，倦怠感，不眠など，症状の種類や程度，とらえ方には個人差がある。マイナートラブルの経験や妊娠合併症の発症は，母性性の獲得や母親役割行動などの心理面にも影響を及ぼす。看護者は，妊娠期を健康で快適に過ごすための留意点や工夫を確認し，妊婦の好むより良い方法を提案しながら，マイナートラブルの予防や軽減に努める。また，症状があるときには，医師との相談の必要性や治療が必要な病態との関連はないかを丁寧にアセスメントすることが大切である。マイナートラブルの出現時や子宮が収縮する際には休息を十分にとること，体調が万全でないときには自身の体調を最優先して十分休養し，胎盤が形成されたら適度な運動をするなど，睡眠・活動のリズムをつけ，規則正しい生活を送れるようにアドバイスを行う。

● 姿勢・日常生活動作

妊娠経過に伴って子宮が増大すると，子宮の重さで重心が前方に傾き，それを支えるための骨盤周辺の筋肉・靭帯結合組織がホルモンの影響によって弛緩するため，身体のバランスをとることが難しくなる。バランスをとるために，脊柱や周辺の筋肉に負荷がかかる。また，増大する子宮は大きな血管を圧迫し，血流を阻害する。脊柱や筋肉への負担と血流の阻害を軽減するために，正しい姿勢，身体に無理のない日常生活動作，長時間の同一

図2　妊娠期におけるホルモンの分泌と子宮の増大による影響

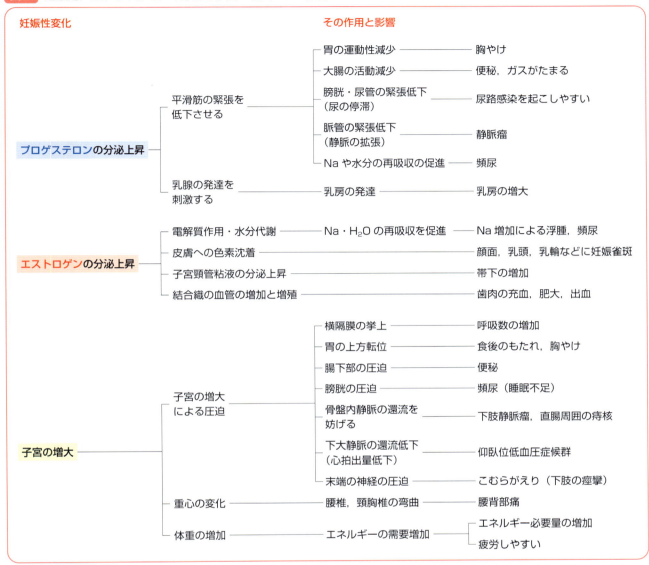

（東野妙子：妊娠による母体の変化．村本淳子他編．母性看護学Ⅰ　妊娠・分娩　第2版，p13，医歯薬出版，2006．／五十嵐ゆかり：妊娠期の身体的特徴．有森直子編，NURSING TEXTBOOK SERIES　母性看護学Ⅱ　周産期各論　第2版，p13，医歯薬出版，2020．より）

姿勢を避けること，体形の変化に応じた動きや循環を妨げない衣類の着用を提案する。また，姿勢のアンバランスは，転倒のリスクを招くことから，靴は支持基底面の広い，靴底が滑りにくい素材で，ヒールが低めの安定した，歩きやすいものを選ぶようにする。

● 睡眠・休息

妊娠末期は，特に増大する子宮による圧迫，子宮の収縮や胎動，夜間排尿，腰背部痛に伴い，良質の睡眠がとりづらくなる。妊娠期における休息に適した姿勢を提案するとともに，日中に横になり睡眠不足を補完することや，就寝前に利尿作用のある飲料を避ける，季節にもよるが就寝前の温罨法などを提案してもよい。また，仰臥位になると子宮が下大静脈を圧迫し，静脈還流量が減少することにより，心拍出量が低下して低血圧症状を惹起することがある（仰臥位低血圧症候群）。発症時は頻脈，嘔気・嘔吐，冷汗，顔面蒼白などの症状を呈する。妊婦を仰臥位から左側臥位に変換することで，症状は速やかに回復する。

● 清潔

妊娠中は，体温や代謝，基礎代謝率が増して発汗が増えるため，皮膚トラブルが起こりやすくなる。生理的に帯下も増加する。腟分泌物の異常や外陰部の発赤，掻痒感を伴う場合は，受診が必要である。肛門周囲の血液がうっ滞するため，痔にもなりやすい。入浴やシャワー浴は毎日行い，全身を清潔に保ち，皮膚の乾燥や刺激を避けること，衣服は刺激や締めつけが少ない素材や形を選ぶこと，下着は通気性や吸水性の高い木綿などの天然素材のものを着用することを勧める。

● 栄養

妊娠期は非妊時よりも多くの栄養を必要とする。妊娠中に必要な栄養摂取は，「日本人の食事摂取基準（2020年版）」を参考に，年齢や身体活動レベル，妊娠週数に応じた栄養摂取ができているかを評価する。食生活の見直しや確認には，厚生労働省の「妊産婦のための食事バランスガイド」が活用できる。また，妊娠中の栄養に関してのアドバイス内容の一部を**表3**に示す。

● 家族関係と役割，社会生活の調整に向けた支援

妊娠中期には，日常生活の見直しや，就労の調整，婚姻，転居などの家庭，社会生活の調整が行われることが多い。里帰り出産を含め，出産場所の決定も妊娠中期までに行う。パートナーや家族とどのような調整が進められているかを確認する。分娩前後の生活をイメージし，パートナーとともにバースプラン※の立案を勧める。母乳育児に関する情報提供を行い，授乳方法に関する認識や価値観を把握し，支援していく。出産や入院のための必要物品は，出産準備教室などの機会も利用し，妊娠中期に情報提供していく。

> ※バースプラン
>
> 妊婦とパートナーが，児の出産（分娩期）に関しての希望や医療者への要望を記入するものである。希望する出産方法のほか，分娩第1期をどのように過ごしたいか，出産時の付き添いや立ち会い，分娩時の処置に対する希望，新生児との対面と家族との過ごし方等を記入する。医療者は可能な範囲で妊婦とその家族の希望に沿ったケアを行い，妊婦の出産体験がより満足したものになるよう支援する。施設の設備や環境などの物理的な限界や分娩経過によっては母児の安全が優先される場合についても理解を得ておく。

● 分娩開始時期と分娩経過の予測

内診により会陰の伸展，腟腔の広さ，経産婦では過去の分娩時の会陰部縫合瘢痕の状態を把握する。妊娠37

表3　妊娠中の栄養に関するアドバイス（例）

バランスのとれた食事・規則正しい食事を心がける：一汁三菜を推奨 ●3食を欠かさず時間を決めて食べる。外食を減らし，自炊を増やす（カロリー・塩分の摂りすぎを防ぐ）。 ●副菜（食物繊維，ビタミンなど）→主菜（蛋白質）→主食（炭水化物）の順に摂るとよい。 ●非妊時の推定エネルギー必要量に，妊娠初期は50kcal，妊娠中期は250kcal，妊娠末期は450kcalを付加する（厚生労働省：妊産婦のための食生活指針）。
塩分摂取量：7～8g／日程度，推奨量：6.5g／日（推奨量は高血圧予防の観点から策定されている） ●極端な塩分制限は，母体循環血漿量を減少させるため行わない。適切な塩分摂取は血圧上昇を防ぐ。 ●薄味を心がけ，レモンなどの酸味，香辛料，ハーブなどをうまく活用するとよい。
水分の摂取 （浮腫が生じていても）飲水量は制限しない。外出時はマイボトルを持参し，こまめに補給するとよい。
葉酸の摂取 ●児の神経管閉鎖障害のリスクを減らすため，妊娠前から400 μg＝0.4mg／日をサプリメントとして補充する。 ●神経管閉鎖障害をもつ児の妊娠既往，てんかん，潰瘍性大腸炎などの疾患がある場合，摂取方法を別途アドバイスする。
蛋白質の摂取 女性（18～49歳）の推奨量は50g／日であるが，妊娠中期は＋5g／日，妊娠末期は+25g／日とする。理想体重×1.2～1.4g／日程度と考えてもよい。
鉄の摂取 女性（18～49歳）の推奨量は6.5mg／日であるが，妊娠初期は+2.5mg／日，妊娠中期・末期には+9.5mg／日が必要となる。動物性蛋白質やビタミンCと一緒に摂取することで吸収率が高まる。
BMI：体重（kg）÷身長（m）^{2}　　標準体重：身長（m）^{2}×22

週以降には，子宮頸管の熟化状態をビショップスコア（❷経腟分娩，p51 参照）を用いて評価する。胎児の大きさを把握するとともに，胎位・胎向と胎児下降の有無や先進部の骨盤進入状態から分娩開始時期を予測する。

［辻恵子］

《文献》

1）日本産科婦人科学会監・編：産科婦人科用語集・用語解説集　改訂第4版．p288，日本産科婦人科学会，2018.
2）厚生労働省：妊婦に対する健康診査についての望ましい基準（厚生労働省告示第二百二十六号）．2015.
3）日本産科婦人科学会他編・監：産婦人科診療ガイドライン　産科編2023．pp1-2，日本産科婦人科学会事務局，2023.
4）久保田健夫：DOHaD の臨床（胎児）：妊娠中のストレスと DOHaD．産婦人科の実際 66（8）：993-998，2017.
5）日本産科婦人科学会他編・監：産婦人科診療ガイドライン　産科編2023．pp46-49，日本産科婦人科学会事務局，2023.
6）Yamada T, et al: Isolated gestational proteinuria preceding the diagnosis of preeclampsia - an observational study. Acta Obstetricia et Gynecologica Scandinavica 95（9）:1048-1054, 2016.
7）石原理他編：講義録 産科婦人科学．pp462-463，メジカルビュー社，2010.
8）日本産科婦人科学会他編・監：産婦人科診療ガイドライン　産科編2023．pp20-22，日本産科婦人科学会事務局，2023.

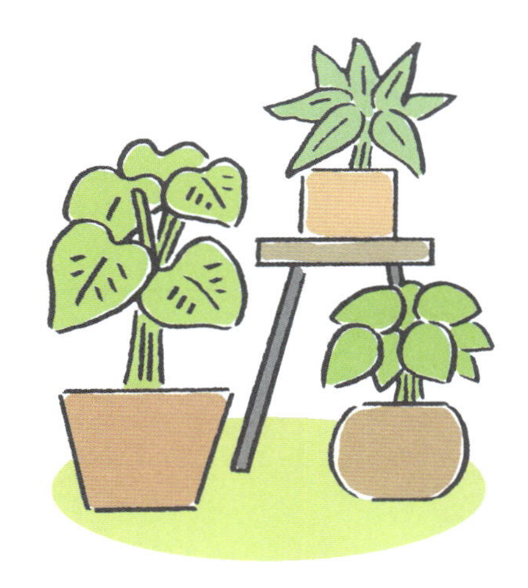

2 経腟分娩

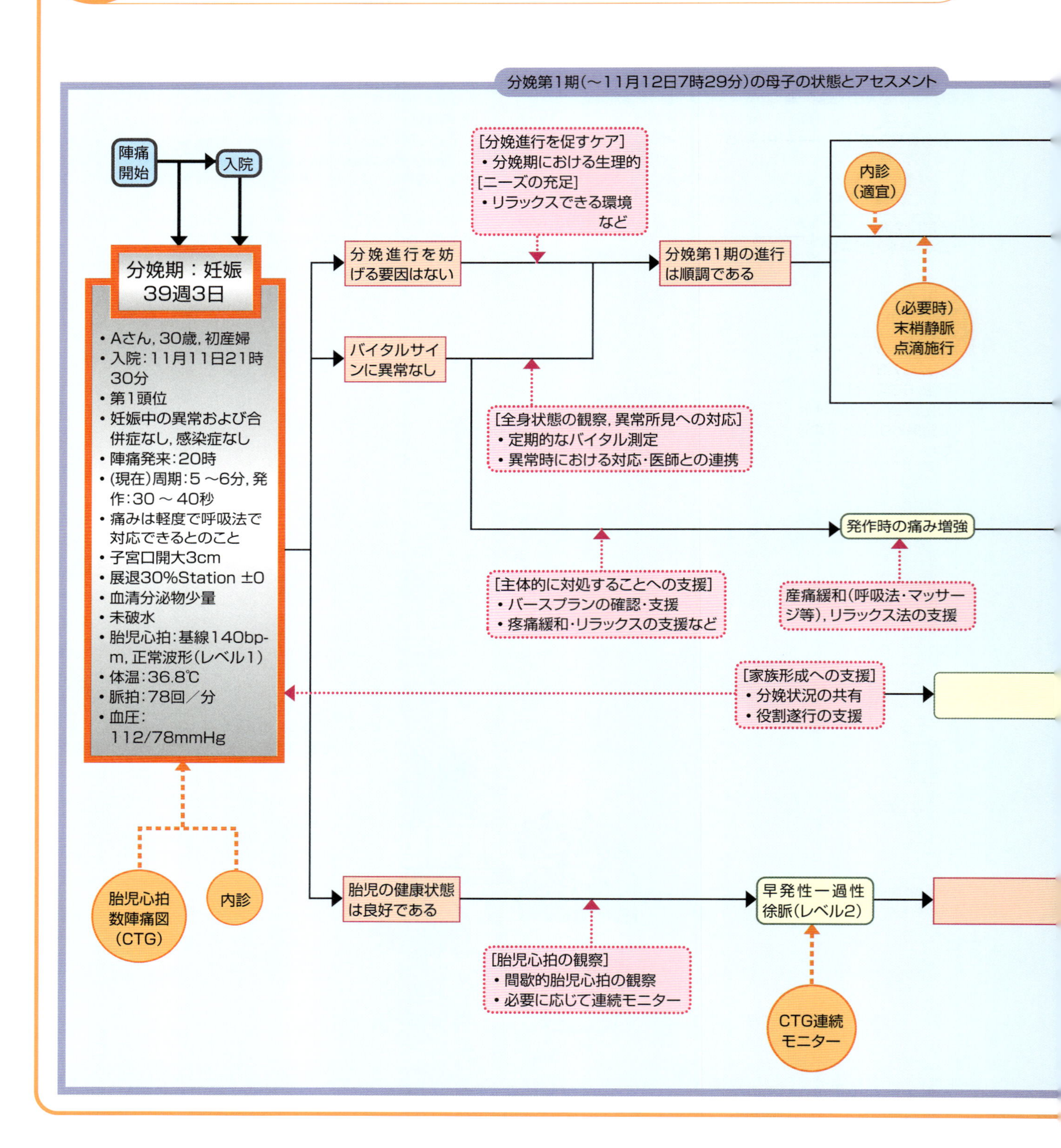
分娩第1期(～11月12日7時29分)の母子の状態とアセスメント
陣痛開始
入院
分娩期：妊娠39週3日
• Aさん, 30歳, 初産婦
• 入院：11月11日21時30分
• 第1頭位
• 妊娠中の異常および合併症なし, 感染症なし
• 陣痛発来：20時
• (現在)周期：5～6分, 発作：30～40秒
• 痛みは軽度で呼吸法で対応できるとのこと
• 子宮口開大3cm
• 展退30%Station ±0
• 血清分泌物少量
• 未破水
• 胎児心拍：基線140bpm, 正常波形(レベル1)
• 体温：36.8℃
• 脈拍：78回／分
• 血圧：112/78mmHg
胎児心拍数陣痛図(CTG)
内診
[分娩進行を促すケア]
• 分娩期における生理的ニーズの充足
• リラックスできる環境など
分娩進行を妨げる要因はない
分娩第1期の進行は順調である
内診(適宜)
(必要時)末梢静脈点滴施行
バイタルサインに異常なし
[全身状態の観察, 異常所見への対応]
• 定期的なバイタル測定
• 異常時における対応・医師との連携
発作時の痛み増強
[主体的に対処することへの支援]
• バースプランの確認・支援
• 疼痛緩和・リラックスの支援など
産痛緩和(呼吸法・マッサージ等), リラックス法の支援
[家族形成への支援]
• 分娩状況の共有
• 役割遂行の支援
胎児の健康状態は良好である
早発性一過性徐脈(レベル2)
[胎児心拍の観察]
• 間歇的胎児心拍の観察
• 必要に応じて連続モニター
CTG連続モニター

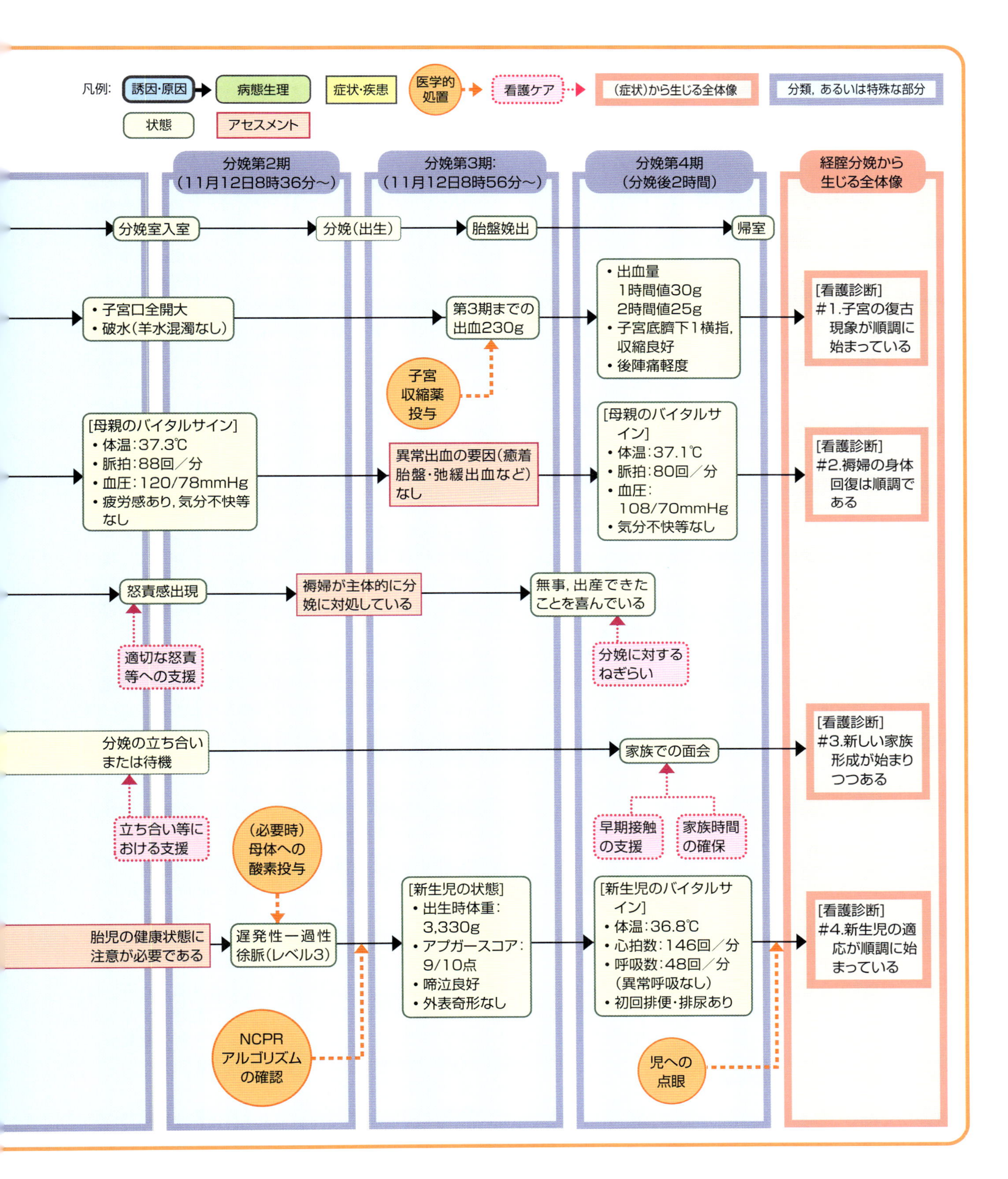
凡例:
誘因・原因
病態生理
症状・疾患
医学的処置
看護ケア
(症状)から生じる全体像
分類，あるいは特殊な部分
状態
アセスメント
分娩第2期(11月12日8時36分〜)
分娩第3期:(11月12日8時56分〜)
分娩第4期(分娩後2時間)
経腟分娩から生じる全体像
分娩室入室
分娩(出生)
胎盤娩出
帰室
・子宮口全開大
・破水(羊水混濁なし)
第3期までの出血230g
子宮収縮薬投与
・出血量 1時間値30g 2時間値25g
・子宮底臍下1横指，収縮良好
・後陣痛軽度
[看護診断] #1.子宮の復古現象が順調に始まっている
[母親のバイタルサイン]
・体温:37.3℃
・脈拍:88回／分
・血圧:120/78mmHg
・疲労感あり，気分不快等なし
異常出血の要因(癒着胎盤・弛緩出血など)なし
[母親のバイタルサイン]
・体温:37.1℃
・脈拍:80回／分
・血圧:108/70mmHg
・気分不快等なし
[看護診断] #2.褥婦の身体回復は順調である
怒責感出現
褥婦が主体的に分娩に対処している
無事，出産できたことを喜んでいる
適切な怒責等への支援
分娩に対するねぎらい
分娩の立ち合いまたは待機
家族での面会
[看護診断] #3.新しい家族形成が始まりつつある
立ち合い等における支援
早期接触の支援
家族時間の確保
(必要時)母体への酸素投与
胎児の健康状態に注意が必要である
遅発性一過性徐脈(レベル3)
[新生児の状態]
・出生時体重:3,330g
・アプガースコア:9/10点
・啼泣良好
・外表奇形なし
[新生児のバイタルサイン]
・体温:36.8℃
・心拍数:146回／分
・呼吸数:48回／分(異常呼吸なし)
・初回排便・排尿あり
[看護診断] #4.新生児の適応が順調に始まっている
NCPRアルゴリズムの確認
児への点眼

2 経腟分娩

I 経腟分娩の生理

1. 正常分娩に関する用語の定義

分娩は，胎児および付属物（胎盤，卵膜，臍帯，羊水）が，娩出力（陣痛及び腹圧）によって子宮から母体外に完全に排出，あるいは娩出され妊娠が終了する現象である。経腟分娩（vaginal delivery）は，産道から胎児および付属物が娩出される分娩であり，そのうち自然な娩出力によるものが自然分娩である。

分娩は，陣痛開始をもって分娩開始とする。陣痛周期が10分以内あるいは1時間に6回以上をもって陣痛開始とされる[1]。臨床的には，前駆陣痛と分娩陣痛の判断が難しく，分娩進行を確認後に経過をさかのぼって分娩開始を判断することがある。

分娩の時期は，分娩開始から子宮口全開大（10cm）までを分娩第1期，子宮口全開大から胎児娩出までを分娩第2期，胎児娩出から胎盤娩出までを分娩第3期という。分娩第4期は，分娩直後の回復や異常の観察と対応の必要性から便宜的に使われているものであり，分娩所要時間には含まれない。

2. 分娩のメカニズム

1）分娩発来の機序

分娩発来の機序は明確にはなっていないが，胎児，卵膜，胎盤，子宮，母体の間における複雑なシグナルのやりとりが関係していると考えられている[2]。炎症反応に関連する物質の作用，副腎皮質刺激ホルモンの増加，胎児の成長に関連する物質，子宮や卵膜の過伸展などが探究されてきている。分娩発来機序に何らかの異常が生じることで，微弱陣痛，早産，過期産が生じる。

2）経腟分娩における分娩経過

- 分娩第1期～3期
- 分娩経過と所要時間

日本人の自然分娩曲線が，日本産科婦人科学会周産期委員会によって2021年に公表された（図1，2）[3]。分娩第1期のみの公表ではあるが，今後は，この自然分娩曲線が，従来参考にされてきたフリードマン（Friedman）曲線やZhangらの分娩経過曲線に代わって，日本人の分娩経過を判断するために使用され，評価されていく。

自然分娩曲線では，子宮頸管開大の速度から，分娩第1期は潜伏期と活動期に分かれ，活動期がさらに加速期，極期からなる[3]。フリードマンの指摘する減速期は認められていない。また，児頭下降度は，医療者による所見に差があることから，自然分娩曲線には加えられていない。

潜伏期は，母体が陣痛開始に相当する規則的な子宮収縮を感じた時点から頸管の開大が加速するまでの期間である。潜伏期は，初産婦で平均8～9時間，経産婦で平均5～6時間とされている。子宮収縮の感じ方は個人差があり，前駆陣痛との区別も難しい。したがって，規則的な子宮収縮をいつ認識するかが潜伏期の時間を左右する可能性がある。なお，最初から子宮収縮に痛みを伴うとは限らない。

活動期は，子宮開大度が加速し全開大するまでの期間である。頸管の開大とともに頸管の熟化と展退も加速する。自然分娩曲線では，初産婦，経産婦ともに子宮口開大度5cm頃から活動期になり，子宮口開大度6cm頃に加速期から極期に移行する。活動期における所要時間は，初産婦と経産婦で大きく異なる。

分娩第2期は，初産婦で1～2時間，経産婦で30分～1時間と考えられている[4]。第2期が2時間を超えると帝王切開，吸引分娩，鉗子分娩，弛緩出血は増加する[5]。胎児については，健常性（well-being）が確認されていれば予後は良好である。

分娩第3期は，初産婦，経産婦ともに30分以内である。分娩第3期が遷延することは異常出血につながるため，子宮収縮薬（オキシトシン）を投与することや，胎盤娩出時の適切な臍帯牽引など積極的に管理をすることが推奨されている[6]。なお，臍帯牽引は，臍帯断裂や子宮内反のリスクもある。

- 児頭の回旋と分娩進行

分娩進行に伴い，児頭は回旋し下降する。児頭の下降度は，左右の坐骨棘を結ぶ線をstation 0として，そこ

図1 日本人初産婦の自然分娩曲線

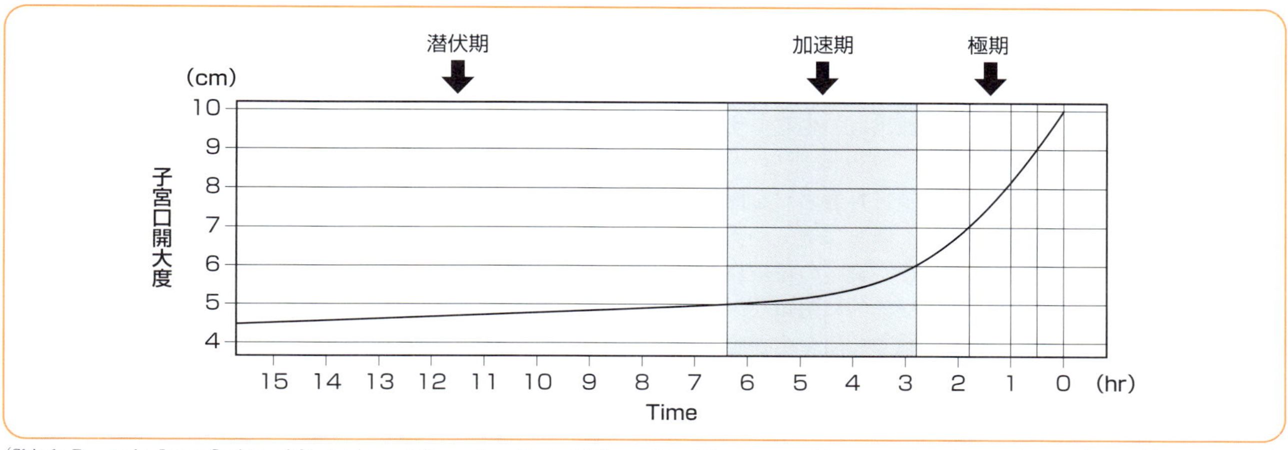

(Shindo R, et al：Japan Society of Obstetrics and Gynecology Perinatal Committee：Spontaneous labor curve based on a retrospective multi-center study in Japan. Journal of Obstetrics and Gynaecology Research 47 (12)：4263-4269, 2021. より引用・改変)

図2 日本人経産婦の自然分娩曲線

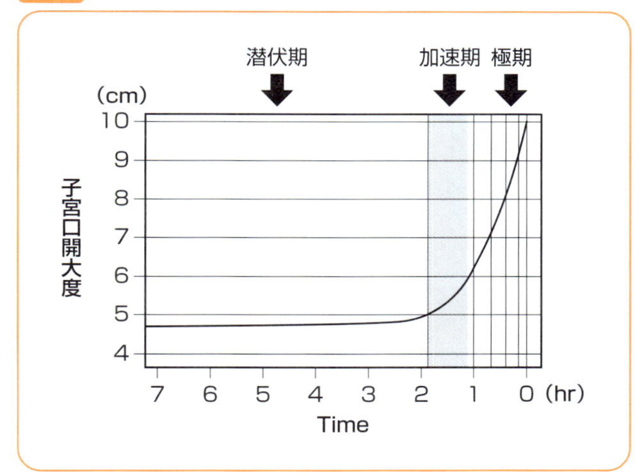

(Shindo R, et al：Japan Society of Obstetrics and Gynecology Perinatal Committee：Spontaneous labor curve based on a retrospective multi-center study in Japan. Journal of Obstetrics and Gynaecology Research 47 (12)：4263-4269, 2021. より引用・改変)

から児頭先進部までの距離で示すDe Leeのstation法で評価する。回旋は，骨盤の形にあわせるように進んでいくため，児頭下降度と回旋の状況がずれるような場合には，分娩進行が順調に進まなくなる可能性がある。活動期に入る子宮口開大5 cm頃は，児頭はstation＋1，矢状縫合は約45度の斜めに位置する。潜伏期にも児頭の回旋や下降は生じているが，非常に緩やかである。初産婦では，分娩開始の1週間前頃から児頭が固定することが多いが，経産婦では分娩開始近くになって固定する。

● 娩出力：陣痛と腹圧

分娩が順調に進むためには，分娩進行とともに陣痛周期は短くなり，発作は長くかつ強くなる。子宮口開大度ごとの陣痛周期による陣痛の評価[5]を**表1**に示す。発作時の痛みの感じ方は，個人差がある。潜伏期の始めでは感じないこともあるが，分娩進行に伴い発作が強くなると痛みも強く感じるようになる。極期には，自然に腹圧が入ることが増え，児頭の下降が進むと努責感も生じる。

表1 陣痛周期による陣痛の評価

陣痛の評価	陣痛周期			
	分娩第1期			分娩第2期
	子宮口4～6cm	子宮口7～8cm	子宮口9～10cm	
平均的	3分	2分30秒	2分	2分
過　強	1分30秒以内	1分以内	1分以内	1分以内
微　弱	6分30秒以上	6分以上	4分以上	初産　4分以上 経産　3分30秒以上

分娩にとって有効な陣痛かは，子宮口開大度などの分娩進行で判断される。

- **分娩第４期**

母体は，胎盤娩出後，適切に子宮が収縮し復古の過程に移行する。分娩後２時間は，弛緩出血の生じやすい時期でもある。

児は，母体外の生活への適応（子宮外適応）を開始する。第一啼泣により呼吸を開始し，肺胞に空気が満ちるようになる。肺呼吸により肺および心臓への循環血流が確保されると，動脈管，卵円孔が機能的に閉鎖し，新生児循環が確立する。また，褐色細胞で体温産生が始まるとともに，グルコース産生も開始し，子宮外で生活するための基盤を築く（❽子宮外適応，p86 参照）。

3. 経腟分娩の進行に伴う症状

1）産痛および圧迫感など

分娩進行に伴い生じる産痛や圧迫感は，子宮筋の収縮，子宮下部の伸展，頸管の開大，骨盤底や会陰部等の圧迫によって生じる。分娩進行に伴い，下方に，会陰や肛門側へ移動し強さも増す（図３）。強い痛み等を感じる部位や程度には個人差がある。分娩第１期の終わりから第２期にかけては努責感も出現する。

2）血性分泌物

血性分泌物は，子宮頸管の開大に伴って，卵膜が子宮から剝離する際に生じる。血性で粘液性である。分娩開始の頃と，極期で子宮口の開大が急に進む際などに観察される。分娩開始頃の血性分泌物は，産徴ともいう。

3）破水

正常経過における破水は，子宮口全開大近くに生じ，適時破水という。陣痛開始前に生じると前期破水，陣痛開始後，適時破水前に生じると早期破水である。前期破水や早期破水では，臍帯脱出，臍帯圧迫などが生じることがある。破水時には，羊水の性状とともに胎児心拍を確認する。妊娠 37 週以降の前期破水において，GBS 感染がある場合には抗菌薬を投与するが，感染がない状況でルーチンに投与することは推奨されていない[7]（⓱前期破水，p156 参照）。

4）身体的変化

分娩は激しい労作であり，かつ長時間に及ぶ。その結

図３ 分娩進行に伴う産痛・圧迫感

分娩時期	主因	部位	感じ方
第１期	• 子宮筋の収縮 • 子宮頸管の開大 • 子宮下部の伸展 • 骨盤壁や骨盤底の圧迫	• 下腹部，腰部，仙骨部に認められる 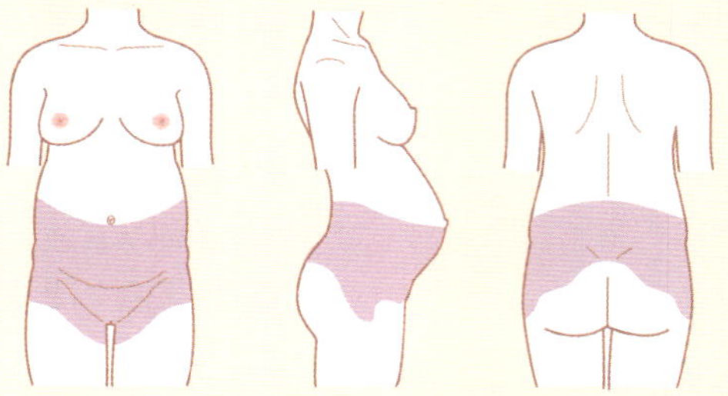	• 子宮が締めつけられる痛み • 骨盤が割れるような痛み
第２期	• 子宮筋の収縮 • 骨盤壁や骨盤底の圧迫 • 腟や外陰部，会陰部の伸展・圧迫	• 下腹部，腰部，仙骨部，外陰部周辺に認められる 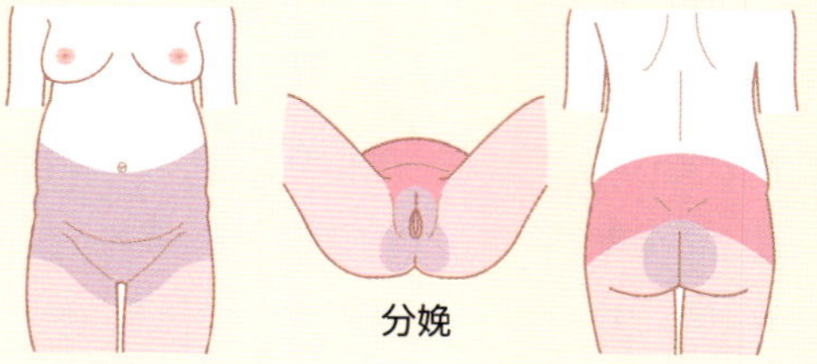 分娩	• 子宮が締めつけられる痛み • 骨盤が割れるような痛み • 肛門圧迫感 • 努責感 • 会陰部が熱く引き裂かれそうな痛み

（鈴木美哉子：痛みを逃す分娩体位．助産婦雑誌 51（9）：759-763，1997．を参考に作成）

果として身体的な変化を生じるが，生理的範囲を逸脱するものではない。

● バイタルサイン

体温は，全身的筋肉労作によって0.1～0.3℃上昇する。胎児娩出直後は，37.5℃程度まで上昇し悪寒を伴うことがある。38℃を超えることはない。血圧，脈拍，呼吸は増加する。緊張や不安が強い場合には，過換気症候群になることがある。

● 食事・水分

分娩進行のエネルギー源となるグルコースの需要が増加する。放熱や発汗に伴い水分の必要量も増加する。一方，消化機能は低下傾向であり，痛みや疲労によって食欲も低下する。

● 排泄

排便は，分娩開始前後にみられることが多いが，児の下降，娩出とともに促されることもある。尿量は，発汗等もあり増加はしないが，児頭の下降で尿意を感じやすくなる。

● 活動と休息

陣痛により睡眠・休息はとりにくくなる。活動も陣痛により制限されるが，安静にしている必要性はない。

5）心理的変化

分娩について事前に学習をしていても，それぞれの時期に応じた不安や緊張がある。アンビバレントな気持ちをもちやすい。

分娩予定日が近づくと，いつ陣痛が始まるのかという不安をもつ。陣痛が始まると，分娩が始まったことの喜びとともに緊張も生じ，順調に進むのだろうかという思いも生じる。陣痛が強くなれば，出産が近づいているという思いと，どこまで強くなるのだろうか，乗り越えられるのだろうか，というような不安や痛みへの恐怖が生まれる。無事に出産できたとしても，安堵とともに児は元気だろうかという新たな心配が生じる。適切な見通しをもち，対処できることで不安は軽減可能となる。

6）胎児の状況

分娩進行に伴い，児頭が産道で圧迫されることなどで，一過性徐脈を生じる。詳細については，「4．診断・検査　2）胎児の健常性（well-being）」で説明する。

4. 診断・検査

1）分娩の進行：内診

内診によって，子宮頸管の開大，展退度，硬度，子宮口の位置，児頭下降度を確認し，分娩進行状況を診断する。展退度は，頸管長3cmを100％として何％短縮したかで示す。これらのほか，骨産道の広さ，軟産道の軟らかさ，胎胞の状況等も診察し，分娩進行を予測する。潜伏期は，頸管の開大や児頭の下降は顕著ではないが，頸管熟化が進む時期である。ビショップスコア（Bishop score）（表2）で頸管熟化を評価することができる。

2）胎児の健常性（well-being）：胎児心拍数陣痛図（CTG）

分娩進行中の胎児の状況は，間歇的児心拍聴取と持続的胎児心拍数モニターにて得られる胎児心拍数陣痛図（cardiotocography：CTG）によって評価する。胎児のwell-beingが確認されれば，6時間以内に次の連続モニタリングを計画し，その間，間歇的児心拍聴取で経過観察することも可能とされている[8]。合併症等のある場合および分娩第2期は，連続モニタリングを実施する[8]。

CTGの評価項目は，①胎児心拍数基線，②基線細変動，③一過性頻脈，④一過性徐脈である（図4）。胎児が健常（well-being）といえるのは，胎児心拍数基線が110～160bpm，基線細変動が6～25bpmで[9]，一過性頻脈を認め，かつ一過性徐脈がない状態である。

しかし，分娩時に胎児の健常性が障害されている可能性を判断する場合に用いる胎児心拍数波形のレベル分類では，一過性頻脈が評価項目に含まれていない。したがって，胎児心拍数基線と基線細変動が正常であり，一過性徐脈がない状態をレベル1（正常波形）とし，それ以外は，胎児健常性が障害されている可能性があると判断する[10]。

表2 ビショップスコア（Bishop score）

因子＼点数	0	1	2	3
頸管開大度（cm）	0	1～2	3～4	5～6
展退度（%）	1～30	40～50	60～70	80～
下降度（station）	−3	−2	−1～0	＋1～
頸管硬度	硬（鼻翼状）	中（口唇状）	軟（マシュマロ状）	
子宮口位置	後方	中央	前方	

図4　CTGによる胎児の健常性（well-being）の判断

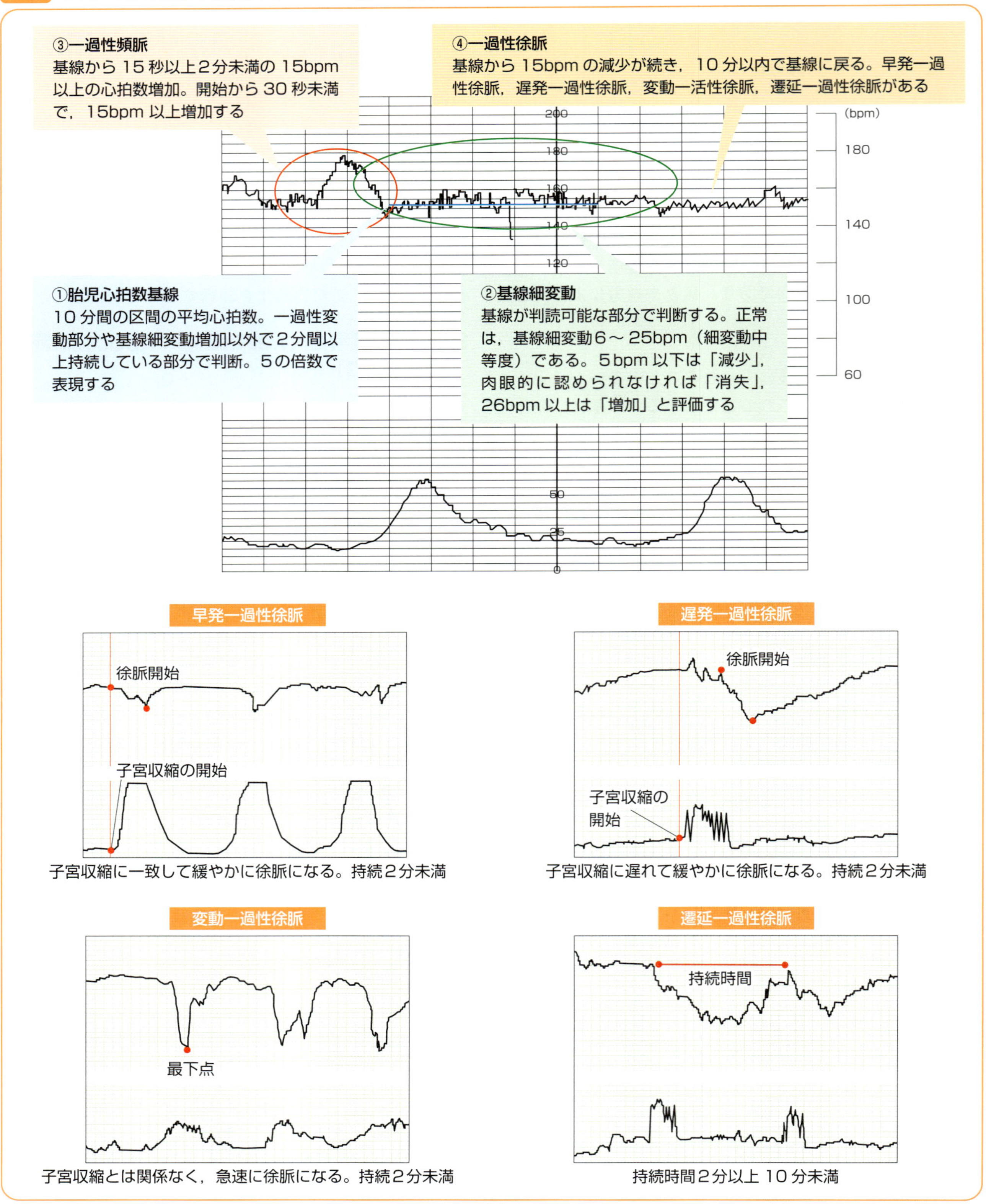

（茅島江子他編：看護判断のための気づきとアセスメント　母性看護 p131，p178，中央法規出版，2022．を参考に作成）

一過性徐脈は，胎児が健常（well-being）でない可能性を示すものである。一過性徐脈の1つである早発一過性徐脈は，児頭圧迫により生じる迷走神経反射の生理的結果と考えられているが，レベル1以外の分類となるため，連続モニタリングによる経過観察が必要である。

3）出生直後の新生児の健常性（well-being）

出生直後の新生児の well-being の評価方法としてアプガースコア（Apgar score）がある（第Ⅰ部Ⓓ「新生児の出生後の変化とその影響」p22 **表3**参照）。出生後1分と5分で評価する。1分後は新生児仮死の状態，5分後は蘇生等に対する反応を反映する。7点以上が正常であり，4～6点が軽度仮死，1～3点が重度仮死と判断される。

蘇生については，NCPR のアルゴリズムにしたがって判断され実施される。正常分娩であっても，いつでも蘇生ができるように準備しておく必要がある。加えて，出生時の児の状況予測によっては，小児科医師とも連携する。

5. 合併症

異常や合併症がなく妊娠期を過ごしたとしても，分娩期には数々の異常を生じる可能性がある。経腟分娩，頭位の場合の主な分娩期の異常とそのリスク因子を**表3**に示す[11, 12]。これらの他に，分娩期に発症する妊娠高血圧症候群（p112 参照）などがある。これらの異常に関連して，胎児機能不全や新生児仮死（p220 参照）が生じる。

表3 経腟分娩・頭位における主な異常

異常	主なリスク因子
微弱陣痛	無痛分娩，子宮内感染，母体疲労，産道の異常（狭骨盤，軟産道強靭，骨盤内腫瘍など）
過強陣痛	産道の異常（狭骨盤，軟産道強靭），体質，陣痛促進薬
児頭骨盤不均衡	母親の低身長（150cm 未満），狭骨盤，巨大児
軟産道強靭	高年齢初産，子宮筋腫，子宮頸部浮腫，子宮頸部の瘢痕
回旋異常	骨産道の異常（狭骨盤，扁平骨盤，男性骨盤，広骨盤），子宮筋腫，微弱陣痛，胎児発育不全，巨大児，羊水過多，羊水過少，臍帯長の異常，臍帯巻絡など
前期破水	細菌性腟炎，絨毛膜下血腫，子宮頸管ポリープ，喫煙，多胎，羊水過多，早産期前期破水既往，頸管手術の既往など
臍帯下垂・脱出	羊水過多，胎位異常，双胎，前期破水，早期破水
常位胎盤早期剝離	高年齢（35 歳以上），喫煙，体外受精・胚移植，高血圧合併，早産
子宮破裂	子宮の過伸展（過強陣痛，羊水過多，多胎），クリステル法，器械分娩，胎盤用手剝離，既往帝王切開などの子宮の瘢痕
頸管裂傷	頸管の急速な開大，頸管の過度な進展や圧迫，陳旧性頸管裂傷の瘢痕など
子宮内反	癒着胎盤，過短臍帯，胎盤の底部付着，急速分娩，子宮の過伸展，拙速な産科操作（過度な臍帯牽引や子宮底圧迫，胎盤用手剝離）
弛緩出血	遷延分娩，急速遂娩，多胎，羊水過多，巨大児，子宮筋腫，前置胎盤など
羊水塞栓	高年齢（35 歳以上），多胎，分娩誘発，器械分娩
産科ショック	循環血液量減少性ショックとして大量出血，血液分布異常性ショックとして敗血症
DIC	基礎疾患として，出血性ショック，常位胎盤早期剝離，羊水塞栓，子癇，死胎児症候群，重症感染症など

Ⅱ 経腟分娩の看護ケアとその根拠

1. 観察ポイント

1）分娩進行状況

分娩進行のアセスメントは，分娩第１期では１時間ごとに，分娩第２期では30分ごと程度に定期的に行い，その他必要に応じ実施する。分娩進行を判断するためには，内診が必要となるが，内診は産婦にとって苦痛を伴うものである。入院時，変化が生じたとき，予測と異なる進行時など，内診の実施は最小限にして，陣痛状況，痛みの部位や程度の変化，産婦の反応，胎児心拍聴取部位の変化などを観察し，総合的に判断する。

2）分娩進行に影響する要因

分娩進行に影響する要因は，分娩３要素である娩出力（陣痛や腹圧），娩出物，産道のほか，①妊娠中の経過や個人的背景，②産婦の身体的状況，③食事，活動と休息，排泄などの生理的行為，④産婦の心理的状況，⑤人も含めた分娩の環境がある。これらについて観察し，分娩進行の影響をアセスメントする。

分娩進行に伴う身体的変化は，正常経過であっても急に異常が生じることも踏まえ，定期的な観察が必要である。血圧については，高血圧を認めた場合には２時間以内の間隔で測定することが推奨されている[13]。また，分娩の環境は，産婦にとって安心でき，自由に訴えることができることが大切である。

3）胎児および新生児の well-being

分娩第１期においては，間歇的児心拍聴取とCTGによって観察される。分娩第２期は連続胎児心拍モニタリングで観察する。

新生児は，出生１分後と５分後のアプガースコアで評価する。その後，フィジカルアセスメントを実施し，全身状態をアセスメントするとともに外表奇形の有無を確認する。

4）出産に対する向き合い方と満足感

バースプラン（❶妊娠期，p44参照）を確認するとともに，産痛など，分娩進行によって生じる症状への対処や気持ちを観察する。バースプランは，分娩進行の状況によって変化することもあるため，その都度，産婦の意思を確認する。

5）親としての気持ち

分娩第１，２期は，陣痛等に対処するのに精一杯なこともあるが，児の健康状態の心配，児に会える喜び，親として頑張ろうとする気持ちなどが表出されることがある。親としての気持ちを受け止める。

6）家族の出産に対する気持ちやかかわり

パートナーや家族の出産に対する気持ちについて情報収集する。立ち会い出産をする場合には，準備状況や立ち会い時の役割についても事前に確認する。

2. 看護目標

❶順調に分娩が進行する
❷主体的に分娩に対処できる
❸出生直後の児の適応を促すことができる
❹親として家族とともに新生児を迎えることができる
❺出産を肯定的に受け止めることができる

3. 看護ケア

1）順調に分娩が進行し出産することへの支援

分娩進行を促す行為がとれるように支援する。

食事は，消化よく食べやすい物とする。産婦の好みにあわせ用意することも必要である。水分は，身近に置いて少量を頻回に摂取できるようにする。

姿勢や活動では，座位や蹲踞（そんきょ）位など分娩時期に応じて進行を促す体位もある。説明をして促すが，最終的には産婦が安楽と感じる姿勢や活動をとる。安楽に感じる姿勢や活動は，側臥位，座位，歩くことなど，産婦によって異なる。

休息・睡眠については，陣痛間歇時にタッチングや呼吸などでリラックスを促し，休息しやすくする。温かい飲み物，分娩室内の照明，音楽などによってリラックスは促される。

分娩時の清潔は，感染予防であるとともに，爽快感やリラックスの効果もある。分娩第１期・潜伏期，未破水であれば，シャワー等も可能である。

排泄は，陣痛による排泄行動のしにくさから面倒な気持ちも生じる。定期的（3～4時間）にトイレに行くことの必要性を説明し，排泄を促していく。膀胱に尿が貯留しているにもかかわらず，自然排尿ができない場合は導尿する。

心理的な支援は，分娩進行の第4の要素ともいわれるように分娩進行にとっては重要である。リード（Dick-Read G）の恐怖・緊張・痛みの連鎖理論にあるように，恐怖は緊張を招き，緊張は子宮頸管の開大を遅らせるとともに痛みを強く感じさせ，恐怖を生む。不安も恐怖に類似する作用をする可能性がある。産婦の不安等を傾聴し受け止めるとともに，不安軽減につながる事柄があれば説明する。潜伏期は，分娩が開始したという喜びもあるが，緊張・不安の強い時期である。心を和ますような声かけをするとともに，心身ともにリラックスできるように支援する。

付き添う人や医療者も含め，分娩する環境は分娩進行に影響する。産婦にとって安心できリラックスできる環境が大切である。産婦が，自分の気持ちを素直に伝え，産むという気持ちを維持できる場や支援者との関係が保てるようにする。適切な距離感でかかわり，分娩中に1人にされたというような思いを抱かせないことが必要である。

分娩経過が順調でない場合，または異常が認められた場合，看護職間で相談するとともに，産婦人科医師や小児科医師にも相談する。職種間で連携して，チームとして協働することが大切である。

2）主体的に分娩に対処することへの支援

妊娠期から作成していた，バースプランを確認し，実現できるように支援する。分娩状況によってはできないことも発生するとともに，産婦の考えや思いが変わることもあるので，その都度，産婦に説明と確認をしながら進める。産婦が自分の考えや思いを表出することを保障しながら進め，主体的に取り組めるようにする。

産痛緩和の対処は，産婦の状況にあわせ，一緒に行う。その際，産婦が主体となるよう，看護職がリードしすぎないように注意する。分娩進行や胎児の状況を説明し，産婦ができていることを承認することは，産婦の自己効力感にもつながり主体性を促す。

3）出生直後の新生児の適応を促す

出生直後の新生児の適応を促すために，インファントラジアントウォーマー上で，羊水や血液を拭き取り，保温する。出生直後の全身診察も，保温された環境下で行う。新生児の体温が，皮膚温で36.0～36.5℃，深部温で36.5～37.5℃に保たれる環境は，至適温度環境と判断することができる。新生児が，最小の酸素消費量で体温を維持できる環境である。出生直後の新生児はよく啼泣する。啼泣は，肺を乾かし，肺胞を広げて肺呼吸に適応するための作業である。チアノーゼ等の症状がなくSpO_2が正常範囲であれば経過観察する。

出生直後の沐浴は，新生児にとってストレスである。低体温のリスクもあるので，沐浴はせずに，羊水や血液を拭き取り着衣する。また，細菌性結膜炎予防のために点眼，臍帯の消毒を行う。

新生児の標識は，2か所以上に装着することとされており，母児を分離する前に1つ目をつけることが原則である。新生児の取り違いを防ぎ，安全を確保するものである。

4）家族形成への支援

家族として分娩に対応し，新しい家族を喜びとともに迎えられるように支援する。分娩に立ち会うか否かに関係なく，家族は，新しい家族の誕生を待っている。家族がどのように新しい家族を迎えようとしているかを理解し，その気持ちに添えるように支援する。

立ち会い分娩の場合，家族も準備をして分娩に臨むが，何をしたらよいかわからないという状況になることがある。産婦の意向を反映させながら，家族が何をするとよいのか具体的に示し，一緒に産婦をサポートする。

出産後，新生児と家族がゆっくりと接することのできる場・時間を設ける。出生直後は，新生児の状況が安定していないので，早期接触を実施する場合は，新生児の心拍，呼吸，SpO_2をモニターする。

産褥期のケアになるが，家族で分娩について振り返ることを支援することも家族形成においては有用である。立ち会い分娩であってもお互いの気持ち等を話さないままになっていることもある。お互いの考えや認識を理解し，今後の子育てを考えていく機会となる。

5）出産を肯定的に受け止めることへの支援

出産体験を肯定的に受け止めることは，母親としての自信にもつながる。分娩直後は出産できたことへのねぎらいの言葉をかけ，出産体験の振り返りは，分娩後2，3日に，落ち着ける環境で行う。実際の出産が自分のイメージとは異なることもあるであろうし，バースプランが実現できたとしても肯定的に受け止められるとは限らない。否定的な表出も含め，思いを受け止め，出来事について振り返りをしながら意味づけをし，肯定的に受け止めることを支援する。しかし，肯定的に受け止めることは，無理強いするものではないので注意する。

［村井文江］

《文献》

1）日本産科婦人科学会：産科婦人科用語集・用語解説集　改訂第4版．p325，日本産科婦人科学会，2018.
2）石本人士：陣痛（分娩）発来機序．周産期医学必修知識　第9版．周産期医学51（増刊）：290-295，2022.
3）Shindo R, et al; Japan Society of Obstetrics and Gynecology Perinatal Committee: Spontaneous labor curve based on a retrospective multi-center study in Japan. Journal of Obstetrics and Gynaecology Research 47（12）: 4263-4269, 2021.
4）日本産科婦人科学会編：産婦人科専門医のための必修知識2022年度版．pp131-136，日本産科婦人科学会，2022.
5）板倉敦夫：正常分娩経過．周産期医学必修知識　第9版．周産期医学51（増刊）：296-299，2022.
6）日本産科婦人科学会他編・監：産婦人科診療ガイドライン　産科編2023．pp267-270，日本産科婦人科学会事務局，2023.
7）日本産科婦人科学会他編・監：産婦人科診療ガイドライン　産科編2023．pp151-155，日本産科婦人科学会事務局，2023.
8）日本産科婦人科学会他編・監：産婦人科診療ガイドライン　産科編2023．pp228-232，日本産科婦人科学会事務局，2023.
9）中井章人：図説CTGテキスト　助産実践能力習熟段階（クリニカルラダー）®レベルIII認証必須研修CTG対応テキスト．pp12-56，メジカルビュー社，2016.
10）日本産科婦人科学会他編・監：産婦人科診療ガイドライン　産科編2023．pp233-237，日本産科婦人科学会事務局，2023.
11）日本産科婦人科学会：分娩の異常．産婦人科専門医のための必修知識2022年度版，ppB137-B163，2021.
12）周産期医学必修知識　第9版．周産期医学51（増刊）：315-361，2022.
13）日本産科婦人科学会他編・監：産婦人科診療ガイドライン　産科編2023．pp264-266，日本産科婦人科学会事務局，2023.

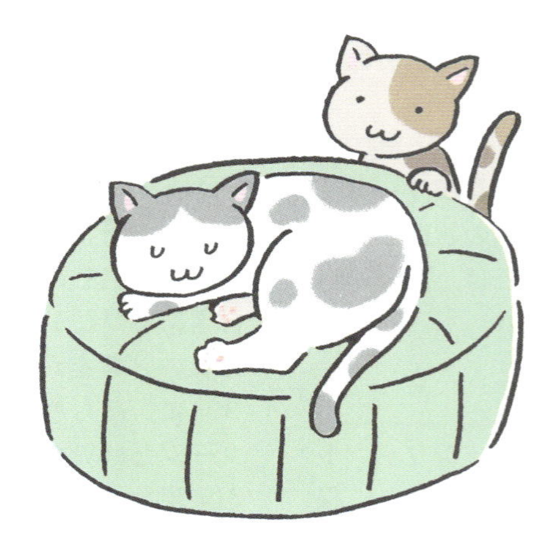

NOTE

3 無痛分娩

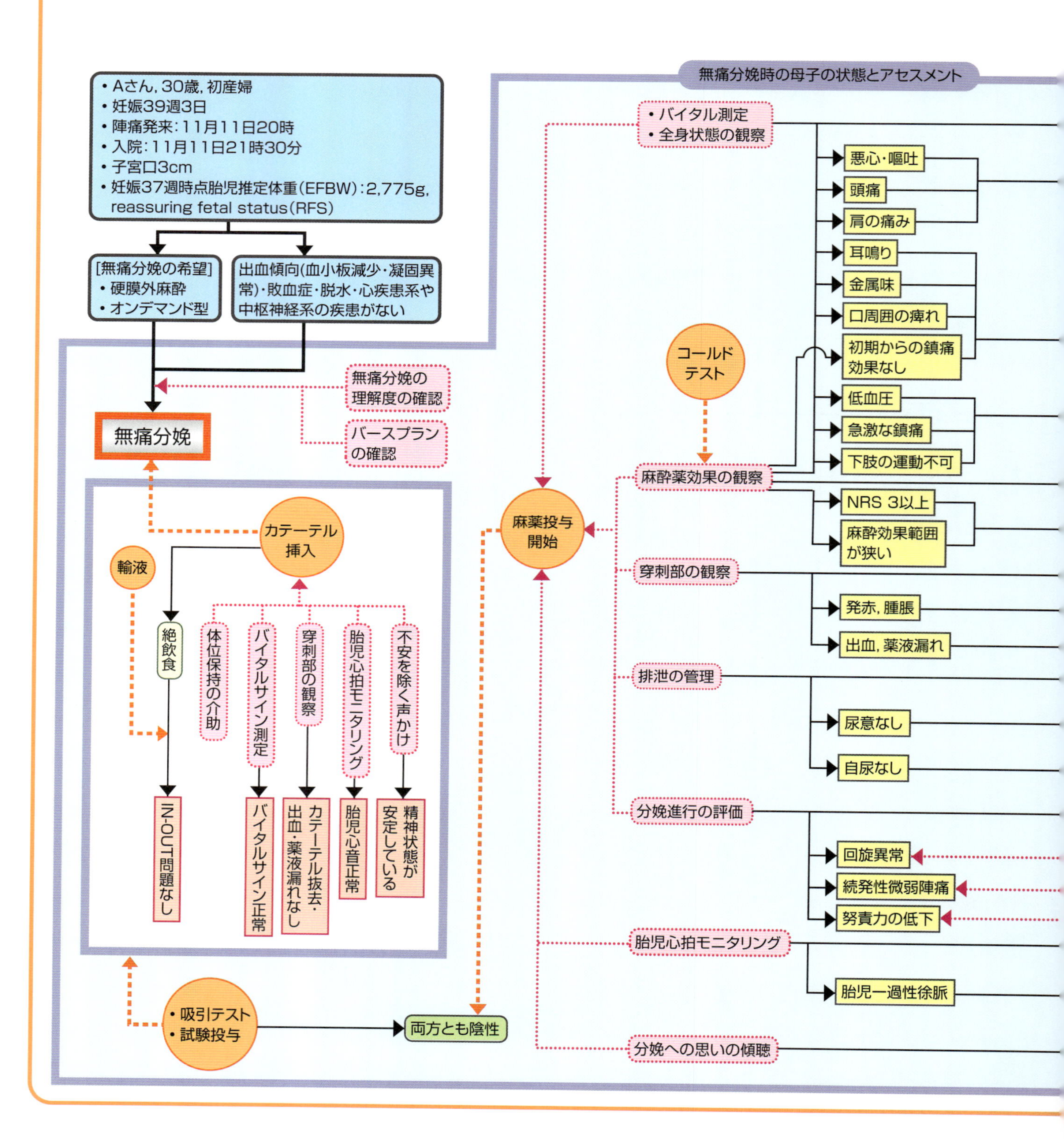

・Aさん，30歳，初産婦
・妊娠39週3日
・陣痛発来：11月11日20時
・入院：11月11日21時30分
・子宮口3cm
・妊娠37週時点胎児推定体重（EFBW）：2,775g，reassuring fetal status（RFS）
[無痛分娩の希望]
・硬膜外麻酔
・オンデマンド型
出血傾向（血小板減少・凝固異常）・敗血症・脱水・心疾患系や中枢神経系の疾患がない
無痛分娩の理解度の確認
バースプランの確認
無痛分娩
カテーテル挿入
輸液
絶飲食
体位保持の介助
バイタルサイン測定
穿刺部の観察
胎児心拍モニタリング
不安を除く声かけ
IN-OUT問題なし
バイタルサイン正常
カテーテル抜去・出血・薬液漏れなし
胎児心音正常
精神状態が安定している
・吸引テスト
・試験投与
両方とも陰性
無痛分娩時の母子の状態とアセスメント
・バイタル測定
・全身状態の観察
悪心・嘔吐
頭痛
肩の痛み
耳鳴り
金属味
口周囲の痺れ
初期からの鎮痛効果なし
低血圧
急激な鎮痛
下肢の運動不可
コールドテスト
麻酔薬効果の観察
NRS 3以上
麻酔効果範囲が狭い
麻薬投与開始
穿刺部の観察
発赤，腫脹
出血，薬液漏れ
排泄の管理
尿意なし
自尿なし
分娩進行の評価
回旋異常
続発性微弱陣痛
努責力の低下
胎児心拍モニタリング
胎児一過性徐脈
分娩への思いの傾聴

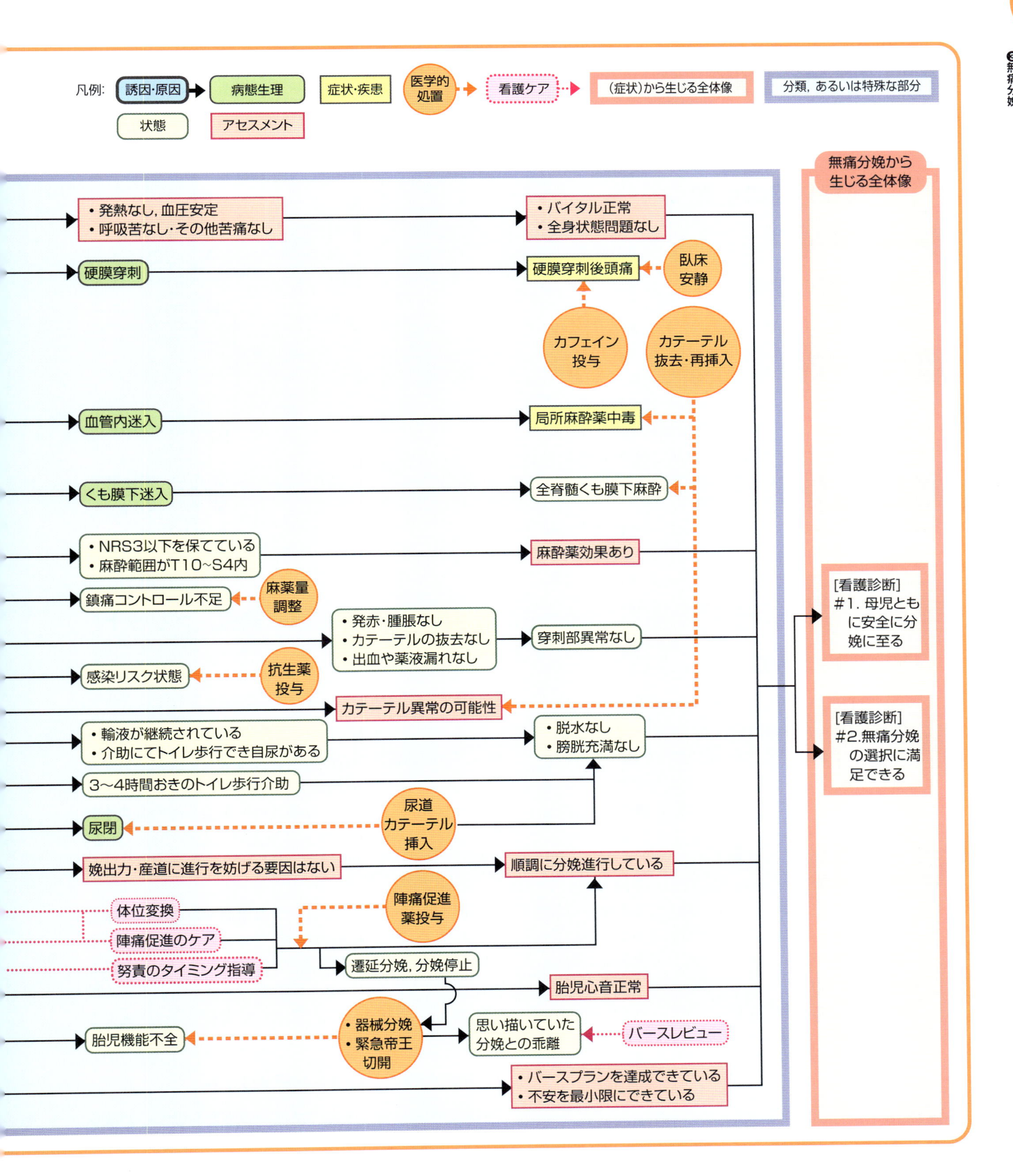
凡例:
誘因･原因
病態生理
症状･疾患
医学的処置
看護ケア
(症状)から生じる全体像
分類，あるいは特殊な部分
状態
アセスメント
無痛分娩から生じる全体像
• 発熱なし, 血圧安定
• 呼吸苦なし･その他苦痛なし
• バイタル正常
• 全身状態問題なし
硬膜穿刺
硬膜穿刺後頭痛
臥床安静
カフェイン投与
カテーテル抜去･再挿入
血管内迷入
局所麻酔薬中毒
くも膜下迷入
全脊髄くも膜下麻酔
• NRS3以下を保てている
• 麻酔範囲がT10~S4内
麻酔薬効果あり
鎮痛コントロール不足
麻薬量調整
• 発赤･腫脹なし
• カテーテルの抜去なし
• 出血や薬液漏れなし
穿刺部異常なし
感染リスク状態
抗生薬投与
カテーテル異常の可能性
• 輸液が継続されている
• 介助にてトイレ歩行でき自尿がある
• 脱水なし
• 膀胱充満なし
3~4時間おきのトイレ歩行介助
尿閉
尿道カテーテル挿入
娩出力･産道に進行を妨げる要因はない
順調に分娩進行している
体位変換
陣痛促進のケア
努責のタイミング指導
陣痛促進薬投与
遷延分娩, 分娩停止
胎児心音正常
胎児機能不全
• 器械分娩
• 緊急帝王切開
思い描いていた分娩との乖離
バースレビュー
• バースプランを達成できている
• 不安を最小限にできている
[看護診断]
#1. 母児ともに安全に分娩に至る
[看護診断]
#2.無痛分娩の選択に満足できる

3 無痛分娩

Ⅰ 無痛分娩の生理

1. 無痛分娩の定義

日本では，元来，産痛の経験が母親を一人前にし，児への愛着形成につながるとされてきた。しかし，近年，産痛から解放されることで，産後の体力回復が早く育児への移行がスムーズになるため，無痛分娩を取り入れる病院や診療所が増加し，妊婦も無痛分娩を選択することが増えている。わが国の2020年の無痛分娩率は8.6%であり割合としては少ないが，年々増加傾向にあり，2007年と比較すると約３倍にもなる。

無痛分娩は，痛みや感覚を完全に取るのではなく，麻酔など何らかの方法で痛みを緩和しながら分娩を行う過程のことをいう。和痛分娩という言葉を使用している医療者もいるが，医学用語としては用いられない。

2. 無痛分娩のメカニズム

分娩の痛みは，子宮収縮や頸管の開大，伸展による痛みと，産道や陰唇，会陰部の痛みからなる。子宮や腟上部の痛みは，上下腹神経叢と交感神経幹を通って Th10〜L1の脊髄後根に伝達される。腟下部や会陰部の痛みは，陰部神経を経由して S2〜S4の仙髄後根に伝達される。

また，分娩の時期によって痛みの発生機序が異なる。分娩第１期は，子宮体部の収縮と子宮頸部の開大によって生じ，分娩第２期には子宮頸部の開大による痛みは軽減するが，子宮体部の収縮に加え，腟下部や会陰部の伸展に伴う痛みが出現する。分娩第３期は子宮体部の収縮による痛みだが，それまでよりも軽度のことが多い。つまり，無痛分娩では，分娩第１期は Th10〜L1レベル，分娩第２期は Th10〜S4レベルの広範囲な神経ブロックが必要となる（図1）。

図1　神経支配と麻酔範囲

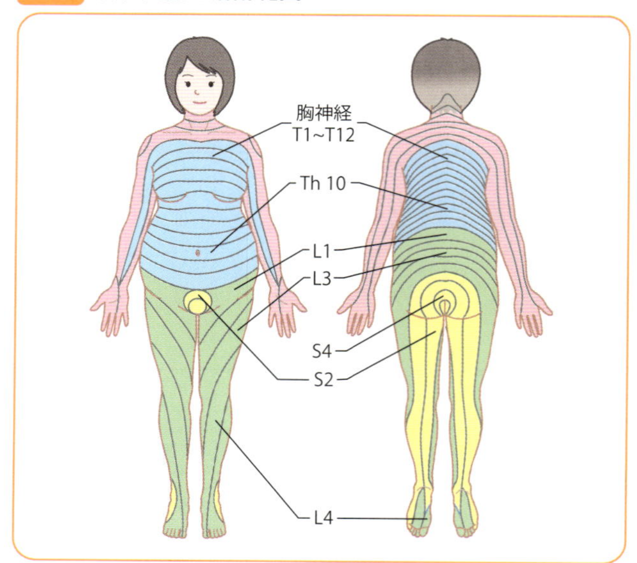

3. 無痛分娩の適応と禁忌，メリットとデメリット

1）適応と禁忌

無痛分娩は，妊婦の希望により行われることが多いが，医学的適応から行われることもある。妊娠高血圧症候群（p112参照）や心疾患合併，精神疾患合併のハイリスク妊娠などの場合に，分娩時の循環器系への負荷を軽減させたり，精神的ストレスを避ける目的で行われる。また，多胎など帝王切開術へ移行する可能性が高い妊婦にも推奨される。

無痛分娩の禁忌項目には，出血傾向や敗血症，脱水などがある。硬膜外麻酔の穿刺部での硬膜外血腫発症の危険性があるため，血小板減少や凝固異常がある場合は，無痛分娩はできない。また，感染のリスクもあるため敗血症は禁忌であり，循環動態が不安定な場合は実施できない。

2）無痛分娩のメリットとデメリット

無痛分娩のメリットは，陣痛への不安や恐怖心が減るため，リラックスして分娩に臨めることである。また，疲労度も小さいため，産後の回復が早く，育児をスムーズに開始できる。さらに，緊急帝王切開が必要となった場合，速やかに移行できる。

デメリットとしては，微弱陣痛や回旋異常により分娩時間が長くなる確率が高く，吸引分娩や鉗子分娩などの器械分娩が必要となる可能性が上昇することがあげられる。また，分娩時の出血量が多くなる傾向もある。さらに，麻酔による副作用や合併症もある。特に，硬膜外カテーテルの迷入による全脊髄くも膜下麻酔や局所麻酔薬中毒は死に至ることもある。発熱や掻痒感も出現頻度が高く，硬膜穿刺により頭痛が起こることもある。

4. 無痛分娩の種類

無痛分娩は，麻酔方法と麻酔開始時期の組み合わせによって分類できる。

麻酔方法は，硬膜外麻酔が最も多く，次に脊髄くも膜下硬膜外併用麻酔（combined spinal-epidural anesthesia：CSEA），経静脈的患者自己調節鎮痛法（intravenous patient-controlled analgesia：IV-PCA）が続く。IV-PCA は他の２つとは異なり，末梢静脈から投与する。IV-PCA は全身性に作用するため，術後疼痛管理に使用されることが多く，無痛分娩での使用頻度は少ない。

硬膜外麻酔と CSEA の大きな違いは，初期鎮痛の速さである。初期鎮痛とは，麻酔開始後に最初に得られる鎮痛効果のことをいう。硬膜外麻酔の初期鎮痛の効果発現は緩やかで，約 30 分を要するが，CSEA の初期鎮痛は脊髄くも膜下麻酔により得られるため，効果の発現が速い。CSEA は初期鎮痛が速いという特徴から，児娩出までの時間が短いと予測される場合や緊急帝王切開の際に用いられることが多い。

麻酔開始時期は 24 時間対応するオンデマンド型と分娩誘発を併用する計画型がある。麻酔開始時期は産婦が鎮痛を求めた時が最適であるが，病院によってどちらを採用しているか，もしくは産婦が選択できるのかは異なり，妊婦が思い描く無痛分娩との乖離が生じることもあるため，事前に説明する必要がある。

5. 無痛分娩（硬膜外麻酔）の流れ

1）カテーテル挿入

- 硬膜外麻酔は出血傾向や感染徴候のある患者には禁忌となるため，事前に採血を実施して確認する
- バイタル測定，心電図モニター，SpO_2 モニター，胎児心拍数モニタリング，ルート確保（18G が望ましい）を行う
- 穿刺やカテーテル挿入は清潔操作で実施する。介助者も清潔野を汚染しないように注意する
- 姿勢は側臥位で行う（図2）。右側臥位でも左側臥位でもどちらでもよい。肥満妊婦など穿刺部位がわかりにくい場合は，座位にて穿刺することもある

2）カテーテル挿入位置の確認と固定

カテーテルの挿入位置が正しいことを確認する。くも膜下や血管内に迷入していた場合，呼吸停止や心停止など重篤な状況になる可能性もあるため，早期確認・発見が重要である（図3）。迷入していた場合はカテーテルを抜去し，再挿入が必要となる。

確認方法は，カテーテルにシリンジをつけてゆっくり吸引する吸引テストと，アドレナリン入りの局所麻酔薬を投与する試験投与（テストドーズ）がある。２つの確認方法でわかる合併症と迷入のサインは表１の通りである。２つの方法でカテーテルの迷入がないことを確認し

図2 側臥位の図

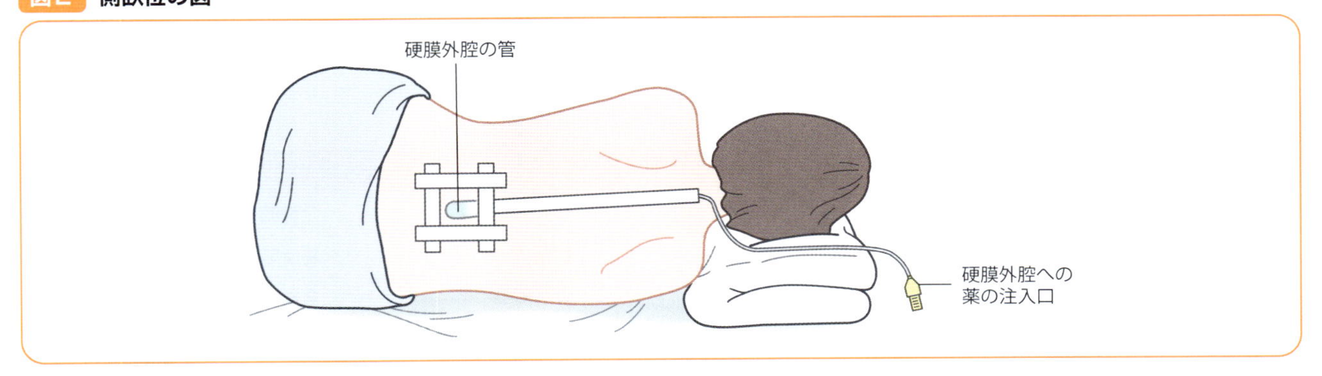

たら，カテーテルを固定する。カテーテルの目盛が隠れないように固定し，産婦には前屈などの動作はカテーテル抜去につながるためしないように説明する。

3）麻酔薬の注入

初期鎮痛を得るための麻酔薬投与をイニシャル・ドーズという。一般的に0.1％ロピバカイン塩酸塩水和物（アナペイン）あるいはレボブピバカイン塩酸塩（ポプスカイン）（フェンタニル2μg/mL添加）を5mLずつ5分ごとに3回投与する。毎投与後5分間は注意深く観察し，低血圧や下肢の温感や運動麻痺，耳鳴りや金属味が発現した場合は，カテーテルの迷入を疑う。問題がなければ，イニシャル・ドーズのうち1回目を投与してから30分後に，麻酔効果判定を行う。なお，急激な鎮痛により子宮筋が頻収縮となり，胎児一過性徐脈が起こることがある。体位変換や酸素投与などで対処しても児心音異常が続くようであれば，緊急帝王切開も考慮する。

4）麻酔効果判定

麻酔効果判定は，痛みと麻酔薬の広がりの両方を評価する。痛みの評価には疼痛スコアNRS（Numerical Rating Scale，想像できる最悪の痛みを10，痛みがまったくない状態を0として現在の痛みの程度を数値化する）を用い，NRS3未満であることを確認する。

麻酔薬の広がりはコールドテストで評価し，左右ともT10からS領域まで冷感が消失していることを確認する。特に児頭嵌入後はS4まで効いているか確認する。

この2つの評価が達成されて初めて，麻酔薬の追加投与ができる。2つの評価が両方とも達成されない場合は，カテーテル迷入の可能性があるため，再挿入が必要である。追加投与は持続注入や硬膜外自己調節鎮痛法（patient-controlled epidural analgesia：PCEA）がある。持続注入は，微量輸液ポンプで継続的に投与し，PCEAでは，産婦がボタンを持ち，産婦のタイミングで追加投与できる。

図3　カテーテル挿入位置

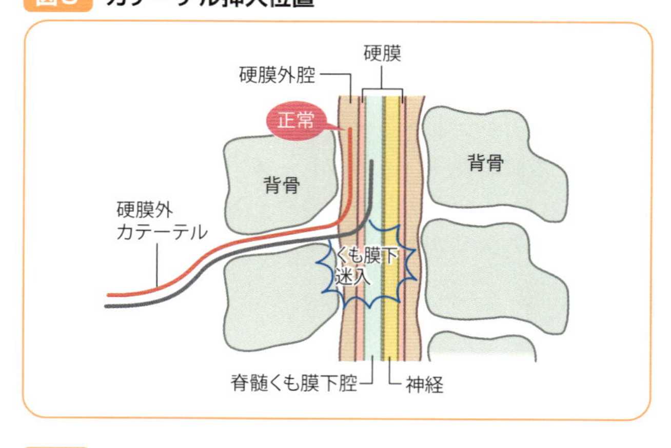

6. 無痛分娩（硬膜外無痛分娩）の合併症

● 全脊髄くも膜下麻酔

カテーテルがくも膜下に迷入していることに気づかずに，麻酔薬を投与したことで起こる。くも膜下腔に大量の局所麻酔薬が投与されると脳幹部まで達し，血圧低下，徐脈，意識低迷，呼吸停止に至る。硬膜外麻酔では通常鎮痛作用の発現に30分ほどかかるが，早期に急激な鎮痛が得られたり，下肢の動きがなくなった場合は，全脊髄くも膜下麻酔を疑い，ただちにカテーテルを抜去する。

● 局所麻酔薬中毒

カテーテルが血管内に迷入していることに気づかずに，麻酔薬を投与したことで起こる。麻酔薬の血中濃度に依存して症状が悪化するため，すぐに症状が現れず発見が遅れることもある。初期症状は耳鳴り，金属味，興奮，口周囲の痺れ感で，重症化すると痙攣や不整脈，心停止に至る。全脊髄くも膜下麻酔とは異なり，神経線維に麻酔薬が触れないため，鎮痛は得られない。疼痛が全く緩和されず，コールドテストで冷感消失部位がない場合は，局所麻酔薬中毒を疑い，カテーテルを抜去する。

表1　カテーテル迷入による合併症

確認方法	迷入のサイン	迷入位置	合併症
吸引テスト	髄液が吸引	くも膜下	全脊髄くも膜下麻酔
	血液が吸引	血管内	局所麻酔薬中毒
試験投与	急激な鎮痛，下肢の運動麻痺，低血圧	くも膜下	全脊髄くも膜下麻酔
	鎮痛なし	血管内	局所麻酔薬中毒

- 低血圧

麻酔薬により，血管が弛緩するため母体低血圧になる。麻酔投与前に輸液を負荷したり，麻酔薬の少量分割投与や仰臥位を避けることで，低血圧を予防できる。

- 硬膜穿刺後頭痛

硬膜を穿刺したことにより髄液が硬膜外腔に流れ出て硬膜穿刺後頭痛（postdural puncture headache：PDPH）が生じる。硬膜外麻酔で誤って硬膜を穿刺したり，脊髄くも膜下麻酔後に起こる。片頭痛に似た症状で，立位や座位で症状が悪化し，臥位で軽快するのが特徴である。治療として，臥位安静と鎮痛薬やカフェイン投与を行う。体位依存性により，産後の授乳や育児手技の獲得が遅れるため，精神面のサポートも必要になる。

Ⅱ 無痛分娩の看護ケアとその根拠

1. 無痛分娩の観察ポイント

1）妊娠期の観察ポイント

- 無痛分娩への理解度：母親学級や個別指導などで無痛分娩のメリットやデメリット，合併症について理解しているか把握する。あわせて家族の理解度についても確認できるとよい
- 分娩への思い：バースプランを作成してもらい，どのような分娩を望んでいるかを把握する

2）分娩期の観察ポイント

麻酔導入時～30分後

- 全身状態：意識レベル，バイタルサイン，SpO_2，呼吸状態
- 麻酔薬の効果：カテーテルの抜去の有無，痛みの強度（NRS），麻酔範囲（コールドテスト），副作用の出現，致死的合併症の出現
- 胎児心拍数のモニタリング：麻酔薬の導入により，一過性の児心音低下が起きることがある
- 分娩進行状況：麻酔導入時は筋弛緩が起きるため，急激な分娩進行が生じることがある
- 心理状態の把握：無痛分娩に対する不安や思いを把握する

麻酔導入後30分～分娩第2期まで

- 麻酔薬の効果：カテーテルの抜去の有無，痛みの強度（NRS），麻酔範囲（コールドテスト），副作用の出現，致死的合併症の出現
- 分娩進行状況：続発性微弱陣痛，過強陣痛，回旋異常の有無
- 胎児心拍数モニタリング

分娩第3期以降

- 出血量
- 創部の観察
- 分娩に対しての思い：バースレビュー

2. 無痛分娩の看護目標

無痛分娩における看護目標は，母児ともに安全に分娩に至るように異常を早期発見することと，無痛分娩というバースプランの達成のために常に寄り添うことである。

1）妊娠期の看護目標

❶妊婦や家族が無痛分娩における分娩経過と処置の流れを理解できる

2）分娩期の看護目標

❶麻酔導入時にカテーテルが正しく挿入されているか観察できる
❷痛みの評価や麻酔薬の効果を観察し，異常の早期発見ができる
❸分娩進行と胎児心拍数のモニタリングができる
❹水分摂取や排泄の援助ができる
❺産婦の不安を軽減し，家族も分娩に参加できるように介入できる

3. 無痛分娩の看護ケア

1）麻酔導入時のケア

麻酔導入時は，血圧計や心電図モニター，SpO_2モニター，CTGモニターなど，たくさんの医療機器に囲まれ不安が強くなる。カテーテル穿刺には心身の苦痛が伴うため，体位保持の介助をしつつ，産婦の不安を取り除くかかわりをする。

また緊急時に備え，気管挿管や人工換気などの蘇生が行える準備をし，静脈ルート（18G以上）の確保をすることが望ましい。

2）痛みの評価と麻酔薬の効果の観察，異常の早期発見

NRSやコールドテストを行い，鎮痛がしっかりできているか，突発痛はないか，カテーテルの抜去はないかを観察する。痛みの変化は分娩進行にも大きく関係するため，細かく観察し，痛みの変化の原因を探索する。

麻酔開始後30分間は，特に重篤な合併症が出現する可能性があるため，注意深く観察し，異常があれば医師に報告する。また麻酔開始時間や麻酔薬の容量，痛みの状況を記録することも重要である。

3）分娩進行と胎児心拍数のモニタリング

通常，産婦の痛がり方や呼吸，発汗状況などの外診から子宮口の開大や児頭の下降度を予測することができるが，無痛分娩では外診から情報を得ることは難しい。そのため，定期的な内診や痛みの変化，胎児心拍モニターから分娩進行を判断しなければならない。無痛分娩では，微弱陣痛や回旋異常が起こりやすい。また，分娩第２期が遷延することで器械分娩の選択や産後の出血増加のリスクも伴う。痛みの訴えがないなかで，有効な陣痛かを判断し，回旋異常や遷延分娩にならないように，体位の工夫や努責の指導など早めに介入する。

産婦は子宮収縮のピークを「張り」としてしか感じず，陣痛の始めと終わりは張りすら感じない。そのため，助産師をはじめとする医療者の指示に従って努責をかけることとなる。努責のタイミングを産婦と医療者であわせることが児娩出をスムーズにさせるため，産婦との関係性の構築も必要である。

また，分娩介助する助産師は会陰保護に注意する。麻酔による運動神経麻痺は肛門括約筋にも影響している。肛門括約筋に力が入らないため裂傷が大きくなる可能性がある。会陰裂傷が小さく済むことで，産後の創部痛を最小限にとどめ，育児への移行がスムーズになる。器械分娩の場合，会陰切開を伴うことが多いため，それ以上の裂傷をできる限り防ぐことが大切である。

4）水分摂取や排泄の援助

麻酔薬使用時は原則禁食であり，飲水制限をしている病院もある。その場合は，輸液を行い水分出納量を把握することが大切である。また，膀胱充満感がわからないため，３～４時間おきに排尿を促す。下肢に力が入りづらく転倒のリスクもあるため，排泄には介助が必要である。病院によっては尿道カテーテルを挿入する場合もある。産婦は排泄の介助をされることに躊躇し，１人で立ち上がり転倒する事故が発生する事例もあることから，安全のために介助することを事前に説明し，理解してもらう必要がある。

5）産婦と家族へのかかわり

どの分娩方法であっても，産婦が分娩体験を肯定的にとらえられることが大切である。特に，無痛分娩から帝王切開術になった場合や，無痛分娩を希望していなかったが，途中で痛みに耐えきれず無痛分娩を選択した場合には，敗北感や罪悪感を抱きやすい。無痛分娩を選択したことや，そのプロセス，結果が産婦にとって自信や達成感につながるようにかかわることが大切である。

また，無痛分娩では痛みがなく産婦も落ち着いており，産婦や立ち会う家族が分娩期をどのように過ごすか戸惑う場合がある。腹部に手を当てて子宮収縮を感じたり，児心音を聞くことで，産婦だけでなく家族も一緒に出産を迎えられるようにサポートする。

［髙橋彩華］

《文献》

- 村越毅監，入駒慎吾著，松田祐典編集協力：図表でわかる無痛分娩プラクティスガイド　改訂第２版．メジカルビュー社，2022.
- 村越毅他：特集 産科麻酔と急変時対応 安全管理を最新アップデート！ ペリネイタルケア，39（11）：1123-1186，2020.
- 松田祐典他：特集 助産師主導の無痛分娩ベーシックガイド 麻酔で分娩介助はどう変わる？　ペリネイタルケア，41（11）：1063-1109，2022.
- 武谷雄二他監：プリンシプル産科婦人科学　２産科編，pp667-669，メジカルビュー社，2014.
- 照井克生他：硬膜外無痛分娩　安全に行うために　改訂４版．南山堂，2022.
- 石川紀子他編，村越毅医学監修：THE 分娩－ビジュアルで学ぶ 生理学・助産診断・分娩介助のすべて，pp278-287, メディカ出版，2021.
- 我部山キヨ子他編：助産学講座７　助産診断・技術学Ⅱ［2］分娩期・産褥期　第６版．pp205-211，医学書院，2021.

NOTE

退行性変化

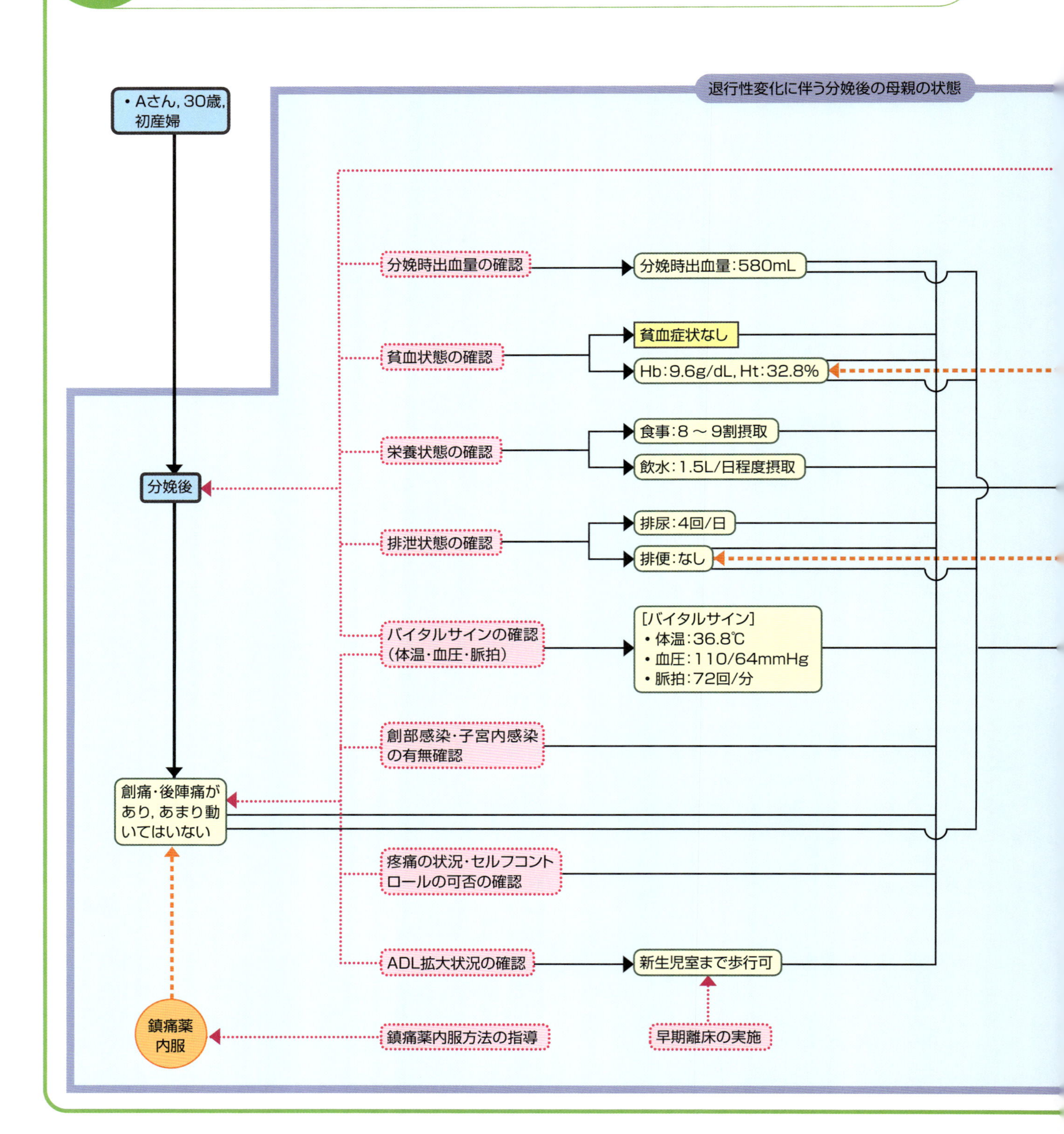
退行性変化に伴う分娩後の母親の状態
・Aさん, 30歳, 初産婦
分娩後
創痛・後陣痛があり, あまり動いてはいない
鎮痛薬内服
分娩時出血量の確認
貧血状態の確認
栄養状態の確認
排泄状態の確認
バイタルサインの確認(体温・血圧・脈拍)
創部感染・子宮内感染の有無確認
疼痛の状況・セルフコントロールの可否の確認
ADL拡大状況の確認
鎮痛薬内服方法の指導
分娩時出血量:580mL
貧血症状なし
Hb:9.6g/dL, Ht:32.8%
食事:8～9割摂取
飲水:1.5L/日程度摂取
排尿:4回/日
排便:なし
[バイタルサイン]
・体温:36.8℃
・血圧:110/64mmHg
・脈拍:72回/分
新生児室まで歩行可
早期離床の実施

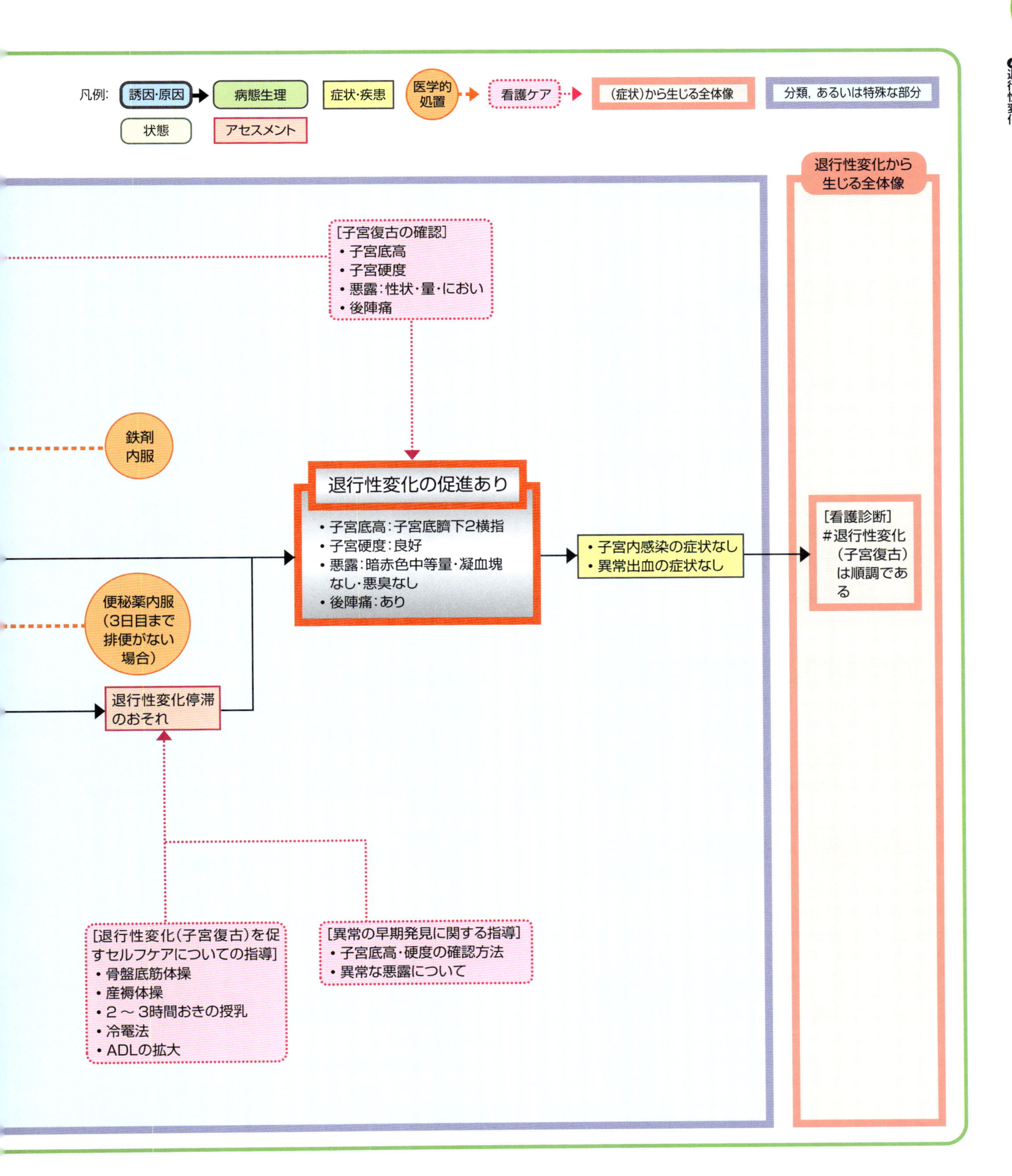
凡例:
誘因・原因
病態生理
症状・疾患
医学的処置
看護ケア
(症状)から生じる全体像
分類，あるいは特殊な部分
状態
アセスメント
退行性変化から生じる全体像
[子宮復古の確認]
• 子宮底高
• 子宮硬度
• 悪露：性状・量・におい
• 後陣痛
鉄剤内服
退行性変化の促進あり
• 子宮底高：子宮底臍下2横指
• 子宮硬度：良好
• 悪露：暗赤色中等量・凝血塊なし・悪臭なし
• 後陣痛：あり
• 子宮内感染の症状なし
• 異常出血の症状なし
[看護診断]
#退行性変化（子宮復古）は順調である
便秘薬内服（3日目まで排便がない場合）
退行性変化停滞のおそれ
[退行性変化（子宮復古）を促すセルフケアについての指導]
• 骨盤底筋体操
• 産褥体操
• 2～3時間おきの授乳
• 冷罨法
• ADLの拡大
[異常の早期発見に関する指導]
• 子宮底高・硬度の確認方法
• 異常な悪露について

4 退行性変化

Ⅰ 退行性変化の生理

1. 退行性変化の定義

分娩が終了し，妊娠・分娩に伴う母体の生理的変化が妊娠前の状態に回復するまでの期間のことを産褥期といい，その期間は分娩後6～8週間とされている[1]。退行性変化とは，妊娠・分娩によって生じた変化が非妊時の状態に戻ることをいい，妊娠中に増大した子宮が分娩後に妊娠前の状態に戻るまでの退行性変化を子宮復古という。

Ⅱ 退行性変化の看護ケアとその根拠

1. 退行性変化の観察ポイント

産褥早期の身体的変化はダイナミックであるため，経時的に観察を行う。産褥日数相当の変化をたどっているか否かの現状の観察と，今後起こり得る可能性を予測するために影響する因子の観察が重要である（表1）[2～4]。

2. 退行性変化の看護目標

❶退院までに子宮復古が順調に進む
❷産褥3日目までに排便がみられる
❸産褥4日目までに疼痛を内服でセルフコントロールすることができる
❹退院までに，退行性変化を順調に進めるためのセルフケアについて説明できる

3. 退行性変化の看護ケア

1）膀胱充満の除去

産褥早期は尿量が増加するが，妊娠・分娩時の児頭による膀胱・尿道括約筋の過度な伸展や圧迫，骨盤底筋群の弛緩のため，尿意鈍麻や排尿困難が生じやすい。しかし，膀胱充満は物理的に子宮を圧迫し，子宮復古を阻害する可能性があるため，膀胱充満を除去する必要がある。

- **定期的な排尿**
  - 褥婦に産褥早期の排尿の必要性を伝える
  - 尿意がなくても4時間おきには排尿を試みるように促す
  - 自然排尿が困難な場合は，排尿時に前傾姿勢になり下腹部を圧迫する，飲水を促すことで自然排尿に導く
  - 自然排尿がみられない場合は，導尿を実施する
- **骨盤底筋群の回復**
  - 早期離床や骨盤底筋体操を勧める（図1）

2）直腸充満の除去

産褥期は，水分不足，産後の安静臥床に伴う腸蠕動の低下，会陰部痛や会陰縫合離開の不安，痔の痛みなどから便秘になりやすい。直腸充満は物理的に子宮を圧迫し，子宮復古を阻害する可能性があるため，直腸の充満を除去する。

- **便秘の予防**
  - 産褥椅子や円座を使用して，疼痛部位の圧迫を避ける
  - 早期離床
  - 適度な運動
  - 飲水を促す
  - 便秘を予防する効果的な食事（繊維の多い野菜等の摂取）について説明する
- **定期的な排便**
  - 褥婦に産褥早期の排便の必要性を伝える
  - 便意がなくても，ゆっくりと排便する機会をつくる
- **便秘薬の使用**
  - 排便が産褥3日目以降もみられない場合または腹部

表1 退行性変化の観察に必要な視点

情報収集		アセスメントの視点	判断
子宮復古	子宮	子宮底高は日数相当の変化をたどっているか	●子宮底高が前日と比較して退縮が悪い，連日収縮に変化がない，または子宮硬度不良である場合は，子宮収縮不全の可能性がある。後陣痛がない，または極度に強い後陣痛がある場合も子宮収縮不全を伴うことがあり，出血が増加する可能性がある ●子宮収縮不全，子宮の圧痛，悪露の悪臭のいずれかがある場合は，子宮内感染が生じている可能性がある ●子宮収縮不全，悪露の量が減少しないまたはずっと少量である，産褥4日以降も生じる後陣痛または極度に強い後陣痛のいずれかを認めた場合は，子宮内遺残や凝血塊が生じている可能性がある ●子宮収縮が悪い，悪露の量が減少しない，赤色悪露の持続，凝血塊のいずれかを認めた場合は，異常出血の可能性がある
		硬度は硬式テニスボール程度か	
		圧痛はないか	
	悪露	量は次第に減少しているか	
		赤色→褐色→黄色→白色へと日数に応じた変化をしているか	
		凝血塊はないか	
		悪臭はないか	
	後陣痛	産褥3日までに消失しているか	
		日常生活に支障が出るほどの極度に強い痛みではないか	
子宮復古に影響する因子	阻害因子	巨大児，多胎，羊水過多，子宮筋腫，頻産婦であったか	該当する場合，子宮復古が遅延するリスクがある
		微弱陣痛，遷延分娩であったか	
		分娩時の出血量が多かったか	
		分娩後の子宮収縮状態が不良であったか	
		子宮内遺残物があるか	
		尿や便の排出状況は，日数に応じた変化を逸脱していないか	
		子宮内感染，貧血，疲労状態などがあるか	
	促進因子	物理的子宮圧迫の除去がされているか	該当する場合，子宮復古が促進される可能性がある
		悪露の排泄促進が行えているか	
		オキシトシンの分泌促進	
会陰・腟部		会陰・腟部・子宮頸管の損傷は大きくないか	損傷が大きいまたは多い場合は，強い疼痛が生じ，ADLにも悪影響を与える可能性がある
外陰部・会陰部		●縫合部の牽引痛がないか ●外陰部・会陰部の疼痛はないか	縫合部に牽引痛や不快感や疼痛が生じ，ADLに悪影響を及ぼすことがある
バイタルサイン	体温	分娩後24時間までは37.5℃未満，24時間以降は37.0℃未満か	体温が高い場合は感染を疑う。特に38.0℃以上の場合は，産褥熱，尿路感染症の可能性がある
	呼吸	呼吸回数は10～20回／分か	●21回／分以上（頻呼吸）の場合は，ショック状態の可能性がある ●10回／分未満（徐呼吸）の場合は，呼吸が停止しかけている可能性がある
	脈拍	●100回／分未満か ●脈拍が収縮期血圧を下回っているか	●100回／分以上（頻脈）を認める場合は，大量出血・感染の可能性がある ●脈拍が収縮期血圧を上回っているまたは同じ場合は，大量出血またはショック状態となっている可能性がある
	血圧	収縮期血圧140mmHg未満かつ拡張期血圧90mmHg未満か	収縮期血圧140mmHg以上または拡張期血圧90mmHg以上が認められる場合は，妊娠高血圧症候群を疑う
		●収縮期血圧が脈拍より高いか ●収縮期血圧が90mmHg以上か ●平時より25%以上の血圧低下はないか	収縮期血圧が脈拍より低い，収縮期血圧が90mmHg未満，平時より25%以上の血圧低下のいずれかを認める場合，大量出血またはショック状態となっている可能性がある

（次頁につづく）

表1 退行性変化の観察に必要な視点（つづき）

	情報収集	アセスメントの視点	判断
血液	血算	●Hb：11.0g/dL 以上，Ht：33%以上か ●Hb・Ht は産褥５日以降上昇しているか	Hb：11.0g/dL 未満または Ht：33%未満の場合は貧血である。産褥５日以降にも上昇がみられない場合は，異常出血を疑い，貧血の原因を再度詮索する必要がある
		WBC が日数に応じた変化または創傷部の状態にあった値であるか	WBC が産褥日数や創傷部の状態に合った値を示していない，または上昇がみられる場合は，感染を疑う
排泄	尿	尿意があるか	尿意がない場合は，膀胱に尿が溜まって子宮復古を阻害する場合がある
		残尿感・尿意切迫感・頻尿（８回／日以上）・排尿時痛・尿混濁・発熱はないか	いずれかを認める場合，尿路感染症の可能性がある
		尿意鈍麻・尿閉・尿失禁・残尿感・尿意切迫感などはないか	いずれかを認める場合，下部尿路症状がある
	便	●産褥２日までに排便があるか ●３日間以上排便がない日が続いていないか	便秘は子宮復古不全のリスク因子であり，腹部膨満感からの食欲減退，排便に伴う会陰部や肛門部の疼痛を引き起こす可能性がある
浮腫		上下肢・顔面などに浮腫はないか。浮腫がある場合，程度はどのくらいか	浮腫が認められる場合，貧血・疲労・妊娠高血圧症候群を疑う。程度が強いほど，状態が悪い可能性がある
栄養		●食欲はあるか ●摂取エネルギーは非妊時＋ 350kcal 摂取できているか（授乳婦） ●水分は 1.5 ～ 2.0L 程度摂取しているか	●必要量摂取できていない場合，貧血により産褥期の順調な経過を阻害する因子となる ●水分摂取不足は便秘に伴う子宮復古不全のリスク因子となる
活動		●早期離床は行っているか ●産褥体操は行っているか	早期離床や産褥体操は産褥期の順調な経過を促進する

図1 骨盤底筋体操

次のようなさまざまな姿勢で次の体操を行う。
①肛門と膣を５秒間ぎゅっと引き締める
②息を吐きながら力を抜いてリラックスする
③①と②を10回繰り返すことを１セットとし，１回，数セット行う

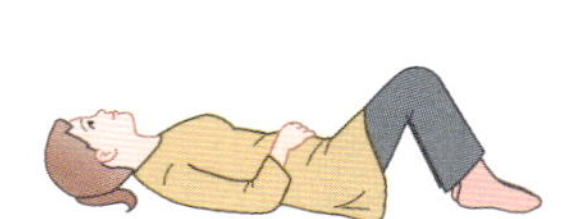

仰臥位で膝を曲げて行う

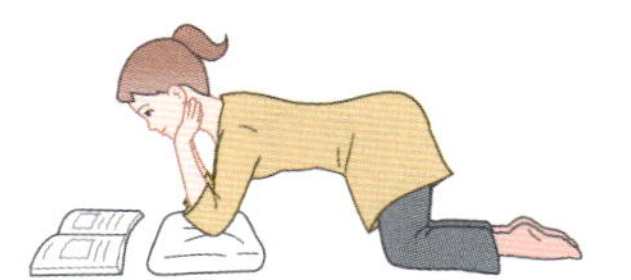

床に両ひじ，両膝をついて行う

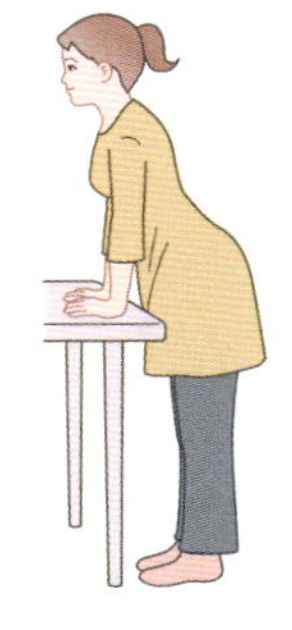

机に両手をつき，肩幅程度に足を開いて行う

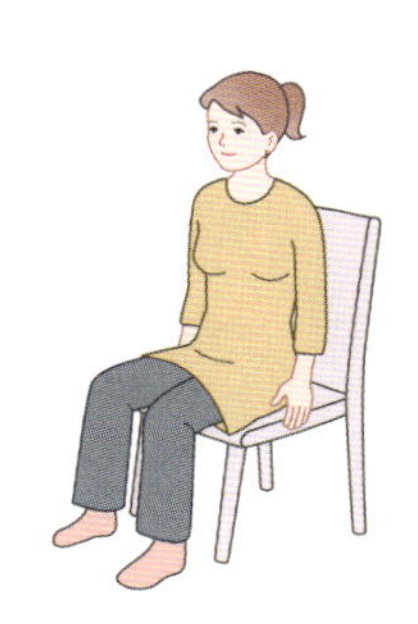

背筋を伸ばして浅めにイスに座り，肩幅程度に足を開いて行う

に不快症状がある場合は酸化マグネシウムなどの便秘薬の処方を検討する。

- **活動レベルの拡大**
  - 産褥経過を考慮したうえで，早期離床や産褥体操を行い，腸蠕動を促す。

3）適度な活動

産褥早期に仰臥位で長時間経過すると，悪露の排泄が阻害され，子宮復古を遅延させる場合がある。産後は産褥体操など適度な運動をすることで，悪露の排出の促進，排泄機能の回復，血液循環の促進などの効果が得られ，子宮復古の促進につながる。

- **産褥体操** [5)]

産褥日数に応じた運動の種類と回数，どの筋肉にどのような効果をもたらすのかを説明し，個々の褥婦の状態に応じた支援を行う。毎日継続することに意味があるため，１日約５～20分間，疲労しない程度を目安とし，産後の忙しい生活のなかでも，褥婦が継続して実施でき

る方法を考える。実施前に排尿を済ませ，腹帯やガードルなどを外して身体を動かしやすい服装をする。ベッド上で行う際は枕を外しておく。正常な分娩経過の褥婦は，分娩後半日ほど経過し，分娩時の疲労が軽ければ開始することができるが，開始時期・体操内容に考慮が必要な場合もあるため注意する。

4）後陣痛の疼痛コントロール

日常生活に支障をきたすほどの後陣痛がある場合は，後陣痛が増強しやすい授乳などの 30 分～ 1 時間前に，鎮痛薬を内服する。痛みが増強する前の予防的内服により，疼痛をコントロールし，適度な活動を妨げないようにする。

5）会陰部へのケア[6)]

外陰部は悪露で湿潤し，尿道・肛門が近接しているため，会陰縫合部の感染，尿道からの感染，腟からの子宮内への感染の危険がある。また，会陰部は疼痛があること，褥婦自身で観察が難しいことから，清潔を保持できない可能性がある。そのため，会陰部の炎症・疼痛緩和と清潔保持ができるようにすることが必要である。

炎症・疼痛緩和

- 浮腫や発赤がある場合は，会陰部に冷罨法を行うと疼痛が緩和する
- 産褥椅子や円座を使用し，炎症・疼痛部位の圧迫を避けて日常生活が送れるようにする
- 会陰部の縫合部に牽引痛を感じる際は，抜糸すると軽減することが多い
- 安静時や体動に苦痛を伴う疼痛がある場合は，鎮痛薬の使用・増量を検討する

清潔保持

- 排泄後は外陰部および肛門周囲を洗浄し，清潔を保つ
- トイレットペーパーで拭く際は，前から後ろに拭き，外陰部が汚染されないようにする
- 3 ～ 4 時間ごとにパッドを交換して清潔を保つ

［浅川友祈子］

《文献》

1）有森直子編：母性看護学Ⅱ　周産期各論　第 2 版．質の高い周産期ケアを追求するアセスメントスキルの習得．p270, 医歯薬出版，2020.
2）佐瀬正勝他編：ウェルネスからみた母性看護過程＋病態関連図　第 4 版．医学書院，2021.
3）北川眞理子他編，生田克夫監：今日の助産　マタニティサイクルの助産診断・実践過程　改訂第 4 版．南江堂，2019.
4）有森直子編：母性看護学Ⅱ　周産期各論　第 2 版．質の高い周産期ケアを追求するアセスメントスキルの習得．pp304-340, 医歯薬出版，2020.
5）江藤宏美編：助産師基礎教育テキスト 2023 版 第 6 巻　産褥期のケア／新生児期・乳幼児期のケア．pp39-41, 日本看護協会出版会，2023.
6）有森直子編：母性看護学Ⅱ　周産期各論　第 2 版．質の高い周産期ケアを追求するアセスメントスキルの習得．p313-314, 医歯薬出版，2020.

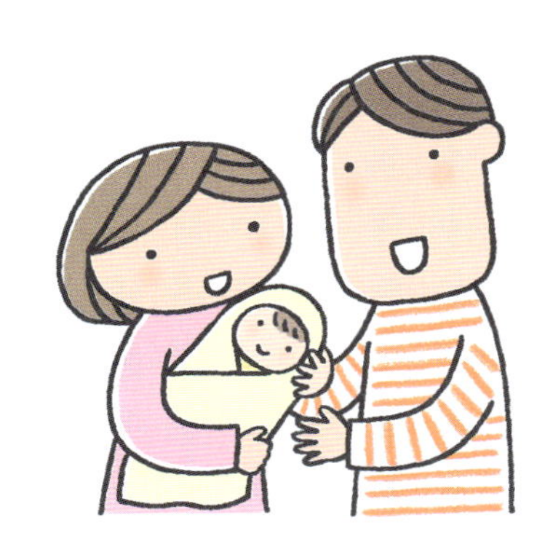

5 進行性変化

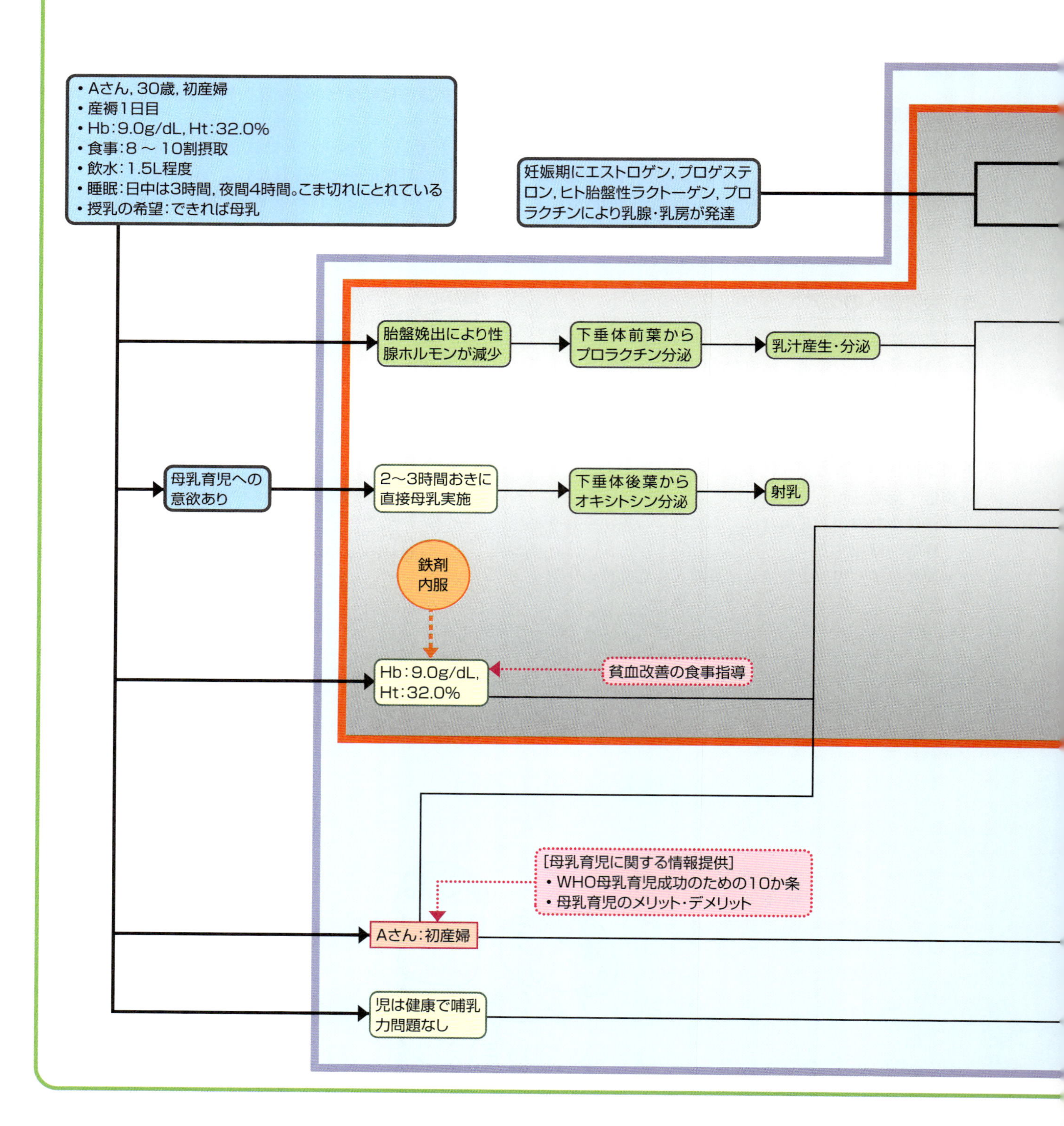
• Aさん，30歳，初産婦
• 産褥1日目
• Hb：9.0g/dL，Ht：32.0%
• 食事：8～10割摂取
• 飲水：1.5L程度
• 睡眠：日中は3時間，夜間4時間。こま切れにとれている
• 授乳の希望：できれば母乳
妊娠期にエストロゲン，プロゲステロン，ヒト胎盤性ラクトーゲン，プロラクチンにより乳腺・乳房が発達
胎盤娩出により性腺ホルモンが減少
下垂体前葉からプロラクチン分泌
乳汁産生・分泌
母乳育児への意欲あり
2～3時間おきに直接母乳実施
下垂体後葉からオキシトシン分泌
射乳
鉄剤内服
Hb：9.0g/dL，Ht：32.0%
貧血改善の食事指導
[母乳育児に関する情報提供]
• WHO母乳育児成功のための10か条
• 母乳育児のメリット・デメリット
Aさん：初産婦
児は健康で哺乳力問題なし

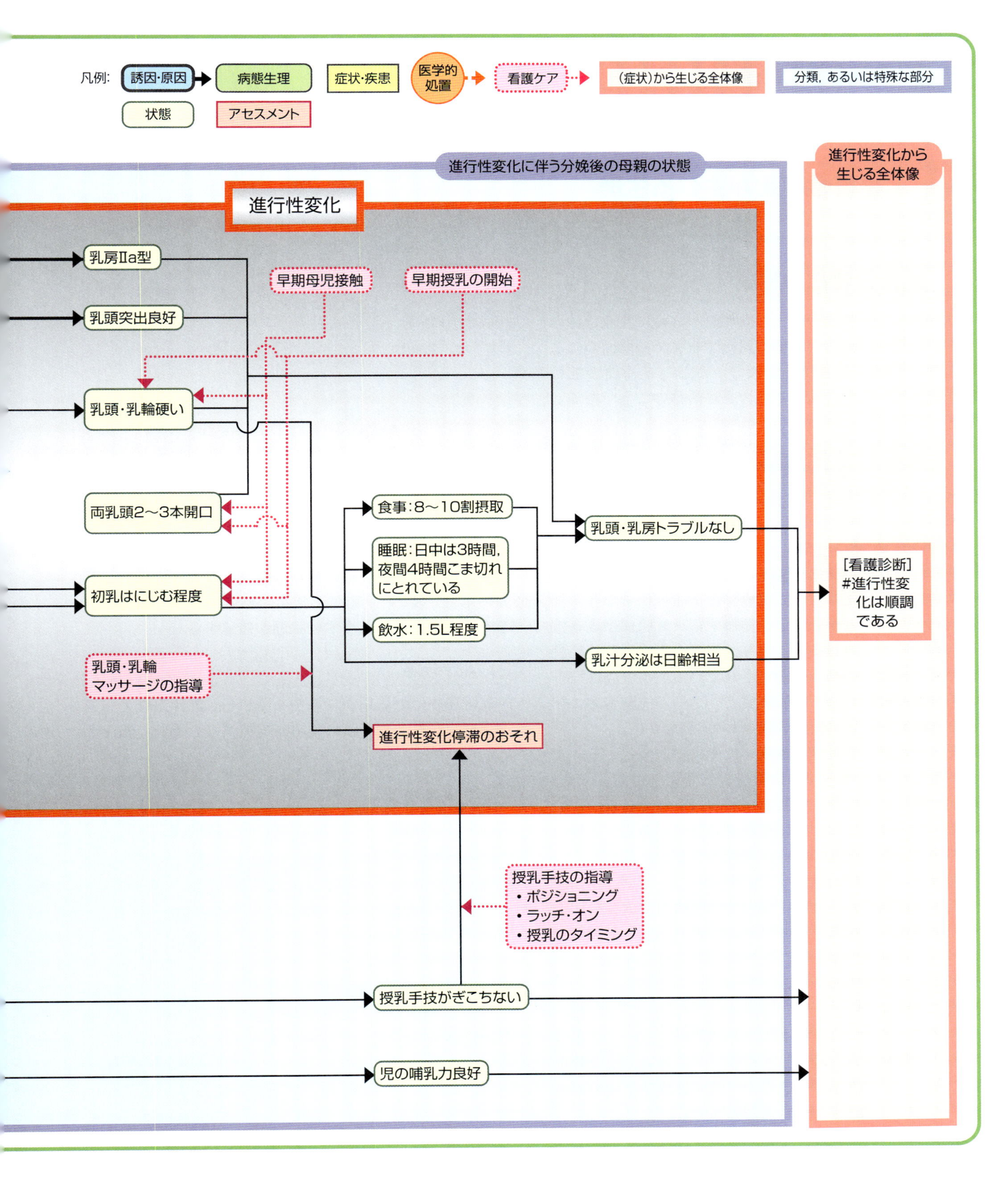
凡例:
誘因・原因
病態生理
症状・疾患
医学的処置
看護ケア
(症状)から生じる全体像
分類，あるいは特殊な部分
状態
アセスメント
進行性変化に伴う分娩後の母親の状態
進行性変化から生じる全体像
進行性変化
乳房Ⅱa型
乳頭突出良好
早期母児接触
早期授乳の開始
乳頭・乳輪硬い
両乳頭2〜3本開口
初乳はにじむ程度
乳頭・乳輪マッサージの指導
食事：8〜10割摂取
睡眠：日中は3時間，夜間4時間こま切れにとれている
飲水：1.5L程度
乳頭・乳房トラブルなし
乳汁分泌は日齢相当
進行性変化停滞のおそれ
[看護診断] #進行性変化は順調である
授乳手技の指導
• ポジショニング
• ラッチ・オン
• 授乳のタイミング
授乳手技がぎこちない
児の哺乳力良好

5 進行性変化

Ⅰ 進行性変化が生じる生理

1. 進行性変化の定義

産褥期とは，分娩が終了し，妊娠・分娩に伴う母体の生理的変化が妊娠前の状態に回復するまでの期間のことで，分娩後6～8週間とされている[1]。産褥期の進行性変化とは，乳腺に起こる乳汁分泌活動のことである。

2. 進行性変化の解剖生理とメカニズム[2]

1）乳房の構造

非妊時の乳房の構造を図1に示す。

皮膚は，外層より表皮，真皮，皮下組織からなり，細菌やウイルスなどから乳房を防御する。乳腺体は表在性の胸筋筋膜で包み込まれており，表面の表皮と胸筋筋膜との間に線維性の靭帯で固定されている。小管腔性・小葉性・肺胞様からなる乳腺実質と，クーパー靭帯および脂肪組織からなる間質で構成されている。

乳房・乳頭・乳輪は，妊娠・出産に伴い変化する。また，授乳やマッサージ等に関連した変化も生じるため，褥婦の訴えだけでなく，視診・触診によって客観的にも授乳・マッサージの前後に確認する必要がある。1日のなかでも変化が著しいため，授乳のたびに確認する。

● 乳房

乳房は妊娠中から発育・増大し，産褥期にはさらに急速に発育する。産褥1～3日頃に生理的熱感や緊満がみられ，乳汁分泌が増加し，乳汁分泌が良好になれば，乳房はしだいに柔らかくなる。

● 乳頭・乳輪

非妊時の乳頭は，弾力性に富んでおり，5～10個の乳管口が存在する。乳頭は平滑筋でできていて，乳管を閉じることができる。授乳中の女性の乳頭は平均16mmで，乳管開口部は平均9か所認められる。

乳輪とは，乳頭周囲の色素が豊富な部分のことで，弾力性に富んでおり，放射状または円周状に走行している。幅は15～16mmだが，個人差が大きく，妊娠中に増大する。乳頭や乳輪の形状は個人差が大きいため，乳頭の形態（図2）や乳頭・乳輪の形態判断基準（表1）[3]をもとに児が授乳しやすい状態か確認する。

図1　乳房の構造（非妊時）

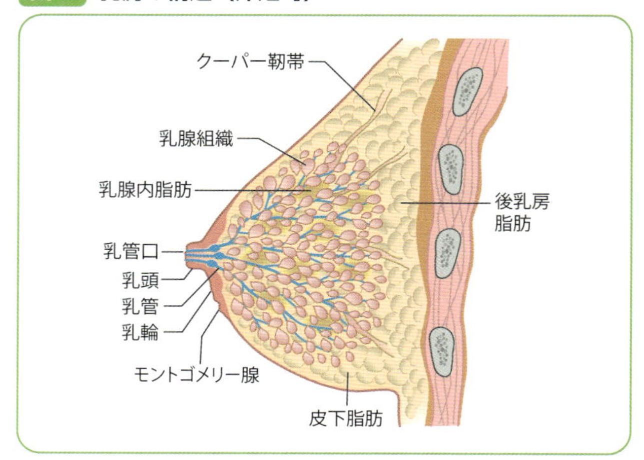

2）乳汁分泌[4～7]

乳汁産生は妊娠期から準備を開始し，乳汁生成Ⅰ～Ⅲ期を経て，授乳終了後に乳房が退縮する。また，乳汁産

図2　乳頭の形態

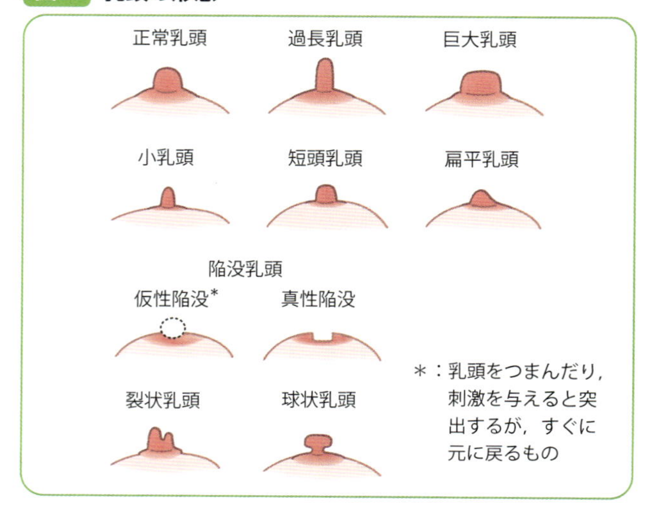

表1　乳頭・乳輪の形態判断基準

	乳頭			
直径	巨大 3.1cm 以上	大 1.2～3.0cm	中 0.8～1.1cm	小 0.7～0.5cm
長さ	長い：正常乳頭 1.0～2.0cm 以上	中：短小乳頭 1.0～0.5cm	短い：扁平乳頭 0.5～0.1cm	
	乳輪			
直径	広い 5～7cm	中 3～5cm	狭い 3cm 以下	
	乳頭・乳輪			
硬さ	柔らかい 口唇様	中 小指球様	硬い 鼻翼様	
伸展性	ある	あまりない	ない	
	乳口			
開口数	多い 16 本以上	中 15～10 本	少ない 9～3本以下	

（江守陽子：乳頭・乳輪の形．前原澄子編，新看護観察のキーポイントシリーズ 母性Ⅱ．pp33-35，中央法規出版，2011．を参考に作成）

生機構にはエンドクリン・コントロール（内分泌的調整）とオートクリン・コントロール（局所的調整）がある。

乳汁生成プロセス

● 乳汁生成Ⅰ期（Lactogenesis Ⅰ）―妊娠中期～産後2日目

妊娠16週頃から脳下垂体前葉からプロラクチンが分泌され，非妊時の10～20倍まで増加する。乳汁生成にはプロラクチンとプロラクチン受容体が必要である。プロラクチン受容体は，出産後すぐに授乳等で刺激をすることで産後1～2日頃に増加し，その後一定となる。プロラクチン受容体が多いほど乳汁量も多くなり，経産婦では前児の時のプロラクチン受容体が存在しているため，乳汁生成が初産婦に比べて早い。この時期に分泌される乳汁は初乳とよばれる（表2）[8]。

● 乳汁生成Ⅱ期（Lactogenesis Ⅱ）―産後3日目～産後8日目

プロラクチン濃度は分娩直後が最高で，その後，授乳を行っている褥婦のプロラクチン濃度は，産後6か月までに少しずつ減少する。授乳を行わなければ1週間程度で非妊時の量まで減少する。

プロラクチン濃度は授乳による乳頭刺激により一時的に上昇し，刺激を開始してから15分で2倍に上昇しピークとなる。授乳回数が多いほどプロラクチン濃度は上昇するため，1日に8回以上授乳することにより，次の授乳までのプロラクチン減少を防ぐことができる。授乳間隔を6時間以上あけると，プロラクチンの減少により，乳汁産生は低下する。なお，この時期に分泌される乳汁は移行乳とよばれる（表2）[8]。

脳下垂体後葉から分泌されるオキシトシンは，乳頭刺激に伴い放出され，射乳反射を起こす。児のことを考える，児の泣き声を聞くなど，児を意識するだけでもオキシトシンは分泌される。

● 乳汁生成Ⅲ期（Lactogenesis Ⅲ）―産後9日目～最終授乳

この時期の乳汁生成量は，排出された量によって産生量が調節され続けるオートクリン・コントロールで調整されている。児が必要とする乳汁分泌を維持させるには，生成された乳汁をいかに排出するかが重要である。積極的に乳房内の乳汁を除去することで，十分な乳汁分泌を維持することができる。

母乳分泌量は徐々に増え，産後6か月には1日550～1,150mL（平均800mL）の母乳が分泌される。この時期に分泌される乳汁は成乳とよばれる（表2）[8]。その後，産後6～9か月で乳房の大きさは縮小する。

乳汁産生機構

● エンドクリン・コントロール（内分泌的調整）

乳頭が刺激されると，脳下垂体前葉からプロラクチンが分泌され，腺房細胞で乳汁が産生される。また，脳下垂体後葉からオキシトシンが分泌され，射乳反射を起こし，乳汁を押し出す。この内分泌主導による乳汁分泌・産生の調節過程をエンドクリン・コントロールという。

● オートクリン・コントロール（局所的調整）

乳汁生成Ⅲ期は，乳汁が排出された量によって乳汁産生量が調節される。また，乳汁が腺房に長時間たまると，乳汁に含まれる乳汁産生抑制因子の濃度が上昇し，乳汁分泌が減少する。乳汁産生は左右の乳房がそれぞれ独立して調整されている。乳房局所内での乳汁産生の調節をオートクリン・コントロールという。

表2　乳汁の種類と特徴

初乳	移行乳	成乳
●産褥2日頃から分泌される ●透明水様～黄色で粘稠性 ●ミネラルや IgA などの免疫物質が多い ●緩下作用が強く胎便排出を促す	●産褥5日頃から分泌される ●クリーム色で粘稠性は減少	●産褥7～10日頃から分泌される ●乳白色～半透明でサラサラしている ●脂質と乳糖が多くエネルギーが高い

3. 進行性変化の生理的逸脱[9, 10)]

産褥2～3日頃，乳房は生理的緊満状態となる。はじめは，両側性に乳房全体がわずかに張りを感じ，腫脹や熱感が軽度みられる。その後，乳腺への血流が増加し静脈血やリンパ液が貯留していく過程で乳房がさらに張り，硬さが生じる。

- 病的乳房緊満（うっ積）：生理的緊満により貯留した静脈血やリンパ液が貯留し続ける（うっ滞）ことで浮腫が起こり，乳管が圧迫され閉塞した状態を，病的乳房緊満（うっ積）という。産褥2～3日目に起こることが多く，両側性で乳房全体に熱感・発赤・腫脹・疼痛がみられる。
- 乳汁のうっ滞（うつ乳）：乳汁産生へ移行し，分泌が増加し始めた後，何らかの原因で乳管が閉塞した状態が続くことで乳汁は乳管口から排出されず，乳房内にとどまっている状態を乳汁のうっ滞（うつ乳）という。乳房の両側または片側に起こり，触診時にはわずかに熱を帯び，硬いしこりが触れる。 発熱はなく全身状態は良好で，腫脹部の痛みは軽度である。乳汁のうっ滞が長引いた場合，乳腺炎につながる場合がある。乳汁分泌が増加し始めた頃から授乳期全期にかけて生じる可能性がある。
- うっ滞性乳腺炎：うつ乳が高じて，硬結，圧痛，自発痛をきたした状態。細菌感染はないが，乳管・乳腺が圧排されることにより痛みが生じる。
- 化膿性乳腺炎：乳管・乳腺・間質に細菌感染が起こった状態。高熱，腫脹，発赤，硬結を伴い，炎症が全身性に波及することがある。

II 進行性変化の看護ケアとその根拠

1. 進行性変化の観察ポイント

進行性変化が順調に進むためには，①乳房・乳頭・乳輪が授乳に適している，②母乳分泌がある，③直接授乳または搾乳の手技が確立している，④直接授乳の場合は児の吸啜力が良好であることが必要である。よって，これらの視点での観察・ケアをすることが重要となる。

2. 進行性変化の看護目標

❶退院までに日数相当の進行性変化をたどる
❷退院までに褥婦の希望する授乳方法の知識と技術（ポジショニングとラッチ・オンを含む）を獲得できる
❸授乳に対して不安なく退院できる

3. 進行性変化の看護ケア

多くの褥婦は，母乳だけでは新生児を育てられないかもしれないという不安を抱いている。褥婦が自信をもち，正確で役立つ知識や技術を身につけて母乳育児を開始し継続できるよう，サポートすることが重要である。

1）母乳育児の観察・評価

褥婦の乳房・乳頭・乳汁，授乳状況，新生児の状態，母乳育児に関連する因子を観察・把握する。

- **母乳育児に関する情報提供**
  母乳育児のメリット，デメリットを説明する。
- 母乳育児をするうえで，母児早期接触・早期授乳，適切な食事摂取と水分摂取は重要であり，薬剤，タバコ，アルコール，カフェイン，不必要な母児分離，人工乳首の使用は母乳育児を阻害する要因であることを伝える

2）授乳手技獲得に対する支援[2, 9)]

出産後数日間で適切なポジショニングとラッチ・オンを褥婦に説明する。

- **適切なポジショニングとラッチ・オンの技術を習得できるようにする**
  - 児に声をかけながら乳頭で児の口唇に触れることを繰り返し，大きな開口を促す
  - 児の口と乳頭の角度をあわせること，抱きよせるタイミングを実践する
  - 児が眠りがちの場合は，縦抱きにする，吸啜が止まるたびに手で乳房を圧迫して乳汁が児の口に流れるようにする
- **乳頭トラブルを予防・軽減する**
  - 早期から児の欲求にあわせた授乳を行い，乳頭トラブルを予防する
  - 人工乳首の使用は乳頭混乱や母乳分泌量の減少，乳頭痛のリスクが高くなるため，なるべく使用しないことを伝える
  - 褥婦が母乳育児を中止したくなるほど乳頭痛が深刻

で，軽減することなく長引く痛みがある場合は，早急に原因を見つけてケアをする
- 乳頭損傷に効果的な一番の治療法は，適切なポジショニングとラッチ・オンであるため，これらを獲得できるように支援する
- 乳頭痛や損傷がある場合は，その部位に乳頭保護クリームまたは母乳を塗布して乳頭損傷の回復を促す
- 視診・触診は，必ず授乳前後に両乳房の変化を観察する。触診は，乳房にガーゼを乗せているくらいの力で手のひらを優しく当てて行う
- うっ積およびうつ乳予防のために，早期母子接触，早期授乳，母児同室，10回／日以上の頻回授乳，適切なポジショニングとラッチ・オンでの授乳を促し，乳管口を開通させる
- 直接授乳を一時的に中止する場合でも，少なくとも3時間以内には搾乳し，乳房トラブルを予防する
- うっ積になった場合は，乳房内に産生された乳汁を排出させ，うつ乳にならないように乳管口を開通させる
- うつ乳になった場合は，乳腺炎にならないように，閉塞している乳腺を見極めてその乳管口を開通させる

児の哺乳を支援する
- 児が空腹になりすぎない適切なタイミング（**表3**）で授乳を開始する[11]
- 児が眠りがちな場合は覚醒を促し（**表4**），24時間で8回は授乳ができるように支援する[12]
- 頻繁に児に乳房を近づける，口元に母乳を垂らすことで，母乳の匂いと味の刺激により児の自発的吸着行動を促す
- 吸着や吸啜が弱い場合は，授乳と授乳の間に十分な休憩をとり刺激を少なくすることで，哺乳能力を最大限活かす

3）エモーショナルサポート[13]

褥婦の精神状態は母乳分泌に影響を及ぼす。痛み・恐怖・不安はオキシトシンの分泌を抑制するため，褥婦がリラックスして授乳が行えるように支援することが必要である。授乳が褥婦の思い通りに進まない場合でも，直接授乳を開始して1～2週間で乳頭は柔軟になり伸展性が向上すること，児の発育によっても吸着と吸啜は容易になることなどを伝え，根気強く継続するように励ます。その際，否定的な言動・態度は決してみせず，褥婦と児を信頼・受容した態度で接し，褥婦の気持ちをサポートする。

［浅川友祈子］

《文献》

1）有森直子編：母性看護学Ⅱ 周産期各論 第2版 質の高い周産期ケアを追求するアセスメントスキルの習得．p270，医歯薬出版，2020.
2）日本ラクテーション・コンサルタント協会編：母乳育児支援スタンダード 第2版．pp106-111，医学書院，2021.
3）江守陽子：乳頭・乳輪の形．前原澄子編，新看護観察のキーポイントシリーズ 母性Ⅱ．pp33-35，中央法規出版，2011.
4）有森直子編：母性看護学Ⅱ 周産期各論 第2版 質の高い周産期ケアを追求するアセスメントスキルの習得．pp277-282 医歯薬出版，2020.
5）宮坂尚幸：周産期医学必修知識 第9版 乳汁分泌機序．周産期医学51（増刊）：312-314，2022.
6）水野克己他：母乳育児支援講座 改訂2版．pp19-26，南山堂，2017.
7）中田雅彦他編：ペリネイタルケア2017年新春増刊 図解でよくわかるお母さんと赤ちゃんの生理とフィジカルアセスメント．pp148-152，メディカ出版，2017.
8）江守陽子：乳汁分泌量．前原澄子編，新看護観察のキーポイントシリーズ 母性Ⅱ．pp36-38，中央法規出版，2011.
9）今井晶子：うっ積とうつ乳予防のための乳房ケア．ペリネイタルケア40（1）：35-42，2021.
10）皆本敏子他：乳腺炎．周産期医学54（2）：260，2024.
11）江藤宏美編：助産師基礎教育テキスト 2024年版 第6巻 産褥期のケア／新生児期・乳幼児期のケア．日本看護協会出版会，2024.
12）水野克己他編：すぐ使える！入院中から退院までの母乳育児支援．p23，医学出版，2014.
13）有森直子編：母性看護学Ⅱ 周産期各論 第2版 質の高い周産期ケアを追求するアセスメントスキルの習得．p321，医歯薬出版，2020.

表3 授乳の適切なタイミング
- 身体をもぞもぞと動かす
- 手や足を握りしめる
- 手を口や顔にもってくる
- 探索反射を示す
- 軽く（または激しく）おっぱいを吸うように口を動かす
- 舌を出す
- クーとかハーというような柔らかい声を出す

表4 眠りがちな新生児の起こし方
- おむつをかえる
- 掛け物や厚い洋服を脱がせ，手足を動かしやすくする
- 赤ちゃんの手足や背中をやさしくマッサージし，話しかけてみる
- 赤ちゃんを縦抱きにしてみる
- 母親・父親と肌と肌が触れ合うようにする
- 母乳をにじませ，セミリクライニングの姿勢で胸に抱く
- 20～30分待ってから再度試みる

足の裏を強くこすり過ぎて泣かせないように…。赤ちゃんにとってストレスにならないようにしましょう。

（ILCA，瀬尾智子他訳：生後14日間の母乳育児援助・エビデンスに基づくガイドライン．日本ラクテーション・コンサルタント協会，2003／BFHI2009翻訳編集委員会：UNICEF/WHO 児とお母さんにやさしい母乳育児支援ガイドベーシックコース．医学書院，2009．を参考に作成）

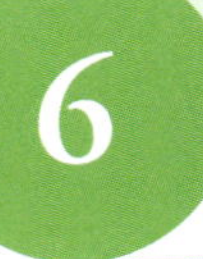
6

親役割の獲得

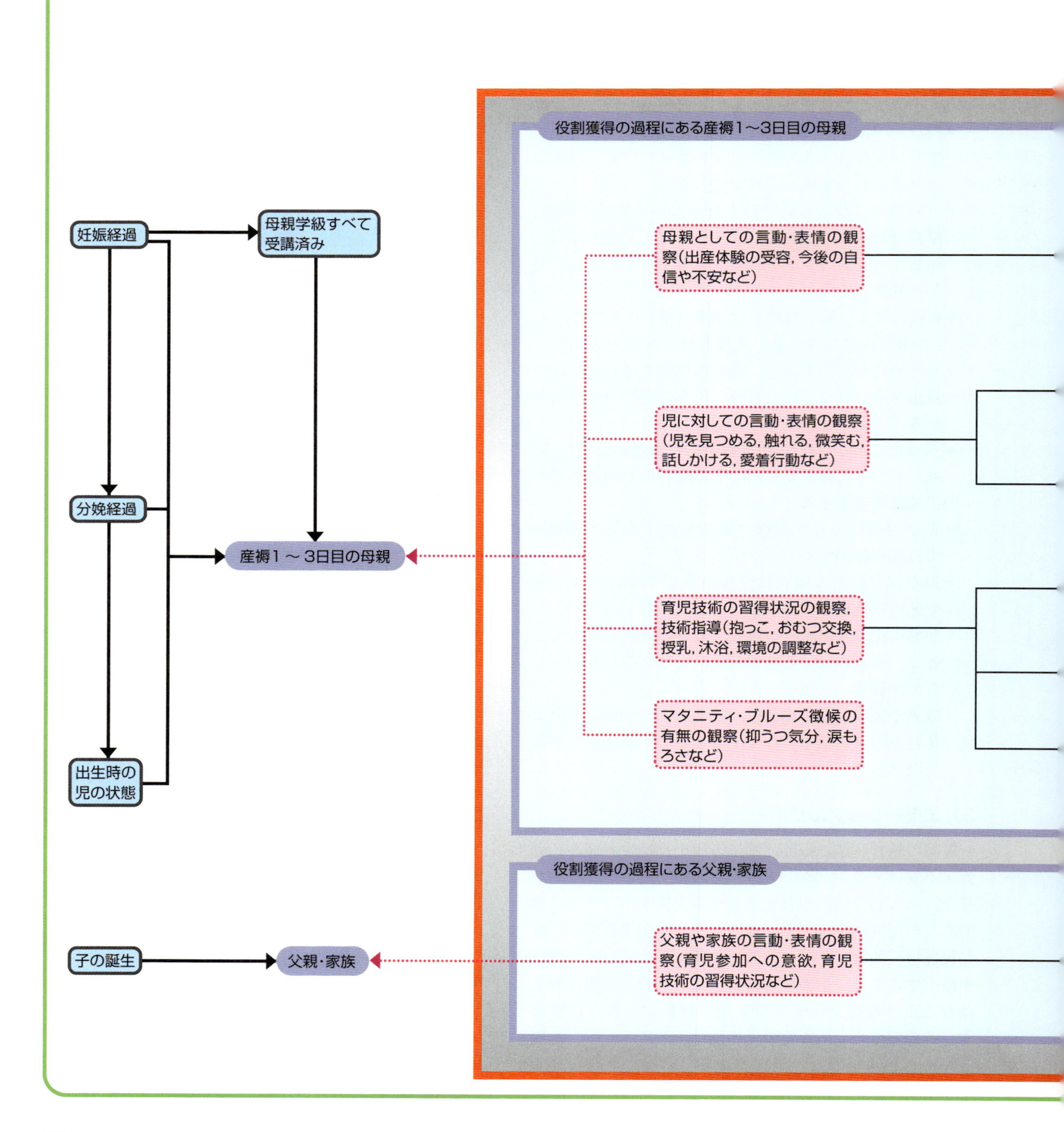
役割獲得の過程にある産褥1～3日目の母親
妊娠経過
母親学級すべて受講済み
分娩経過
出生時の児の状態
産褥1～3日目の母親
母親としての言動・表情の観察(出産体験の受容，今後の自信や不安など)
児に対しての言動・表情の観察(児を見つめる，触れる，微笑む，話しかける，愛着行動など)
育児技術の習得状況の観察，技術指導(抱っこ，おむつ交換，授乳，沐浴，環境の調整など)
マタニティ・ブルーズ徴候の有無の観察(抑うつ気分，涙もろさなど)
役割獲得の過程にある父親・家族
子の誕生
父親・家族
父親や家族の言動・表情の観察(育児参加への意欲，育児技術の習得状況など)

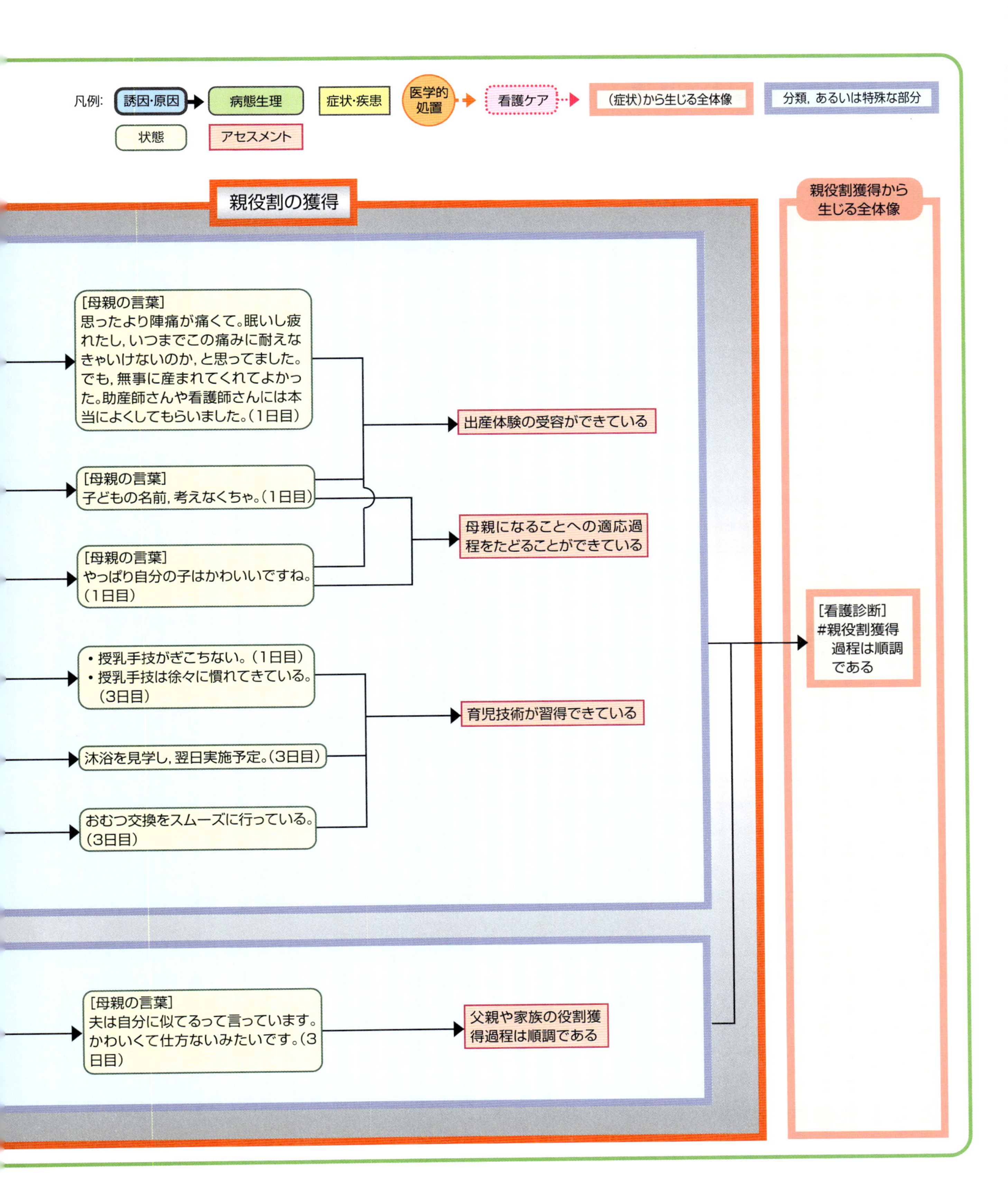
凡例:
誘因・原因
病態生理
症状・疾患
医学的処置
看護ケア
(症状)から生じる全体像
分類，あるいは特殊な部分
状態
アセスメント
親役割の獲得
親役割獲得から生じる全体像
[母親の言葉]
思ったより陣痛が痛くて。眠いし疲れたし，いつまでこの痛みに耐えなきゃいけないのか，と思ってました。でも，無事に産まれてくれてよかった。助産師さんや看護師さんには本当によくしてもらいました。(1日目)
出産体験の受容ができている
[母親の言葉]
子どもの名前，考えなくちゃ。(1日目)
母親になることへの適応過程をたどることができている
[母親の言葉]
やっぱり自分の子はかわいいですね。(1日目)
[看護診断]
#親役割獲得過程は順調である
• 授乳手技がぎこちない。(1日目)
• 授乳手技は徐々に慣れてきている。(3日目)
育児技術が習得できている
沐浴を見学し，翌日実施予定。(3日目)
おむつ交換をスムーズに行っている。(3日目)
[母親の言葉]
夫は自分に似てるって言っています。かわいくて仕方ないみたいです。(3日目)
父親や家族の役割獲得過程は順調である

6 親役割の獲得

Ⅰ 看護ケアとその根拠

1．観察ポイント

1）母親としての言動・表情

出産体験の受容は，その後の母親としての自信に影響する。妊娠経過はどうだったか，出産体験は満足のいくものであったか，否定的な言動はないか，医療介入や医療者に対するわだかまりはないか，など出産体験をどうとらえているかを，出産の振り返り（バースレビュー）などを通して観察する。

また，母親としての適応は徐々に段階を追ってなされていく。母親としての自信や不安を表す言動や表情を，変化を見逃さずに観察する必要がある。

2）児に対する言動・表情

児に対する思い，接し方や表情を観察し，児を受容できているか，愛着の形成過程を観察する。児の健康状態は愛着形成に影響を及ぼすことがあるため，あわせて観察する必要がある。

3）育児技術

抱っこやおむつ交換，授乳，沐浴，環境づくりといった育児技術がどの程度１人で行えるか，観察する。退院後，家庭で実践できるように，家庭の環境や家族のサポート体制についてもあわせて観察する。

4）マタニティ・ブルーズ

産褥３～５日頃，抑うつ気分や涙もろさといったマタニティ・ブルーズの徴候がみられないか，観察する。その他，疲労感，不眠，不安，怒り，イライラ，食欲不振などの症状がみられることがあるため，観察が必要である。

5）父親および家族の言動・表情

母親を通して，または面会時に父親，祖父母やきょうだいといった家族の言動・表情から，家族の児への受容，愛着を観察する。

2．看護の目標

❶出産体験を受容し，肯定的な言動がみられる
❷母親になることへの適応過程をたどることができる
❸育児技術が習得できる
❹マタニティ・ブルーズの徴候がみられる場合は，対処法が理解できる
❺父親および家族役割の獲得過程が順調である

3．看護ケア

1）出産体験の受容への援助

- **出産の振り返り（バースレビュー）の実施**

出産体験を肯定的にとらえることは，その後の母親役割獲得や愛着形成の促進につながり，育児へのポジティブな動機づけとなり得る。逆に，予測や期待と現実との不一致や，医療介入への疑問，医療者への不信感といった否定的な体験ととらえると，時に心的外傷（バーストラウマ）となり，自信喪失や自尊感情の低下を生じ，その後の育児や次回の妊娠・出産に悪影響を及ぼすことがある。

出産後に母親が出産体験を振り返って看護者に話すことで，体験を整理・共有し，疑問やわだかまりがあれば，それを解消することができ，肯定的にとらえなおす機会となる。看護者は母親が感情を表出できるように環境を整え，出産をねぎらい，傾聴し，共感的にかかわることを心がける。

出産の振り返りは，身体的疲労が軽減される産褥１～２日頃に実施するとよいが，その後も出産体験の受容ができているか観察をし，必要時，出産体験を統合できるように継続的に援助していく。

一方で一律にバースレビューを行うことにプラスもしくはマイナスの効果を裏づけるエビデンスはない[1]とするものや，出産後の心的外傷後ストレス症状に対する産後72時間以内の介入には効果がある[2,3]とするものなどがあり，現在もバースレビューに対する評価は定まって

表1　ルービンの母親になることへの適応過程

受容期： 分娩後 24 ～ 48 時間	母親自身の基本的欲求が優先され，受け身で依存的であるが，他者によってニーズが満たされることにより，児に関心が向いてくる時期
保持期： 産褥2，3日～ 10 日頃	依存的な状態から自律的な状態に移行する時期で，母親自身のニーズから児の欲求や変化に関心が高まり，児との関係づくりが始まる ⇒育児の準備に積極的に取り組む時期のため，技術などの育児指導はこの時期が適している。
解放期： 産褥 10 日頃～	母親自身の生活を子どもにあわせた生活に適応させる時期

いない。施設によって異なるが，個人の状況に応じた実施が求められる。

2）母親になることへの適応過程の援助

- **ルービンの母親になることへの適応過程に準じた看護**

ルービン（Rubin R.）は，母親になることへの適応過程を，３つの時期と段階に分けて示した（表1）。

受容期である産褥１，２日は分娩による疼痛や疲労があり，依存的であるため，母親の基本的欲求に対するニーズを満たせるように援助していく。児への関心が向き始めたら，徐々に児との接触の機会を増やしていく。

保持期である産褥２，３日以降，育児技術の習得に向けた指導を計画する。

- **母児関係形成への看護**

産褥期は母児関係の形成に重要な時期である。母児のお互いが満足した体験が，相互作用を活発にし，愛着の形成を促す。母親が児のニーズをキャッチし，それに応じることは，愛着形成を促進することにつながる。

看護者は，母親の児への接し方や愛着行動を観察する（例：児を見つめる，児を見て微笑む，声をかける，タッチング，など）。また，児の世話をしたり，触れ合ったりする機会を意識的につくることが重要である。

3）育児技術の習得への援助

抱っこやおむつ交換の仕方，授乳の方法，沐浴，育児に適した環境など，退院後の家庭環境に応じた方法を指導する。家族のサポート体制によっては，家族も含めた指導も考慮する。

前述したように，保持期にあたる産褥２，３日以降に計画できるとよい。

4）マタニティ・ブルーズへの援助

マタニティ・ブルーズは，産褥３～５日頃を中心に２週間頃までに抑うつ気分や涙もろさなどが生じる一過性の状態である。多くは自然に消失するが，個人差があり，不安定な感情から，母親役割獲得に影響を及ぼす可能性がある。

そのような徴候がみられる場合には，看護者は，感情の表出を促して傾聴したり，リラックス・休息できる環境を整えたり，多くは一過性の状態であることを伝えたりする。

5）父親および家族役割獲得への援助

父親も，母親と同様，児に触れたり，見つめ合ったり，児とのかかわりを通して愛着が形成され，役割を獲得していく。母児が入院中は，父親が児と直接接触する機会は少ないことが多いため，面会時の様子を観察したり，母親から情報を得るなどして，父親の役割獲得状況についてアセスメントする必要がある。

祖父母やきょうだいも同様で，新しい家族の誕生に伴い，それぞれの家族としての役割が遂行できる準備ができているか，アセスメントする。

［抜田博子］

《文献》

1）Bastos MH, et al: Debriefing interventions for the prevention of psychological trauma in women following childbirth. Cochrane Database of Systematic Reviews, 2015. DOI: https://doi.org/10.1002/14651858.CD007194.pub2
2）Miller PGT, et al: Early psychological interventions for prevention and treatment of post-traumatic stress disorder（PTSD）and post-traumatic stress symptoms in post-partum women: A systematic review and meta-analysis. PLoS ONE 16（11）: e0258170. DOI: https://doi.org/10.1371/journal.pone.0258170
3）Dekel S, et al: A Systematic Review of Interventions for Prevention and Treatment of Post-Traumatic Stress Disorder Following Childbirth. medRxiv, 2023 Aug 23. DOI: https://doi.org/10.1101/2023.08.17.23294230
- 北川眞理子他編，生田克夫監：今日の助産改訂第４版　マタニティサイクルの助産診断・実践過程．南江堂，2019．
- 佐世正勝他編：ウエルネスからみた母性看護過程＋病態関連図　第３版．医学書院，2016．
- 中村幸代編：根拠がわかる母性看護過程　事例で学ぶウェルネス志向型ケア計画．南江堂，2018．
- 太田操編：ウェルネス看護診断にもとづく　母性看護過程　第３版．医歯薬出版，2017．
- 古川亮子編：プチナース BOOKS　経過・ウェルネスの視点でみる　母性　看護過程．照林社，2023．
- 森恵美他：系統看護学講座　母性看護学２　母性看護学各論　第 14 版．医学書院，2021．

7 退院後の生活調整

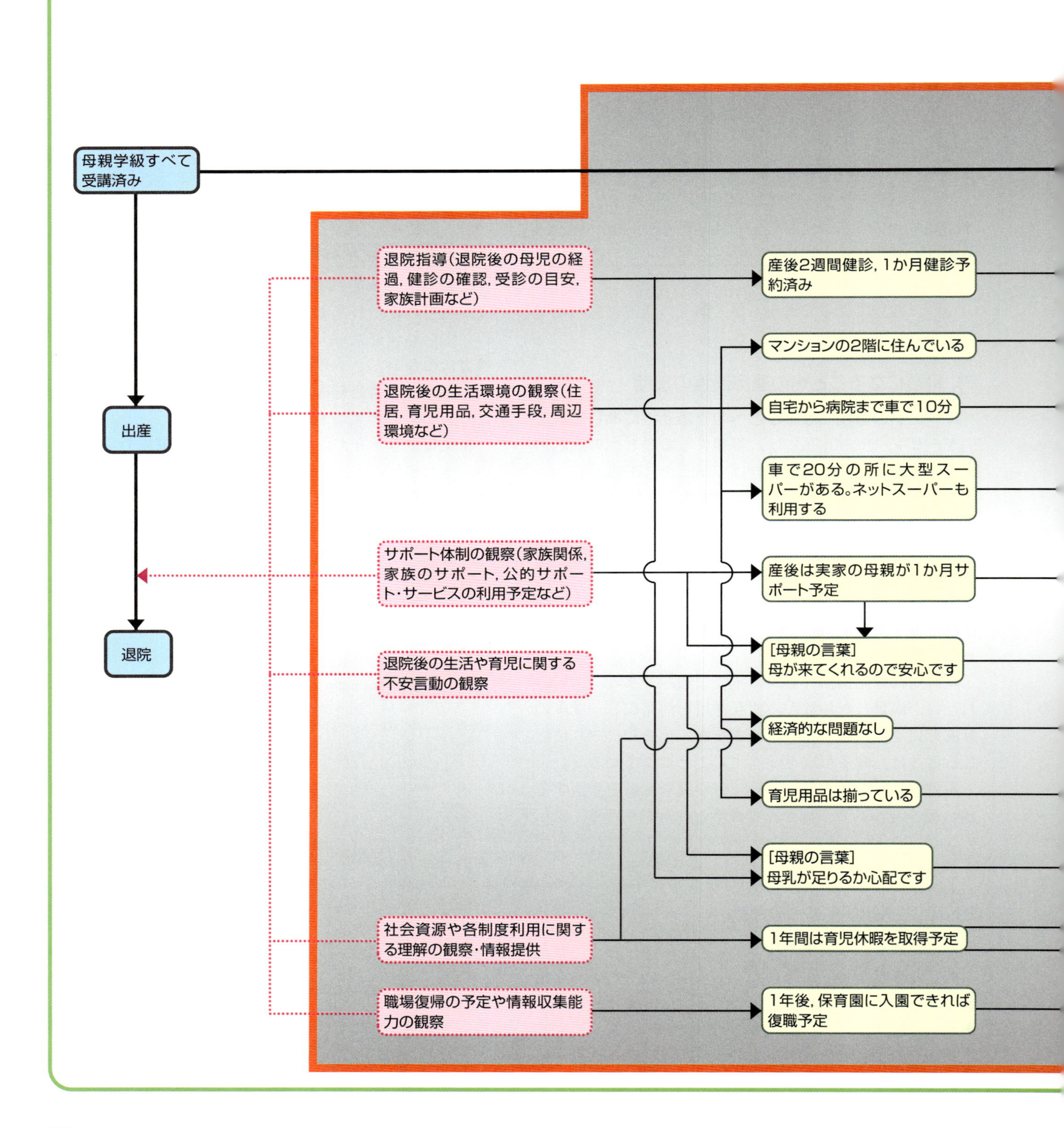

母親学級すべて受講済み
出産
退院
退院指導（退院後の母児の経過，健診の確認，受診の目安，家族計画など）
退院後の生活環境の観察（住居，育児用品，交通手段，周辺環境など）
サポート体制の観察（家族関係，家族のサポート，公的サポート・サービスの利用予定など）
退院後の生活や育児に関する不安言動の観察
社会資源や各制度利用に関する理解の観察・情報提供
職場復帰の予定や情報収集能力の観察
産後2週間健診，1か月健診予約済み
マンションの2階に住んでいる
自宅から病院まで車で10分
車で20分の所に大型スーパーがある。ネットスーパーも利用する
産後は実家の母親が1か月サポート予定
[母親の言葉]
母が来てくれるので安心です
経済的な問題なし
育児用品は揃っている
[母親の言葉]
母乳が足りるか心配です
1年間は育児休暇を取得予定
1年後，保育園に入園できれば復職予定

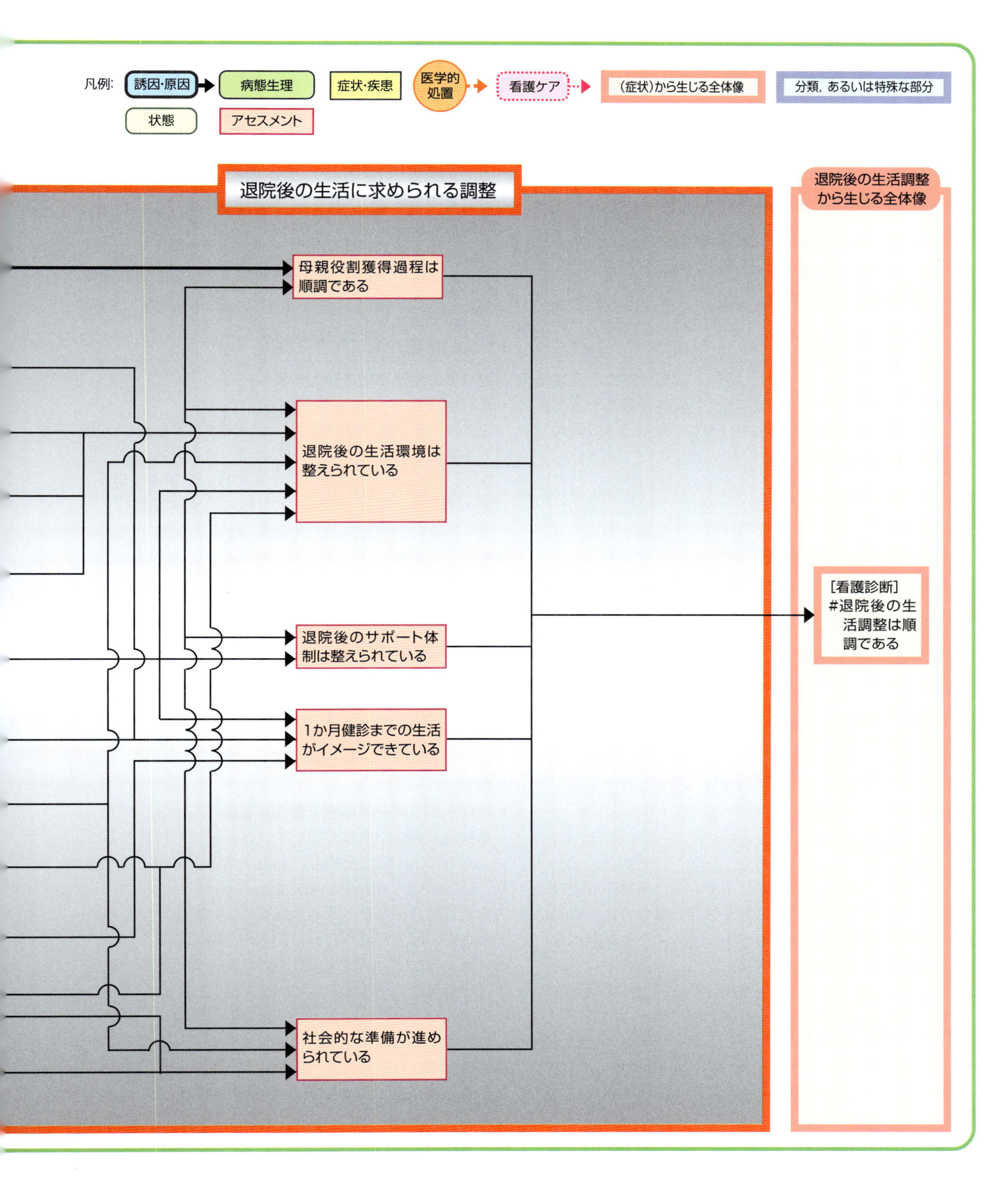
凡例:
誘因・原因
病態生理
症状・疾患
医学的処置
看護ケア
(症状)から生じる全体像
分類，あるいは特殊な部分
状態
アセスメント
退院後の生活に求められる調整
母親役割獲得過程は順調である
退院後の生活環境は整えられている
退院後のサポート体制は整えられている
1か月健診までの生活がイメージできている
社会的な準備が進められている
退院後の生活調整から生じる全体像
[看護診断]
#退院後の生活調整は順調である

7 退院後の生活調整

Ⅰ 看護ケアとその根拠

1. 観察ポイント

1）退院後の生活環境

住居環境（自宅・実家，マンション・戸建て，何階か，交通手段など）や，必要な育児物品の準備ができているかなど，退院後に母児が不自由なく生活できる環境が整っているかを観察する。

2）サポート体制

父親や祖父母など，退院後のサポート体制が整えられているか，期間や家事育児の分担の予定を確認する。

3）育児不安

前述の生活環境やサポート体制とあわせて，退院後の育児に関する不安の程度や内容，自信について観察する。

4）受診，健診等

産後２週間健診および産後１か月健診の予定，受診を要する母児の状態や連絡方法の理解，母乳トラブル発生時の対応について確認する。

5）社会資源等

住んでいる地域の自治体で活用できる，産後や育児に関連した社会資源に関する情報や情報収集の方法，育児に活用できるサイトやホームページへのアクセス状況など，情報リテラシーを観察する。

就労女性の場合は，産前・産後休暇や育児休業制度の手続き，職場復帰の予定や保育園入園に関する情報，短時間勤務など，必要な情報を得られているか，確認する。

2. 看護の目標

❶退院後の生活をイメージできる
❷退院後の生活に向けた心理的・社会的準備ができる

3. 看護ケア

1）退院後の生活に向けた援助

● 退院後の生活環境を整える看護

● 住居環境

退院後に生活する住居について，情報収集を行う。里帰り出産の場合，産後しばらくの間，実家で過ごすこともある。その場合は，自宅に戻るのはいつ頃の予定か，自宅の環境はどうかなどの情報も得る必要がある。

マンションか戸建てか，何階なのか，エレベーターはあるか，買い物や医療機関までの距離や交通手段といった，育児が行える環境が整っているかをアセスメントする。

● 育児物品の準備

おむつや授乳グッズ（授乳クッション，哺乳びん，調乳グッズなど），寝具，ベビー服，沐浴グッズ（ベビーバス，湯温計，ベビーソープなど）など，生活環境や季節に応じた育児物品が準備できているか，確認する。不足している場合には，家族に協力を要請するなど，準備を促す。

● 退院後のサポート体制を整える看護

退院後，新しい家族とのライフスタイルを再構築していくためには，育児を中心とした生活の調整が必要であり，周囲のサポートが不可欠である。

児の父親，祖父母，その他親戚など，家事・育児の分担や時間の調整が進められているか，情報収集をし，アセスメントをする。父親の仕事の状況や育児休業の取得状況，祖父母のサポートはいつまで得られるか，家族との関係性やキーパーソンといった情報は重要である。

母親は休息，授乳を中心に過ごせるようにして，徐々に活動を増やし，１か月程度をめどに家事・育児を含めた生活を確立できるようにサポート体制を整える。

家族のサポートが充分に得られない場合には，公的なサービスや社会資源の活用について情報提供する。

2）心理的・社会的準備に対する援助

退院後1か月健診までの準備への看護

退院後，次に看護職が介入する機会は産後1か月健診となる場合が多い。多くは出産した施設で健診を行うため，母・児それぞれの受診日の予約・確認をする。1か月健診頃までの母児の経過や生活，家族計画，医療機関受診の目安や連絡先などとともに，退院指導として実施している施設も多い。最近では，1か月健診よりも前に，産後2週間健診を実施している施設も増えている。内容や費用は施設によって異なり，健診費用を助成する自治体もあるため，確認が必要である。

また，母乳相談外来や産後ケアを行っている施設もあるため，必要時は利用を勧める。

育児不安への看護

退院後，母親は看護職のいない家庭での育児に不安を抱くことも多い。特に，児の泣きへの対応や，母乳が足りているか，といった心配ごとが多い。母親が自信をもって育児に取り組めるように，予測される経過や心配ごとへの対応を情報提供する。

可能な限り，電話相談などの，必要なときにすぐに相談できるフォローアップ体制を整えておくと，母親の安心につなげることができる。

社会資源，職場復帰

自治体などによって，出産・育児にかかわる社会資源を利用できる場合がある。地域や経済状況によって異なるため，母児にあった社会資源が利用できるように，母親が情報収集や利用方法に関する理解があるか確認し，必要時はそれらをサポートする。

また，就労女性の場合は，職場復帰に向けた支援も重要である。職場復帰の時期や働き方，各制度の利用，家族の状況，就労先の状況，地域（住居環境や保育園事情など）といった情報を母親のニーズとともに把握し，職場復帰後の生活をイメージしながら復帰の計画・調整ができるように準備を進めていく。仕事を続けながら妊娠・出産・育児を迎える女性に向けた，さまざまな制度を紹介しているパンフレットもある（厚生労働省：働きながらお母さんになるあなたへ　https://www.mhlw.go.jp/content/11900000/000563060.pdf）。

［抜田博子］

《文献》

- 中村幸代編：根拠がわかる母性看護過程　事例で学ぶウェルネス志向型ケア計画．南江堂，2018.
- 古川亮子編：プチナースBOOKS　経過・ウェルネスの視点でみる　母性　看護過程．照林社，2023.
- 森恵美他：系統看護学講座　母性看護学2　母性看護学各論　第14版．医学書院，2021.

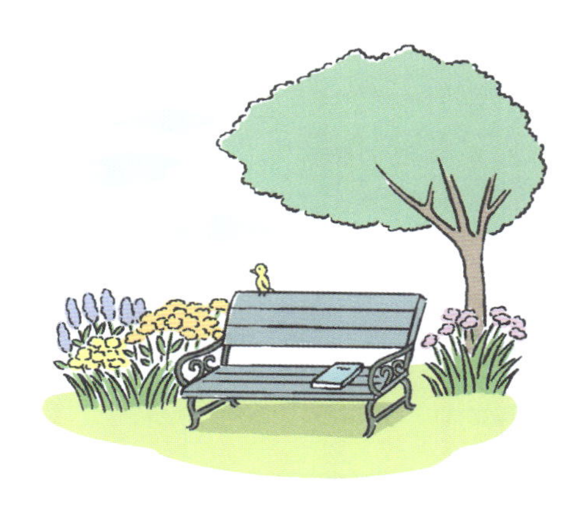

8 子宮外適応

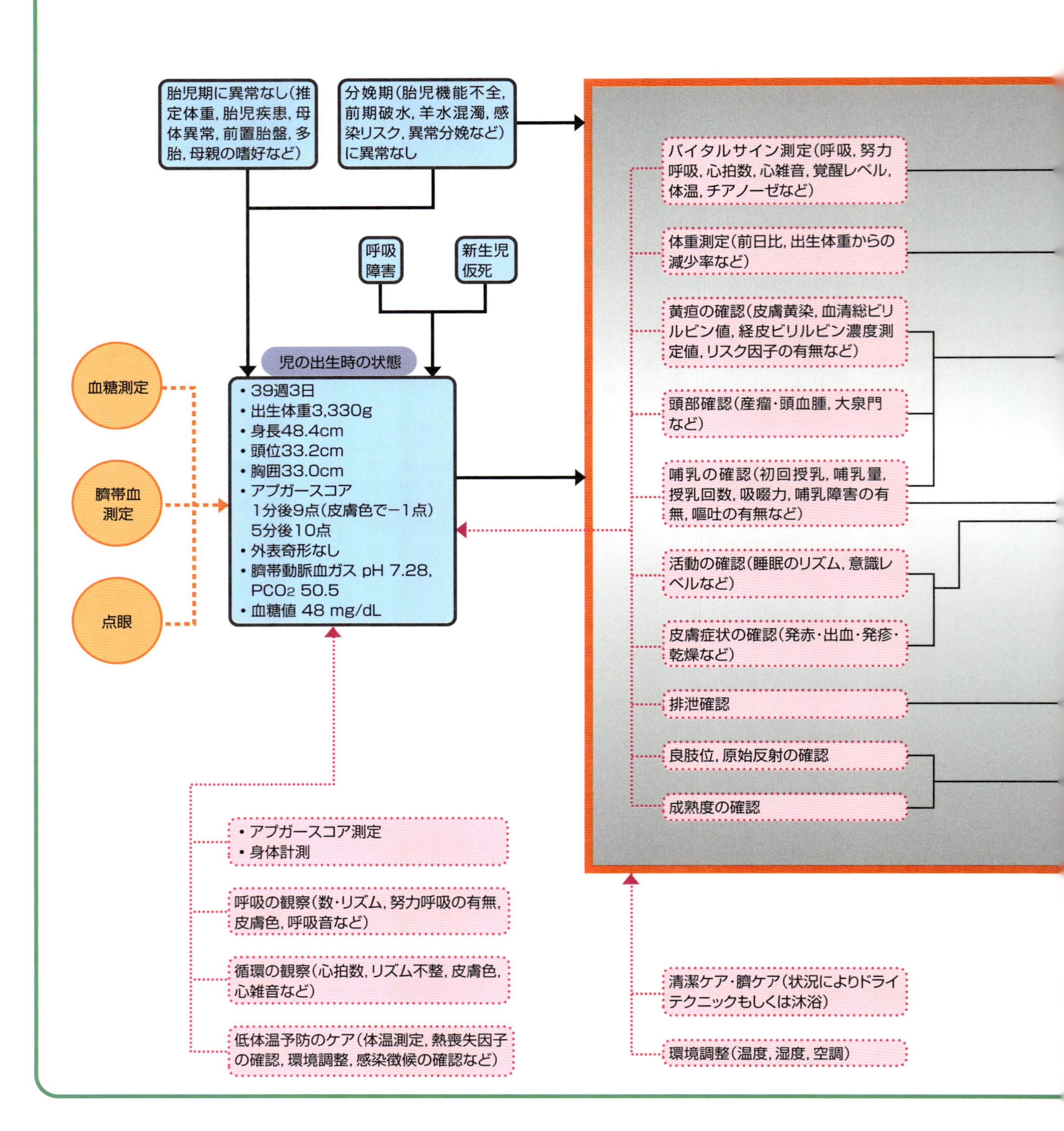

胎児期に異常なし(推定体重, 胎児疾患, 母体異常, 前置胎盤, 多胎, 母親の嗜好など)
分娩期(胎児機能不全, 前期破水, 羊水混濁, 感染リスク, 異常分娩など)に異常なし
呼吸障害
新生児仮死
児の出生時の状態
• 39週3日
• 出生体重3,330g
• 身長48.4cm
• 頭位33.2cm
• 胸囲33.0cm
• アプガースコア
1分後9点(皮膚色で−1点)
5分後10点
• 外表奇形なし
• 臍帯動脈血ガス pH 7.28, PCO2 50.5
• 血糖値 48 mg/dL
血糖測定
臍帯血測定
点眼
• アプガースコア測定
• 身体計測
呼吸の観察(数・リズム, 努力呼吸の有無, 皮膚色, 呼吸音など)
循環の観察(心拍数, リズム不整, 皮膚色, 心雑音など)
低体温予防のケア(体温測定, 熱喪失因子の確認, 環境調整, 感染徴候の確認など)
バイタルサイン測定(呼吸, 努力呼吸, 心拍数, 心雑音, 覚醒レベル, 体温, チアノーゼなど)
体重測定(前日比, 出生体重からの減少率など)
黄疸の確認(皮膚黄染, 血清総ビリルビン値, 経皮ビリルビン濃度測定値, リスク因子の有無など)
頭部確認(産瘤・頭血腫, 大泉門など)
哺乳の確認(初回授乳, 哺乳量, 授乳回数, 吸啜力, 哺乳障害の有無, 嘔吐の有無など)
活動の確認(睡眠のリズム, 意識レベルなど)
皮膚症状の確認(発赤・出血・発疹・乾燥など)
排泄確認
良肢位, 原始反射の確認
成熟度の確認
清潔ケア・臍ケア(状況によりドライテクニックもしくは沐浴)
環境調整(温度, 湿度, 空調)

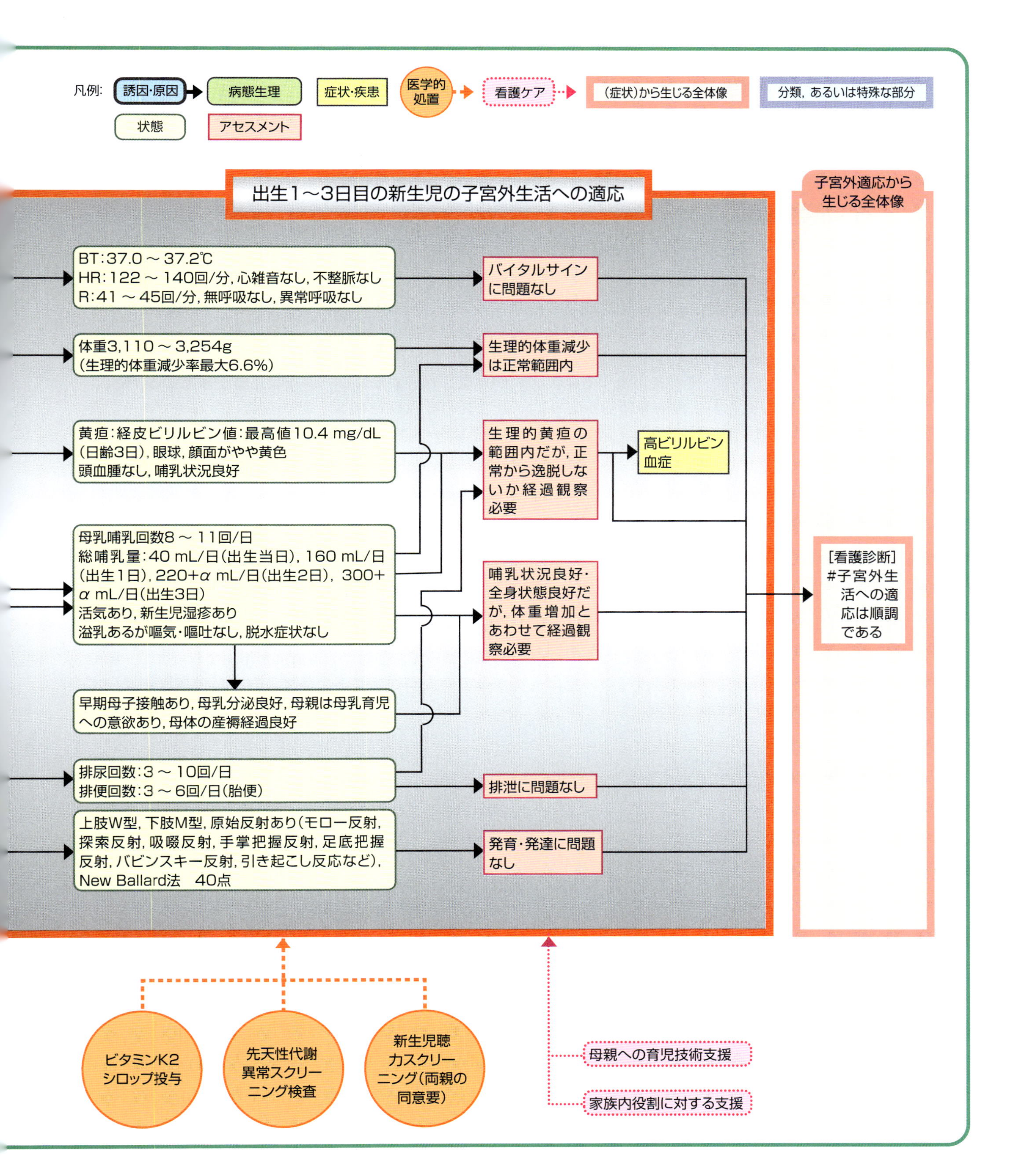
凡例:
誘因・原因
病態生理
症状・疾患
医学的処置
看護ケア
(症状)から生じる全体像
分類, あるいは特殊な部分
状態
アセスメント
出生1～3日目の新生児の子宮外生活への適応
子宮外適応から生じる全体像
BT:37.0～37.2℃
HR:122～140回/分, 心雑音なし, 不整脈なし
R:41～45回/分, 無呼吸なし, 異常呼吸なし
バイタルサインに問題なし
体重3,110～3,254g
(生理的体重減少率最大6.6%)
生理的体重減少は正常範囲内
黄疸:経皮ビリルビン値:最高値10.4 mg/dL(日齢3日), 眼球, 顔面がやや黄色
頭血腫なし, 哺乳状況良好
生理的黄疸の範囲内だが, 正常から逸脱しないか経過観察必要
高ビリルビン血症
母乳哺乳回数8～11回/日
総哺乳量:40 mL/日(出生当日), 160 mL/日(出生1日), 220+α mL/日(出生2日), 300+α mL/日(出生3日)
活気あり, 新生児湿疹あり
溢乳あるが嘔気・嘔吐なし, 脱水症状なし
哺乳状況良好・全身状態良好だが, 体重増加とあわせて経過観察必要
[看護診断]
#子宮外生活への適応は順調である
早期母子接触あり, 母乳分泌良好, 母親は母乳育児への意欲あり, 母体の産褥経過良好
排尿回数:3～10回/日
排便回数:3～6回/日(胎便)
排泄に問題なし
上肢W型, 下肢M型, 原始反射あり(モロー反射, 探索反射, 吸啜反射, 手掌把握反射, 足底把握反射, バビンスキー反射, 引き起こし反応など), New Ballard法 40点
発育・発達に問題なし
ビタミンK2シロップ投与
先天性代謝異常スクリーニング検査
新生児聴力スクリーニング(両親の同意要)
母親への育児技術支援
家族内役割に対する支援

8 子宮外適応

Ⅰ 新生児の子宮外適応が生じる病態生理

1. 子宮外適応の定義

新生児が胎内生活から子宮外生活へ移行する際に，全身状態，特に呼吸・循環動態が生理的に適応することを指す。出生直後に問題がなくても，その後出現する症状もあるため，退院まで続く変化が生理的範囲内かどうか，また異常の逸脱はないか，観察とアセスメント，看護ケアを継続する。

2. 子宮外適応の病態生理

生後15～30分の反応第1期には，頻脈や呻吟，鼻翼呼吸，陥没呼吸，無呼吸などの異常呼吸がみられることがある。また四肢末端はチアノーゼがあることが多い。生後30分以後，安静期となり，心拍数，呼吸数ともに正常値となる。生後2時間以降は反応第2期となり，反応性が戻るが環境や活動に伴ってバイタルサインの変化や皮膚色に変動がみられやすい状態となる。

3. 子宮外適応のメカニズム

1）呼吸

肺サーファクタントは，肺の内部にある活性物質で呼吸を助けるものである。これは在胎26週頃から肺胞表面のⅡ型上皮細胞から分泌されはじめ，在胎34週頃には十分な量が分泌される。肺サーファクタントは，出生後に空気と接触する肺胞の液層の表面にリン脂質の膜を形成することで肺胞の虚脱を防止し，肺胞は呼気時にもある程度膨らんだままの状態を維持できる。そのため，新生児はガス交換に必要な機能的残気量を維持できる。また，出生前に肺胞に肺水が満たされていることにより，肺胞は虚脱せず，出生時に空気が入りやすくなっている。

胎児が産道を通過するとき（経腟分娩の場合），胎児の胸郭は圧迫を受け，肺水が排出される。出生後，呼吸が開始されると肺胞のスペースに空気が引き込まれ，肺胞内で肺水から空気への置換が行われるが，これは第一呼吸と呼ばれ，それに続く呼気が第一啼泣となる。

また，肺水に代わって肺胞が約21％の酸素濃度をもつ空気で満たされると，肺胞を囲む血管に酸素が拡散できるようになる。これによって血中の酸素濃度が上昇し，肺血管抵抗は低下し，同時に動脈管が収縮しはじめ，新生児循環への移行が起こり，体全体の組織に酸素が運搬されるようになり，呼吸運動が確立する（図1）。新生児の呼吸数が60回／分の場合は多呼吸であり，異常呼吸がみられる場合にはパルスオキシメーターを右手に装着し，その数値により酸素化の状態を判断する。

2）循環

第一呼吸および胎盤血流の途絶により，胎児循環から新生児循環への移行が始まるが，空気による肺胞拡張と肺呼吸に伴い血中酸素分圧が上昇すると，肺組織の血管が弛緩し，肺血管抵抗が急速に低下して血液が一気に肺に流入する。このように肺血流量が増加することで，肺静脈を通って左心房に入る血流が増加する一方で，胎盤からの血流が途絶し下大静脈と右心房の血流が減少する。

以上から，右心房圧よりも左心房圧が大きくなることで圧力差により卵円孔の膜様の弁が閉じ，生後数分で機能的に閉鎖する。また，血液の高い酸素分圧や胎盤から分泌されるプロスタグランジンの供給の中断により動脈管は収縮し，閉鎖する。酸素分圧の上昇とプロスタグランジンの減少に反応することで静脈管が生後5～10分で収縮し，臍帯血流が途絶えることにより，二次的に閉鎖する。これにより，胎児循環が終了する。

4. 観察項目

出生直後に，①早産児，②弱い呼吸や啼泣，③筋緊張の低下のいずれかが認められた場合は，蘇生初期処置を行う（第Ⅰ部Ⓓ新生児の出生後の変化とその影響，p21参照）。該当しない場合は，母親のそばで保温，気道開通，皮膚の乾燥を行い，その後アプガースコアで出生直後の児の状態を判断する。出生後1分（児の出生時の状態を示

図1 呼吸運動の確立

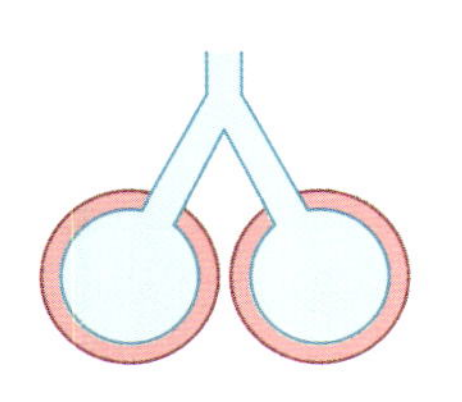

胎児の肺胞は肺胞液で満たされている

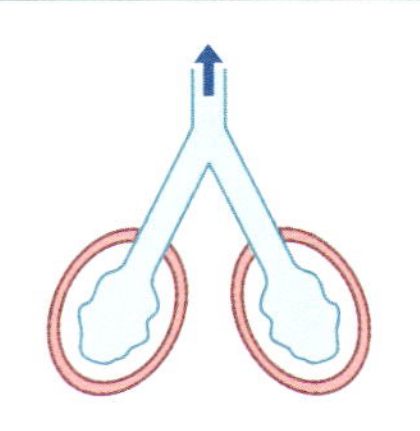

産道を通るときに圧迫されて，肺胞液の一部は排出される

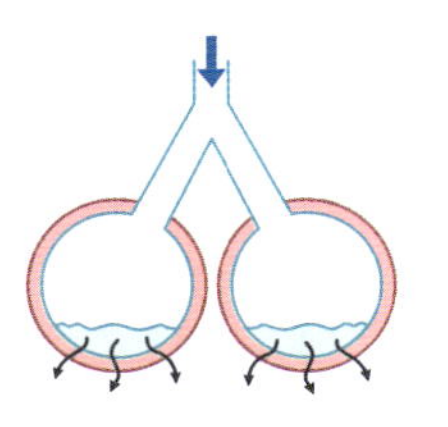

出生して呼吸が開始すると肺胞の中に空気が流入して肺胞が膨らむ。この時点で残った肺胞液も肺胞の周囲に吸収されていく

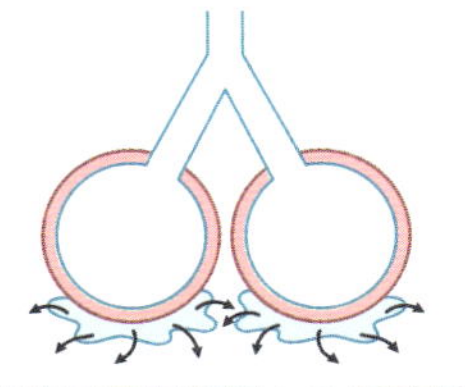

肺胞周囲に移動した肺胞液は，血流やリンパ流によって運び去られる

（佐藤和夫編：新生児の診療・ケア Q&A 正期産編　これだけは知っておきたい well-baby 診察の基本．pp48-49，メディカ出版，2014．より）

す），出生後５分（児の蘇生に対する反応を示す）で判定する（第Ⅰ部Ⓓ「新生児の出生後の変化とその影響」表３アプガースコア　p22 参照）。合計点は７～10 点を正常，４～６点を第１度仮死（軽度仮死），０～３点を第２度仮死（重度仮死）と判定し，仮死の場合は７点になるまで５分ごとに 20 分まで記録する。

その他，バイタルサインを計測し，正常値からの逸脱がないかを確認する。呼吸状態は酸素分圧モニターで評価し，SpO_2 の目標値は生後１分 60％以上，５分 80％以上とする。

生後 24 時間以内に全身の系統的な異常の有無や潜在的なリスク，緊急の医療を必要とする症状（奇形，成熟度，体格等）がないかどうかを観察する。

退院までにバイタルサインの正常値からの逸脱，腎機能，消化器機能，黄疸の推移，神経学的所見，皮膚所見，臍症状，体重の推移，哺乳行動などを観察する。

5．診断・検査

出生時や出生後の新生児の異常を早期発見・予防するために以下の検査等を行う。

● **臍帯動脈血ガス測定**

分娩前および分娩中における胎児の血液酸素化状況を反映するため，客観的な胎児の低酸素の程度を示すことができる。アシドーシスの判断基準として統一されたものはないが，pH は 7.2 ～ 7.0 で判断する場合が多い[1]。

● **血糖測定**

早産・低出生体重児や内分泌代謝疾患児は血糖が不安定になりやすいため，状況に応じて出生後に血糖を測定する。児の血糖は生後１時間で急速に低下し，30mg/dL 程度となることがある[2]。低血糖の定義は明確に定められていないが，生後３～４時間までに概ね 45mg/dL 以上であることを目標とする[3]。

● **予防的抗菌薬点眼**

淋菌性結膜炎の予防のため，出生後（母子接触に引き続き）できるだけ早期に抗菌薬を点眼する[4]。

● **ビタミンＫの予防投与**

①出生後の哺乳が確立した後，②生後１週もしくは退院時のいずれか早い時期，③１か月健診時の計３回，シロップ状のビタミンＫを２mg（１mL）内服させる。計３回の内服しても新生児・乳児ビタミンＫ欠乏性出血症を発症した児があることから，日本小児科学会は 2021 年に①②の予防投与に加えて，その後生後３か月まで週１回ビタミンＫを投与する提言を出している[5]。

● **黄疸**

黄疸はビリルビンによる皮膚の黄染であり，新生児は生理的に多血であることに加え，肝機能が未熟でビリルビンの処理が十分でないこと，胎児期の腸肝循環が活発であることから，生理的な現象としてすべての新生児に生理的黄疸が出現する。通常，出生後２～３日で起こり，ピークは出生後４～５日で，出生後７～10 日で徐々に消失する。その程度が生理的範囲を逸脱していないか，肉眼的黄疸観察，経皮ビリルビン測定，採血による血清ビリルビン値で観察する（表１，図２）。

同時に黄疸発症の時期（生後 24 時間以内にみられる早発黄疸は主に溶血性疾患が原因で，生後２週間以上続く遷延性黄疸は，母乳性のものや他の疾患との関連がある場合がある），哺乳量，嘔気や嘔吐の有無，活気，排泄状況（尿・便回数や性状），神経症状（嗜眠傾向，筋緊張，易刺激性）の有無を確認する。

表1　血清ビリルビン測定が必要となる経皮ビリルビン基準値（mg/dL）

出生体重	＜24時間	＜48時間	＜72時間	＜96時間	＜120時間	＜5日
＜2,500g	7	9	11	14	15	15
≧2,500g	9	11	14	15	15	15

体重に応じて，上記の数値を上回った場合に採血による血清ビリルビン値を測定する
（森岡一朗：新生児室で行われる検査の意義と実際―ビリルビン測定．小児内科，51（5）：724，2019．より）

図2　光線療法が必要となる血清ビリルビン基準値

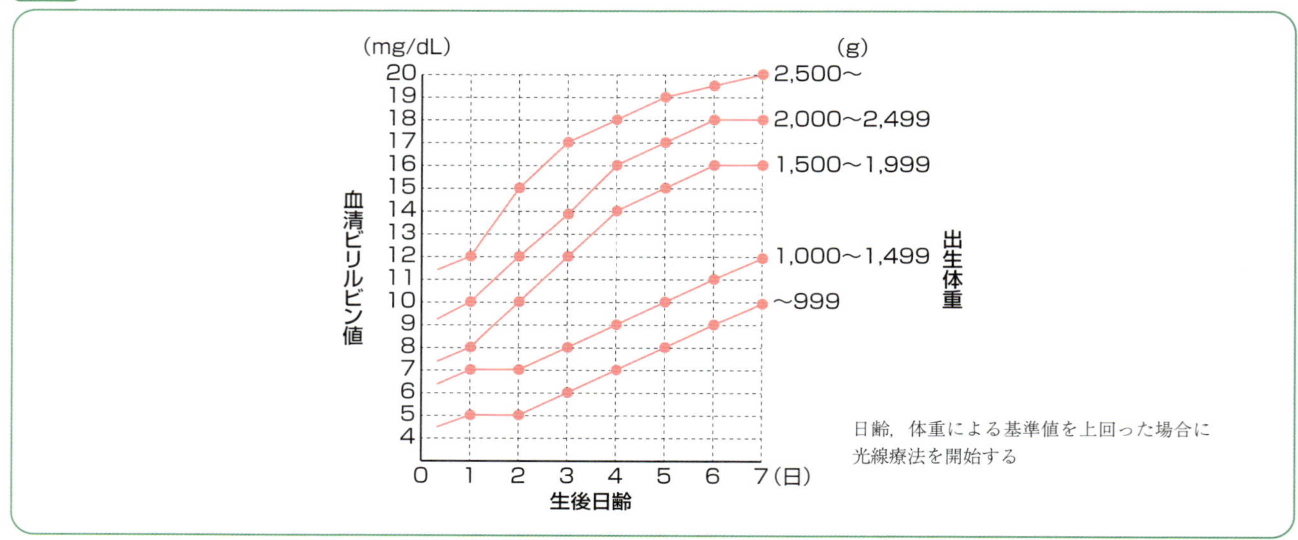

（井村総一：溶血性黄疸．周産期医学，27（増刊）：563-565, 1997. より）

● 先天性代謝異常スクリーニング（新生児マススクリーニング）

ある程度の発生数があり，早期の治療により発症率や死亡率を低下できる疾患には公費負担での先天性代謝異常スクリーニング検査が行われる。先天性代謝異常疾患，先天性甲状腺機能低下症，先天性副腎過形成症のスクリーニングを計23疾患に対して実施する（**表2**）。採血は生後5日頃に新生児の足底を切って血液を濾紙に添加し，十分に乾燥させる。哺乳量が100mL/kg／日以下，抗菌薬投与中止後3日以内の場合は，検査日を延期する。

● 新生児聴力スクリーニング

先天性難聴の早期発見のために行う。現状では親の任意の検査だが，聴覚障害においては早期診断・早期介入がコミュニケーション能力，QOL向上につながるため，生後早期の実施が望ましい。生後3～5日齢に自動聴性脳幹反応（automated auditory brainstem response：AABR）や耳音響放射（otoacoustic emissions：OAE）を用いて検査する。

6. 治療

出生直後の新生児の心肺蘇生法はNCPRアルゴリズムに従って必要な蘇生処置を実施する。全出生児の1％が救命のために本格的な蘇生手段（胸骨圧迫，薬物治療，気管挿管）を必要とし，適切な処置を受けなければ死亡するか，重篤な障害を残すとされる[6]。蘇生初期処置では保温に努め，気道が確保される仰臥位の適切な体位を取り，皮膚刺激により呼吸を誘発する。気道の吸引が必要な場合は口腔内，鼻腔内の順で行う。蘇生初期処置の効果判定は生後30秒後に行い，それ以上の蘇生が必要と予見される場合には，速やかに人工呼吸の開始とパルスオキシメーターの装着を行い，アルゴリズムに沿って蘇生を続ける。

7. 合併症・先天性疾患

新生児の代表的な合併症には次のようなものがあるが，詳細は各項目を参照してほしい。

表2 新生児マススクリーニング

	分類	疾患名	検査法	発見数	発見率
先天性代謝異常症	アミノ酸代謝異常症	フェニルケトン尿症	新生児マススクリーニングによるフェニルアラニン値の測定など	72	1/56466
		メープルシロップ尿症	新生児マススクリーニングによる血中ロイシン値の測定など	10	1/406553
		ホモシスチン尿症	新生児マススクリーニングによる血中メチオニン値の測定など	5	1/813106
		シトルリン血症1型	タンデムマス法	0	−
		アルギニノコハク酸尿症		0	−
	有機酸代謝異常症	メチルマロン酸血症		1	1/605415
		プロピオン酸血症		11	1/55038
		イソ吉草酸血症		0	−
		メチルクロトニルグリシン尿症		5	1/121083
		ヒドロキシメチルグルタル酸血症		0	−
		複合カルボキシラーゼ欠損症		0	−
		グルタル酸血症1型		1	1/605415
	脂肪酸代謝異常症	中鎖アシル CoA 脱水素酵素欠損症		4	1/151354
		極長鎖アシル CoA 脱水素酵素欠損症		7	1/86488
		三頭酵素欠損症		1	1/605415
		カルチニンパルミトイルトランスフェラーゼ-1 欠損症		0	−
		カルチニンパルミトイルトランスフェラーゼ-2 欠損症		0	−
	糖質代謝異常症	ガラクトース血症	ボイトラー法	60	1/67759
先天性甲状腺機能低下症			ELISA 法	99 ※	1/2012
先天性副腎過形成症				147	1/19984

※ 2016 〜 2017 年度を対象

2024 年 4 月から脊髄性筋萎縮症，重症複合免疫不全症，B 細胞欠損症が追加された
（東京都予防医学協会：新生児の健診（一般の方向け）新生児マススクリーニング対象疾患の発見数と発見率（1974 〜 2022 年度）．https://www.yobouigaku-tokyo.or.jp/baby/public_index.html（2023 年 4 月 15 日閲覧）を一部改変）

- **新生児仮死**（㉗，p220 参照）
- **呼吸障害**（㉘，p226 参照）
- **心疾患**（㉙，p236 参照）
- **高ビリルビン血症**（㉚，p242 参照）
- **先天性疾患**

染色体異常として精神運動発達遅滞を呈する 21 トリソミー（約 800 人に 1 人），18 トリソミー（約 3,500 〜 8,500 人に 1 人），13 トリソミー（約 5,000 〜 10,000 人に 1 人）がある。21 トリソミーの予後は良好だが，いずれの染色体異常も併発する心疾患などの合併症の重症度が影響する。

口唇口蓋部の形態形成異常である口唇口蓋裂は 500 人に 1 人の割合でみられる。多指症・合指症も頻度が高い先天性の体表異常である。その他，先天性食道閉鎖症，小腸閉鎖症，胆道閉鎖症，鎖肛，ヒルシュスプルング病などの消化器異常，先天性中枢神経疾患である水頭症などがある。

Ⅱ 新生児の子宮外生活への適応の看護ケアとその根拠

1. 観察ポイント

①成熟度
②バイタルサイン
③哺乳状況（嘔気・嘔吐も含む）および体重の増減
④黄疸
⑤排尿・排便
⑥皮膚状態（臍を含む）
⑦筋緊張・活気
⑧養護環境

2. 看護目標

❶退院までに呼吸・循環動態の安定を保ち，適応過程に異常なく経過できる
❷退院までに母乳（人工乳）からの十分な栄養摂取を継続でき，体重増加に至る
❸退院まで生理的黄疸を逸脱しない

3. 看護ケア

1）退院までに呼吸・循環動態の安定を保ち，適応過程に異常なく経過できる

● バイタルサイン

日々の看護ケアとして，バイタルサインを測定する。測定回数は施設にもよるが，出生当日は2時間までは1時間ごと，その後異常がなければ3～4回程度／日とする。新生児は活動性によってバイタルサインが変動するため，空腹時や睡眠時，啼泣時を避けて測定する。

● 養護環境

新生児室の環境整備として室温（24～26℃），湿度（50～60％），100～200ルクスの照明（夜間は昼夜リズムを確立するために照度を下げる），静かな環境（昼間は50dB以下，夜間は40dB以下），コットとコットを60cm以上離すことができる広さ，直接風が当たらない空調などに対する調整を行う。準備物品を揃え，医療者は衛生学的手洗いやガウン・手袋の装着など，感染予防を行う。また測定時は母児標識を確認する。

図3 心音の測定法

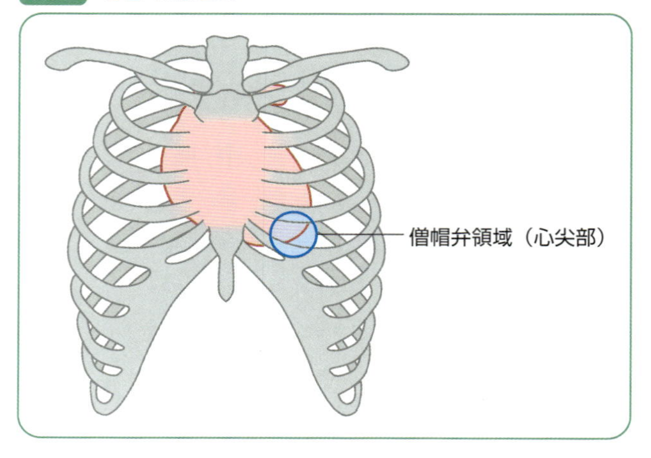

図4 呼吸聴診の順序

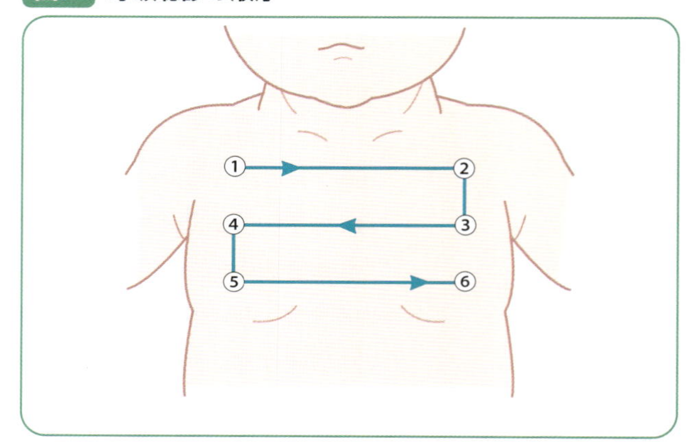

● 体温・呼吸

以下の項目を確認する。

- 体温が正常範囲内か（36.5～37.5℃，特に低体温に注意する）
- 心拍数が正常範囲内か（110～160回／分，睡眠時は回数が少ないこともあるため，その他の症状とあわせて判断する）
- 心雑音の有無（出生後早期は聞こえることもある，生後2～3日経過してから心雑音が現れることもあるため，留意する）（図3）
- リズム不整，呼吸数（30～60回／分，啼泣時は多くなるため，覚醒状況にあわせて測定する）（図4）
- 努力呼吸の有無（呻吟，鼻翼呼吸，陥没呼吸，シーソー呼吸など）
- 無呼吸発作の有無（20秒以上続く呼吸停止または20秒以内でチアノーゼや徐脈を伴うもの）
- チアノーゼの有無（中心性チアノーゼがある場合は

低酸素血症や心疾患を疑う，末梢性チアノーゼの場合は末梢の循環不全の低下によるものがほとんどなので保温等で様子観察とする）など

聴診器で新生児に触れる際は膜面を医療者の手掌で温める，測定時には身体の露出を最小限にするなど，熱喪失を予防しながら行う。また測定による新生児への刺激を最小限にするために，測定は呼吸→心拍数→体温の順で行う。

● フィジカルアセスメント

全身のフィジカルアセスメントは入院中必ず一度は行い，経日的な変化があるもの（産瘤，皮膚状態，臍など）は毎日実施する。頭部から始め，骨重積や大泉門の膨隆や陥没の有無，産瘤・頭血腫・帽状腱膜下血腫などの有無，頭部皮膚色の異常や腫脹の有無を確認する。顔面は表情，顔つきのほか，目や耳の位置，眼脂や結膜炎，眼球結膜下出血，口唇口蓋裂，魔歯，真珠腫などを確認する。胸部・腹部は鎖骨骨折，胸部から腹部にかけての形態や呼吸運動，皮膚症状や臍部の出血・分泌物・乾燥の程度を確認する。また上下肢の良肢位（上肢のW型，下肢のM型），筋緊張，冷感・チアノーゼの有無，股関節の可動域制限の有無，外性器奇形，外性器の成熟を確認する。上下肢の動きが左右対称でない場合は分娩麻痺や骨折が疑われる。背部・臀部では脊柱がまっすぐか，嚢胞や皮膚洞の有無を確認する。

原始反射（主なものは，モロー反射，探索反射，捕捉反射，吸啜反射，手掌把握反射，足底把握反射，自動歩行反射，バビンスキー反射，緊張性頸反射など）を確認する（図5）。原始反射がみられない場合，中枢神経の機能低下や末梢神経障害，脳障害，脊椎障害などが疑われる。反射によって異なるが，高次神経機構の発達により，高度な運動ができるようになると原始反射は消失していく。通常みられる時期にあるか，消失時期に消失するか，反射に左右差はないかなどにより，中枢神経系の発達や成熟度の評価，神経異常の診断の手がかりとする。

新生児の皮膚は薄く，少しの刺激で傷つきやすい。出生直後から新生児には毳毛（ぜいもう）とよばれる薄くてやわらかい産毛のようなものが肩部や上背部に生えていることがあるが，徐々に消失する。胎脂は新生児の体表面に付着している黄白色チーズ状のもので，出生直後から数日間皮膚の水分を保持することから皮膚防御機能があるため洗い落とす必要はない。落屑（らくせつ）は皮膚の角質が乾燥し剝がれたもので，生後数日で著明になるが生後1～2週間で軽快する。中毒性紅斑は，生後1～2日に胸腹部を主として躯幹に出現する大小不同の紅斑で，新生児の30～40％にみられるが治療の必要はなく，2～3日で自然に消退する。蒙古斑は日本人の90％以上にみられる仙骨部から臀部に現れる灰青色の色素沈着で，通常数年で自然消失する。躯幹や四肢など異所性蒙古斑がある場合もある。

2）退院までに母乳（人工乳）からの十分な栄養摂取を継続でき，体重増加に至る

児の健康状態は，哺乳／栄養状態に影響する。ただし

図5 原始反射

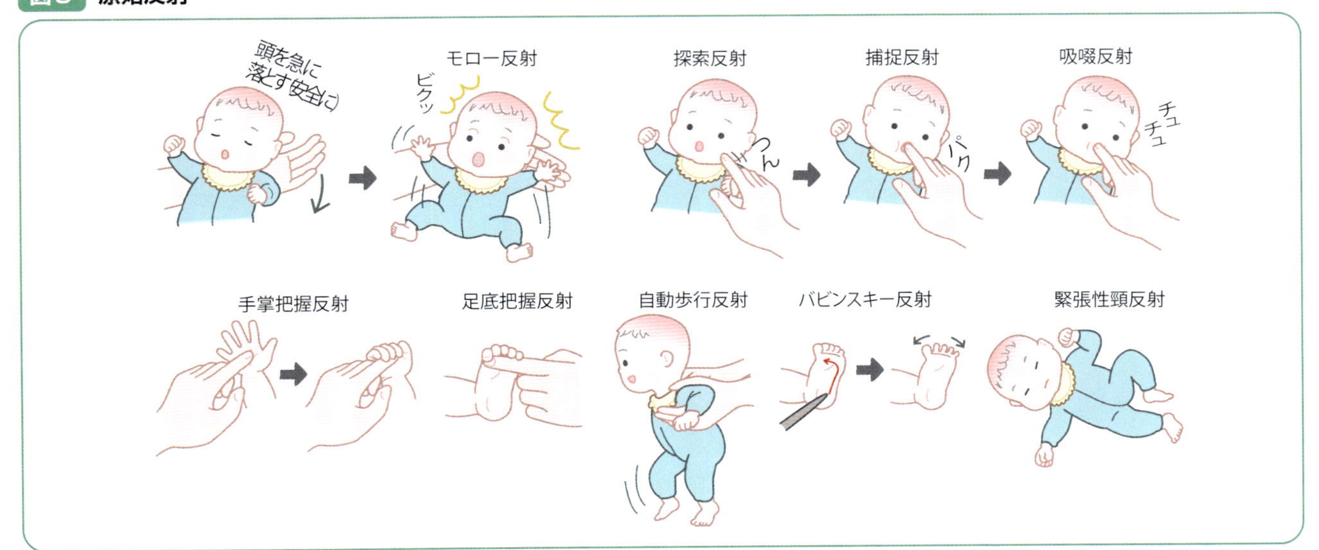

生後直後は胃の容量も小さく，解剖学的な胃の形状が縦型で噴門部の括約筋が弱いことから，初期嘔吐をしやすい。生後数日経って消化機能が活発になり，吸啜・嚥下の協調ができるようになったかを確認する。

観察項目としては，哺乳回数／日，哺乳量（母乳・人工乳），哺乳力，哺乳意欲，嘔気・嘔吐，バイタルサイン，体重のほか，大泉門の陥没や皮膚の乾燥，脱水症状等を観察する。出生体重や在胎週数にもよるが，３時間おきの哺乳回数の場合，人工乳であれば１回の哺乳量＝（生後日数＋１）× 10mL ＋ 10mL を目安とする。低血糖のリスクがある場合は医師の指示に従う。

児の栄養方法は母親の意向を最優先にする。母乳育児を希望する場合，乳頭の手入れや乳房緊満に対するケア，ポジショニングやラッチ・オン，母乳不足の見分け方等について支援する。退院後の不安は母乳育児に対する悩みが多いため，入院中に母乳育児に対する不安を解決できるような看護ケアを行う。人工乳を希望する場合，哺乳瓶の消毒や哺乳量の増量の目安について指導する。

生理的体重減少率は毎日算出し，10％を超えないよう哺乳量を調整する。

3）退院まで生理的黄疸を逸脱しない

経皮ビリルビン測定は採血よりも非侵襲的，かつ客観的な測定値による評価が可能で，バイタルサインの計測時にあわせて測定することが多い。早期黄疸や生理的黄疸の確認等のスクリーニングとして，１日３回程度測定する。経皮黄疸計をアルコール消毒したのち，利き手と反対の手掌で児の頭部を固定して，測定プローブを前額部眉間・胸骨部で測定する（施設や設定によって平均が表示されるか測定値が表示されるかは異なる）。日齢の基準値に比して測定した経皮ビリルビン値の値が高い場合は，採血による血清総ビリルビン値を測定する（図2）。基準値は日齢，出生体重，在胎週数によって異なる。基準値を超えた場合には光線療法を開始する。新生児仮死（５分後アプガースコア＜３），呼吸窮迫，アシドーシス，低体温，低血糖，溶血などのリスクが存在する場合は一段階低い基準線を超えた場合に光線療法を開始する[7]。経皮ビリルビン値は 15mg/dL 以上の場合，血清ビリルビン値との間に乖離が生じやすい，光線療法中は経皮ビリルビンの値が低くなるなどの特徴があるため，値の解釈に注意する[8]。

［細坂泰子］

《文献》

1）島岡竜一他：臍帯動脈血 pH<7.20 予測における妊娠 37 週時の胎児脳胎盤血流比．高山赤十字病院紀要 39：3-8，2015.
2）河井昌彦：小児科医に求められる新生児医療の基本　新生児室で行われる検査の意義と実際　血糖測定．小児内科 51（5）：717-719，2019.
3）北東功：こんなときどうする？ 他科とのコミュニケーションガイド（第１章）新生児科・小児科・新生児外科　新生児低血糖．産科と婦人科 89（13）：31-35，2022.
4）日本産科婦人科学会他編・監：産婦人科診療ガイドライン　産科編 2023．p367，日本産科婦人科学会事務局，2023.
5）日本小児科学会：新生児と乳児のビタミン K 欠乏性出血症発症予防に関する提言．http://www.jpeds.or.jp/modules/guidelines/index.php?content_id=134（2024 年 6 月 27 日閲覧）
6）日本産科婦人科学会他編・監：産婦人科診療ガイドライン　産科編 2023．p360，日本産科婦人科学会事務局，2023.
7）井村総一：溶血性黄疸．周産期医学，27（増刊）：563-565, 1997.
8）有森直子編：NURSING TEXTBOOK SERIES　母性看護学Ⅱ　周産期各論　第 2 版．pp418-419，医歯薬出版，2020.

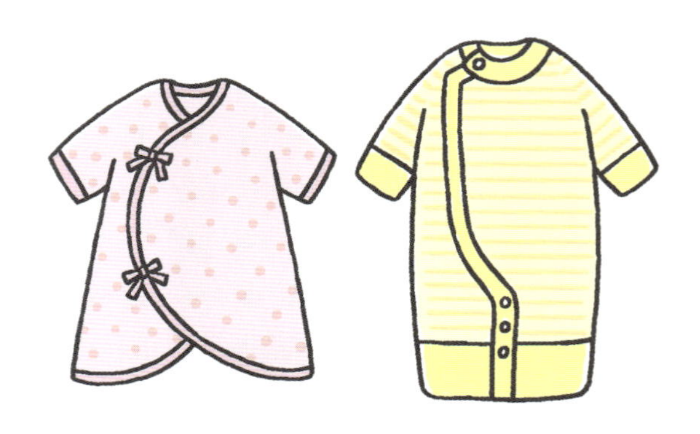

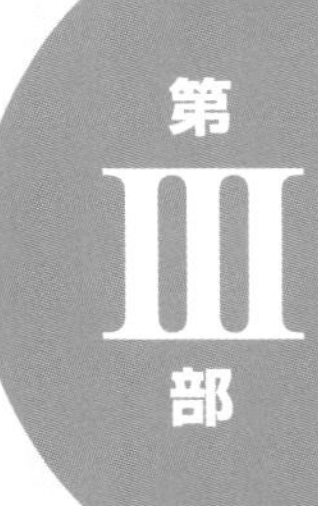

問題志向型で考える周産期の看護ケア関連図

9 妊娠悪阻

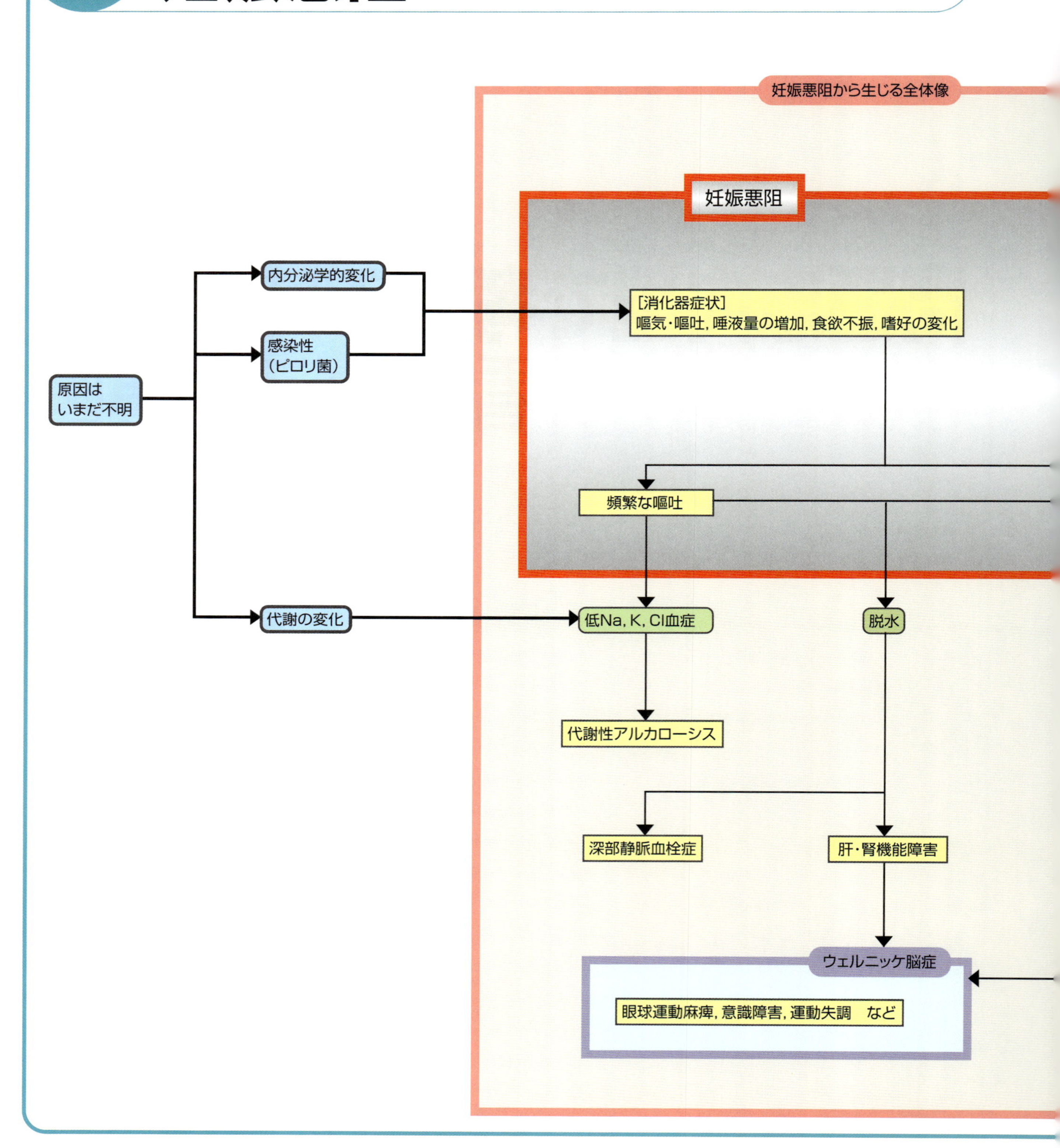

妊娠悪阻から生じる全体像
妊娠悪阻
原因は
いまだ不明
内分泌学的変化
感染性
（ピロリ菌）
代謝の変化
［消化器症状］
嘔気・嘔吐，唾液量の増加，食欲不振，嗜好の変化
頻繁な嘔吐
低Na，K，Cl血症
脱水
代謝性アルカローシス
深部静脈血栓症
肝・腎機能障害
ウェルニッケ脳症
眼球運動麻痺，意識障害，運動失調　など

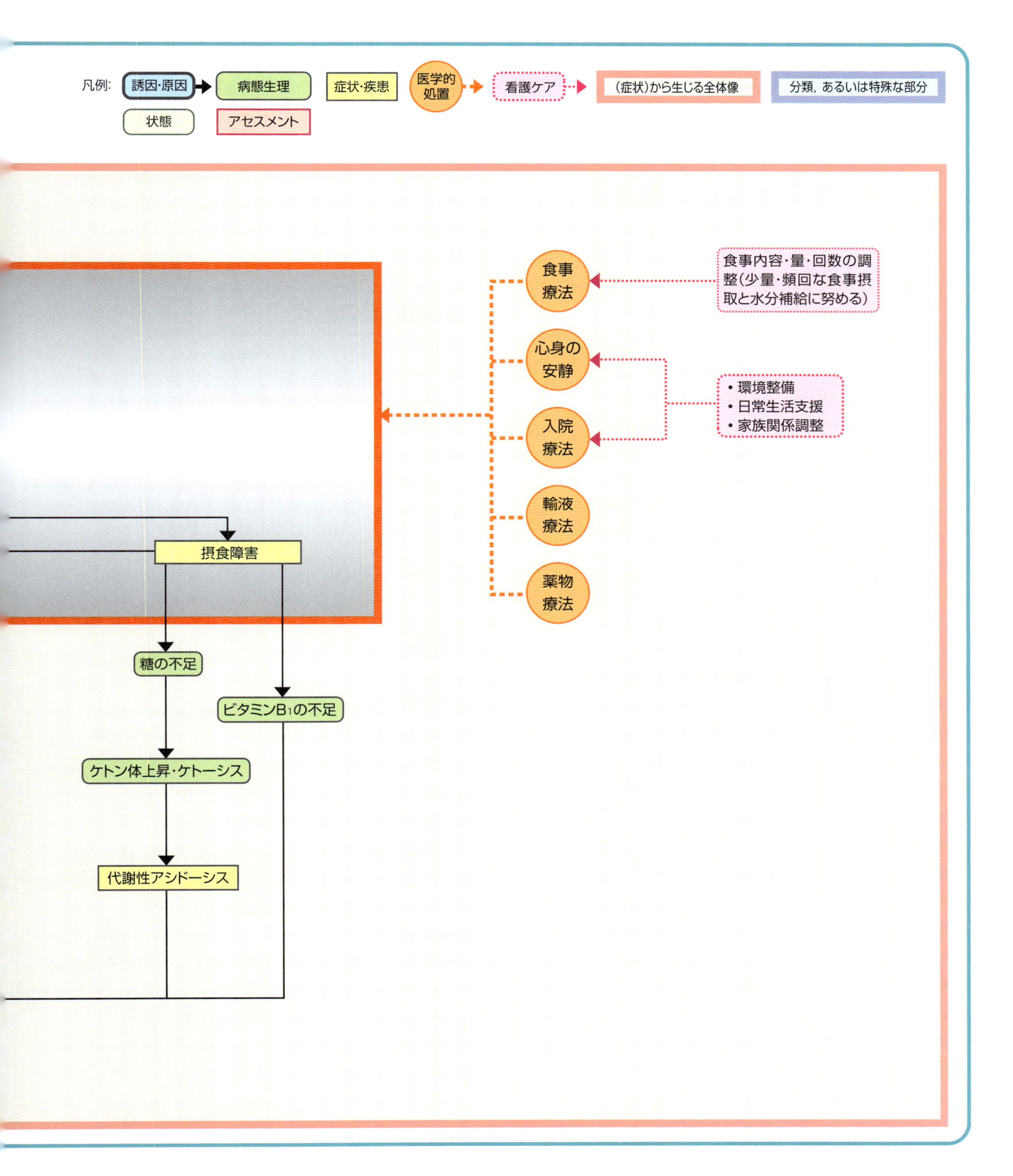
凡例:
誘因・原因
病態生理
症状・疾患
医学的処置
看護ケア
(症状)から生じる全体像
分類，あるいは特殊な部分
状態
アセスメント
食事療法
心身の安静
入院療法
輸液療法
薬物療法
食事内容・量・回数の調整(少量・頻回な食事摂取と水分補給に努める)
・環境整備
・日常生活支援
・家族関係調整
摂食障害
糖の不足
ビタミンB1の不足
ケトン体上昇・ケトーシス
代謝性アシドーシス

9 妊娠悪阻

Ⅰ 妊娠悪阻が生じる病態生理

1．妊娠悪阻の定義

妊娠悪阻は，妊娠中に嘔気・嘔吐，食欲不振，嗜好の変化などの消化器症状を中心とした症状を経験するもので，妊婦の50～80％にみられ，入院治療を要するものは妊婦の1～2％である。妊娠初期に発生することが多く，一般的には胎盤が形成される頃までに症状が改善されるが，症状が長引く続く場合もある。体内の内分泌や代謝の急激な変化と，自律神経失調などによる症状であり，ビタミンB_1の欠乏によりウェルニッケ（Wernicke）脳症，脱水による深部静脈血栓症（deep vein thrombosis：DVT）を発症することがある。治療法としては，生活習慣の改善や食事の見直し，薬物療法があげられる。妊娠悪阻は，妊娠期間中のストレスや不安の原因となり得るため，適切なケアを受ける必要がある。

2．妊娠悪阻のメカニズム

妊娠悪阻の病因はいまだ明らかとなっていない。妊娠に伴う内分泌の変化や栄養代謝の変化，妊娠への精神的な不適応なども考えられている。症状の原因は複数あり，主にヒト絨毛性ゴナドトロピン（hCG）とプロゲステロンの増加によるものとされている。これらのホルモンは，妊娠初期には急激に上昇し，妊娠悪阻の主な原因と考えられている。ピロリ菌（*Hericobacter pylori*：*H. pylori*）による感染は胃潰瘍・胃炎などの原因となり，これらが妊娠悪阻の症状を悪化させる可能性があるとも考えられている。妊娠に伴う絨毛性疾患，妊娠悪阻の既往，多胎，糖尿病，甲状腺機能障害，精神疾患，喘息などがリスク因子といわれている。

また，妊娠中は胃腸の動きが遅くなることや，胃酸の分泌が増えることがある。これらの変化によって，胃の内容物が胃に留まる時間が長くなり，嘔気や嘔吐の症状が生じる可能性が高まる。また，ストレスや睡眠不足などの生活習慣の変化も妊娠悪阻の原因としてあげられる。これらの要因が，妊娠中の女性のホルモンバランスに影響を与え，妊娠悪阻を引き起こす可能性がある。

以上のように，妊娠悪阻の原因は複数あり，ホルモンの変化や生活習慣の変化が複合的に作用して引き起こされると考えられている。

3．妊娠悪阻の症状

妊娠中に嘔気・嘔吐，唾液量の増加，食欲不振，嗜好の変化などの消化器症状を中心とした症状が生じる。脱水や飢餓状態となり，倦怠感，頭痛，眠気といった全身の症状がみられることもある。糖質の摂取不足が生じると，体内でケトン体の産生が促進され，電解質バランスが崩れる。つわりと妊娠悪阻を明確に区別する基準はないが，一日中続く嘔吐，5％以上の体重減少，脱水や尿中ケトン体が陽性，乏尿，体温上昇，代謝性アルカローシス，代謝性アシドーシスなどが生じ，治療を要するものは妊娠悪阻と診断されることが多い。

4．妊娠悪阻の検査・診断

1）症状の確認

妊娠初期に嘔気や嘔吐，食欲不振などの症状の有無，症状の出現タイミングや程度なども確認する。

2）検査

- **血液検査**

血算，肝機能検査，ヘモグロビン（Hb），赤血球，グルコース（Glu），ナトリウム（Na），カリウム（K）など，貧血や栄養・電解質の状態を確認する。

- **超音波検査**

妊娠初期の超音波検査では，胎嚢や胎芽・胎児の成長状況を確認する。

3）診断

嘔気・嘔吐を症状とする胃がん，十二指腸潰瘍，急性虫垂炎などの胃腸疾患などがあり，こうした疾患との鑑別診断が必要である。また脳腫瘍や精神疾患との鑑別も必要である。

5. 妊娠悪阻の治療

1）安静・入院

妊娠に伴う不安や，就労・家族との関係など環境からのストレスが症状の悪化にかかわっていることもあるため，入院をして心身ともに安静に過ごすことで，症状の緩和を図ることもある。カウンセリングなど心理療法が行われることもある。

2）食事・薬物療法

食べられるものを少量ずつ，何回かに分けて摂取するように勧める。早朝空腹時に症状が強い場合は，起きてすぐにクラッカーなど食べやすいものを食べられるようにしておく。

嘔気・嘔吐の症状が強く，食事療法が難しい場合は，輸液療法が行われる。輸液で脱水，電解質の改善を行い，ウェルニッケ脳症の予防のためにビタミンB_1を投与する。制吐薬が投与されることもあるが，妊娠初期は胎児の器官形成期であるため，薬剤の使用は必要最低限とする。

6. 妊娠悪阻の主な合併症

ビタミンB_1の欠乏によりウェルニッケ脳症が発症することがある。ウェルニッケ脳症では，眼球運動麻痺，意識障害，運動失調などが生じ，重症化すると昏睡に陥って死亡する場合もある。

さまざまな治療によっても効果がなく，発熱，意識障害など全身状態が著しく悪化している場合には，人工妊娠中絶も考慮される。

Ⅱ 妊娠悪阻の看護ケアとその根拠

1. 妊娠悪阻の看護の目標

❶つわり・妊娠悪阻の症状の観察による異常の早期発見と症状緩和を図る
❷妊婦を取り巻く環境を整備・調整し，心理・社会的ストレスの軽減を図る
❸食事療法において，必要な栄養・水分が摂取できるよう内容・量・回数など調整する
❹妊婦自身がつわりや妊娠悪阻に関する情報を得て，自らの日常生活行動を調整して，症状緩和に努められるようにする

2. 妊娠悪阻の看護計画

1）主な症状の観察

嘔気・嘔吐，唾液量の増加，食欲不振，嗜好の変化などの消化器症状，脱水や飢餓状態からくる倦怠感，頭痛，眠気といった症状，発熱，意識障害など全身状態の悪化の有無などを観察する。検査データでは，脱水によりヘマトクリット値やHb値は上昇する。嘔吐により低Na，K，Cl血症など代謝性アルカローシスや摂取障害により生じるケトーシスによる代謝性アシドーシスなどに注意する。

胎児の成長・発達状態や胎児心拍，流早産徴候にも注意する。

2）心理社会的状況，家族関係の把握と調整

妊婦の心理社会的ストレスが悪化の要因になっていることがあるため，妊婦や家族の妊娠の受け止めや関係性，その他不安や心配なことについての確認をし，症状の出現との関連を確認する。日常生活で支障をきたしているところについて，周囲のサポートや協力が得られるよう調整をする。

3）栄養・水分摂取に関するアドバイス

妊婦が食べられるものを少量ずつ食べるようにアドバイスする。必要な栄養・水分が摂取できるよう内容・量・回数などを調整する。また脱水にならないように水分摂取量をチェックし，水分摂取を勧める。嘔気や嘔吐を増強する要因を避けるように日常生活で工夫する。

4）妊娠悪阻についての知識の提供

妊娠悪阻の症状と出現時期，食事や水分摂取方法，重症化予防，治療と予後についての情報を提供する。日常生活における心理的社会的なストレスも誘因となるため，生活調整が重要であることを助言する。［春名めぐみ］

《文献》

● 武谷雄二他監：プリンシプル産科婦人科学 1 婦人科編 第3版．メジカルビュー社，2014．
● 日本人の食事摂取基準（2020年版）の概要．南江堂，2020．https://www.nankodo.co.jp/download/S9784524236053.pdf

10 妊娠貧血

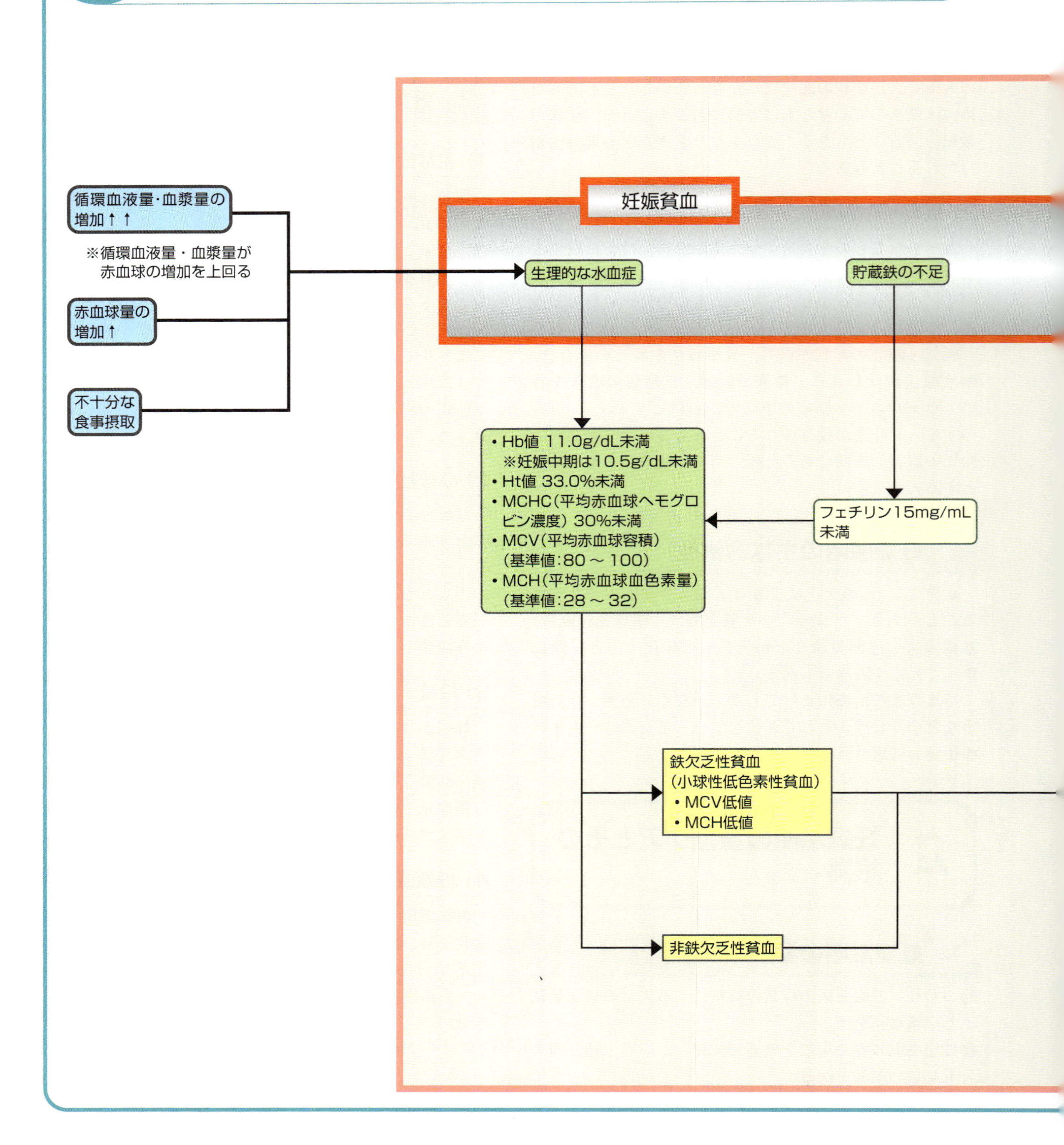

循環血液量・血漿量の増加↑↑
※循環血液量・血漿量が赤血球の増加を上回る
赤血球量の増加↑
不十分な食事摂取
妊娠貧血
生理的な水血症
貯蔵鉄の不足
・Hb値 11.0g/dL未満
※妊娠中期は10.5g/dL未満
・Ht値 33.0%未満
・MCHC（平均赤血球ヘモグロビン濃度）30%未満
・MCV（平均赤血球容積）（基準値：80～100）
・MCH（平均赤血球血色素量）（基準値：28～32）
フェチリン15mg/mL未満
鉄欠乏性貧血（小球性低色素性貧血）
・MCV低値
・MCH低値
非鉄欠乏性貧血

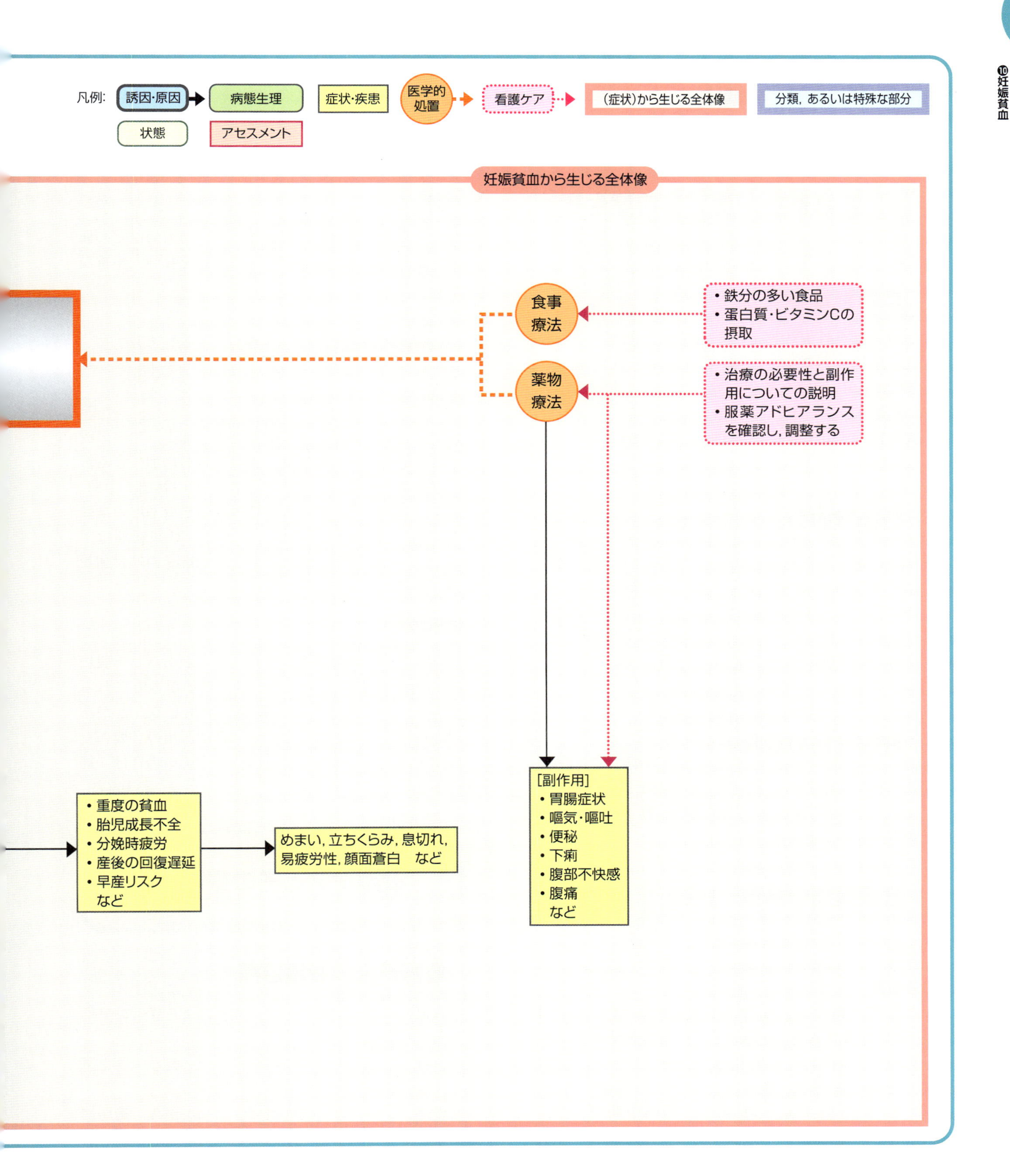
凡例:
誘因･原因
病態生理
症状･疾患
医学的処置
看護ケア
(症状)から生じる全体像
分類，あるいは特殊な部分
状態
アセスメント
妊娠貧血から生じる全体像
食事療法
薬物療法
・鉄分の多い食品
・蛋白質･ビタミンCの摂取
・治療の必要性と副作用についての説明
・服薬アドヒアランスを確認し，調整する
[副作用]
・胃腸症状
・嘔気･嘔吐
・便秘
・下痢
・腹部不快感
・腹痛
など
・重度の貧血
・胎児成長不全
・分娩時疲労
・産後の回復遅延
・早産リスク
など
めまい，立ちくらみ，息切れ，易疲労性，顔面蒼白　など

10 妊娠貧血

Ⅰ 妊娠貧血が生じる病態生理

1. 妊娠貧血の定義

妊娠貧血は全妊娠の約20%に発症し，妊娠の生理的な変化に起因する貧血で，Hb値が11.0 g/dL未満（妊娠中期は10.5 g/dL未満），ヘマトクリット（Ht）値33.0%未満のものをいう。

鉄欠乏性貧血，葉酸欠乏性貧血，または両者が合併することもある。

2. 妊娠貧血のメカニズム

妊娠中に循環血液量は生理的に漸増し，妊娠32週頃には，非妊娠時の循環血液量の約40～45%相当の約1,000mL増加し，以降減少傾向となり，産褥3週間で非妊娠時の状態に回復する。赤血球や血色素も増加するものの相対的に水血症状態であるため，Hb，Htは低下し，貧血となる。

3. 妊娠貧血の症状

自覚症状がない場合が多いが，母体の症状として，めまい，立ちくらみ，息切れ，易疲労性，顔面蒼白などの症状がみられることがある。

4. 妊娠貧血の検査・診断

1）検査

- 血液検査

赤血球数，Hb，Ht，MCV（平均赤血球容積），MCH（平均赤血球血色素量），MCHC（平均赤血球ヘモグロビン濃度），血清鉄，不飽和鉄結合能（UIBC），血清フェリチンを調べる。血清フェリチンが低値（15ng/mL以下），Hb値11.0 g/dL未満（妊娠中期では10.5 g/dL未満），Ht値33.0%未満であると，鉄欠乏性貧血が疑われる。

2）診断

まれに再生不良性貧血，溶血性貧血，白血病などの偶発合併症があるため，検査データに注意を払い，慎重な鑑別が必要である。

5. 鉄欠乏性貧血の治療

1）食事指導

妊娠期に必要な鉄は，基本的な損失に加え，胎児の成長，臍帯・胎盤中への鉄貯蔵，赤血球量の増加による鉄需要の増加などがあり，それぞれ，妊娠の初期，中期，後期によって異なる。日本人女性の鉄の摂取基準の推奨量は6.5 mg／日（18～49歳）であり，妊娠初期は1日に2.5mg，妊娠中期・後期は1日に9.5mgの鉄付加量が推奨されている[1)]。

2）薬物療法

薬物療法として鉄剤が処方されることがある。一般にHb値が10g/dL未満になってくると鉄剤が処方されることが多い。副作用として胃腸症状が生じることがある。副作用の程度を把握しながら，鉄剤服用の必要の有無を確認する。経口投与による副作用が強い場合は，経静脈投与を行うことがある。

Ⅱ 看護ケアとその根拠

1. 妊娠貧血の看護目標

❶妊娠貧血の症状・検査データの観察による異常の早期発見と症状緩和を図る
❷妊婦自身が貧血に関する情報を得て，必要な栄養を摂取し，症状緩和に努められるようにする
❸鉄剤の処方があれば，副作用に注意しながら，適切に服用できるようにする

2. 妊娠貧血の看護計画

1）主な症状の観察

血液検査データ，自覚症状などから貧血の状態を把握する。

2）食事療法・食事指導

妊娠中は生理的にも貧血になりやすく，胎児成長や分娩時の疲労，産後の回復にもかかわるため，貧血を改善する必要性があることを伝える。鉄が多く含まれる食品には，レバー，赤身肉，アサリ，シジミなどの動物性食品やヒジキ，小松菜，ほうれん草，大豆などの植物性食品があり，これらをうまく摂取できるような具体的な方法を提示する。

食物中の鉄にはヘム鉄と非ヘム鉄があり，動物性の食品に多く含まれるヘム鉄は吸収率が高く，非ヘム鉄は吸収率が低い。非ヘム鉄の吸収率を上げるために，タンパク質やビタミンCを多く含む食品を一緒に摂取することを勧める。

3）薬物療法

鉄剤の副作用から服薬アドヒアランスが低くなりやすい。副作用や服薬状況を把握し，薬物療法が継続できるよう調整する。鉄剤を服用していると，吸収されなかった鉄が酸化され，黒色となり，これが便に混ざって便の色が黒くなることも服用時に伝えておく。

［春名めぐみ］

《文献》

1）日本人の食事摂取基準（2020年版）の概要．南江堂，2020. https://www.nankodo.co.jp/download/S9784524236053.pdf（2024年6月27日閲覧）
● 武谷雄二他監：プリンシプル産科婦人科学 1 婦人科編 第3版．メジカルビュー社，2014.

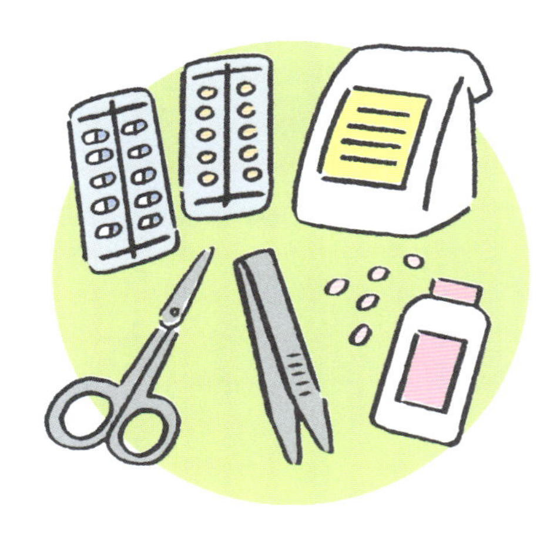

11 切迫早産

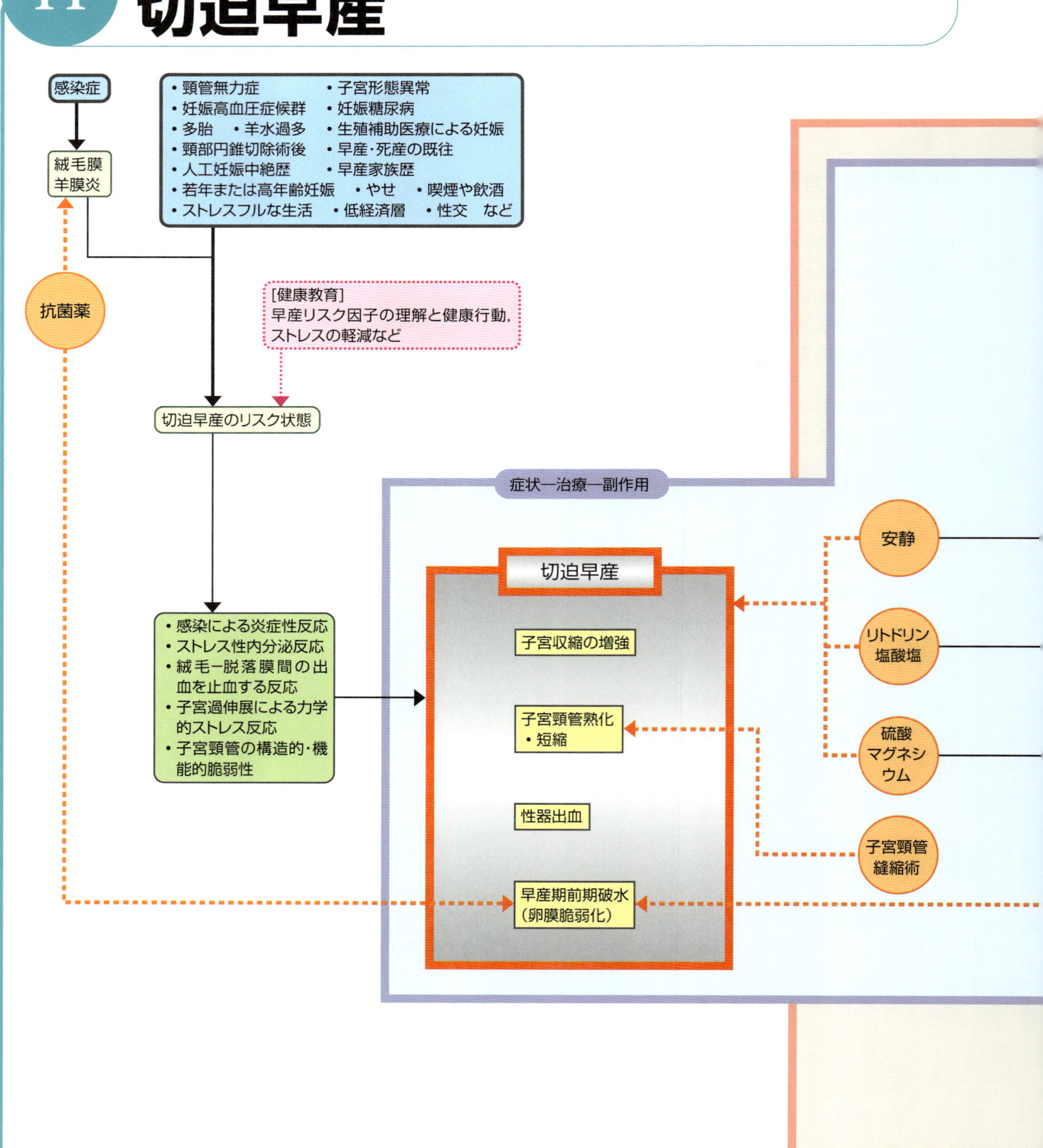

感染症
絨毛膜羊膜炎
抗菌薬
・頸管無力症　・子宮形態異常
・妊娠高血圧症候群　・妊娠糖尿病
・多胎　・羊水過多　・生殖補助医療による妊娠
・頸部円錐切除術後　・早産・死産の既往
・人工妊娠中絶歴　・早産家族歴
・若年または高年齢妊娠　・やせ　・喫煙や飲酒
・ストレスフルな生活　・低経済層　・性交　など
[健康教育]
早産リスク因子の理解と健康行動，ストレスの軽減など
切迫早産のリスク状態
症状―治療―副作用
・感染による炎症性反応
・ストレス性内分泌反応
・絨毛－脱落膜間の出血を止血する反応
・子宮過伸展による力学的ストレス反応
・子宮頸管の構造的・機能的脆弱性
切迫早産
子宮収縮の増強
子宮頸管熟化・短縮
性器出血
早産期前期破水（卵膜脆弱化）
安静
リトドリン塩酸塩
硫酸マグネシウム
子宮頸管縫縮術

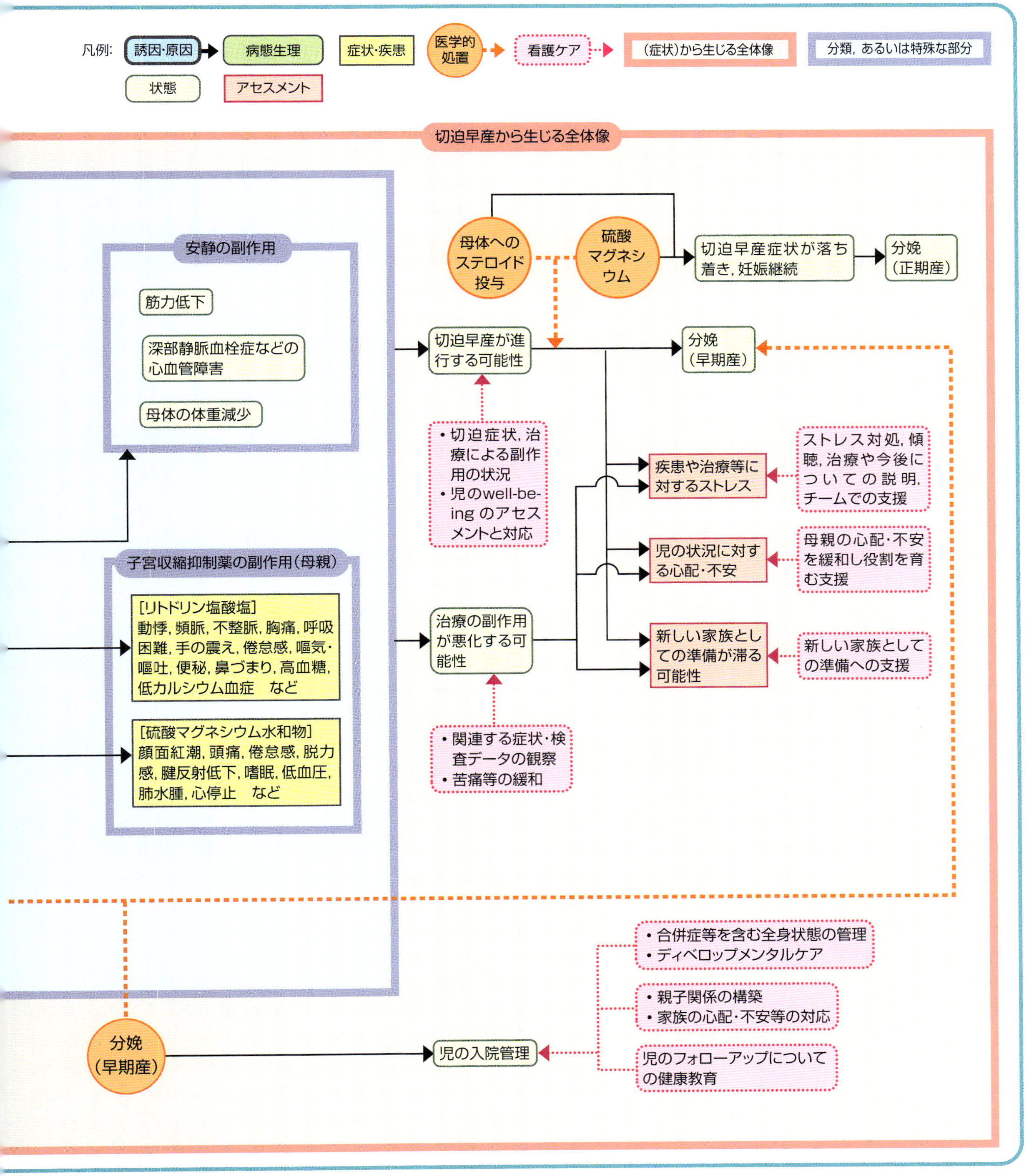

凡例: 誘因・原因 → 病態生理 / 症状・疾患 / 医学的処置 → 看護ケア → / (症状)から生じる全体像 / 分類，あるいは特殊な部分 / 状態 / アセスメント

切迫早産から生じる全体像

安静の副作用
- 筋力低下
- 深部静脈血栓症などの心血管障害
- 母体の体重減少

子宮収縮抑制薬の副作用(母親)

[リトドリン塩酸塩]
動悸，頻脈，不整脈，胸痛，呼吸困難，手の震え，倦怠感，嘔気・嘔吐，便秘，鼻づまり，高血糖，低カルシウム血症　など

[硫酸マグネシウム水和物]
顔面紅潮，頭痛，倦怠感，脱力感，腱反射低下，嗜眠，低血圧，肺水腫，心停止　など

母体へのステロイド投与 / 硫酸マグネシウム → 切迫早産症状が落ち着き，妊娠継続 → 分娩(正期産)

切迫早産が進行する可能性 → 分娩(早期産)

- 切迫症状，治療による副作用の状況
- 児のwell-being のアセスメントと対応

治療の副作用が悪化する可能性

- 関連する症状・検査データの観察
- 苦痛等の緩和

疾患や治療等に対するストレス ← ストレス対処，傾聴，治療や今後についての説明，チームでの支援

児の状況に対する心配・不安 ← 母親の心配・不安を緩和し役割を育む支援

新しい家族としての準備が滞る可能性 ← 新しい家族としての準備への支援

分娩(早期産) → 児の入院管理

- 合併症等を含む全身状態の管理
- ディベロップメンタルケア

- 親子関係の構築
- 家族の心配・不安等の対応

児のフォローアップについての健康教育

11 切迫早産

Ⅰ 切迫早産が生じる病態生理

1．切迫早産の定義

切迫早産（threatened preterm labor）とは「妊娠22週0日から妊娠36週6日までの妊娠期間中に，規則的な子宮収縮が認められ，かつ子宮頸管の開大度・展退度に進行が認められる場合，あるいは初回の診察で子宮頸管の開大が2cm以上となっているなど，早産となる危険性が高いと考えられる状態」[1]と定義されている。規則的な子宮収縮と進行性の子宮頸管の開大・展退によって特徴づけられる。

2．切迫早産のメカニズム

切迫早産の病態は，早産期に生じる子宮筋収縮，子宮頸管熟化，卵膜脆弱化による陣痛発来が主なメカニズムである。ここに至るまでに複数の要因が関係することから症候群と考えられている。

早産の陣痛発来に関連する要因を**表1**に示した[2]。絨毛膜羊膜炎は，早産の主たる原因である。炎症によって生じる物質の作用で，子宮筋収縮，子宮頸管熟化，卵膜脆弱化が引き起こされて，陣痛発来となる。ストレスには，母親の身体的・精神的ストレスと胎児・胎盤機能不全による胎児ストレスがあり，それぞれの視床下部—下垂体—副腎系を活性化することが要因となる。絨毛—脱落膜間の出血では凝固カスケード過程で産生される物質によって，子宮過伸展では力学的ストレスで生じる物質によって生じる。子宮頸管無力症は，子宮収縮を伴うことなく子宮頸管の構造的・機能的脆弱性によって，子宮頸管熟化が進行する。

これら早産の陣痛発来に関連する疾患も含め，早産のリスク因子を**表2**に示した[3]。生殖器以外の炎症性疾患から2次的に子宮収縮を生じる場合もある。また，低所得などの社会・経済的要因もリスクとして認められている。

3．切迫早産の分類と症状

妊婦が自覚する症状として，規則的な子宮収縮，下腹痛，性器出血，破水がある。下腹痛は，明確な痛みとしてではなく，下腹部が重いように感じることもある。妊婦が自覚しない症状として子宮頸管の開大や展退がある。

表1　早産における陣痛発来の要因

感染：絨毛膜羊膜炎
ストレス性内分泌反応：母体ストレス，胎児ストレス
絨毛—脱落膜間の出血：絨毛膜下血腫，常位胎盤早期剥離
子宮過伸展：多胎妊娠，羊水過多
子宮頸管無力症

（桑原慶充，杉田洋佑：Ⅰ基礎編　陣痛発来機序と早産．日本早産学会編，早産のすべて　基礎から臨床，DOHaDまで，pp2-9，メジカルビュー社，2020．を参考に作成）

表2　早産のリスク因子

母体要因	早産家族歴 社会・経済学的因子，低学歴，婚姻状態（未婚） 年齢（若年妊娠，高年齢妊娠） 人種 ストレス，うつ状態 喫煙 やせ 感染症（生殖器・尿路感染・全身性） 歯周病 子宮形態異常，骨盤内腫瘍 性交
生殖歴	頸部円錐切除術後 既往早産歴 既往死産歴 人工妊娠中絶歴
現在の妊娠背景	性器出血（子宮出血） 生殖補助医療（ART）による妊娠 多胎妊娠 羊水過多症 頸管長短縮，頸管無力症 妊娠高血圧症候群，妊娠糖尿病

（Resnik R, Lockwood C, Moore T, et al: Creasy and Resnik's Maternal-Fetal Medicine: Principles and Practice, 8th ed, p624e53, Elsevier, 2019. を参考に作成）

子宮収縮の状態は，妊婦の訴えだけでなく，NST（non-stress test：ノンストレステスト）によって胎児心拍とともに測定する。また，子宮収縮は，常位胎盤早期剝離の初発症状の可能性がある[4]。「お腹が張る。痛みがある」という訴えがあるときは，常位胎盤早期剝離でないことを必ず確認する。性器出血については，前置胎盤，低置胎盤の有無を確認し，何による性器出血かを診断する。破水の診断は腟鏡診で行う。内診は，感染のリスクを伴うため，破水の可能性がある場合には行わない。視診および検査によって破水が確認されたら，高位破水か否か，羊水の性状，羊水量を評価する。子宮頸管の短縮や展退は，内診，経腟超音波によって確認される。

4. 切迫早産の治療・検査

1）早産ハイリスクに対する予防

早産のハイリスクを認識して予防的治療をすることが，早産を抑制する効果があるという明確なエビデンスは示されていない[5]。一方，妊娠前も含めて，リスク因子を改善することは大切である。

早産のハイリスクである早産歴，円錐切除術歴の既往，今回の妊娠における多胎，頸管短縮，細菌性腟炎は，妊婦健康診査において注意深く経過を観察することが推奨されている[5]。子宮頸管長の測定は，妊娠18～24週頃に経腟超音波検査にて実施し，経過観察する。細菌性腟炎については，妊娠20週未満に検査し，細菌性腟炎が認められれば抗菌薬での治療を行う[6]。

2）子宮収縮の抑制

わが国においては，長期間の子宮収縮抑制薬の持続点滴と安静，経口薬による長期間の維持療法が，切迫早産に対する主たる治療として実施されてきた。しかし，子宮収縮抑制薬の長期間投与による早産予防や分娩遅延効果，また経口薬の維持療法がNICU入院率を低下する有効性は認められていない[7]。治療のプロトコールを変更し，リトドリン塩酸塩（ウテメリン）の経口薬の使用の制限，持続点滴の短期化を実施している施設もある[8]が，全体的な実態は明らかにされていない。国際的には，リトドリン塩酸塩の48時間以内の持続点滴投与法が支持されている。48時間を超えることでの母児への副作用が指摘されており，長期投与により発生頻度は高くなる。糖代謝異常から妊娠糖尿病を発症することもある。血液検査などを定期的に実施し慎重に継続する。症状が軽減したら減量や中止を検討する。状況に応じ，高次医療施設への紹介や母体搬送がされる。

子宮収縮抑制薬としては，リトドリン塩酸塩や硫酸マグネシウム水和物が使用され，リトドリン塩酸塩が第一選択される。硫酸マグネシウム水和物は，リトドリン塩酸塩の副作用で使用が制限される場合や，リトドリン塩酸で子宮収縮が抑制できないときに選択される。効果や安全性については確立しておらず，母体の血中マグネシウム濃度を測定し，過剰投与に注意して使用する。

子宮収縮抑制薬の副作用は**表3**に示した[4,9]。これらの副作用に加えて，安静治療の影響として深部静脈血栓症（deep vein thrombosis：DVT）にも注意が必要である。

表3 リトドリン塩酸塩および硫酸マグネシウム水和物の主な副作用

リトドリン塩酸塩	
母親	動悸，頻脈，不整脈，胸痛，呼吸困難，手の震え，倦怠感，嘔気・嘔吐，便秘，鼻づまり，高血糖，低カリウム血症，低カルシウム血症 ≪長期間・高用量で≫ 無顆粒球症，肝逸脱酵素の上昇，横紋筋融解症，肺水腫
胎児・新生児	胎児頻脈，低血糖，高カリウム血症，心筋肥厚，心筋虚血，腸管麻痺，低カルシウム血症，低血圧，脳出血
硫酸マグネシウム水和物	
母親	顔面紅潮，頭痛，倦怠感，脱力感，腱反射低下，嗜眠，低血圧，肺水腫，心停止
新生児	呼吸障害，筋緊張低下，動脈管開存，腸管麻痺，高カリウム血症，長期投与に伴う低カルシウム血症や骨減少

（日本産科婦人科学会，日本産婦人科医会編・監：CQ302 切迫早産の診断と管理の注意点は？ 産婦人科診療ガイドライン 産科編 2023, pp146-150, 日本産科婦人科学会事務局, 2023. ／松田義雄：切迫早産・早産期前期破水．周産期医学 2021年51巻増刊号 周産期医学必修知識 第9版，pp237-240，東京医学社，2021．を参考に作成）

3）早産期前期破水の対応

妊娠 24 週未満の前期破水は，低出生体重児の対応能力を考慮して，小児科医と相談して治療方針を決めるとされている[10]。以下，妊娠 26 週以降の前期破水時の対応を説明する。

前期破水をした際に臨床的絨毛膜羊膜炎と診断された場合には，抗菌薬を使用しながら 24 時間以内に分娩となるように分娩誘発や帝王切開を計画する。臨床的絨毛膜羊膜炎の診断の基準の１つを**表４**に示した[10]。臨床的絨毛膜羊膜炎の症状は，比較的遅い時期に出現することから，これらの基準を満たさなくとも絨毛膜羊膜炎の可能性を考えて対応する必要性がある。

臨床的絨毛膜羊膜炎がなく，胎児の健常性（well-being）が確認される場合，絨毛膜羊膜炎や新生児の感染症等の予防を意図して抗菌薬が使用される。妊娠 34 週まで待機療法とし，以降は分娩誘発を行うか陣痛発来を待つ。なお，妊娠 34 週未満では，ハイリスク新生児の管理が可能な施設での新生児治療が受けられるようにする。

4）子宮頸管短縮への対応

子宮頸管が短縮する疾患として，頸管無力症がある。頸管無力症は，子宮収縮や性器出血が自覚されない状況で子宮口が開大する。定期妊婦健診でチェックするとともに，リスク因子を確認して注意深く経過観察する必要がある。

既往妊娠にて頸管無力症と診断または強く疑われた場合には，頸管の短縮・開大に注意して経過観察をするか，予防的頸管縫縮術を行う[5]。予防的頸管縫縮術は，妊娠 12 週以降，できるだけ早期の実施が推奨されている。今回の妊娠において頸管無力症と診断された場合は，治療的頸管縫縮術を行うか，切迫流・早産に準じた注意深い経過観察をしていく。治療的頸管縫縮術の禁忌としては，子宮収縮を認める場合，感染徴候，性器出血がある。

子宮頸管短縮で経過観察を行う際，臨床研究が進められている段階ではあるが，子宮頸管ペッサリーの効果が期待されている[11]。使用の禁忌としては，破水，規則的な子宮収縮，性器出血，絨毛膜羊膜炎がある。

表４　Lencki らによる臨床的絨毛膜羊膜炎の診断基準

- 母体に 38℃以上の発熱が認められ，かつ以下の４項目中１項目以上を認める
  - ①　母体頻脈（100bpm 以上）
  - ②　子宮の圧痛
  - ③　腟分泌物・羊水の悪臭
  - ④　母体白血球数　15,000/μL 以上
- 母体の体温は 38℃未満であるが，上記の４項目すべてを認める

（Lencki SG, Maciulla MB, Eglinton GS: Maternal and umbilical cord serum interleukin levels in preterm labor with clinical chorioamnionitis. Am J Obstet Gynecol 170: 1345-1351, 1994. より）

5）児の well-being の確認と対応

切迫早産において胎児の well-being の評価は必須である。well-being が確認されなければ分娩を検討する。胎児の well-being を評価する１つの方法としてバイオフィジカル・プロファイル・スコア（biophysical profile score：BPS）がある（⑮胎児発育不全，p141，**表２・３**参照）。

妊娠 24 週以降 34 週未満で，１週間以内の分娩が予想される場合には，児の肺成熟を促し，頭蓋内出血を予防する目的で母体にステロイドを投与する[4,10]。わが国ではベタメタゾンが保険適用されており，24 時間ごとに２回，筋肉注射で投与する。ステロイドの効果出現には 48 時間程度かかる。子宮収縮抑制薬で長期間治療している場合，適切な時期に投与する難しさがある。なお，妊娠 32 週未満の早産では，ステロイドのほか，児の脳保護をする目的で硫酸マグネシウム水和物の投与が推奨されている[10,12]。

5. 切迫早産の合併症

1）母体の合併症

早産に至る要因や治療によって合併症が生じる。絨毛膜羊膜炎がある場合には，母体の敗血症にも注意が必要である。長期間の安静治療によって，深部静脈血栓症（DVT）のリスクが高くなるとともに，筋力低下，心血管障害，母体の体重減少が生じる[13]。また，早産の既往は，次回妊娠時の早産リスクになる[14]。

2）児の予後

早産で出生した児は，機能の未熟さゆえにさまざまな全身の合併症リスクを有している。医療の進歩により，在胎 22 ～ 24 週で出生した児の 70％以上が生存退院しているが，在胎週数が少ないほど，また，低出生体重であるほど長期予後が不良である[15]。極低出生体重児の３歳児の予後として，死亡および神経学的障害

(neurodevelopmental impairments：NDI）の割合は，在胎22週では65.6％であるが，在胎31週で7.3％と最低値になる。妊娠32週以降はSGA（small for gestational age）が増加することで予後が悪くなっている指摘がされている[16]。

さらなる長期予後についても明らかにされてきている（**表5**）[17]。呼吸器疾患や消化器疾患による入退院を繰り返すことが多く，神経発達障害や慢性疾患のリスクも高い。慢性疾患では，生活習慣に関連する非感染性疾患（non communicable disease：NCDs）の罹患率が高く，生殖に関しても再生産が低く早産のリスクがある。

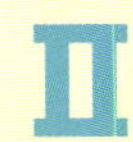

Ⅱ 切迫早産の看護ケアとその根拠

1．切迫早産の観察ポイント

1）切迫早産の症状およびリスク要因

治療による効果も含め，切迫早産の状況を把握するために症状を観察する。切迫早産の症状は，規則的な子宮収縮，下腹部痛，性器出血，破水，子宮頸管の開大・展退である。子宮収縮は，妊婦の自覚とNSTによって観察する。子宮収縮の自覚は個人差がある。子宮収縮と下腹部痛は，常位胎盤早期剝離の初期症状でもあるので注意が必要である。子宮頸管の開大・展退は，内診や経腟超音波検査の計測値で確認する。

早産期前期破水がある場合には，絨毛膜羊膜炎への注意が必要であり，**表4**に示す症状，検査データについて観察する。絨毛膜羊膜炎が生じた場合の治療方針は分娩となる。

切迫早産のリスク要因についても情報収集し，可能なものは予防する。

表5　早産での発症リスク疾患

神経発達障害	注意欠陥多動障害 自閉症スペクトラム障害
生　殖	再生産（死産または生時の出生）の低下 早産
慢性疾患	インスリン抵抗性 高血圧 肥満 虚血性心疾患 慢性腎臓病

（川合健太，幸村友季子：Ⅱ臨床編　Q73　早産症例の長期予後について教えてください．日本早産学会編，早産のすべて　基礎から臨床，DOHaDまで，p245，メジカルビュー社，2020．より）

2）胎児のwell-being

NSTによって胎児のwell-beingを判断する。そのうえで，BPSによる総合的に評価を確認する。

3）治療による副作用

子宮収縮抑制薬および安静による副作用について観察し，重症化を防ぐ。リトドリン塩酸塩および硫酸マグネシウム水和物の副作用は，全身におよび命にかかわるものもある。症状および検査データから全身状態をアセスメントする。妊婦は，治療のためには仕方ない，我慢したほうがよいと考えている場合もある。治療を適切に遂行するために，副作用に関する症状等を伝えてほしいことを説明する。

4）ストレスやメンタルヘルスの把握ー社会的リスク要因

子宮収縮抑制薬および安静療法によってストレスが生じる。ストレスは，切迫早産のリスク要因でもある。ストレスの感じ方には個人差がある。訴えがないからストレスはないと判断せず，ストレスも含めたメンタルヘルスの状況を丁寧に把握していく。また，切迫早産のリスク因子には低所得があるように，社会経済的背景によるストレスが存在する可能性もある。プライベートなことで聞きにくいことではあるが，新たな家族形成への準備と関連づけて確認する。

5）疾患等への認識

妊婦の切迫早産に対する理解，そして健康行動やそのことに対する思いなどについて情報を収集する。加えて，児が早産児や低出生体重児として生まれてくる可能性やその後の状況の認識や思いについてもタイミングをみながら傾聴し，確認していく。これらの認識は治療行動の支援，ストレス軽減，健康教育，今後の育児において役立てることができる。

6）母性意識，児への思い　今後の育児

早産によって小さく生まれる可能性のある児に対する不安や心配は，妊娠中だけでなく，出産後の状況も含めて話を聴く。また，不安・心配といったマイナスの気持

ちだけでなく，児に対する愛情などの思いも確認することが大切である。

7）新しい家族形成に向けての準備状況および家族の思い

入院によって，夫婦・家族での話し合いの機会が少なくなったり，育児への準備も滞る可能性がある。夫婦・家族でどのように話し合いをして準備をしているか確認し，支援していく。

8）妊娠経過の把握

切迫早産以外の妊娠経過について，胎児の成長発達，マイナートラブルなども含め把握していく。

2. 切迫早産の看護目標

❶順調に治療が遂行され，母児にとって最適となる時期に分娩できる
❷ストレス等に対処し安定したメンタルヘルス状態を保つことができる
❸母親としての意識や役割を育んでいくことができる
❹新しい家族としての準備ができる
❺妊娠時期に応じた健康行動をとることができる

3. 切迫早産の看護ケア

1）母児にとって最適な時期に分娩となることへの支援

児にとっては，在胎週数が長くなることで未熟性も低くなり，予後もよくなる。一方，妊婦にとっては，治療期間が長くなれば，子宮収縮抑制薬の副作用のよる合併症が生じやすく重症化する。また，安静療法によるストレス等も高くなる。母児にとって最適な分娩の時期となるよう，切迫早産の症状，治療の副作用，合併症，児のwell-beingの状況を観察・アセスメントし，医師に報告し連携していく。前述したように，副作用等については，治療のためには仕方がないなどと考え，気持ちを表出しないこともあるので，適切な治療をするために表出することを促す。

安静治療をはじめとする治療，リスクに対する予防行動などの遂行には，努力が必要なことが多い。切迫早産の治療として実行して当たり前という態度ではなく，遂行できていることを認めるとともにねぎらう。副作用については，軽度であるからと経過観察せずに，軽減できるように対応していく。

2）ストレスを軽減し安定したメンタルヘルスを保つための支援

切迫早産であること，その治療，児の状態，家計や家族のことなど，妊婦が感じるストレスの対象は広範囲に及ぶ可能性がある。妊婦の切迫早産や妊娠・子育てに関する思い等を傾聴するとともに，ストレスを抱えやすい状況にあること，それらを解決していけることを説明し，話を聴く時間を意図的に設ける。病状や治療についても，医師と協力して，妊婦が納得できるように丁寧に説明することが必要である。また，妊婦によっては，援助を求めることを良しとしなかったり，ストレスや問題等を自分一人で抱えようとすることもある。援助を求めてよいこと，小さなことと妊婦が思うことであっても相談することを促す。看護職や医療者側も相談しやすい関係を築いていく。

切迫早産の妊婦には，複雑な社会的背景を有している人もいる。出産後のことも考慮し，必要に応じ，心理職，医療ソーシャルワーカー（MSW），地域保健師などと連携しチームとして支援する[18]。

3）母親の心配・不安を緩和し役割を育んでいくことへの支援

切迫早産の妊婦は，早産児・低出生体重児として生まれるかもしれない児に対する心配・不安を抱えている。そのため「児のために」と必要以上に治療を耐えたり，頑張りすぎるような状況もある。母親の児に対する心配・不安を受け止めるとともに，児の成長発達を説明しながら，母親としての児への思いやできていることを伝え，安心感につなげ，自信をもてるようにかかわる。

児がNICUに入院する可能性がある場合には，出生前からNICUの医師や看護師と連携していく。NICUの医師や看護師から出生後の児について説明を受けることで，不安を軽減できるようにする。出生後のイメージがないことも多いので，必要に応じNICUの見学等をする。母親として何ができるかについて具体的に説明し，母親役割の達成感につなげる。

4）新しい家族としての準備を支援する

入院によって，夫婦・家族での相談も含め，新しい家族への準備ができにくくなる。妊婦も家族も，直面している切迫早産を乗り越えることに意識が向き，出生後の

イメージがしにくいこともある。また，妊婦と家族のイメージが異なっていることもある。それぞれのペースに合わせながら，育児について一緒に考え検討する。

5）妊娠時期に応じた健康行動への支援

切迫早産以外の妊娠経過については，妊娠時期に応じたケアが必要である。妊婦が妊娠経過を理解することやマイナートラブル等の対応について支援する。

［村井文江］

《文献》

1）日本産婦人科学会編：産科婦人科用語集・用語解説集　改訂第４版．p115，日本産婦人科学会，2018.
2）日本早産学会編：早産のすべて　基礎から臨床，DOHaD まで．pp2-9，メジカルビュー社，2020.
3）日本産科婦人科学会編・監：産婦人科専門医のための必修知識　2022年度版．ppB57-B61，日本産科婦人科学会，2022.
4）日本産科婦人科学会他編・監：産婦人科診療ガイドライン　産科編2023．pp146-150，日本産科婦人科学会事務局，2023.
5）日本産科婦人科学会他編・監：産婦人科診療ガイドライン　産科編2023．pp.140-145，日本産科婦人科学会事務局，2023.
6）日本産科婦人科学会他編・監：産婦人科診療ガイドライン　産科編2023．pp298-299，日本産科婦人科学会事務局，2023.
7）重見大介：ビッグデータから見た日本の切迫早産治療．ペリネイタルケア 40（10）：956-961，2021.
8）仲村将光他：未破水の切迫早産管理―short-term tocolysis．周産期医学 48（5）：581-585，2018.
9）松田義雄：切迫早産・早産期前期破水．周産期医学必修知識　第９版，周産期医学 51（増刊号）：237-240，2021.
10）日本産科婦人科学会他編・監：産婦人科診療ガイドライン　産科編2023．pp.151-155，日本産科婦人科学会事務局，2023.
11）日本早産学会編：早産のすべて　基礎から臨床，DOHaD まで．pp72-75，メジカルビュー社，2020.
12）日本早産学会編：早産のすべて　基礎から臨床，DOHaD まで．pp160-163，メジカルビュー社，2020.
13）日本早産学会編：早産のすべて　基礎から臨床，DOHaD まで．pp132-133，メジカルビュー社，2020.
14）牧野真太郎：早産はやっぱり繰り返すの？．ペリネイタルケア 40（10）：967-972，2021.
15）日本早産学会編：早産のすべて　基礎から臨床，DOHaD まで．pp240-243，メジカルビュー社，2020.
16）河野由美：Neonatal Research Network of Japan（NRNJ）データベースからみた極低出生体重児の予後．日本周産期・新生児医学会雑誌 56（2）：203-212，2021.
17）日本早産学会編：早産のすべて　基礎から臨床，DOHaD まで．pp244-247，メジカルビュー社，2020.
18）谷田瑞穂他：切迫早産で長期入院中にメンタルの不調を訴え始めた妊婦―入院管理中の妊婦へのケア．ペリネイタルケア 40（10）：995-999，2021.

NOTE

12 妊娠高血圧症候群

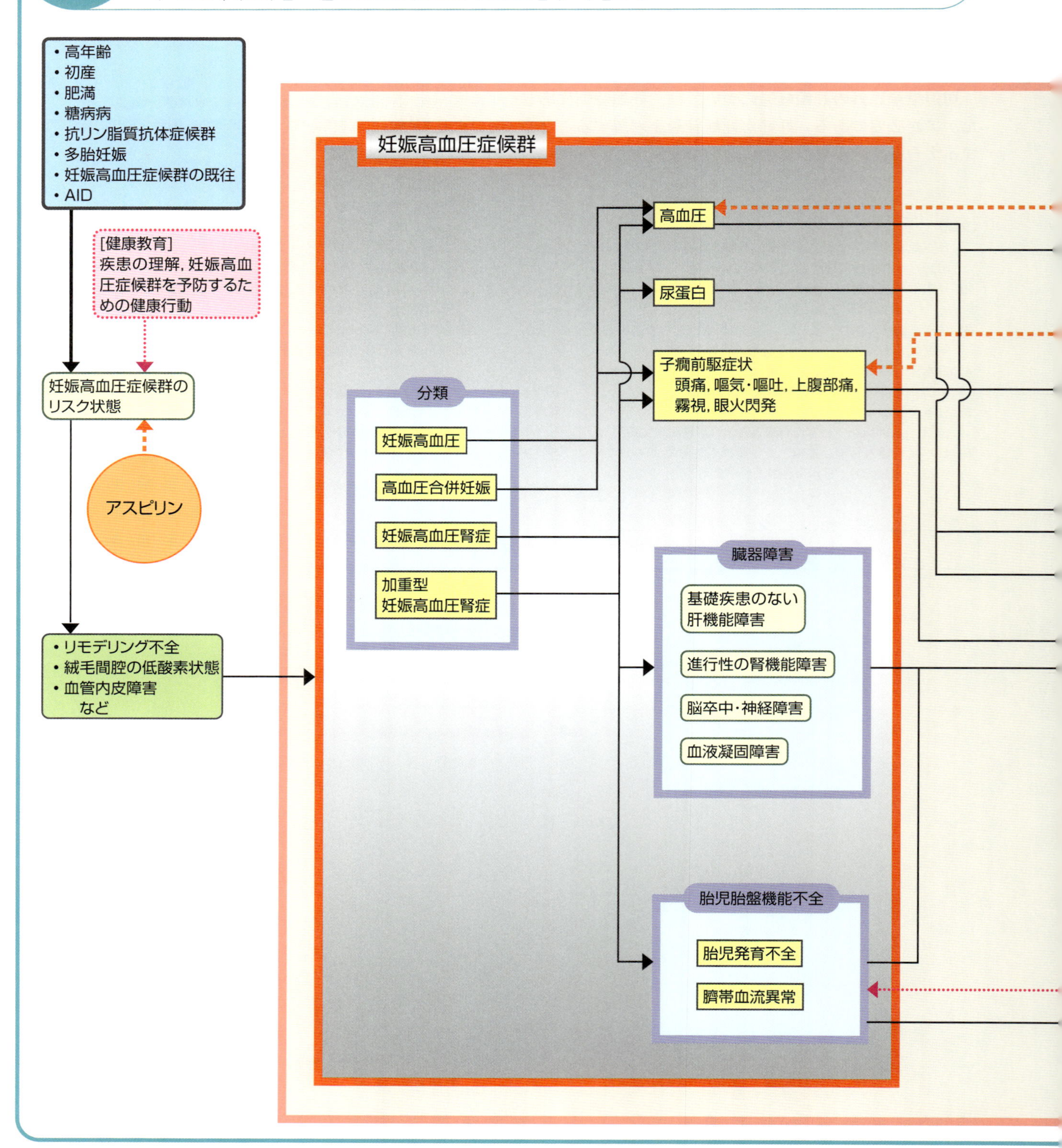

・高年齢
・初産
・肥満
・糖病病
・抗リン脂質抗体症候群
・多胎妊娠
・妊娠高血圧症候群の既往
・AID
[健康教育]
疾患の理解, 妊娠高血圧症候群を予防するための健康行動
妊娠高血圧症候群のリスク状態
アスピリン
・リモデリング不全
・絨毛間腔の低酸素状態
・血管内皮障害
など
妊娠高血圧症候群
分類
妊娠高血圧
高血圧合併妊娠
妊娠高血圧腎症
加重型
妊娠高血圧腎症
高血圧
尿蛋白
子癇前駆症状
頭痛, 嘔気・嘔吐, 上腹部痛,
霧視, 眼火閃発
臓器障害
基礎疾患のない
肝機能障害
進行性の腎機能障害
脳卒中・神経障害
血液凝固障害
胎児胎盤機能不全
胎児発育不全
臍帯血流異常

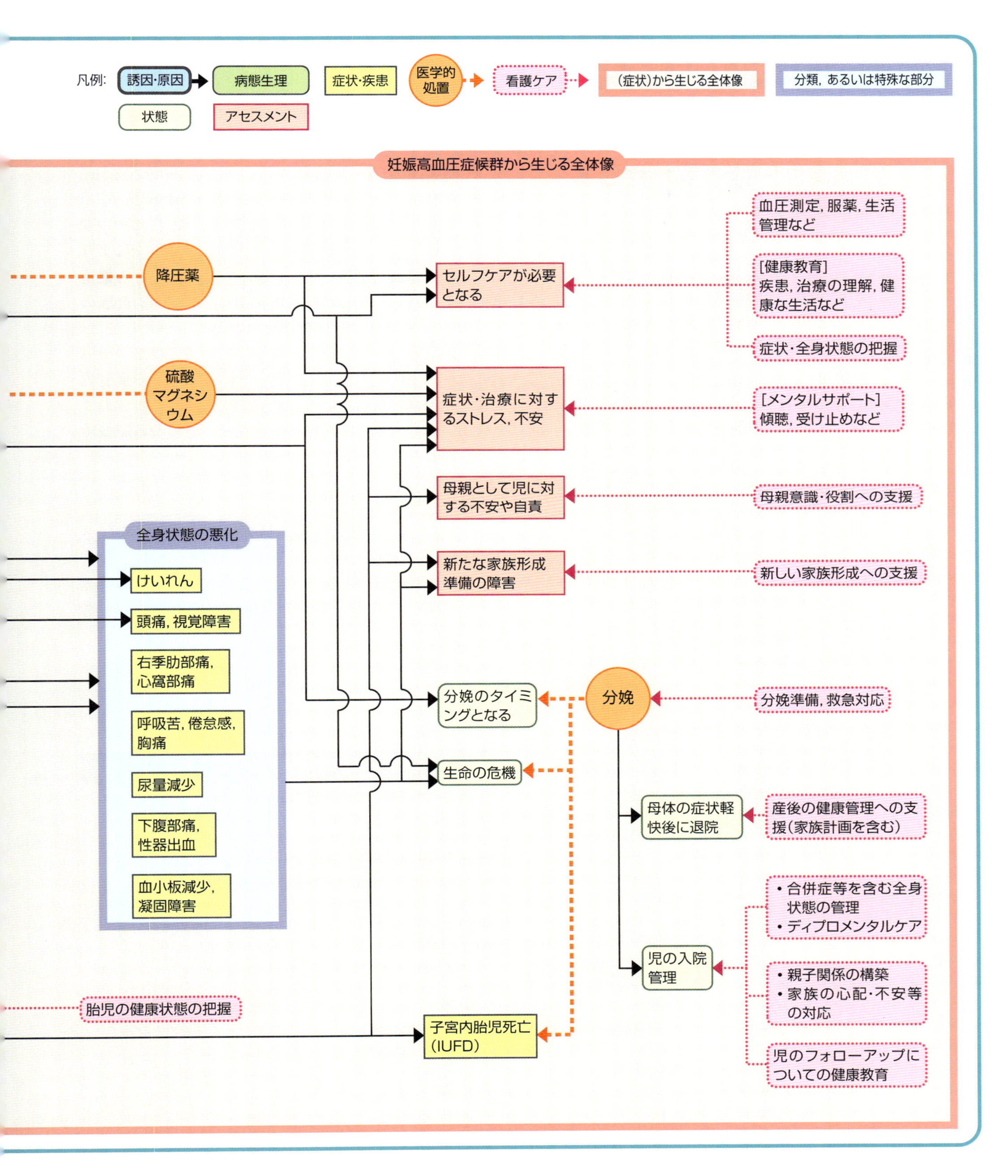
凡例:
誘因·原因
病態生理
症状·疾患
医学的処置
看護ケア
(症状)から生じる全体像
分類，あるいは特殊な部分
状態
アセスメント
妊娠高血圧症候群から生じる全体像
降圧薬
硫酸マグネシウム
セルフケアが必要となる
症状·治療に対するストレス，不安
母親として児に対する不安や自責
新たな家族形成準備の障害
血圧測定，服薬，生活管理など
[健康教育]
疾患，治療の理解，健康な生活など
症状·全身状態の把握
[メンタルサポート]
傾聴，受け止めなど
母親意識·役割への支援
新しい家族形成への支援
全身状態の悪化
けいれん
頭痛，視覚障害
右季肋部痛，心窩部痛
呼吸苦，倦怠感，胸痛
尿量減少
下腹部痛，性器出血
血小板減少，凝固障害
分娩のタイミングとなる
生命の危機
分娩
分娩準備，救急対応
母体の症状軽快後に退院
産後の健康管理への支援(家族計画を含む)
児の入院管理
・合併症等を含む全身状態の管理
・ディプロメンタルケア
・親子関係の構築
・家族の心配·不安等の対応
児のフォローアップについての健康教育
胎児の健康状態の把握
子宮内胎児死亡(IUFD)

12 妊娠高血圧症候群

I 妊娠高血圧症候群が生じる病態生理

1. 妊娠高血圧症候群の定義

妊娠時に高血圧を認めた場合，妊娠高血圧症候群（Hypertensive disorders of pregnancy：HDP）とする。高血圧は，収縮期血圧 140mmHg 以上，または拡張期血圧 90mmHg 以上の場合をいう。なお，本定義における妊娠時には分娩 12 週までが含まれる[1]。

2. 妊娠高血圧症候群のメカニズム

1）発生機序

HDP は高血圧に端を発した病態が，全身性の臓器障害，胎児発育不全へと進み，妊産婦死亡や胎児死亡に至る可能性を有する疾患である。その発症は，妊娠期に限らず，妊娠期が正常に経過した後の分娩期や産褥期ということもある。発生機序については，全容は解明されていないが，現時点で中心的な考え方となっている two stage disorder theory[2,3] のポイントを説明する。

two stage disorder theory によると，第 1 ステージでは，ラセン動脈の再構築（リモデリング）不全によりラセン動脈に血管抵抗が生じ，絨毛間腔への十分な血流を維持するために母体に高血圧が生じる。ラセン動脈のリモデリングが順調に行われない要因の 1 つとしては，免疫学的寛容の不十分さがあげられている。第 2 ステージでは，絨毛間腔の低酸素状態とその結果生じる血管内皮細胞の障害が要因となる。血管内皮障害は，母体および胎児の両方で生じ，高血圧や蛋白尿，さらなる臓器障害の要因となる。

2）リスク因子

HDP のリスク要因は，臨床研究によって明らかにされてきている（表 1）。リスク因子の要因としては，遺伝的因子，血管抵抗の増加，炎症および慢性炎症，血管障害，血液凝固の亢進，不十分な免疫学的寛容などがある。

表 1　妊娠高血圧症候群のリスク因子とその要因

リスク因子		その要因
妊娠以外の因子	● 母体年齢 35 歳とくに 40 歳以上	合併症の増加や血管抵抗の増加
	● 高血圧，妊娠高血圧腎症家族歴	遺伝的因子
	● 肥満，インスリン抵抗性	慢性炎症の増強，リポカイン異常
	● 糖尿病	慢性炎症の増強，血管障害，腎障害
	● 抗リン脂質抗体症候群	血液凝固の亢進，炎症
妊娠に関連する因子	● 初産	免疫学的寛容（トレランス）が不十分
	● 最後の分娩から 10 年以上経過	免疫学的寛容（トレランス）が不十分
	● 同棲してから 6 か月以内の妊娠	精漿による父親抗原特異的免疫寛容誘導が十分でない
	● 生殖補助医療とくに AID，卵子提供妊娠，胚提供妊娠	卵子提供妊娠では胎児は母親にとって全異物となる
	● 多胎妊娠	循環血漿量の増加，胎児抗原の増加
	● 尿路感染症，歯周病	炎症の誘導
	● 妊娠高血圧症候群の既往	遺伝的因子

（日本産科婦人科学会編・監：産婦人科専門医のための必修知識　2022 年度版，pB65，日本産科婦人科学会，2022. より）

3. 妊娠高血圧症候群の分類と症状

HDPの分類や基準は常に妥当性が検討されており，HDPの成り行きに関する臨床研究等の結果によって変更される。以下，2018年に改訂されたHDPの診療指針[1]に沿って説明する。

1）病型分類

病型によって，妊娠高血圧腎症（preeclampsia：PE），妊娠高血圧（gestational hypertension：GH），加重型妊娠高血圧腎症（superimposed preeclampsia：SPE），高血圧合併妊娠（chronic hypertension：CH）の4つに分類される[1]（**表2**）。妊娠20週以降に高血圧が発症し，蛋白尿，母体の臓器障害，子宮胎盤機能不全のいずれかを伴う妊娠高血圧腎症，これらの障害等を伴わない妊娠高血圧，妊娠前または妊娠20週前に高血圧があり，蛋白尿，母体の臓器障害，子宮胎盤機能不全を伴う加重型妊娠高血圧腎症，これらの障害等を伴わない高血圧合併妊娠である。なお，加重型妊娠高血圧腎症には，妊娠前または妊娠20週までに蛋白尿のみを呈する腎疾患があり，妊娠20週以降に高血圧を発症する場合も含まれる。

2）症候による亜分類

重症の分類は，高血圧の程度と母体の臓器障害，子宮胎盤機能不全によってされる[1]。病型分類に関係なく，収取期血圧160mmHg以上，または，拡張期血圧110mmHgの場合，および，母体の臓器障害あるいは子宮胎盤機能不全が妊娠高血圧腎症，加重型妊娠高血圧腎症で認められる場合は重症となる。蛋白尿の程度は含まれなくなった。また，軽症という表現はハイリスクではないという誤解を招く可能性から用いられないこととなった。

発症時期の基準は，諸外国の定義にあわせて32週から妊娠34週へ変更になった。妊娠34週未満の発症が早発型，34週以降が遅発型と分類される。

3）注意を要する症状

HDPは全身性の疾患であり急変する可能性がある。特に，臓器障害を伴う場合は急変しやすい。重症化および悪化に関連して，高血圧のある妊産褥婦に注意を要する症状を**表3**に示した[4]。これらの症状が認められた場合には，HDPの悪化，新たな疾患の合併の可能性がある。

表2　妊娠高血圧症候群（HDP）の病型分類

妊娠高血圧腎症（preeclampsia：PE）
1）妊娠20週以降に初めて高血圧を発症し，かつ，蛋白尿を伴うもので，分娩12週までに正常に復する場合
2）妊娠20週以降に初めて発症した高血圧に，蛋白尿を認めなくとも以下のいずれかを認める場合で，分娩12週までに正常に復する場合
　ⅰ）基礎疾患のない肝機能障害
　ⅱ）進行性の腎障害
　Ⅲ）脳卒中，神経障害
　ⅳ）血液凝固障害
3）妊娠20週以降に初めて発症した高血圧に，蛋白尿を認めなくても子宮胎盤機能不全を伴う場合

妊娠高血圧（gestational hypertension：GH）
妊娠20週以降に初めて高血圧を発症し，分娩12週までに正常に復する場合で，かつ妊娠高血圧腎症の定義に当てはまらないもの

加重型妊娠高血圧腎症（superimposed preeclampsia：SPE）
1）高血圧が妊娠前あるいは妊娠20週までに存在し，妊娠20週以降に蛋白尿，もしくは基礎疾患のない肝機能障害，脳卒中，神経障害，血液凝固障害のいずれかを伴う場合
2）高血圧と蛋白尿が妊娠前あるいは妊娠20週までに存在し，妊娠20週以降にいずれかまたは両症状が増悪する場合
3）蛋白尿のみを呈する腎疾患が妊娠前あるいは妊娠20週までに存在し，妊娠20週以降に高血圧が発症する場合
4）高血圧が妊娠前あるいは妊娠20週までに存在し，妊娠20週以降に子宮胎盤機能不全を伴う場合

高血圧合併妊娠（chronic hypertension：CH）
高血圧が妊娠前あるいは妊娠20週までに存在し，加重型妊娠高血圧腎症を発症していない場合

（日本妊娠高血圧学会編：総論1　2018年の定義改定による新定義・分類．妊娠高血圧症候群の診療指針2021　Best Practice Guide．p8，メジカルビュー社，2021．を一部改変）

4）妊娠高血圧症候群に関連する疾患

HDPがリスク因子となって発症する疾患は，妊娠に関連する疾患として注意する必要がある。子癇，中枢神経障害，HELLP症候群，肺水腫，周産期心筋症が該当する。なお，子癇は，HDPの病型分類の1つから母体臓器障害の症状の1つとなった。

4. 妊娠高血圧症候群の診断・検査

HDPの診断の基準は，「3. 妊娠高血圧症候群の分類と症状」の病型分類等で示した通りである。診断のためには，適切な方法でデータを収集する必要がある。以下では，HDPの診断の基盤になる血圧と蛋白尿の測定方法と，妊婦が高血圧と診断された場合の検査について説明する。

1）高血圧の診断方法

血圧の値は，精度の保証された血圧計で適切な測定方法によって得ることが必要である。HDPの診断においても標準的方法で血圧が測定される必要がある[1,5]。

診察室血圧は原則，座位で数分の安静後，上腕で適切なサイズのカフを用いて心臓の高さで2回測定（1～2分間隔）し，平均値をとる。測定値の差がおおよそ5mmHg未満と安定するまで追加測定をする。測定30分前の喫煙，カフェインの摂取を禁止する。測定中は会話をしない。なお，最初に左右差を確認し，10mmHg以上異なる場合には高い値を採用する。

家庭での血圧測定は，白衣・仮面高血圧の場合に本来の血圧を反映するほか，外来での測定に比較し詳細に変化をとらえることが可能となる。基本的な測定方法は診察室血圧の測定と同様である。測定時期は朝と晩の2回であり，朝は起床後1時間以内で，排尿後，朝の内服前，朝食前という条件になっている。各測定回において，1，2分安静後に，原則，2回測定する。家庭で測定した場合の高血圧の基準は135/85mmHg以上と，診察室血圧の値とは異なる。なお，血圧の分類には診察室血圧と家庭血圧が併記されており，血圧が高くなると両値の差は大きくなる。

2）蛋白尿の診断と検査方法

以下のいずれかに該当する場合に蛋白尿と診断される[1)]。

①24時間尿でエスバッハ法などによって300mg/日以上の蛋白尿

②随時尿で蛋白／クレアチニン比（P/C比）が0.3mg/mg・CRE以上

③随時尿で尿蛋白が1＋以上が2回以上連続する（①と②が実施できないとき）。

3）高血圧と診断された場合の検査

高血圧と診断された場合の基本的な検査[6,7)]を**表4**に示した。高血圧の原因，母体の臓器障害および子宮胎盤機能の評価が必要となる。胎児の健常性（well-being）の評価としては，超音波検査のほか，胎児心拍数モニタリングをする。HDPは妊娠が終結しない限り進行する

表3　高血圧を認めた妊産褥婦に注意が必要な症状

症状	可能性のある疾患＊1
痙攣	子癇，脳卒中，その他妊娠に関連する疾患（血栓性血小板減少性紫斑病，羊水塞栓症）など
頭痛，視覚障害	子癇，脳卒中，重症妊娠高血圧腎症＊2など
右季肋部痛，心窩部痛	重症妊娠高血圧腎症＊2，HELLP症候群やその他妊娠に関連した肝疾患（急性妊娠脂肪肝，妊娠性肝内胆汁うっ滞，肝硬変，被膜下血腫，など）など
呼吸苦，倦怠感，胸痛	肺水腫，肺塞栓，周産期心筋症，心不全など
尿量減少	急性腎障害
下腹部痛，性器出血	常位胎盤早期剥離，HELLP症候群
血小板減少，凝固異常	重症妊娠高血圧腎症＊2，HELLP症候群，常位胎盤早期剥離，急性妊娠脂肪肝，血栓性微小血管症など

＊1：可能性のある疾患には，妊娠高血圧症候群の悪化や関連する疾患を記載した
＊2：重症妊娠高血圧腎症には，加重型高血圧腎症における重症化も含む

（日本妊娠高血圧学会編：妊娠高血圧症候群の診療指針2021　Best Practice Guide. pp97-115，メジカルビュー社，2021. を参考に作成）

表4 高血圧と診断された場合の検査

1．妊娠 20 週未満で高血圧が診断された場合
- 高血圧の原因（本態性または二次性）と病態把握のために，血算，血液凝固能，肝機能，腎機能，内分泌機能などを評価
- 妊娠前，妊娠初期の血算，肝機能，腎機能のデータは鑑別に有用なことがある

2．妊娠 20 週以降で高血圧が診断された場合
- 尿蛋白陽性の場合には，随時尿での蛋白／クレアチニン比（P/C 比），または 24 時間尿中の蛋白量を評価
- 母体臓器障害の確認に，血算，血液凝固能，肝機能，腎機能などを検査，頭痛などの中枢神経症状を認めた場合は画像診断
- 子宮胎盤機能不全（胎児発育，臍帯動脈血量異常など）の確認に，超音波検査

3．高血圧及び腎疾患合併妊娠の場合
- 加重型妊娠高血圧腎症の早期発見のために，妊婦健診での血圧，尿検査，母体の臨床症状，胎児の状態の評価に加えて，妊娠初期・中期・後期で，血算，肝機能，腎機能を検査

（日本妊娠高血圧学会編：妊娠高血圧症候群の診療指針 2021 Best Practice Guide．pp65-66，pp73-74，メジカルビュー社，2021．を参考に作成）

全身の疾患で，急変も生じる。病状が進行していく場合，HDP の悪化や他の疾患の可能性も含めた診断が必要となる。

5．妊娠高血圧症候群の治療

1）妊娠の終結：分娩

HDP が治癒するには，妊娠の終結が必要である。しかし，妊娠週数が早期であれば出生児の生存や後遺症への影響が大きくなり，発症からの日数が長くなれば，母体の臓器障害や子宮胎盤機能不全の重症化，HELLP 症候群や子癇などが生じる可能性も高くなる。このようななかで，母子にとって最適な分娩時期を判断する。分娩を検討する状況について**表5**に示す[8]。分娩方法については，そのときの母子の状況によって決定される。

2）症状のコントロール

分娩までの期間，症状をコントロールする必要があり，降圧治療と子癇予防が行われる[2]。血圧が 160/90mmHg 以上に加え，妊娠高血圧腎症，加重型高血圧腎症では，入院による治療・管理が必要となる[9]。全身疾患であり，急激な悪化による致死性のある疾患のため他の専門領域と協働した治療がされる。

● 降圧治療

診察室血圧 140/90mmHg 以上が対象となる[10]。過度の降圧は，子宮胎盤血流の低下を招き胎児機能不全を生じる可能性がある。降圧薬は胎盤通過性を有しているため，母体の副作用だけでなく胎児への影響に注意する。推奨される薬剤としては，メチルドパ（アルドメット），ラベタロール塩酸塩（トランデート），ニフェジピン徐放薬（アダラート CR）がある。アンジオテンシン変換酵素（ACE）阻害薬，アンジオテンシンⅡ受容体拮抗薬（ARB）合成阻害薬，レニン阻害薬は禁忌である[10, 11]。

● 子癇予防

診察室血圧 160/110mmHg 以上や子癇前駆症状（頭痛，嘔気・嘔吐，上腹部痛，霧視，眼華閃発など）が認められる場合などでは，痙攣防止のために硫酸マグネシウムが用いられる[2, 12]。

● 非薬物療法

食塩制限，水分制限，摂取カロリー制限については，エビデンスが乏しく推奨されていない。妊娠中の食塩摂取量の推奨値は成人女性と同様に 6.5g/ 日未満[13]である。日本人の成人女性の食塩摂取は平均 9.3g/ 日[14]であり，日頃から減塩を心がけることが必要である。妊娠前から高血圧のために実施していた食事および運動療法は継続する。飲酒と喫煙はリスク因子のため摂取を控え

表5 分娩を考慮する必要がある所見

母体所見
- 降圧治療に抵抗する重症高血圧
- 胸水・腹水，肺水腫
- 心不全（周産期心筋症など）
- 他に原因のない進行性の肝機能障害，持続する上腹部痛
- 進行性の血小板減少
- 進行性の凝固異常，溶血
- 進行性の腎機能障害
- 常位胎盤早期剝離
- HELLP 症候群，急性妊娠脂肪肝
- 高度で難治性の頭痛，脳卒中，運動障害，感覚障害，視野障害（皮質盲，漿液性網膜剝離など）
- 子癇

胎児所見
- 胎児機能不全
- 臍帯動脈血流異常を伴う重症胎児発育不全

（日本妊娠高血圧学会編：Ⅳ分娩周辺期の管理 CQ1 分娩を考慮する所見は？．妊娠高血圧症候群の診療指針 2021 Best Practice Guide．p79，メジカルビュー社，2021．より）

る。

3）出生児の肺成熟促進，頭蓋内出血予防

妊娠34週未満で妊娠を終結する場合，児の肺成熟，頭蓋内出血予防を目的として，母体に副腎皮質ステロイドを投与することが推奨される[15]。投与は，筋肉内注射で24時間ごとに2回する。効果が発現するまでは48時間程度を要する。

4）発症予防

妊娠高血圧腎症の発生予防にアスピリンが有効とされており，妊娠高血圧腎症の既往などのリスク因子がある場合に使用される[16,17]。対象となる疾患の範囲，投与量，開始時期，中止時期などについては検討が継続されている。

高血圧のある女性が妊娠を希望する場合と同様，高血圧合併妊娠，加重型妊娠高血圧腎症では，血圧コントロールを厳格に行い，次回妊娠を計画的にすることが勧められる。

5）出産後のフォローアップ[18]

①分娩12週を過ぎて症状が認められる場合は，専門の内科診療に引き継いでいく。

②分娩12週までに症状が認められなくなったとしても，HDPの既往がある女性は，将来，糖尿病，高血圧，脂質異常症，慢性腎臓病，脳神経疾患の発症リスクがあることから，定期的なフォローアップ（少なくとも1年に1回程度）が勧められる。同時に，前述したように，次回妊娠に向けてのフォローも必要となる。

6．妊娠高血圧症候群の予後

HDPは，治療により一時的な症状の軽快は認められたとしても，妊娠が終了するまで進行する疾患である。その過程では，母体臓器障害や子宮胎盤機能不全，HDPがリスクとなって発症する疾患（p116，**表3**）を生じ，母体死亡や子宮内胎児死亡（intrauterine fetal death：IUFD）に至ることがある。ここでは，分娩後の予後について説明する。

1）母親

HDPの既往がある女性は，将来，糖尿病，高血圧，脂質異常症，慢性腎臓病などの生活習慣病，これらに関連する脳神経疾患の発症リスクが高いことが指摘されている[18]。次回の妊娠におけるHDPの再発率も高くなる。そのため，分娩後12週を経過しても，健康診断や専門外来等でのフォローアップが必要となる。

メンタルヘルスへの側面では，産後の心的外傷後ストレス障害やうつ病への影響が指摘されている[18]。HDPが産後うつ等の要因となる可能性を認識する必要はある。

2）児

HDPの母親から出生した児の短期・長期予後について，**表6**に示した[19]。交絡因子が多数存在することから，明確になっていないことも多く，研究が進められている。少なくとも，HDPが児に与える影響は，一生涯にわたる可能性があると認識する必要がある。

表6　妊娠高血圧症候群の母親から出生した児の予後

＜新生児期・乳児期＞
- 極低出生体重児に占める割合は，わが国においては10.8%である
- 在胎22～25週で出生した児のNICUにおける死亡のリスクが高い
- 慢性肺疾患との関連については一定の見解が得られていない

＜学童期前まで＞
- 神経学的合併症，異常は指摘されていない（発達追跡による）

＜学童期以後＞
- 妊娠高血圧症候群母体の子孫の血圧は高い
- 自閉症スペクトラム障害（ASD）や注意欠陥／多動性障害（ADHD）との関連が指摘されている
- 認知障害との関連の可能性が指摘されている

註：本予後の根拠となっている研究の妊娠高血圧症候群の定義は，データ収集時等の各国の定義によるものである。

（日本妊娠高血圧学会編：Ⅷ解説　解説26　妊娠高血圧症候群における新生児予後と児の長期予後．妊娠高血圧症候群の診療指針2021　Best Practice Guide．p232，メジカルビュー社，2021．を一部改変）

Ⅱ 妊娠高血圧症候群の看護ケアとその根拠

HDPにおける看護ケアは，妊娠から産褥期のみでなく，女性の生涯にわたる健康を見据えて実施していく。

1. 妊娠高血圧症候群の観察ポイント

1）適切方法での血圧状態の把握

血圧の適切な測定方法については，本章の「Ⅰ-4-1）高血圧の診断方法」（p116）で示した通りである。不適切な方法での測定は診断に影響する。カフ式の血圧計を使用する場合，測定そのものがストレスになり得ることに加え，重症化に伴う測定の頻度の増加はストレスを増強する。対象のストレスへの理解を示すとともに，測定時に緊張を和らげる工夫をする。

2）臓器障害や関連疾患に関する全身状態の観察

検査等のデータだけでなく，症状を的確にとらえていくことが，病状の把握，悪化の早期発見において大切となる。バイタルサインも含め全身状態を観察する。**表3**（p116）には，悪化の可能性がある症状を示した。これらの症状以外にも各臓器障害や子宮胎盤機能不全に関連して以下の観察が必要である。

①子癇を含む脳血管系疾患に関連する症状として痙攣，頭痛，視覚異常以外に，意識障害，失見当識，瞳孔の散大・縮小・不動，めまい，呂律の異常，四肢の知覚異常・筋力低下，運動性麻痺などがある。

②腎機能障害では，尿量減少だけでなくIN-OUTバランスも大切である。重症化の指標からは除外された蛋白尿，症状からも外れている浮腫も，体内で何かが生じているサインであり，他の状態とあわせて総合的にアセスメントする。

3）胎児の健康状態

胎児のwell-beingを評価する方法として，バイオフィジカル・プロファイル・スコア（biophysical profile score：BPS）がある。BPSは，超音波検査（胎児の呼吸運動，胎動，筋緊張，羊水量）と胎児心拍数モニタリングによって評価される。胎児の健康状態をアセスメントするためには，胎児心拍数モニタリングの判断方法を理解する必要がある（⑮胎児発育不全，p141参照）。

4）妊娠高血圧症候群に対する理解

妊婦がHDPについて，また，自身の状況についてどのようにとらえ，行動しようとしているかについて情報を収集していく。妊娠期およびその後の健康教育をどのように進めていくかに関連する。

5）妊婦のストレスおよびメンタルヘルスの把握

妊娠そのものに加え，HDPであることでストレスが生じやすい状況にある。ストレスは血圧にも影響することから，ストレスおよび対処方法等について情報を収集し，安定したメンタルヘルスのケアにつなげていく。また，HDPであるか否かにかかわらず，安定したメンタルヘルスを保つことは，産後うつ予防の観点からも大切なことである。メンタルヘルスについても注意をはらい観察する。

6）母親としての意識や児への思い

HDPの児への影響等から，児に対して自責の念をもつこともある。母親役割が順調に獲得できるように支援していくために，母性意識や児の思いについても，情報を収集する。

7）新しい家族に向けての準備状況および家族の思い

新しい家族の形成にあたり，夫婦・家族でどのように話し合いをして準備をしているのか情報を収集する。HDPに罹患したことで病気に対してすることも多く，新たな家族への準備が十分にできない可能性もある。看護職が情報収集として問いかけることが，新しい家族について考え，準備することにもつながる。加えて，家族のHDPに関する認識について情報を得ることで，家族関係の調整，退院後の家族で取り組む健康な生活へとつながる。

8）妊娠経過の把握

HDPおよび関連することだけでなく，マイナートラブル等も含め妊娠経過がどのように進行しているかは，low-risk妊娠と同様に観察していくことが必要である。

2. 妊娠高血圧症候群の看護目標

❶ HDPを理解して，適切な妊娠生活を過ごすことがで

きる
❷適切な治療行動がとれ，母子ともに最適な時期に分娩ができる
❸ HDP に関連したストレス等を軽減できる
❹母親としての意識・役割を理解し，新たな家族形成の準備ができる
❺分娩後，健康を維持するためのセルフケアができる

3. 妊娠高血圧症候群の看護ケア

1）妊娠高血圧症候群に対する理解の促進と適切な妊娠生活への支援

HDP について適切に理解することで，妊娠を順調に過ごすための生活の選択，HDP の早期発見につながり，治療も受け入れやすくなる。誰もが知ることができるように健康教育の機会を設けることが必要である。なお，重症化を強調することは，妊婦には脅威になる可能性があるので注意する。自分たちの健康を大切にしていく観点から説明していくとよい。

一方，HDP 予防のための生活として決定的なものはない。発症リスクとなる喫煙をしないことを含め，妊娠経過を順調に過ごすための生活が推奨されるので，妊娠経過にあわせて健康教育を実施していく。健康教育にあたっては，一方的にならないこと，妊婦自身が実施できるように考えていくことが大切である。

HDP のリスク因子を少なくするためには，プレコンセプションケアが必要である。妊娠に対して自分自身で健康を整えていけるように，健康教育や相談の機会を設ける必要がある。

2）治療に対する健康行動をとり，母子ともに最適な時期に分娩となることへの支援

治療の遂行には，妊婦が，胎児も含めた自分の状況を理解し，治療を受け入れ，適切な健康行動をとることが必要となる。適切な健康行動を遂行できない場合は，悪化につながる可能性がある。そのため，対象の病気や治療に対する理解，心理状態に応じて，医師とともに状態を説明し，適切な健康行動がとれるように支援していく。対象は，看護職も含め医療者に質問しにくいという状況もある。質問等がないときに，対象が理解していると考えるのではなく，質問しやすい関係を築くとともに，看護職から声かけを行い，確認していくことも必要である。

適切な健康行動の結果，分娩に至った場合には，自己効力感や達成感も高くなる可能性がある。結果，その後の親役割の獲得や健康行動にも好影響が期待できる。

3）妊娠高血圧症候群に関連したストレス等の軽減

HDP は，周産期における重篤な疾患である。それゆえ，対象は病気に関して理解し治療する過程において，どうなるのだろうかという不安，治療等のストレス，子どもに対する自責の念などを生じる可能性がある。そのため，相談しやすい関係を築くとともに，外来および入院中においても，話を聴く時間を定期的に設けるなどの計画が必要である。妊娠中のメンタルヘルスが産後へも影響することを踏まえ，丁寧にかかわっていく。

4）母親としての意識・役割を認識し，新たな家族形成に向けて準備することへの支援

母性意識および母親役割獲得，さらには新しい家族の形成は，異常や合併症の有無にかかわらず，妊娠期からの大切な発達課題である。HDP がある場合，子どもへの自責の念や母親として失格であるという気持ちをもつことがある。また，家族も状況のわからなさがゆえにさまざまな思いや不安等をもつとともに，その思いが交差し，家族関係の不調和が生じることもある。このような可能性を踏まえ，母親の胎児への思いや健康行動も含めてできていることの確認，家族で語らう場を設けるなど，状況にあわせて計画していく。

児については，早産となることも少なくない。状況を説明し，出産に向けてイメージをしながら準備をしていく。出産前から，NICU など児を看護する病棟と連携していく。

5）分娩後，健康を維持するためのセルフケアへの支援

分娩後は，定期的な健康チェックや専門外来の受診を含めた健康管理が必要となる。健康教育は，妊娠期から継続していることではあるが，知識提供にとどまらず実行可能な計画を対象自身が立てられるようになることが大切である。健康行動理論等を活用してセルフケアができるように支援する。

疾患に対する健康管理と同様に，家族計画が重要になる。次回の妊娠について検討し，対象に合った方法で避妊ができるようにする。

［村井文江］

《文献》

1）日本妊娠高血圧学会編：妊娠高血圧症候群の診療指針 2021　Best Practice Guide．pp6-12，メジカルビュー社，2021．
2）日本産科婦人科学会編・監：産婦人科専門医のための必修知識　2022年度版．ppB63-B67，日本産科婦人科学会，2022．
3）日本妊娠高血圧学会編：妊娠高血圧症候群の診療指針 2021　Best Practice Guide．pp37-43，メジカルビュー社，2021．
4）日本妊娠高血圧学会編：妊娠高血圧症候群の診療指針 2021　Best Practice Guide．pp97-115，メジカルビュー社，2021．
5）日本妊娠高血圧学会編：妊娠高血圧症候群の診療指針 2021　Best Practice Guide．pp121-123，メジカルビュー社，2021．
6）日本妊娠高血圧学会編：妊娠高血圧症候群の診療指針 2021　Best Practice Guide．pp65-66，メジカルビュー社，2021．
7）日本妊娠高血圧学会編：妊娠高血圧症候群の診療指針 2021　Best Practice Guide．pp73-74，メジカルビュー社，2021．
8）日本妊娠高血圧学会編：妊娠高血圧症候群の診療指針 2021　Best Practice Guide．pp78-81，メジカルビュー社，2021．
9）日本妊娠高血圧学会編：妊娠高血圧症候群の診療指針 2021　Best Practice Guide．pp70-72，メジカルビュー社，2021．
10）日本妊娠高血圧学会編：妊娠高血圧症候群の診療指針 2021　Best Practice Guide．pp67-69，メジカルビュー社，2021．
11）日本妊娠高血圧学会編：妊娠高血圧症候群の診療指針 2021　Best Practice Guide．pp145-150，メジカルビュー社，2021．
12）日本産科婦人科学会編・監：産婦人科専門医のための必修知識　2022年度版．ppB69-B72，日本産科婦人科学会，2022．
13）「日本人の食事摂取基準」策定検討会：日本人の食事摂取基準（2020年版）「日本人の食事摂取基準」策定検討会報告書．厚生労働省，2020．https://www.mhlw.go.jp/content/10904750/000586553.pdf（2024年6月27日閲覧）
14）厚生労働省：令和元年国民健康・栄養調査報告　The National Health and Nutrition Survey in Japan, 2019．厚生労働省健康局健康課栄養指導室，2020．https://www.mhlw.go.jp/content/001066903.pdf（2024年6月27日閲覧）
15）日本妊娠高血圧学会編：妊娠高血圧症候群の診療指針 2021　Best Practice Guide．pp75-79，メジカルビュー社，2021．
16）日本妊娠高血圧学会編：妊娠高血圧症候群の診療指針 2021　Best Practice Guide．pp116-117，メジカルビュー社，2021．
17）徳中真由美他：妊娠高血圧症候群の発症予知，介入．周産期医学 49（10）：1376-1380，2019．
18）日本妊娠高血圧学会編：妊娠高血圧症候群の診療指針 2021　Best Practice Guide．pp118-120，メジカルビュー社，2021．
19）日本妊娠高血圧学会編：妊娠高血圧症候群の診療指針 2021　Best Practice Guide．pp232-235，メジカルビュー社，2021．

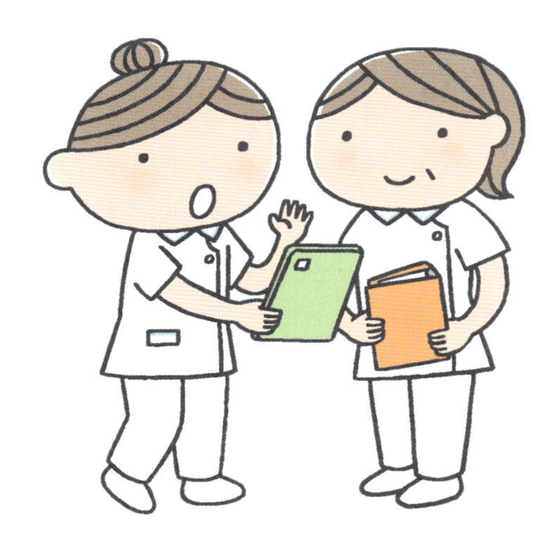

13 妊娠糖尿病

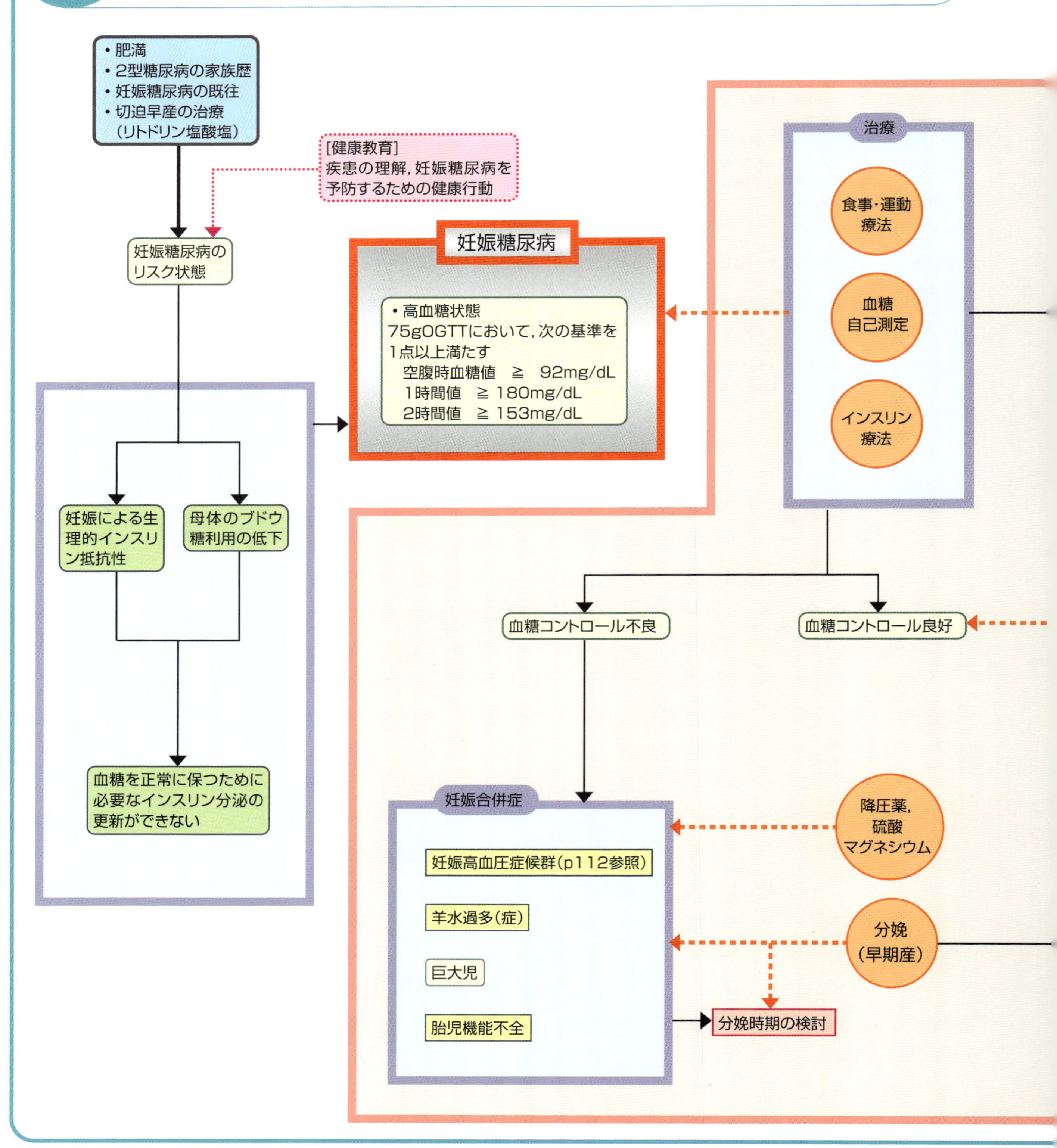

・肥満
・2型糖尿病の家族歴
・妊娠糖尿病の既往
・切迫早産の治療（リトドリン塩酸塩）
[健康教育]
疾患の理解，妊娠糖尿病を予防するための健康行動
妊娠糖尿病のリスク状態
妊娠糖尿病
・高血糖状態
75gOGTTにおいて，次の基準を1点以上満たす
空腹時血糖値 ≧ 92mg/dL
1時間値 ≧ 180mg/dL
2時間値 ≧ 153mg/dL
治療
食事・運動療法
血糖自己測定
インスリン療法
妊娠による生理的インスリン抵抗性
母体のブドウ糖利用の低下
血糖を正常に保つために必要なインスリン分泌の更新ができない
血糖コントロール不良
血糖コントロール良好
妊娠合併症
妊娠高血圧症候群（p112参照）
羊水過多（症）
巨大児
胎児機能不全
降圧薬，硫酸マグネシウム
分娩（早期産）
分娩時期の検討

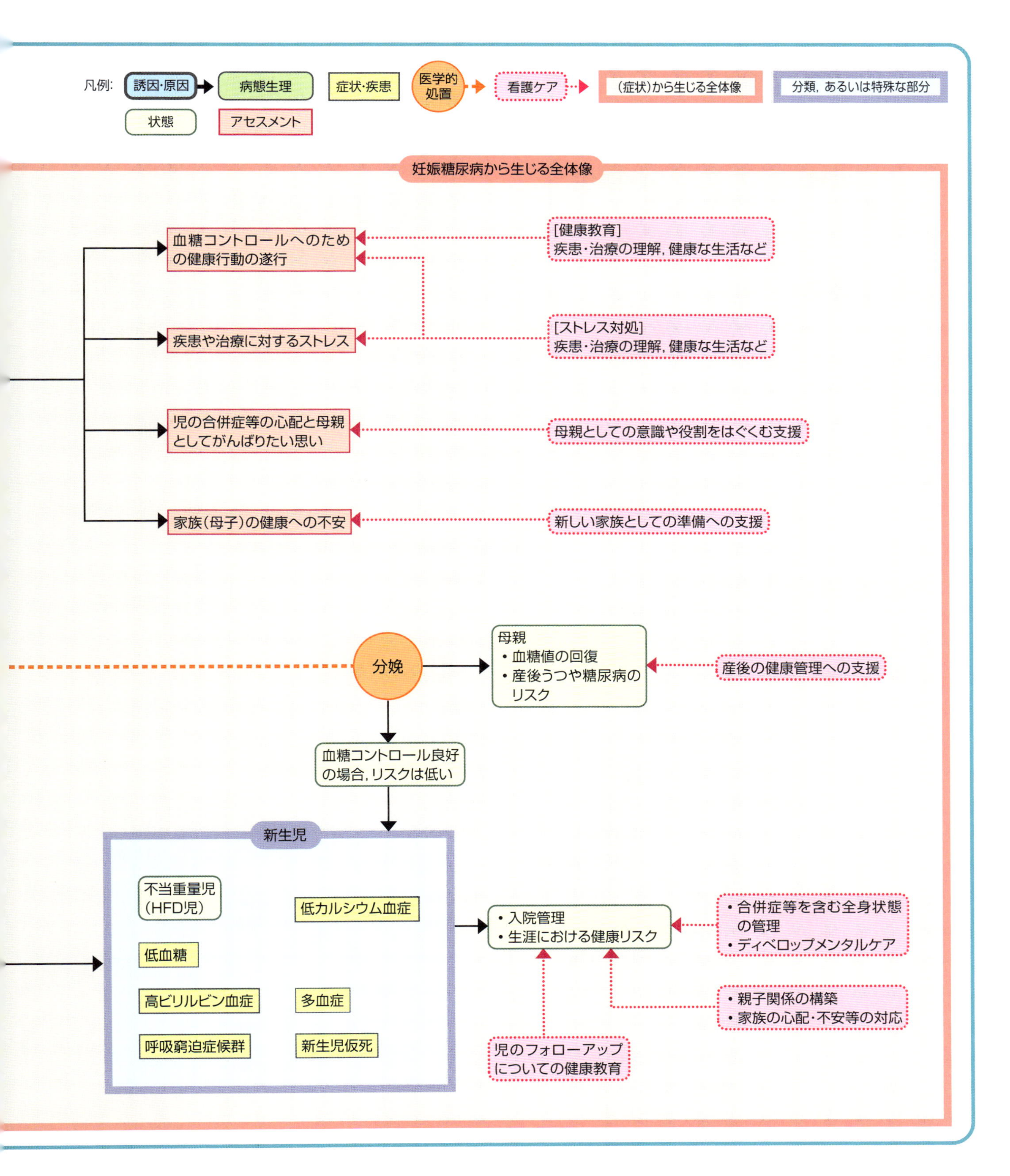
凡例:
誘因・原因
病態生理
症状・疾患
医学的処置
看護ケア
(症状)から生じる全体像
分類，あるいは特殊な部分
状態
アセスメント
妊娠糖尿病から生じる全体像
血糖コントロールへのための健康行動の遂行
[健康教育]
疾患・治療の理解，健康な生活など
疾患や治療に対するストレス
[ストレス対処]
疾患・治療の理解，健康な生活など
児の合併症等の心配と母親としてがんばりたい思い
母親としての意識や役割をはぐくむ支援
家族(母子)の健康への不安
新しい家族としての準備への支援
分娩
母親
・血糖値の回復
・産後うつや糖尿病のリスク
産後の健康管理への支援
血糖コントロール良好の場合，リスクは低い
新生児
不当重量児(HFD児)
低カルシウム血症
低血糖
高ビリルビン血症
多血症
呼吸窮迫症候群
新生児仮死
・入院管理
・生涯における健康リスク
・合併症等を含む全身状態の管理
・ディベロップメンタルケア
・親子関係の構築
・家族の心配・不安等の対応
児のフォローアップについての健康教育

13 妊娠糖尿病

Ⅰ 妊娠糖尿病が生じる病態生理

1．妊娠糖尿病の定義

妊娠糖尿病（gestational diabetes mellitus：GDM）は，「妊娠中にはじめて発見または発症した糖尿病に至っていない糖代謝異常である」[1]と2015年に日本糖尿病・妊娠学会と日本糖尿病学会によって定義された。それまで学会によって異なっていた定義が，本定義により統一された。なお，妊娠中の糖代謝異常には，妊娠糖尿病以外に，妊娠中の明らかな糖尿病と糖尿病合併妊娠がある。これら2つの糖代謝異常は，妊娠糖尿病には含まれない。

2．妊娠糖尿病のメカニズム

妊娠糖尿病は，潜在的なインスリン分泌異常が存在する場合に，妊娠によるインスリン抵抗性を代償するインスリンの分泌を亢進できないために生じる。インスリン抵抗性は，妊娠初期（妊娠12～14週）で約10%，妊娠後期（妊娠34～36週）では50～60%増大する[2]。

正常妊娠において，インスリン抵抗性は，胎児の発育に必要なエネルギー供給のために生じる生理的なものであり，妊娠後半期に顕著となる[3,4]。胎盤から産生されるヒト胎盤性ラクトーゲン（hPL），ヒト胎盤性成長ホルモン，エストロゲン，プロゲステロン，プロラクチン，コルチゾールなどのホルモンが，妊娠期に生じるインスリン抵抗性の中心的要因である。加えて，妊娠後半期には，これらのホルモンにより脂肪分解が促進され，遊離脂肪酸（FFA）が増加し，胎児のエネルギー源となる一方で，母体のブドウ糖利用を節約する。そのため，母体のインスリン需要は増すことになる。インスリン抵抗性は，分娩により速やかに回復する。

妊娠中の血糖値は，食後，急峻に上昇するが，それに対応して高濃度のインスリンが分泌されるため，正常範囲内となる。空腹時には通常よりも低下傾向になり，この要因の1つとして胎児へのブドウ糖供給が考えられている。

3．妊娠糖尿病の分類と症状

妊娠糖尿病は，妊娠中の糖代謝異常の1つである。**表1**に妊娠中の糖代謝異常の診断基準を示した[1]。妊娠糖尿病は，75gOGTTによって，空腹時血糖値92mg/dL以上，1時間値180mg/dL以上，2時間値153mg/dL以上のいずれか1点を満たした際に診断される。一方，空腹時血糖値126mg/dL以上の場合には，妊娠中の明らかな糖尿病と診断される。

妊娠糖尿病としての明らかな症状はない。合併症も含め，妊婦健康診査を適切に受診している場合には，発症する前に検査結果から診断される。

妊娠糖尿病のリスク因子としては，肥満，2型糖尿病

表1　妊娠中の糖代謝異常と診断基準2015

1．妊娠糖尿病　gestational diabetes mellitus（GDM）
75gOGTTにおいて次の基準の1点以上を満たした場合に診断する
- ①　空腹時血糖値　≧　92mg/dL（5.1mmol/L）
- ②　1時間値　≧180mg/dL（10.0mmol/L）
- ③　2時間値　≧153mg/dL（8.5mmol/L）

2．妊娠中の明らかな糖尿病　overt diabetes in pregnancy（註1）
以下のいずれかを満たした場合に診断する
- ①　空腹時血糖値　≧126mg/dL
- ②　HbA1c値　≧6.5%

＊随時血糖値≧200mg/dLあるいは75gOGTTで2時間値≧200mg/dLの場合は，妊娠中の明らかな糖尿病の存在を念頭に置き，①または②の基準を満たすかどうか確認する（註2）

3．糖尿病合併妊娠　pregnancy diabetes mellitus
- ①　妊娠前にすでに診断されている糖尿病
- ②　確実な糖尿病網膜症があるもの

註1．妊娠中の明らかな糖尿病には，妊娠前に見逃されていた糖尿病と，妊娠中の糖代謝の変化の影響を受けた糖代謝異常，および妊娠中に発症した1型糖尿病が含まれる。いずれも分娩後は診断の再確認が必要である。
註2．妊娠中，特に妊娠後期は妊娠による生理的なインスリン抵抗性の増大を反映して糖負荷後血糖値は非妊時よりも高値を示す。そのため，随時血糖値や75gOGTT負荷後血糖値は非妊時の糖尿病診断基準をそのまま当てはめることはできない。
（日本糖尿病・妊娠学会と日本糖尿病学会との合同委員会：妊娠中の糖代謝異常と診断基準の統一化について．糖尿病58（10）：801-803，2015．より）

の家族歴，妊娠糖尿病の既往，多胎妊娠，多嚢胞性卵巣症候群，巨大児分娩の既往，高齢出産などがあげられている[5)]。姉妹が２型糖尿病の場合にも妊娠糖尿病のリスクがあることから，家族歴は両親だけでなく姉や妹も含める必要がある。インスリン分泌予備能が低いことやインスリン抵抗性が高いことがリスク因子になると考えられている。

4. 妊娠糖尿病の診断・検査

妊娠糖尿病の診断は，75gOGTT によってなされる。妊娠糖尿病では，症状が顕在化しないことから，全妊婦を対象としたスクリーニング検査によって，75gOGTT の必要性を判断していく。

妊娠中の糖代謝異常のスクリーニング方法を**表2**に示した[6)]。糖代謝異常のスクリーニングであり，妊娠糖尿病に特化したものではない。スクリーニングは，妊娠初期とインスリン抵抗性の増大する妊娠中期（24〜28 週）の２回実施する。妊娠初期の耐糖能は非妊時とほぼ同様であり，妊娠糖尿病のスクリーニングとしての意味は少ないが，妊娠中の明らかな糖尿病を診断するうえで重要である。

妊娠初期は，随時血糖値（食後２〜４時間）で 95mg/dL もしくは 100mg/dL 以上の場合を陽性として，75gOGTT を実施する。なお，随時血糖値のカットオフ値は各施設で設定することになっている。

妊娠中期は，50gGCT にて≧ 140mg/dL，または随時血糖で≧ 100mg/dL の場合に 75gOGTT を実施する。いずれの場合も，随時血糖値が ≧ 200mg/dL の場合には，妊娠中の明らかな糖尿病が疑われるため，高血糖症を招く可能性がある 75gOGTT は実施せずに，空腹時血糖値や HbA1c によって診断がされる。

5. 妊娠糖尿病の治療・検査

妊娠糖尿病の治療には，食事・運動療法，インスリン療法による血糖コントロールがある。母子の合併症を可能な限り少なくするために，厳格に血糖値のコントロールを行う必要があり，インスリン使用時の低血糖予防も含め，血糖値のモニタリングが重要である。

妊娠中の血糖管理の目標値に明らかなエビデンスはなく，学会が提示している値にも異なりがみられる。このような状況を踏まえ，日本産科婦人科学会，日本産婦人科医会は，ガイドラインにおいて参考値を示している（**表3**）[7)]。グルコアルブミン（GA）値は，２〜３週間前から現在までの血糖コントロールの状況を反映するため，過去１〜２か月の状況を反映する HbA1C より厳格な血糖コントロールにつながる。

肥満，２型糖尿病の家族歴，妊娠糖尿病の既往など妊娠糖尿病のリスクがある場合，予防が大切である。予防

表2　妊娠中の糖代謝異常スクリーニング方法

時期	対象者	検査方法	正常を逸脱していると判断する基準	逸脱している際の対応
妊娠初期	全妊婦	随時血糖測定	随時血糖値　95mg/dL または　100mg/dL 以上	随時血糖　200mg/dL 未満の場合 ⇒　75gOGTT 随時血糖　200mg/dL 以上の場合 ⇒　空腹時血糖または HbA1c 測定
	妊娠初期の随時血糖値逸脱者			
	1）随時血糖値 200mg/dL 未満	75gOGTT	①空腹時血糖値　92mg/dL 以上, ②１時間値　180mg/dL 以上, ③２時間値　153mg/dL 以上 の１つ以上を満たす	妊娠糖尿病（GDM）と診断される 病状に応じた治療
	2）随時血糖値 200mg/dL 以上	空腹時血糖測定 HbA1c 測定	空腹時血糖値　126mg/dL または　HbA1c　6.5% 以上	妊娠中の明らかな糖尿病と診断される 病状に応じた治療
妊娠中期（24〜28週）	全妊婦	50gGCT　または 随時血糖測定	50gGCT　140mg/dL 以上 随時血糖値 100mg/dL 以上	75gOGTT
	妊娠中期の検査での逸脱者	75gOGTT	①空腹時血糖値　92mg/dL 以上, ②１時間値　180mg/dL 以上, ③２時間値　153mg/dL 以上 の１つ以上を満たす	妊娠糖尿病（GDM）と診断される 病状に応じた治療

注：各検査において正常範囲の場合は、通常の妊娠経過のフォローとなる
（日本糖尿病・妊娠学会編：妊婦の糖代謝異常 診療・管理マニュアル 第３版．pp68-70．メジカルビュー社．2022. を参考に作成）

表3　妊娠期間中の血糖値の管理目標

1）血糖値（下記①または②）
　①空腹時 < 95mg/dL　かつ　食後1時間 < 140mg/dL
　②空腹時 < 95mg/dL　かつ　食後2時間 < 120mg/dL
2）HbA1c < 6.5%
3）グルコアルブミン < 15.8%

（日本産科婦人科学会他編・監：産婦人科診療ガイドライン　産科編 2023. pp23-27，日本産科婦人科学会事務局，2023．を参考に作成）

に適切な食事や活動をストレス少なく実施できるよう検討する。

1）食事療法

分割食を実施する。1日の食事を5～6回に分割にすることで，食後の急峻な血糖値の上昇を少なくする。血糖値の上昇に関連の強い炭水化物を分割して摂取することが大切である。血糖値や生活習慣を考慮して，分割の方法を決める。

摂取エネルギー量は，目標体重（身長（m）^{2} × 22）× 30kcal を基本とする。肥満ではない場合（非妊時 BMI 25 未満）は，日本人の食事摂取基準で示されている妊娠期の付加量を付加するか，妊娠全期間を通して 200kcal を付加する[8]。肥満がある場合（非妊時 BMI 25 以上）には，妊娠による付加は行わない。

適切な食事量であるかの目安になる指標として体重増加量がある。体重増加指導の目安は，妊娠前の体格，非妊時の body mass index（BMI）によって異なる。低体重（やせ，BMI 18.5 未満）であれば 12～15kg，普通体重（BMI 18.5 以上 25.0 未満）であれば 10～13kg，肥満1度（BMI 25.0 以上 30.0 未満）であれば7～10kg，肥満2度以上（BMI 30.0 以上）であれば個別対応（上限 5kg までが目安）となる[9]。この目安は個人差を考慮して使用することが必要とされている。妊娠糖尿病においても，厳しいカロリー制限をすることは母体のケトアシドーシスを招く可能性もあるので注意する。カロリー摂取量の調整と同様に，バランスのとれた食事であることが大切である。

2）運動療法

妊娠中の適度な運動は，血糖値の低下に有用と考えられている。妊婦スポーツの安全基準（2019）[10]では，毎食後，軽度な運動を 30 分以上することが望ましいとされている。短時間でも血糖下降作用は認められる。軽度な運動としては，ウォーキングなどがある。インスリン療法をしている場合には，運動による低血糖に注意する。主治医と相談して進める必要がある。

3）インスリン療法

食事・運動療法によって良好な血糖コントロールが保てない場合には，インスリン療法を開始する。妊娠糖尿病の場合，食後の高血糖が特徴であり，速効型や超速効型が使用される。妊娠期間中の経口糖尿病薬は，わが国では禁忌となっている。血糖の自己測定を行い，厳格にコントロールしていく。

4）血糖自己測定

妊娠中の厳格な血糖値コントロールが必要であり，それを達成するためには，血糖自己測定（self-monitoring of blood glucose：SMBG）は有用である。

しかし，糖代謝異常合併妊娠における血糖自己測定が保険適応となる範囲は限られている。保険適応となるのは，インスリン療法を導入されている妊婦，導入されていない場合は，妊娠中の明らかな糖尿病，または，妊娠前のＢＭＩが 25 以上で 75gOGTT による GDM の基準を1つ以上満たす，または妊娠前の BMI が 25 未満で 75gOGTT による GDM の基準を2つ以上満たす場合のみである[11]。そのため，測定の必要性を吟味して，自費での血糖自己測定実施が判断される。

5）産後のフォローアップ

妊娠糖尿病の 20～30%は，産後も糖代謝異常が継続する。糖代謝が産後正常化しても，20%は 10 年以内に糖尿病に進行する[12]。したがって，産後6～12 週に 75gOGTT を実施し，非妊娠時の糖尿病の基準によって診断をする[13]。耐糖能が境界型，正常型の場合，定期的に 75gOGTT や HbA1c などの検査を行う。正常型の場合でも，1年ごとの検査が望ましい。

糖代謝そのものだけでなく，メンタルヘルスについてもフォローアップが必要である。妊娠糖尿病・糖尿病とうつ病は相互にリスク因子の関係にある[14]。妊娠初期，産後2週間，産後1か月にうつ病のスクリーニングを行い，必要な医療につなげる。

6）児のフォローアップ

妊娠糖尿病の母親から出生した児は，新生児期に生じる合併症のほか，10 歳以降に肥満や2型糖尿病発症のリスクが高くなる[15]。発症を予防するためには，乳幼児期から生活習慣や体格に気をつけることができるよう，教育や健康診査等でのフォローアップが必要になる。

10歳前後から中学生までは，２回程度，高校生以降は肥満がなくとも３～５年間隔で，耐糖能検査などを実施する[15)]。

6. 妊娠糖尿病の合併症

糖代謝異常合併妊娠に生じる母児の合併症（**表４**）[16)]は，血糖コントロールの状況が悪いことでリスクが高くなる。加えて，糖尿病合併，妊娠中の明らかな糖尿病であること，罹患期間，その間の血糖コントロールの不良の程度，血管障害リスク因子によって，リスクが高くなる[17)]。したがって，妊娠糖尿病の場合，適切に血糖コントロールがされることで，合併症の発症予防が可能となる。

Ⅱ 妊娠糖尿病の看護ケアとその根拠

1. 妊娠糖尿病の観察ポイント

1）血糖値および日常生活との関連

食事や活動などの生活と血糖値の関係に注意して観察する。妊娠糖尿病では，顕著な高血糖症状を示すことはない。インスリン療法時には，低血糖症状にも注意する。軽度の低血糖症状としては，強い空腹感，倦怠感，冷や汗，動悸，嘔気，不安感などがある。

2）妊娠糖尿病に対する理解・認識

妊娠糖尿病についての理解，自身の状況および健康行動への認識や取り組みについての情報を，対象の生活に沿って収集する。個人の生活にあった健康教育をするうえで重要である。

3）ストレスやメンタルヘルスの把握

ストレスは妊娠糖尿病のリスク因子であるとともに，妊娠糖尿病がストレスの要因にもなり，相互に関連している[14)]。したがって，妊婦のストレスおよびメンタルヘルスの状況に注意して観察する。また，必要時には，Whooley の２項目質問法や，エジンバラ産後うつ病自己評価票（Edinburgh Postnatal Depression Scale：EPDS）（㉒産褥精神障害，p192 参照）などをスクリーニングに用いることが推奨される[18)]。

4）妊娠経過の把握

胎児の成長発達や健常性（well-being）も含め，low-risk 妊娠と同様に妊娠経過を観察してアセスメントする。

表４ 糖代謝異常合併妊娠の母児合併症

母体合併症	児合併症
1）糖尿病性合併症 糖尿病性ケトアシドーシス 糖尿病網膜症の悪化 糖尿病腎症の悪化 低血糖（インスリン使用時） 2）産科的母体合併症 流産 早産 妊娠高血圧症候群 羊水過多（症） 巨大児に基づく難産	1）周産期合併症 胎児状態の悪化・胎児死亡 先天奇形 巨大児 巨大児に伴う肩甲難産による分娩障害 HFD 児 新生児低血糖症 新生児高ビリルビン血症 新生児低カルシウム血症 多血症 新生児呼吸窮迫症候群 肥厚性心筋症 2）成長期合併症 肥満症 糖尿病 高血圧症 脂質代謝異常

（日本産科婦人科学会編・監：産婦人科専門医のための必修知識 2022年度版．pB109，日本産科婦人科学会，2022．より）

5）母性意識，児への思い

妊娠糖尿病の妊娠期の健康行動は，「児のために」という意識のもと実行されることが多い。児への思い，母親としての意識についての情報を得て，母親役割の獲得の支援につなげる。

6）新しい家族形成に向けての準備状況および家族の思い

新しい家族の形成に向けて，夫婦・家族でどのように話し合い，役割等を考えているのかなどについて情報を収集する。また，妊娠糖尿病についての家族の思いを確認することは，今後の健康教育へも役立つ。

2. 妊娠糖尿病の看護目標

❶適切な治療行動で目標とする血糖コントロールができる
❷疾病や治療へのストレスに対処できる
❸妊娠時期に応じた健康行動をとることができる
❹母親としての意識や役割を育んでいくことができる
❺新しい家族としての準備ができる
❻産後の母子の健康管理について理解し行動できる

3. 妊娠糖尿病の看護ケア

1）血糖コントロールための支援

妊娠糖尿病の血糖コントロールは，食事と運動療法を中心とした生活の調整で良好に保つことが可能である。しかし，多くの妊婦は，自分が妊娠糖尿病になるということは予想していない。まずは，治療行動の動機づけとして，妊娠糖尿病について適切に理解ができるように支援する。妊娠中の血糖コントロールは，母児の合併症予防のために厳格に実施する必要性を説明することになるが，合併症に対する恐怖を煽ることにならないよう注意するとともに，いかに健康に生活するかを考えられるように健康教育を通してかかわる。

食事は，5～6回の分割食にすることが基本とされている。血糖値を高くするのは糖質であることから主食を減らし，その分を食間で摂取するなどの方法がとられる。また，運動は，血糖値が急激に上昇する食後に30分ほどウォーキングすることなどが推奨されている。しかし，個人の生活様式はさまざまであるため，血糖値，運動を含む生活リズムなどを考えて分割方法を調整する必要がある。具体的に食生活や活動を確認しながら計画し，実行可能性を担保していく。計画にあたっては，対象自らが行動を提案，選択できることが大切である。

妊娠糖尿病という理由があったとしても，急に食生活などを変えることは容易ではない。頑張りや大変さを受け止め，できていることや順調な妊娠経過などの成果を承認していくことが必要である。これらのかかわりが，自己効力感，適切な健康行動，血糖コントロールにつながる。そのため，健診等の受診時に時間を確保し，健康教育・面談を実施していく。

2）疾病や治療へのストレス対処への支援

妊娠糖尿病と診断されることは，多くの妊婦にとって予想していない出来事である。しかし，治療への準備をする間もなく，価値判断のできない状況で急に行動変容を強いられ[19]，厳格な血糖コントロールを要求される。さらに，自分自身や子どもに合併症等が生じるのではないかという不安も少なからずもつなど，疾患や治療に伴うストレスが大きい。

ストレスは適切な治療行動を妨げる可能性があるほか[20]，インスリン抵抗性の増加やうつの発症に関係している[14]。いかにストレスに対処して軽減していくかが重要となる。しかし，ストレスは，必ずしも目に見えるものではなく，また妊婦自身が目の前のすべきことに集中してストレスに気づきにくいこともある。したがって，看護職は，妊婦とストレスの存在を共有することから支援を始める。

ストレスに対する支援は，ストレス対処に関する概念や理論等を参考に実施していくとよい。例えば，ストレス対処力ともいわれる首尾一貫感覚（sense of coherence：SOC）という概念を活用するならば[21]，SOCを高めストレスに対処することになる。具体的には，今生じている出来事を把握して，血糖コントロールしていくことの自分にとっての意味を理解し，将来のことを予想する，これらの過程において周囲からの支援を得られている感覚がもてるように支援していくことがあげられる。リラックスしてストレスを軽減するという視点では，食後に30分間の運動をしなければならないと考えるより，その時間を楽しみリラックスして運動できるように支援していくことも大切になる。血糖コントロールのための支援と同様に，定期的にかかわる時間を確保していく。

3）妊娠時期に応じた健康行動への支援

妊娠糖尿病以外の妊娠経過に対する支援ついては，通常通りのケアが必要である。自身の妊娠経過を理解することや，妊娠時期に応じて出現する変化やマイナートラブル等への対応について支援する。また，妊娠糖尿病のリスクがある場合，リスク因子を認識して発症を予防できる健康行動がとれるように支援する。

4）母親としての意識や役割を育んでいくことへの支援

妊娠中の血糖コントロールは，妊娠糖尿病の胎児への影響を意識して取り組まれていることが報告されている[22)]。このことは，常に児への影響を心配していることを示しているとともに，血糖コントロールが適切にできなかった際に自責の念や罪悪感につながる可能性を示唆している。妊婦の児への思い，頑張れていることなどを承認しつつ，母親としての意識や役割獲得を支援していくことが必要である。

5）新しい家族形成に向けて準備することへの支援

妊娠糖尿病が，新しい家族形成の準備に対して障害となるかは不明である。家族として乗り越えることがあることで絆が強くなり，準備が順調に進んでいくこともあるだろうし，家族間の思いの違いが障害となることもあるだろう。母子への影響を含めた妊娠糖尿病であることの家族における心配や不安等に対応するとともに，新たな家族形成に向けて相談することを促していく。

6）産後の母子の健康管理への支援

分娩後に血糖値が正常に回復したとしても，母子ともに，生涯にわたり糖尿病に関連するフォローアップは必要である。しかし，血糖値が正常化し，厳格な血糖コントロールに取り組まなくともよい状況になったこと，健康な児を出産できたこと，育児が優先されることから，健康管理がおろそかになりがちである[23)]。分娩後，糖尿病の検査をし，フォローアップ方法を決めていく期間は，子育てを含めた新たな生活を見直し構築する機会となる。定期的な受診・受検や健康診査の場で健康状態を確認するとともに，適切な健康管理が継続できるよう相談の場として積極的に活用することを勧める。これらを通して，子育てを楽しみ，家族とともに健康な生活ができるように支援していく。

［村井文江］

《文献》

1）平松祐司他：日本糖尿病・妊娠学会と日本糖尿病学会との合同委員会：妊娠中の糖代謝異常と診断基準の統一化について．糖尿病 58（10）：801-803，2015.
2）Catalano PM, et al: Longitudinal changes in insulin release and insulin resistance in nonobese pregnant women. American Journal of Obstetrics Gynecology 165（6）：1667-1672，1991.
3）日本糖尿病・妊娠学会編：妊婦の糖代謝異常　診療・管理マニュアル第3版．pp147-148，メジカルビュー社，2022.
4）日本糖尿病・妊娠学会編：妊婦の糖代謝異常　診療・管理マニュアル第3版．pp65-66，メジカルビュー社，2022.
5）日本糖尿病・妊娠学会編：妊婦の糖代謝異常　診療・管理マニュアル第3版．pp22-24，メジカルビュー社，2022.
6）日本糖尿病・妊娠学会編：妊婦の糖代謝異常　診療・管理マニュアル第3版．pp68-70，メジカルビュー社，2022.
7）日本産科婦人科学会他編・監：産婦人科診療ガイドライン　産科編2023．pp23-27，日本産科婦人科学会事務局，2023.
8）日本糖尿病・妊娠学会編：妊婦の糖代謝異常診療・管理マニュアル第3版．pp116-118，メジカルビュー社，2022.
9）日本産科婦人科学会他編・監：産婦人科診療ガイドライン　産科編2023．pp46-49，日本産科婦人科学会事務局，2023.
10）日本臨床スポーツ医学会　産婦人科部会：妊婦スポーツの安全管理基準（2019）．日本臨床スポーツ医学会誌 28（1）：213-219，2020.
11）日本糖尿病・妊娠学会編：妊婦の糖代謝異常　診療・管理マニュアル第3版．pp94-97，メジカルビュー社，2022.
12）日本糖尿病・妊娠学会編：妊婦の糖代謝異常　診療・管理マニュアル第3版．pp220-222，メジカルビュー社，2022.
13）日本糖尿病・妊娠学会編：妊婦の糖代謝異常　診療・管理マニュアル第3版．pp214-216，メジカルビュー社，2022.
14）日本糖尿病・妊娠学会編：妊婦の糖代謝異常　診療・管理マニュアル第3版．pp174-176，メジカルビュー社，2022.
15）日本糖尿病・妊娠学会編：妊婦の糖代謝異常　診療・管理マニュアル第3版．pp217-219，メジカルビュー社，2022.
16）日本産科婦人科学会編・監：産婦人科専門医のための必修知識　2022年度版．ppB108-B113，日本産科婦人科学会，2022.
17）日本糖尿病・妊娠学会編：妊婦の糖代謝異常　診療・管理マニュアル第3版．pp71-73，メジカルビュー社，2022.
18）日本周産期メンタルヘルス学会：CQ1　妊娠中のうつ病・不安障害のスクリーニング方法は？．周産期メンタルヘルス コンセンサスガイド 2017．http://pmhguideline.com/consensus_guide/cq01.pdf（2024年6月27日閲覧）
19）豊岡望穂子他：初めて妊娠糖尿病と診断された女性の妊娠期から産褥早期までの主観的体験．日本母性看護学会誌 18（1）：31-37，2018.
20）森重圭子他：妊娠糖尿病妊婦への支援—自己血糖測定をせずに血糖管理を行った事例．助産雑誌 74（4）：254-262，2020.
21）戸ヶ里泰典：看護実践における健康生成論とストレス対処力概念SOC（sense of coherence）の応用．聖路加看護学会誌 25（2）：46-50，2022.
22）山波真理他：妊娠糖尿病女性の認識と保健行動のプロセス．母性衛生 58（1）：22-30，2017.
23）山田加奈子：妊娠糖尿病と診断された女性の心理とその支援．助産雑誌 74（4）：263-267, 2020

14 多胎妊娠

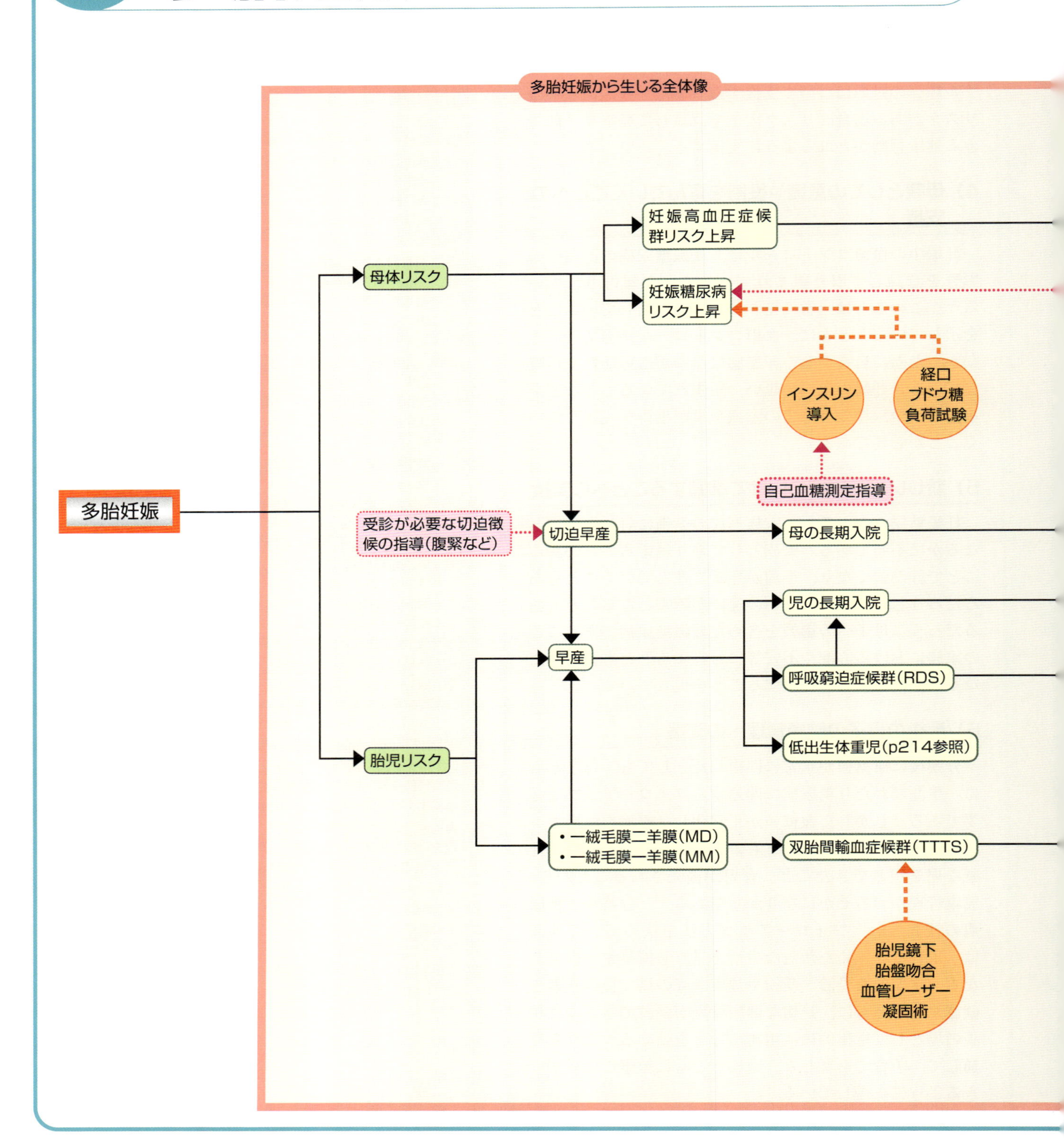
多胎妊娠から生じる全体像
多胎妊娠
母体リスク
妊娠高血圧症候群リスク上昇
妊娠糖尿病リスク上昇
インスリン導入
経口ブドウ糖負荷試験
自己血糖測定指導
受診が必要な切迫徴候の指導（腹緊など）
切迫早産
母の長期入院
早産
児の長期入院
呼吸窮迫症候群（RDS）
低出生体重児（p214参照）
胎児リスク
・一絨毛膜二羊膜（MD）
・一絨毛膜一羊膜（MM）
双胎間輸血症候群（TTTS）
胎児鏡下胎盤吻合血管レーザー凝固術

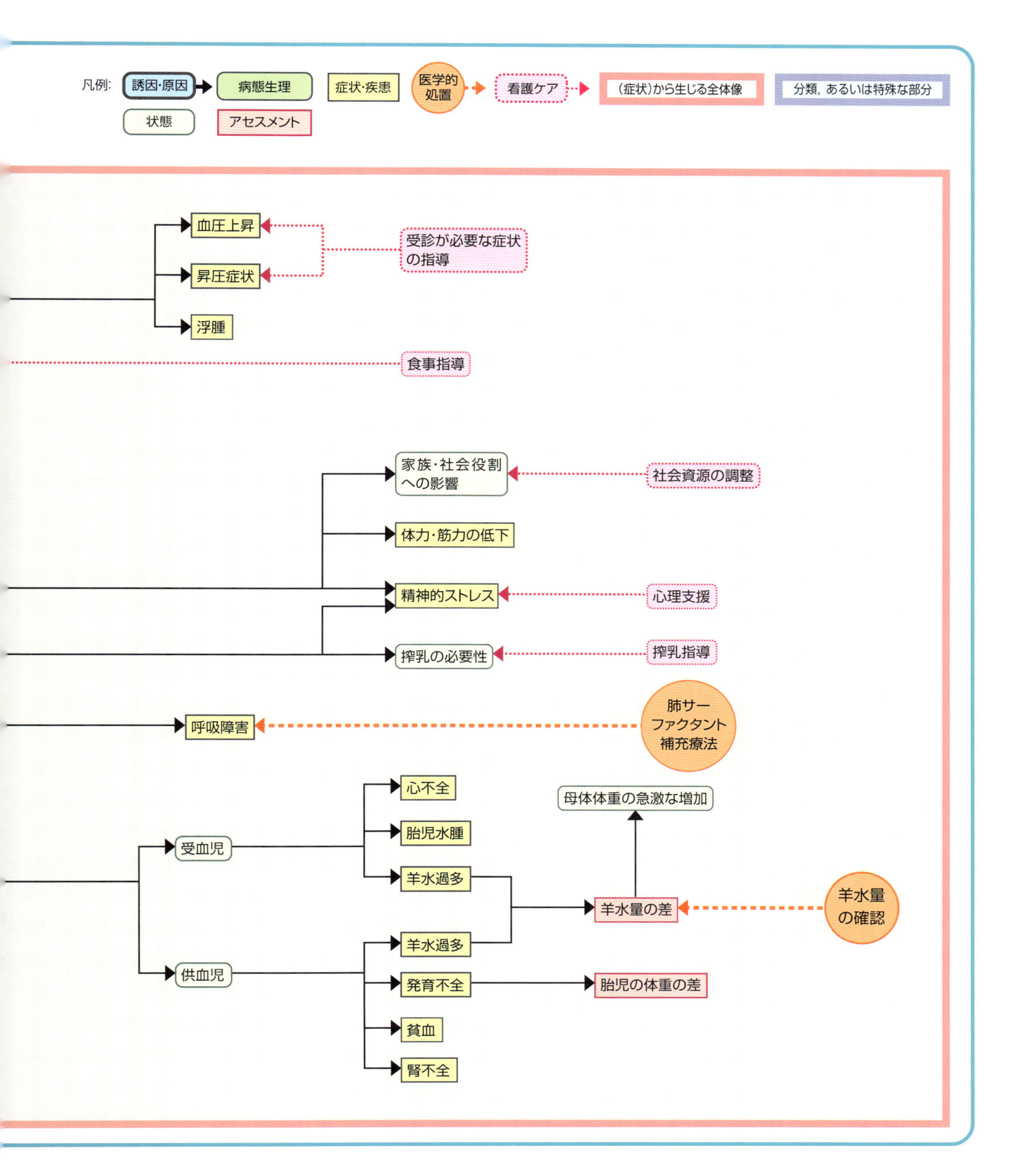
凡例:
誘因･原因
病態生理
症状･疾患
医学的処置
看護ケア
(症状)から生じる全体像
分類，あるいは特殊な部分
状態
アセスメント
血圧上昇
昇圧症状
浮腫
受診が必要な症状の指導
食事指導
家族･社会役割への影響
社会資源の調整
体力･筋力の低下
精神的ストレス
心理支援
搾乳の必要性
搾乳指導
呼吸障害
肺サーファクタント補充療法
心不全
胎児水腫
羊水過多
母体体重の急激な増加
受血児
羊水量の差
羊水量の確認
羊水過多
供血児
発育不全
胎児の体重の差
貧血
腎不全

14 多胎妊娠

Ⅰ 多胎妊娠が生じる病態生理

1. 多胎妊娠の定義

多胎妊娠とは２人以上の胎児を同時に妊娠している状態を指し，２人の場合には双胎（一般用語ではふたご），３人では品胎（みつご），４人では要胎（よつご）という。多胎妊娠は母子ともにハイリスク妊娠であり，さらに出産後の育児でも単胎と比べて困難が多いといわれる。日本では，全妊娠のうち約１％が双胎であり，品胎以上の割合はきわめて少ない。多胎妊娠は母体にとってのリスクも大きく，妊娠合併症のリスクが高いことに加えて，早産のリスクが大変高く，妊娠37週未満の早産となる割合が双胎では約50％，品胎以上ではほぼ100％となり，児にとってもとてもリスクが高い。

2. 多胎妊娠の解剖生理

多胎妊娠で重要なことの１つに「膜性診断」があげられる。一般社会では「一卵性なのかどうか」という卵性が気にされることが多いが，医学的に重要なのは膜性であり，双胎であれば二絨毛膜二羊膜（DD）双胎と一絨毛膜二羊膜（MD）双胎，一絨毛膜一羊膜（MM）双胎では児のリスクが大きく異なる（図１）。なお，品胎以上の場合には双胎の膜性診断を組み合わせて診断を行う。

双胎の出生割合は地域によって異なるが，一絨毛膜性双胎の割合は世界的にほぼ共通しているといわれる。近年の日本で双胎の割合が増えている理由としては不妊治療が理由としてあげられており，排卵誘発薬の影響や，体外受精の際に子宮に戻す受精卵が複数であることの影響があるといわれている。

医学的な問題としては，主に母体の身体面への負荷による妊娠合併症のリスクの高さ，複数人の胎児によって子宮体積が増大することによる早産リスクの高さ，また

図１　膜性による双胎妊娠の分類

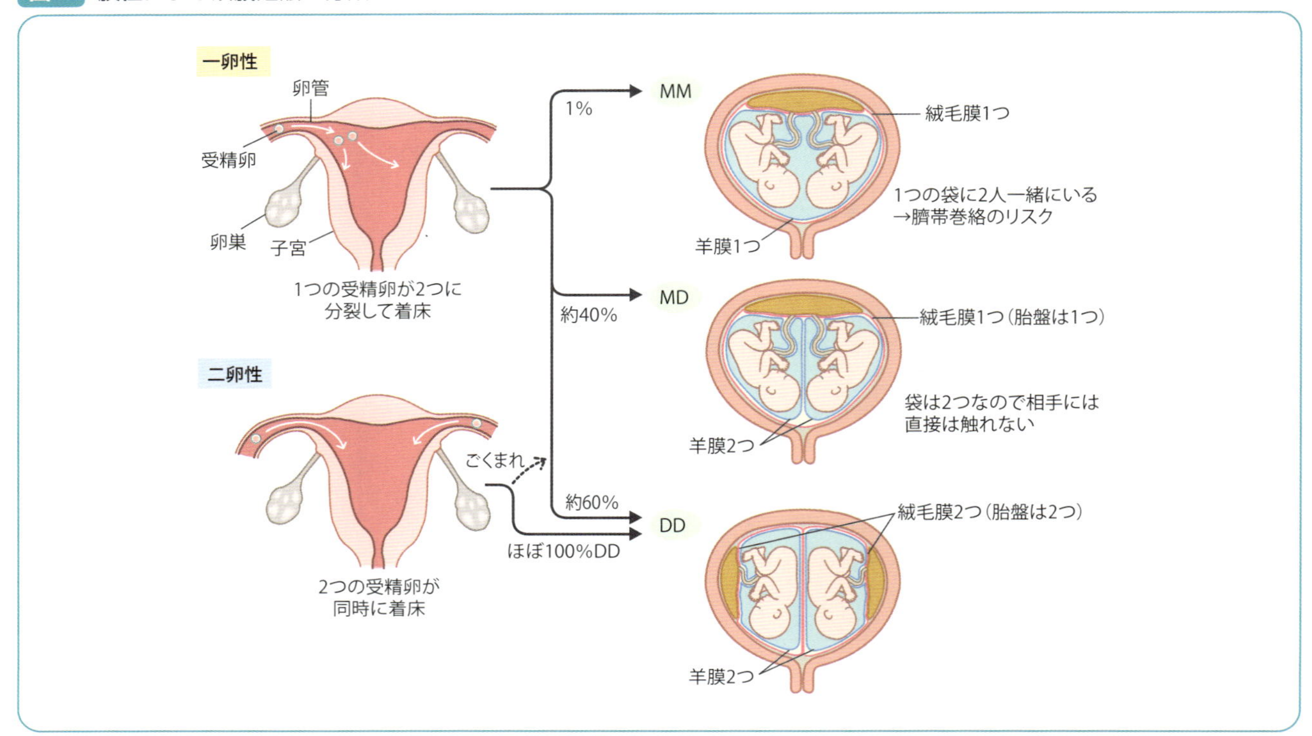

双胎間輸血症候群（twin-twin transfusion syndrome：TTTS）をはじめとした多胎特有の疾患による胎児への影響がある（図2）。子宮内胎児死亡のリスクも高い。

単胎では37～42週未満の正期産での出産が児のリスクが少ないといわれているが，二絨毛膜双胎では37週，一絨毛膜双胎では36週での分娩を考慮するべきといわれている。そのため，単胎とは胎児の健常性（well-being）を注意する週数が異なることに留意する[1]。

3. 多胎妊娠の分類と合併症・その症状

1）母体の合併症

多胎妊娠では，単胎妊娠と比べて妊娠高血圧症候群（hypertensive disorders of pregnancy：HDP），HELLP症候群，血栓塞栓症のリスクが高くなる。

そもそも母体の妊娠合併症は，母体自身の循環に胎児の循環が加わることが母体にとって負荷となり，母体の許容量によっては疾患として現れるものである。多胎妊娠では複数の胎児の循環が加わることで，母体への負荷が大きくなる。そのため，一般的な妊娠合併症全体のリスクが高くなっていると考えてもよい。したがって，切迫早産でなくても，母体のHDP増悪を理由として妊娠を終了させる必要が生じ，結果として早産での出産となることも珍しくない。症状としては，血圧の上昇または蛋白尿という形で始まることが多い。

また，次にあるように，切迫早産のリスクが高いことから，安静に過ごす時間が長い多胎妊婦も多く，血栓塞栓症等のリスクが高くなる。

2）切迫早産・早産

多胎妊娠では子宮内腔の体積が単胎妊娠と比べて明らかに大きくなり，子宮頸部が短くなりやすく，さらに子宮収縮を起こしやすいというように切迫早産のリスクがとても高くなる。治療としては単胎妊娠における切迫早産の治療・ケアと同じであるが，より長期での入院が必要となることが多いため，精神的ストレスへの配慮も必要である。

3）胎児の合併症

介入可能な多胎特有の胎児合併症として，TTTSや，一児のみの胎児発育不全があげられる。これは一絨毛膜（1つの胎盤を共有している）のMD・MMの場合に生じる合併症で，TTTSはMD双胎の5～15%が発症する。TTTSによる胎児死亡を防ぐためには，早期診断と治療（胎児鏡下胎盤吻合血管レーザー凝固術，fetoscopic laser photocoagulation of Placental Communicating Vassels：FLP）が必要である[2]。FLPができる施設は限られている。母体が認識できる症状は胎動以外にはなく，超音波検査による羊水量が診断の基準となる。

4. 多胎妊娠の診断・検査

1）膜性診断

多胎児では膜性の診断が予後の予測，治療に重要とな

図2 双胎間輸血症候群（TTTS）発症の仕組み

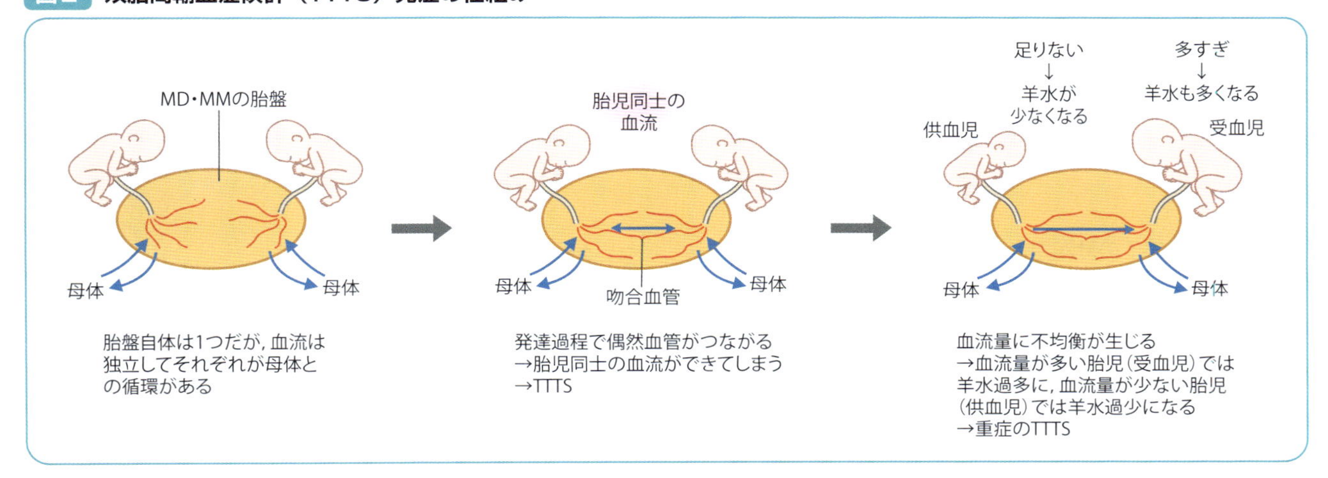

るが，その診断が可能な時期は限られており，妊娠14週までに超音波検査で診断をする必要がある[3]。14週までに診断ができない場合には臨床所見から総合的に膜性を診断するが，困難な場合にはよりリスクの高い一絨毛膜性の妊娠と判断して治療が行われる。

2）切迫早産

子宮収縮等の症状が認められる場合には，経腟エコーでの子宮頸管長測定が行われ，またNSTモニターで子宮収縮が評価される等，基本的に単胎での切迫早産の診断・検査と大きく違いはない。

NSTモニターについては，多くの機種で双胎までは1台で胎児2人の心拍と子宮収縮の評価が可能である(表1)。多胎では比較的早い週数から切迫早産での入院がなされる場合も少なくないので，妊娠週数に応じた胎児の状態の評価が必要になる。

3）胎児合併症のための超音波検査

胎児合併症の早期発見のためには，主に胎児の発育（推定体重の増加）と羊水量の2つが重要になる。胎児発育については，少なくとも妊娠16週以降，2週ごとの超音波検査による評価が必要とされ，体重増加が不十分であれば，何らかの理由による血流障害を疑う。羊水量はTTTSの主な診断基準となっており，双胎であれば2人の胎児のいる最大羊水深度を測定し，羊水過多（最大羊水深度≧8cm）と羊水過少（最大羊水深度≦2cm）が同時にあればTTTSを発症したと考える。

5. 多胎妊娠の治療

母体合併症，切迫早産への治療としては，単胎妊娠の場合と大きな変わりはない。TTTSについては，FLPによって，胎盤の2人の胎児をつなぐ循環を作ってしまっている血管を遮断することで，児の予後が改善することができる。ただし，破水や胎児死亡のリスクもある。

表1　多胎NSTの計測中の確認ポイント

①2人分の心拍数が聴取できている（2つの心拍数が完全に一致してしまっていない）
②表示されている心拍数が母体の心拍ではないことを確認する（脈を計らせてもらう）
③胎児週数にあわせた評価を行う　例えば24～25週では頻脈，またreassuringはとりにくい

Ⅱ　多胎妊娠の看護ケアとその根拠

1. 多胎妊娠の観察ポイント

1）切迫早産・母体合併症の早期発見

多胎妊娠は，子宮内腔体積の増大スピードが単胎妊娠と比べて速く，切迫早産のリスクが早期からとても高くなる。そのため，切迫早産を理由とした長期入院となる場合も多い。また，母体への負荷も多くなることから，一般的にいわれる妊娠合併症全般の発症リスクが高いと考えてよい。それまでの経過が切迫早産でなくとも，これ以上の妊娠継続は困難であると判断して，母体救命のために，早産での分娩となることもある。観察項目としては，通常の妊婦健診における合併症の早期発見と同じ内容となるが，かなり早期の妊娠週数でも発症する可能性があることを念頭に置いておく必要がある。

2）心理面

多胎妊婦は，妊娠初期からハイリスク妊娠であることを医療者に繰り返し説明され，不安を感じやすい。さらに，前述のように妊娠合併症や切迫早産などへの医療介入が必要なことが多く，常に妊娠経過への不安を感じやすい。

社会面においても，入院や自宅安静，頻回の受診等によって，妊娠中にそれまでできていたことが急にできなくなる体験をしやすい。第2子以上の場合には上の子の育児への影響も大きく，家族役割を果たせないことへのストレスを感じることもある。就労している場合には，単胎妊婦よりもかなり早く産休に入る（通常は妊娠34週からの産休だが，多胎妊娠では26週からの産休）ために，社会的役割への影響にストレスを感じることもある。その人の不安が何を原因としているのか，十分な傾聴・アセスメントが必要である。

3）社会資源

多胎妊婦は，それぞれの自治体で特定妊婦として把握されている。家庭環境や家族役割の問題等により妊娠中から支援が必要な場合はもちろん，産後に向けてや妊娠中の経過についても，本人の同意が得られれば地域での情報共有が必要になる。妊娠中から使える社会資源について妊婦が理解できるよう支援することも必要となる。

2. 多胎妊娠の看護の目標

❶異常の早期発見
❷ストレス・不安が表出できる
❸適切な支援を受ける準備ができる

3. 多胎妊娠の看護ケア

1）異常の早期発見

• 切迫早産

子宮内体積が増大する時期が単胎妊婦よりもかなり早く，妊婦健診の間隔がまだ長い時期のことも多い。通常は妊娠中期・中後期以降に切迫早産の保健指導がなされることが多いが，多胎妊婦においては，早いうちから，出血はもちろん，子宮収縮が疑われる際には受診するよう伝える。受診時にはNSTを使うことが多くなるが，多胎児では心拍を継続的にとることが難しいこともあり，NSTの時間が長時間になりやすい。そもそものNSTの目的（胎児のwell-being評価なのか，子宮収縮頻度の把握なのか）に留意しつつ，適切な時間でNSTを実施できるよう，装着の方法に工夫が必要である。（どうしても難しい場合には，ベルトを用いて装着するのではなくNST中はそばで心拍計を押さえておくような選択肢もある）

• 妊娠高血圧症候群

通常は早期発症とされるような時期にも血圧が上がりやすいため，健診時に正常範囲内であっても高めである場合には，昇圧症状や受診が必要な症状についての保健指導等を早めに行う。

2）ストレス・不安が表出できる

• ハイリスク妊娠への不安・胎児への不安

妊娠初期からハイリスクであることを言われ続け，実際に早産率も医療的ケアを必要とする割合も高いのが多胎妊娠である。不安の表出ができるような場や環境の調整は必須である。一部の病院ではNICU入院となるリスクが高い児の母親を対象に，妊娠中のNICU見学や小児科医との面談ができるシステムもある。不安に思っていることを1つずつ確認していく必要がある。

• 入院によるストレス

多胎妊婦の多くは切迫早産や妊娠合併症のために入院することになり，しかも長期入院となることが多い。長期間入院するということは，それだけでも生活環境が変わり多くの人にとってストレスである。家族役割や社会役割が果たせないことへの影響からストレスを強く感じることもあり，傾聴・ストレスの表出を促すことが重要となる。

3）適切な支援を受ける準備ができる

• 地域の社会資源とのつながり

地域の保健師とのつながりが必須である。多胎妊婦支援については多胎支援サポーター等の施策が推進されており，各自治体での支援を確認する必要がある。多胎支援の先進的な地域である岐阜県では，入院中の多胎妊婦の元へ，研修を受けた多胎児の親がピアサポーターとして訪問するという支援もなされている。妊娠中から，使用可能な社会資源の有無について，また産後すぐに使えるものの申請等を促し，医療者も社会資源の把握・連携が重要になる。

• 家族の準備状況

多胎児育児については，家族のかかわりなしに進めることがきわめて困難である。妊婦本人はもちろん，家族も妊娠中の家族役割の変化に戸惑うことが多い。さらに入院等で大きな変化が生じていることも多い。いわゆる両親学級等での内容は，単胎時に特化しており，多胎の場合は当てはまらないことも多い。入院中から，産後に向けての準備状況も含め，家族の準備状況への支援も重要となる。

［米澤かおり］

《文献》

1）日本産科婦人科学会他編・監：産婦人科診療ガイドライン　産科編2023．pp357-359，日本産科婦人科学会事務局，2023．
2）日本産科婦人科学会他編・監：産婦人科診療ガイドライン　産科編2023．pp352-354，日本産科婦人科学会事務局，2023．
3）日本産科婦人科学会他編・監：産婦人科診療ガイドライン　産科編2023．pp345-348，日本産科婦人科学会事務局，2023．

15 胎児発育不全

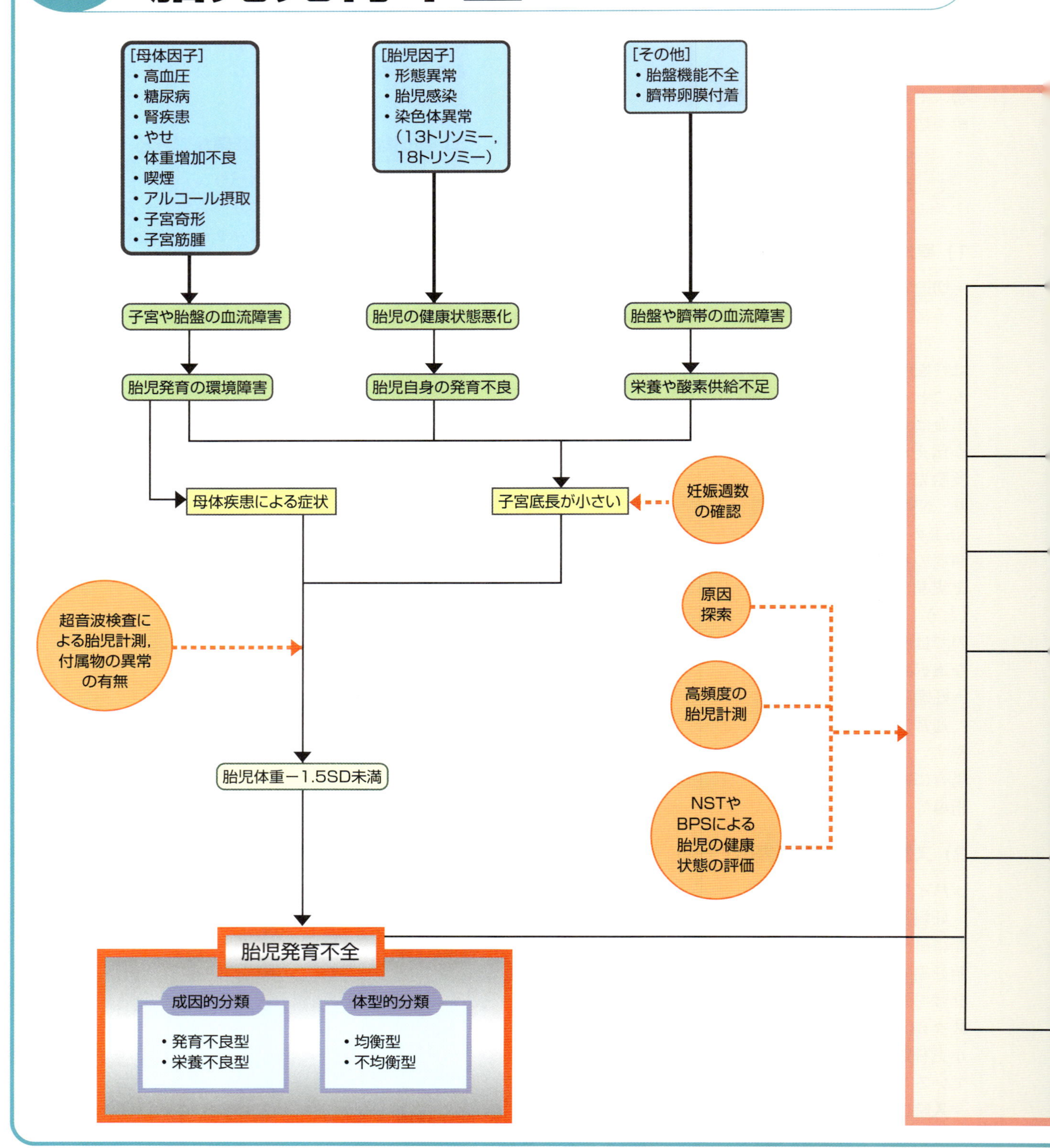
[母体因子]
・高血圧
・糖尿病
・腎疾患
・やせ
・体重増加不良
・喫煙
・アルコール摂取
・子宮奇形
・子宮筋腫
[胎児因子]
・形態異常
・胎児感染
・染色体異常
（13トリソミー，
18トリソミー）
[その他]
・胎盤機能不全
・臍帯卵膜付着
子宮や胎盤の血流障害
胎児の健康状態悪化
胎盤や臍帯の血流障害
胎児発育の環境障害
胎児自身の発育不良
栄養や酸素供給不足
母体疾患による症状
子宮底長が小さい
妊娠週数
の確認
超音波検査に
よる胎児計測，
付属物の異常
の有無
原因
探索
高頻度の
胎児計測
NSTや
BPSによる
胎児の健康
状態の評価
胎児体重－1.5SD未満
胎児発育不全
成因的分類
・発育不良型
・栄養不良型
体型的分類
・均衡型
・不均衡型

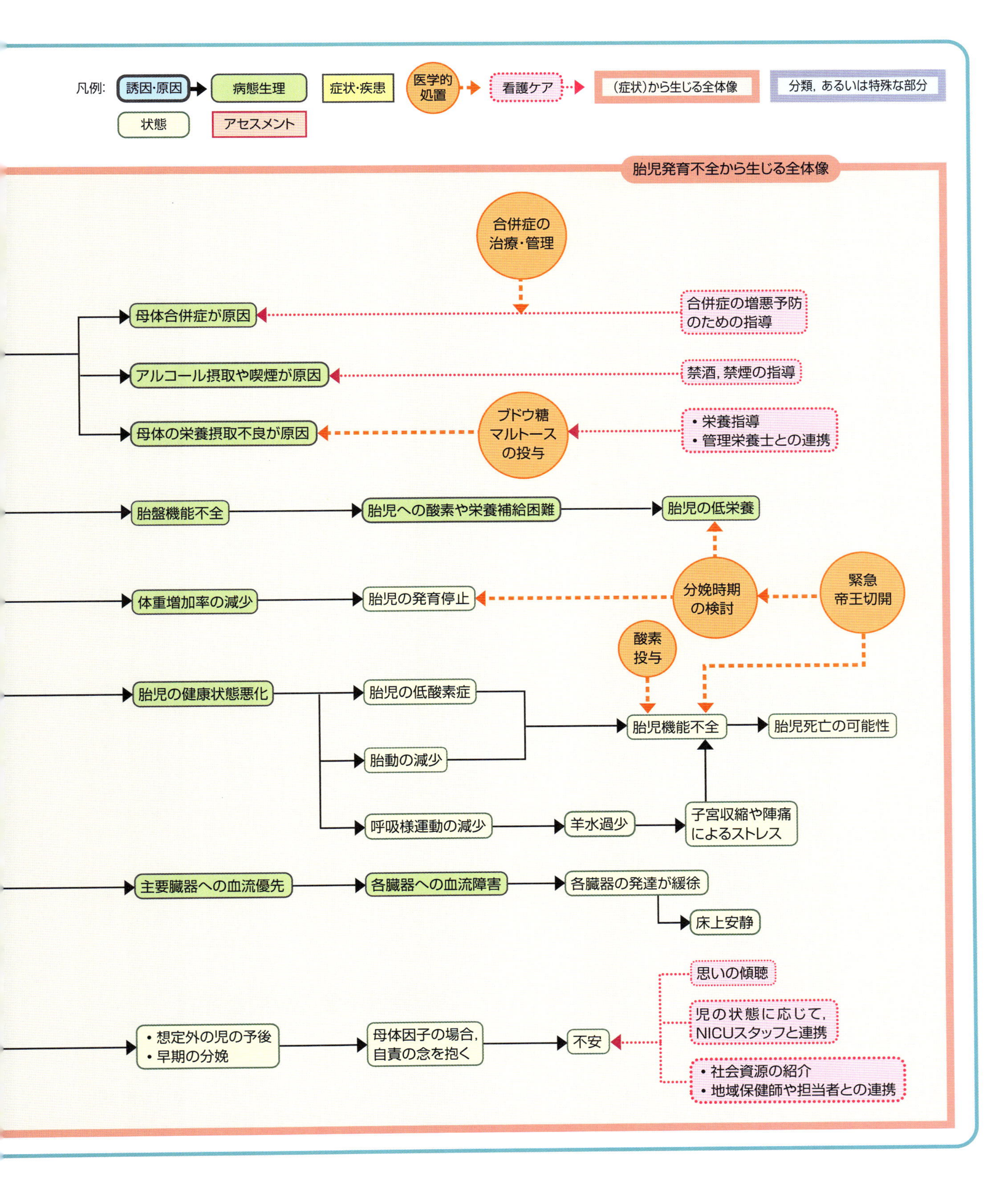
凡例:
誘因·原因
病態生理
症状·疾患
医学的処置
看護ケア
(症状)から生じる全体像
分類，あるいは特殊な部分
状態
アセスメント
胎児発育不全から生じる全体像
合併症の治療·管理
母体合併症が原因
合併症の増悪予防のための指導
アルコール摂取や喫煙が原因
禁酒，禁煙の指導
母体の栄養摂取不良が原因
ブドウ糖マルトースの投与
• 栄養指導
• 管理栄養士との連携
胎盤機能不全
胎児への酸素や栄養補給困難
胎児の低栄養
体重増加率の減少
胎児の発育停止
分娩時期の検討
緊急帝王切開
酸素投与
胎児の健康状態悪化
胎児の低酸素症
胎児機能不全
胎児死亡の可能性
胎動の減少
呼吸様運動の減少
羊水過少
子宮収縮や陣痛によるストレス
主要臓器への血流優先
各臓器への血流障害
各臓器の発達が緩徐
床上安静
思いの傾聴
児の状態に応じて，NICUスタッフと連携
• 想定外の児の予後
• 早期の分娩
母体因子の場合，自責の念を抱く
不安
• 社会資源の紹介
• 地域保健師や担当者との連携

15 胎児発育不全

Ⅰ 胎児発育不全が生じる病態生理

1．胎児発育不全の定義

胎児発育不全（fetal growth restriction：FGR）とは，胎児の発育に異常が生じて発育が抑制されたり停止することで，該当妊娠週数の胎児推定体重が異常に小さい状態のことをいう。「妊娠週数ごとの胎児体重の基準値」を用いて，－1.5SD 未満を胎児発育不全と判定する（表1，図1）。単に身体が小さいだけでなく，低栄養や低酸素により正常な発育ができず，胎児機能不全，胎内死亡，出生児仮死，出生後の新生児合併症につながりやすい。

胎児発育不全の場合，原因探索はもちろん，胎児の成長の程度や健康状態を丁寧に管理し，児が最も良い時期と状態で分娩となるように，分娩時期を判断することが大切である。

2．胎児発育不全の原因

胎児発育不全は，全妊娠の 8 ～ 10％ に発症する。明らかになっている原因は，おおむね母体因子と胎児因子に分けられる。

母体因子には，高血圧，糖尿病，腎疾患，甲状腺疾患，自己免疫疾患，抗リン脂質抗体症候群，チアノーゼ型心疾患，薬物投与，低身長，低出生体重児分娩既往，喫煙，アルコール摂取などがある。胎児発育不全の発症は母体年齢に比して増加する。さらに，近年は，妊娠前のやせや妊娠中の母体の体重増加不良も胎児発育不全の要因になっている。

胎児因子には，多胎妊娠，染色体異常，形態異常，胎児感染などがあり，複数の形態異常や染色体異常に特徴的な形態が確認されれば，胎児発育不全を疑う。例えば，13 トリソミーや 18 トリソミー，ターナー症候群は胎児発育不全であることが多い。胎児感染では，風疹やサイトメガロウイルス，水痘などが胎児発育不全の要因となる。風疹に感染すると，多臓器で細胞数が減少し，身体全体が小さくなる。

また，胎盤の異常や臍帯付着部異常により胎児に十分な栄養が供給されないことも原因となる。

表1　妊娠週数ごとの胎児体重の基準値

妊娠週数	胎児推定体重				
	－2.0SD	－1.5SD	平均値	+1.5SD	+2.0SD
18w+0	126	141	187	232	247
19w+0	166	186	247	308	328
20w+0	211	236	313	390	416
21w+0	262	293	387	481	512
22w+0	320	357	469	580	617
23w+0	386	430	560	690	733
24w+0	461	511	660	809	859
25w+0	546	602	771	940	996
26w+0	639	702	892	1,081	1,144
27w+0	742	812	1,023	1,233	1,304
28w+0	853	930	1,163	1,396	1,474
29w+0	972	1,057	1,313	1,568	1,653
30w+0	1,098	1,191	1,470	1,749	1,842
31w+0	1,231	1,332	1,635	1,938	2,039
32w+0	1,368	1,477	1,805	2,133	2,243
33w+0	1,508	1,626	1,980	2,333	2,451
34w+0	1,650	1,776	2,156	2,536	2,663
35w+0	1,790	1,926	2,333	2,740	2,875
36w+0	1,927	2,072	2,507	2,942	3,086
37w+0	2,059	2,213	2,676	3,139	3,294
38w+0	2,181	2,345	2,838	3,330	3,494
39w+0	2,292	2,466	2,989	3,511	3,685
40w+0	2,388	2,572	3,125	3,678	3,862
41w+0	2,465	2,660	3,244	3,828	4,023

（日本超音波医学会　用語・診断基準委員会：超音波胎児計測の標準化と日本人の基準値 2003 年．超音波医学 30（3）：415-440，2003．を一部改変）

3．胎児発育不全の分類と症状

1）分類

胎児発育不全の分類には成因的分類と体型的分類が用いられ，それぞれが 2 つに分類される。

- **成因的分類**

図1 胎児発育曲線

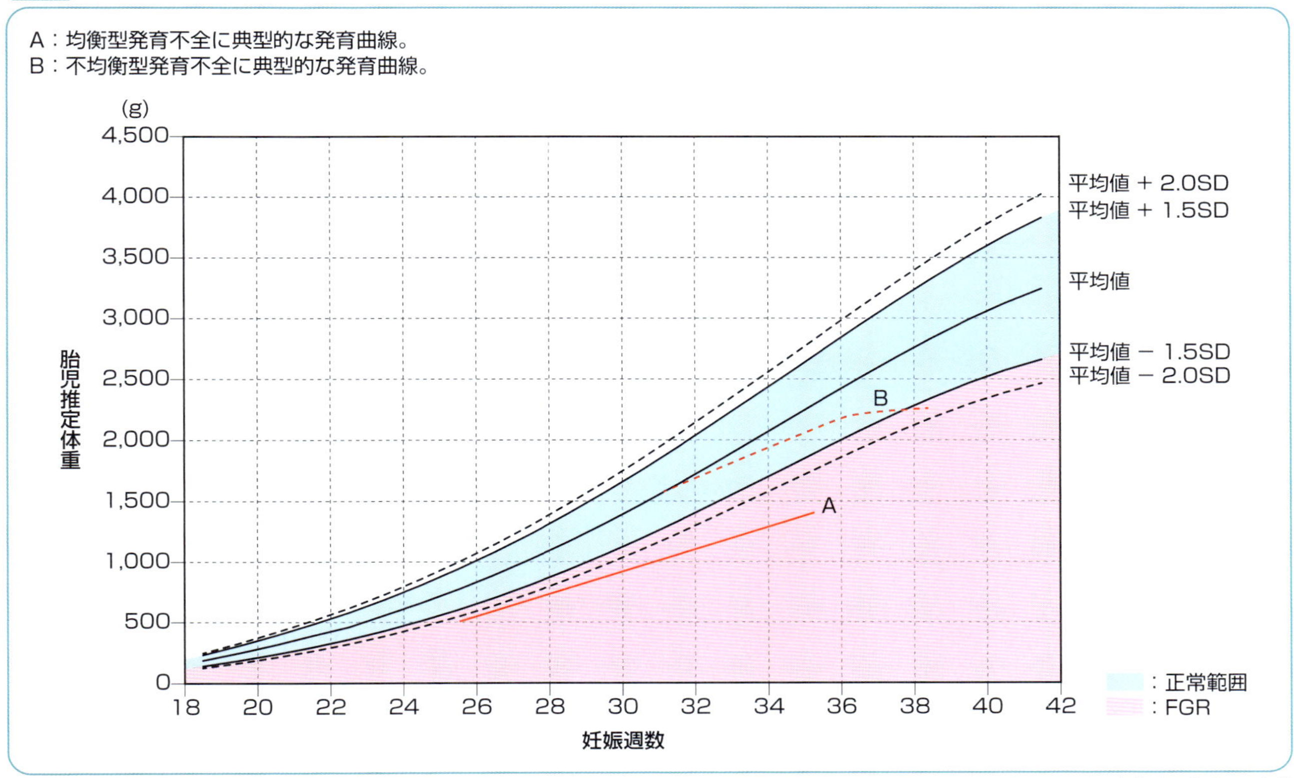

（日本超音波医学会：超音波胎児計測の標準化と日本人の基準値．超音波医学 30（3）：415-440．2003／武谷雄二他監：プリンシプル産科婦人科学 2 産科編．p495．メジカルビュー社．2014．を参考に作成）

成因的分類は，発育不良型と栄養不良型に分けられ，前者が 10 ～ 30%，後者が 70 ～ 90% を占める。発育不良型は主に胎児側に原因があり，身体の細胞数が増える妊娠前半の臓器形成期に発症し，細胞増殖が阻害されて全体の細胞数が少なくなった結果，身体が全体的に小さくなる。要因は染色体異常，先天的形態異常，子宮内胎児感染，母体の薬剤投与，喫煙などである。栄養不良型は細胞の大きさが増す妊娠後半に発症し，母体要因や胎盤・臍帯異常による胎児への栄養供給障害が原因であり，頭囲や身長と比較して体重の低値が著しい。軽症例では，頭囲は正常範囲内にあることも多い。要因は，高度栄養障害，喫煙，アルコール，胎盤機能不全，貧血などがある。

● 体型的分類

体型的分類では，均衡型と不均衡型に分類される。均衡型は頭部の発育や身長と躯幹の太さのバランスが取れており，全体的に身体が小さい。不均衡型は頭部の発育や身長に比べ躯幹が細く，やせ型で体重が少ない（図2)。均衡型は成因的分類の発育不良型に，不均衡型は栄養不良型に相当する。

早期より発症する胎児発育不全は胎児形態異常，染色体異常など児に原因のあるものが多い。妊娠高血圧症候群など子宮胎盤循環障害が原因の場合は，母体の異常発症の時期，あるいはそれより少し先行して発育不全が観察され，一般に後発型より早発型が重症である。不均衡型の代表的原因は妊娠高血圧症候群で，早発型の重症域では均衡型が多い。

図2 胎児発育不全の体型的分類

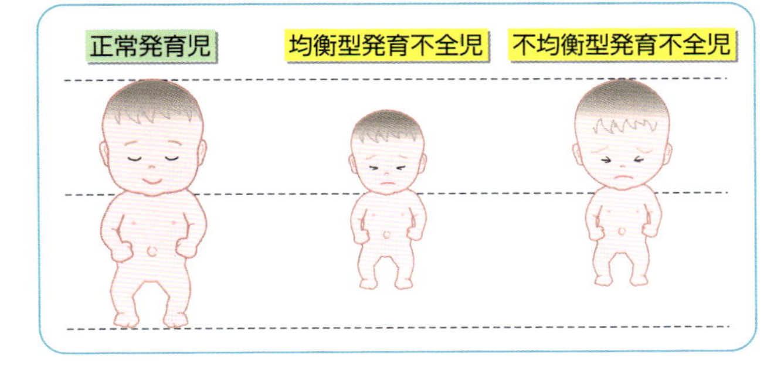

2）症状

母体には，胎児発育不全による症状はない。しかし，胎児発育不全の原因が母体にある場合には，疾患に応じて症状がある。その症状の出現を胎児発育不全の可能性ととらえて，注意して経過をみていくこととなる。

また，週数に比して腹部が小さい（子宮底が低い）ことがあるが，超音波による胎児計測で胎児発育不全がわかることがほとんどである。

4. 胎児発育不全の診断・検査

1）診断

胎児発育不全の診断は「妊娠週数ごとの胎児体重の基準値」を用いる（**表1**）。一般的に－1.5SD 未満を発育不全と定義するが，－2.0SD 未満を胎児発育不全とする説もある。

まず，発育の評価をするために妊娠週数が正確であるか確認する。妊婦の自己申告である最終月経開始日から算出するだけでなく，基礎体温表による排卵日，体外受精日・胚移植日，妊娠 8 ～ 10 週に相当する時期の頭殿長（crown rump length：CRL）（CRL1.5 ～ 3.0cm）による週数確認をする。そのうえで，超音波検査にて胎児計測を行う。胎児計測では，児頭大横経（biparietal diameter：BPD），腹部周囲長（abdominal circumference：AC），大腿骨長（femur length：FL）など部位別に計測し，同時に胎児，胎盤，臍帯，羊水量の異常の有無も確認する。1 回の計測で診断するのではなく，2 週間などの間隔を経て 2 点間の発育の有無や発育速度を観察し，部位別の発育状況から，単に身体が小さいだけなのか，病的な発育不全なのかを鑑別する必要がある。

また，診断において，原因探索も欠かせない。原因が母体因子であれば，疾患などの増悪によって児の発育不全も重症化することが考えられる。胎児因子であった場合，児の予後にもかかわるため，小児科との連携も必要になる。

2）検査

胎児発育不全における検査は，主に，原因探索のために行われる。

- **母体に関する検査**
- 妊娠高血圧症候群に関する検査：血圧，蛋白尿，血液検査
- 母体疾患（糖尿病，甲状腺機能異常，抗リン脂質抗体症候群など）に関連する検査
- 先天感染診断のための母体血清学的検査
- **胎児や付属物に関する検査**
- 超音波検査：胎児発育不全の経過，胎児形態異常，胎盤・臍帯異常の精査
- 染色体検査：胎児の形態異常が複数ある，18 トリソミーの指の重なり合いなど特徴的な形態異常がみられるなど，重度の発育不全がある場合に行われることがある。しかし，染色体検査は妊婦や配偶者の意思を尊重することが重要である。

5. 胎児発育不全の管理

胎児発育不全の場合，ベッド上安静を行うことで子宮への循環血液量を増加させることが，胎児の成長に寄与するという説もあるが，基本的に胎児発育不全に対する治療法はない。児が子宮外で生存できる時期まで管理し，胎児機能不全の発症や胎児の発育が停止した場合は，速やかに診断し適切な分娩を行うことが大切である。

次回以降の妊娠では，妊娠初期に低容量アスピリンを服用することで，胎児発育不全の発症を予防する効果もある。

1）妊娠期の管理

胎児発育不全は進行が緩徐の場合，1 回の超音波検査では誤差もあり判断しにくい。そのため，発症前からリスクの有無を確認し，発症に注意して超音波検査を行う必要がある。合併症がある場合は合併症の管理を十分に行い，リスクのない妊婦でも定期的な超音波検査とスクリーニング検査を行う。

胎児推定体重の基準値において，－1.5SD を超える，もしくは発達が緩徐になっているなど，胎児発育不全が疑われたら，原因究明のために精査を行う必要がある。原因が特定できない場合も多いが，ベッド上安静により子宮への血液循環を増加させたり，母体が栄養摂取不良である場合は栄養指導や栄養補給を行う。また，アルコール摂取や喫煙を中止させるように多方面から働きかけることも重要である。

胎児発育不全の場合，胎児の低酸素症や低栄養が考えられる。低酸素症には母体への酸素投与，低栄養には母体にブドウ糖やマルトースの投与などが行われる。胎児への酸素や栄養供給は胎盤・臍帯を通して行われている

ため，胎盤機能不全を発症している場合は，上記の治療は意味をなさない。

また，母体の管理だけでなく，胎児の健康状態を管理することも必要である。緩徐ではあるが成長しているのか，成長が停止しているのかで治療方針が大きく異なるため，胎児の成長を丁寧に経過観察する。妊娠28週以降で発育が2週間以上停止している場合は，分娩を考慮する。妊娠後期は，胎児体重の100～200g/週の発育が正常であるため，100g/週未満の体重増加であれば，発育停止を疑う。特に頭部の発育が2週間以上停止している場合は，神経学的障害を発症する確率が高いため，早期に娩出を試みることとなる。

胎児発育不全の原因にもよるが，児の健康状態が急に悪化することもあり，胎児機能不全や胎内死亡を起こすこともある。そのため，胎児心拍数モニタリングやBPS（biophysical profile scoring）を用いて胎児の健康状態を定期的に評価することが重要となる。

胎児心拍数モニタリングでの見逃せない変化は，一過性頻脈の消失や基線細変動の減少である。児が慢性的に低酸素状態になると，基線細変動の消失や遅発一過性徐脈が出現する。この場合，急速遂娩の方針となるが，分娩進行中であっても経腟分娩（吸引分娩や鉗子分娩）は児へのストレスが大きいため，緊急帝王切開術を選択することが多い。BPSは，ノンストレステスト（NST），超音波検査を用いた胎児の呼吸様運動，胎動，筋緊張，羊水量の5項目で評価する。各2点の合計10点満点で，8点以上であれば，児の健康状態が問題ないと判断できる。胎児発育不全において，児の健康状態が悪化すると，胎動や胎児呼吸運動の減少や消失を認め，羊水過少になる場合が多い（表2，表3）。

また，超音波ドプラ法で胎児血流計測を行い，胎盤機能や胎児への血流障害を観察する。胎盤機能が低下していたり，慢性的に低酸素状態になったりしていると，脳や心臓といった生命維持に重要な臓器に優先的に血流を送るようになり，消化管や腎，四肢などへの血流が減少する。そのため，頭部よりも躯幹の方が細く，発育が緩徐になる。腎への血流が減少し発育が遅れるため，尿量減少により羊水過少が生じる。重要な臓器に優先的に血

表2 biophysical profile scoring（BPS）

観察項目	正常（2点）	異常（0点）
ノンストレステスト	20～40分で，一過性頻脈が2回以上	20～40分で，一過性頻脈が2回未満
胎児呼吸様運動	30分間で，30秒以上持続する胎児呼吸様運動を1回以上認める	30分間で，30秒以上持続する胎児呼吸様運動を認めない
大きい胎動	30分間で，胎児体幹や四肢の運動を3回以上認める（連続した運動は1回と数える）	30分間で，胎児体幹や四肢の運動が2回以内
胎児筋緊張	30分間で，四肢の伸展とそれに引き続く屈曲運動，または手の開閉運動を1回以上認める	30分間で，四肢の伸展屈曲または手の開閉運動を認めない
羊水量	羊水ポケット2cm以上	羊水ポケット2cm未満

（小林康江他編：ナーシング・グラフィカ 母性看護学② 母性看護の実践 第3版．p127，メディカ出版，2024．より）

表3 BPSによる管理方針

BPS（点数）	評価	対応
8～10	正常	1週後に再検（8：羊水量が0点なら分娩を考慮）
6	胎児機能不全の疑い	・成熟胎児であれば分娩 ・未熟胎児であれば24時間以内に再検し6点以下であれば分娩 ・羊水量が少なければ分娩
4	胎児機能不全を強く疑う	分娩
0～2	胎児機能不全はほぼ確実	分娩

（小林康江他編：ナーシング・グラフィカ 母性看護学② 母性看護の実践 第3版．p127，メディカ出版，2024．より）

流を送ることを血液の再分配という。

胎児の肺発達を促進させるために，出生前に母体にステロイドを投与することがある。ステロイドの投与は肺の発達だけでなく，脳室内出血も予防できる。ステロイドの効果は1週間程度であり，効果がなくなった後の再投与は推奨されていないため，分娩時期を見極めたうえでの投与が必要となる。

2）分娩期の管理

胎児発育不全が軽症で，児に病的な異常がない場合は，妊娠週数も考慮のうえ，経腟分娩を選択することもある。しかし，胎児発育不全の児は慢性的に低酸素状態であり，分娩によるストレスでさらに低酸素症が悪化する。羊水過少も併発している場合が多く，子宮収縮により臍帯が児と子宮壁に挟まれて圧迫される可能性も高く，児の健康状態が急激に悪化することもある。そのため，緊急帝王切開ができる状態（ダブルセットアップ）で経腟分娩を試みるのがよい。また，経腟分娩を行う際は，児へのストレスを最小限にするため，分娩所要時間が長くならないように努める反面，陣痛促進薬の使用にはリスクが伴うため，マンパワーの確保が必要となる。

胎児発育不全が重症の場合や早産の場合は，児へのストレスを少なくするため，選択的帝王切開を行う。その他にも，胎児心拍数モニタリングにて基線細変動の減少や消失，一過性徐脈が頻発する場合は緊急帝王切開の方針となる。早産で推定体重1,000g未満の超低出生体重児では，児娩出時に卵膜を破らずに羊水や胎盤ごと児を娩出し（被膜児，**図3**），直ちに術野で破膜と臍帯処置をして，新生児科専門医の処置を受けることとなる。

児の健康状態の悪化や早産の適応で分娩に至る場合は，出生後子宮外環境に適応するのが難しく，すぐに処置・治療が必要となるため，あらかじめ対応可能な施設に搬送するなどして，新生児科との連携が重要である。

分娩の時期は，児の発育状況や在胎週数に応じて判断する。可能な限り正期産まで妊娠継続をして児の発育を期待したいが，発育が緩徐になったり停止した際には，週数にかかわらず，分娩に至ることもある。無理な妊娠継続は，胎児機能不全や胎児死亡，出生後の新生児合併症などを発症する可能性もある。分娩時期の決定には産婦人科医だけでなく新生児科医や妊婦・家族との密な話し合いや連携が必要となる。

3）新生児の管理

胎児発育不全の原因が母体因子で，胎児発育不全が軽症であっても，出生直後は新生児科医の診察を受けることが望ましい。在胎週数にもよるが，慢性的な低酸素状態や低栄養状態で臓器が未成熟であることから，呼吸不全や循環不全になり新生児仮死や低体温になりやすい。胎児発育不全であった児は，低血糖を起こしやすい。また，重度の場合は，高インスリン血症を併発する。他にも合併症として，高ビリルビン血症，アシドーシス，無呼吸発作，呼吸窮迫症候群，脳室内出血，壊死性腸炎などがある。

図3　被膜児

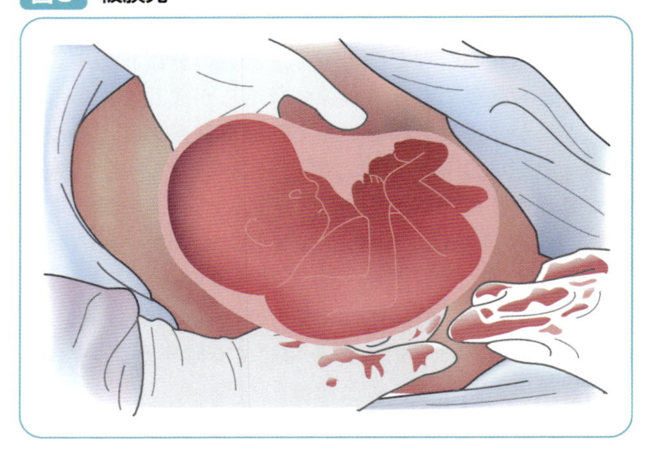

在胎週数が浅いほど出生後の管理は難しく，挿管などの呼吸障害への対応や点滴による栄養補給が急務となる。また，子宮外環境に適応するのに時間を要し，免疫能も低下していることから感染などのリスクも高い。

出生後は染色体や臍帯血IgM，X線検査，心臓超音波検査を行い，考えうる疾患に対応できるように児の状態を把握することが重要である。胎児発育不全で早産児の場合，エネルギーの貯留や皮下脂肪，褐色脂肪細胞が少ないため，熱産生能が乏しい。また，皮膚はかなり脆弱で不感蒸泄も多く，熱喪失が大きくなる。そのため，低体温のリスクが高い。しかし，児にとって高体温になることはエネルギー消費を増大させ，酸素消費も多くなるため，負担が大きくなる。温度・湿度環境を保ち，児の負担を最小限とする必要がある。

また，胎児期の推定体重は，超音波検査で計測しているため，誤差が生じる。胎児発育不全だと診断されていたとしても，出生後，体重は正常範囲内であることも多いため，出生時の呼吸状態を含めた子宮外生活への適応や発育状況などから総合的に判断する。正常児と同じように母児対面できることもある。

4）新生児の予後

胎児発育不全で産まれた新生児の予後は，原因や発育の程度によって大きく異なる。それだけでなく，妊娠期の細かな経過観察により原因が明らかとなり対応できたか，児にとって最も良い時期に分娩に至ったか，出生後迅速な新生児管理がなされたか，など複数の要因に影響を受ける。特に，染色体異常や形態異常の場合は予後不良であることが多い。また，早産児は臓器の発達が未熟であり，感染のリスクが増加し，予後が不良となる。一方で，妊娠35週以降になると，肺もおおむね成熟していることから，身体は小さいものの予後が良好な場合が多い。

また，胎児発育不全の分類型によっても予後は異なる。均衡型の胎児発育不全は，脳の発育も遅延しているため，神経学的予後が不良となる。しかし，不均衡型の胎児発育不全は脳の発育は問題ないため，次第に正常な発育に近づいていく。

近年，胎児期の低栄養などの環境が，出生後の栄養代謝にかかわっており，成人期に慢性疾患（肥満，糖代謝異常，脂質代謝異常，高血圧など）を発症させる確率が高くなるという説がある。これをDOHaD（Developmental Origins of Health and Disease）という。

6. 胎児発育不全の合併症

- **胎児機能不全，胎児死亡**

胎児発育不全によって羊水量が減少したり，子宮収縮など軽度なストレスに耐えられないことにより，児の健康状態が悪くなり，胎児機能不全を発症する。さらに急激な健康状態の悪化により胎児死亡に至ることもある。

- **先天奇形**

胎児因子として染色体異常や形態異常もあるが，胎盤を介した酸素供給や栄養供給の減少のため，身体の組織の発育が不十分になることがある。

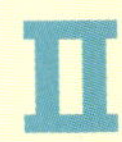

胎児発育不全の看護ケアとその根拠

1. 胎児発育不全の観察ポイント

- **原因の確認**

原因によっては分娩の時期を検討する必要もある。また，母体因子であった場合，妊婦が自責の念を抱いたり，胎児因子の場合は出生後の治療や予後に大きな不安が生じるため，精神面のサポートも必要である。さらに，母体因子であった場合，原因となる疾患の管理が重要であり，疾患が重症化しないようケアが必要である。また，喫煙やアルコールの摂取など，日々の生活習慣が原因の場合もあり，今後育児をしていくことも考慮して，生活改善を促すことも看護ケアとして重要である。

- **胎児の発育状態や健康状態**

妊婦健診で行われる超音波検査で胎児の発育状態を確認し，発育不全の発症時期から発育不全の種類を把握する。また，発育不全から胎児機能不全を発症するリスクもある。NSTやBPSでの健康状態の評価が重要である。胎児の健康状態によっては，分娩時期を早めるなど対応が必要となる。

- **母体の全身状態**

胎児発育不全の原因が母体因子であった場合，その疾患の悪化により胎児の発育不全も悪化することが考えられるため，母体の合併症や基礎疾患の状況を把握しておく必要がある。

- **妊婦や家族の精神状況**

胎児発育不全は，分娩時期が早くなったり児の予後にも影響するため，妊婦や家族の不安も強い。妊娠期から産後，育児期にかけて継続的な支援が必要となる。

2. 胎児発育不全の看護目標

❶妊婦や家族が病態の正しい知識を得ることができる
❷胎児の健康状態を評価できる
❸妊婦や家族の不安を軽減できる

3. 胎児発育不全の看護ケア

1）妊婦や家族の理解度の確認と生活習慣の指導

胎児発育不全は原因が不明なことも多く，児の予後に大きくかかわるため，医師の説明をどのように理解しているか，パートナーや家族も含めて確認する必要がある。また，胎児因子や母体の合併症の予防は難しく，症状を悪化させないように努めることとなるが，母体の喫煙やアルコール摂取，栄養障害は中止するように指導することが大切である。その際も，自身の行動が児の発育や予後につながっていることを責めたりしないような声かけが重要となる。

また，胎児疾患や染色体異常，先天性感染の可能性もあり，専門的な診断・管理が必要なことから，必要時は高次医療施設の受診が望ましいことも説明しておく。

また，胎動の減少や消失，母体因子の疾患の症状増悪などがあれば，すぐに医療機関に連絡するように指導する。

2）胎児の健康状態の評価

胎児発育不全は，発育状況の経過観察と，児の健康状態の把握が重要である。発育状況は主に超音波検査で行うため，検査の介助を行う。また，胎児の健康状態はBPSやNSTを定期的に行い，少しでも異常やその徴候がみられるときは，より密な経過観察が必要となる。

また，母体因子の場合，症状の出現や増悪がないか確認する必要がある。

3）妊婦や家族の心理・社会的問題への援助

妊婦や家族にとって，胎児の健康状態や予後に関して大きな不安が伴う。いつ胎児機能不全になるかわからないまま過ごす妊娠期間は，妊婦にとってストレスでもあり，そのストレスから食欲不振などさらなる発育不全の要因を作ることとなる。妊婦の思いを傾聴できる場所や時間を確保し，不安をできる限り解消できるように努める必要がある。

さらに，児の発育状況把握のために頻回な受診や緊急入院，急な分娩への方針変更，NICUへの長期入院の可能性についても，早期から説明をし，可能であれば，母子分離に備えてNICUの見学などもできるとよい。

また，出生後の児の健康状態によっては，地域と連携して長期的にかかわっていく必要がある。妊娠期から地域の保健師と情報共有をしたり，社会資源の紹介も行い，妊婦や家族の先の見えない不安を解消することが大切である。

［髙橋彩華］

《文献》

- 森恵美編：助産師基礎教育テキスト　2023年版　第4巻　妊娠期の診断とケア．pp84-87，p143，日本看護協会出版会，2023.
- 小林康江編：助産師基礎教育テキスト　2023年版　第7巻　ハイリスク妊産褥婦・新生児へのケア．pp53-54，pp306-309，pp322-324，日本看護協会出版会，2023.
- 武谷雄二他監：プリンシプル産科婦人科学　2産科編，pp494-501，メジカルビュー社，2014.
- 我部山キヨ子他編：助産学講座6　助産診断・技術学Ⅱ　第6版［1］妊娠期．pp107-108，pp325-327，医学書院，2021.
- 荒木勤他：最新産科学 異常編　第23版．pp132-135，文光堂，2023.
- 村田雄二編：産科合併症 改訂2版．pp446-458，メディカ出版，2013.
- 佐世正勝他編：ウエルネスからみた　母性看護過程＋病態関連図　第4版．pp287-299，医学書院，2021.
- 小林康江他編：ナーシング・グラフィカ　母性看護学②　母性看護の実践　第3版．p127，メディカ出版，2024.

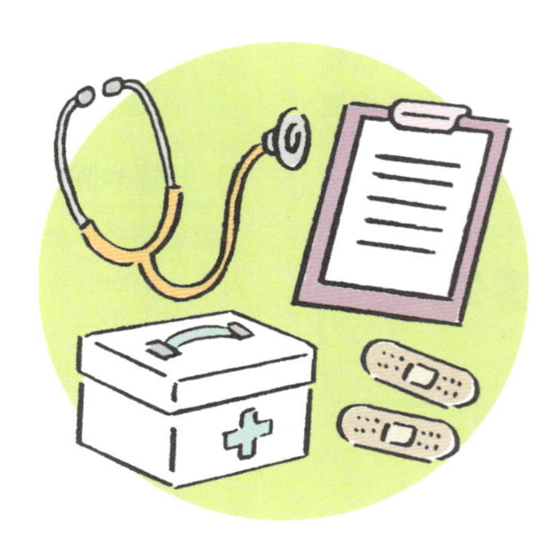

NOTE

16 帝王切開

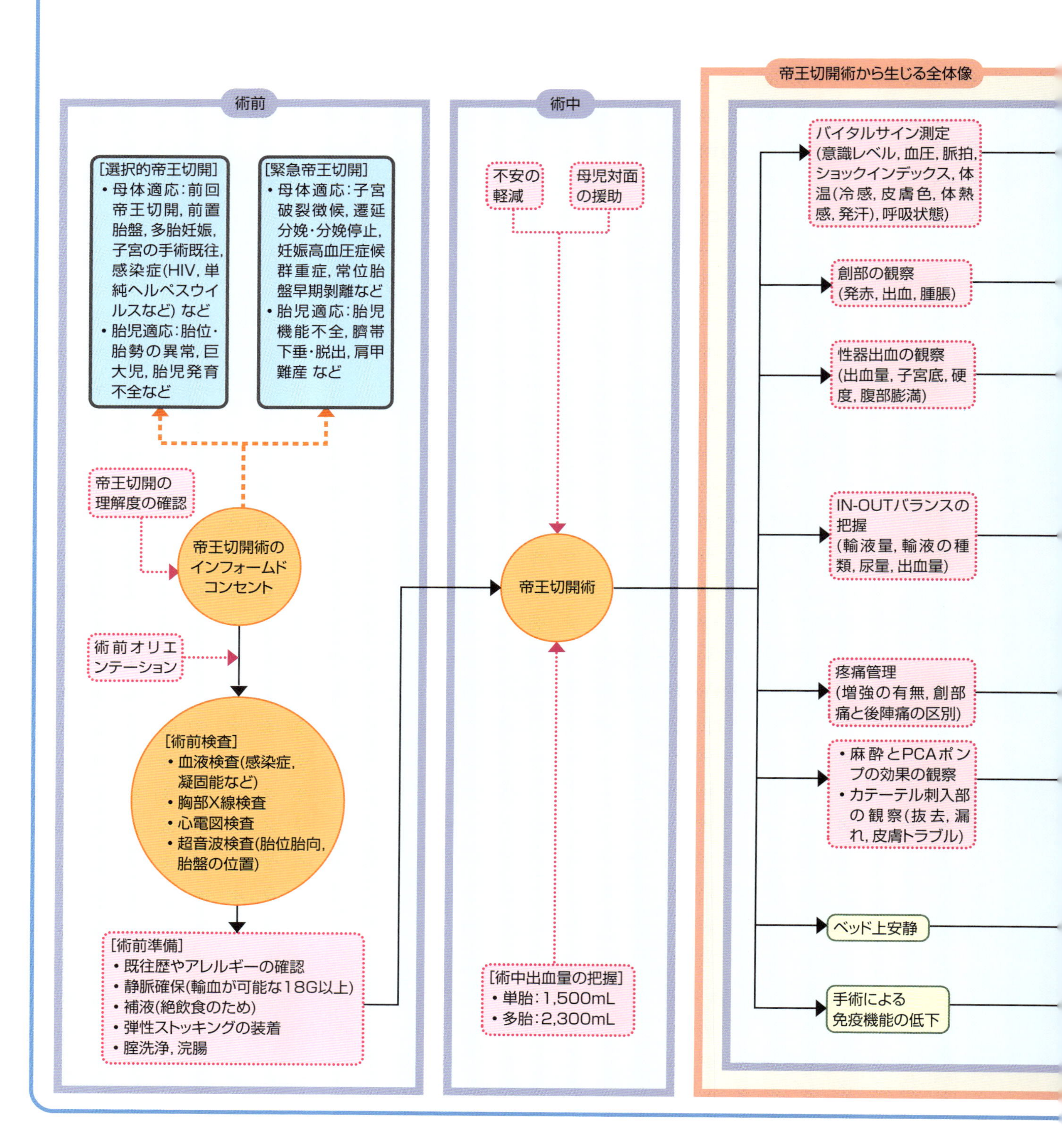
術前
[選択的帝王切開]
・母体適応：前回帝王切開，前置胎盤，多胎妊娠，子宮の手術既往，感染症(HIV，単純ヘルペスウイルスなど) など
・胎児適応：胎位・胎勢の異常，巨大児，胎児発育不全など
[緊急帝王切開]
・母体適応：子宮破裂徴候，遷延分娩・分娩停止，妊娠高血圧症候群重症，常位胎盤早期剝離など
・胎児適応：胎児機能不全，臍帯下垂・脱出，肩甲難産 など
帝王切開の理解度の確認
帝王切開術のインフォームドコンセント
術前オリエンテーション
[術前検査]
・血液検査(感染症，凝固能など)
・胸部X線検査
・心電図検査
・超音波検査(胎位胎向，胎盤の位置)
[術前準備]
・既往歴やアレルギーの確認
・静脈確保(輸血が可能な18G以上)
・補液(絶飲食のため)
・弾性ストッキングの装着
・腟洗浄，浣腸
術中
不安の軽減
母児対面の援助
帝王切開術
[術中出血量の把握]
・単胎：1,500mL
・多胎：2,300mL
帝王切開術から生じる全体像
バイタルサイン測定(意識レベル，血圧，脈拍，ショックインデックス，体温(冷感，皮膚色，体熱感，発汗)，呼吸状態)
創部の観察(発赤，出血，腫脹)
性器出血の観察(出血量，子宮底，硬度，腹部膨満)
IN-OUTバランスの把握(輸液量，輸液の種類，尿量，出血量)
疼痛管理(増強の有無，創部痛と後陣痛の区別)
・麻酔とPCAポンプの効果の観察
・カテーテル刺入部の観察(抜去，漏れ，皮膚トラブル)
ベッド上安静
手術による免疫機能の低下

凡例: 誘因・原因 病態生理 症状・疾患 医学的処置 看護ケア (症状)から生じる全体像 分類，あるいは特殊な部分 状態 アセスメント

術後(帰室～2時間まで)

意識清明，血圧安定，呼吸苦なし，発熱なし
バイタル異常なし
意識レベル低下
頻脈，血圧低下，蒼白，冷感
呼吸苦，SpO_2値低下，頻呼
ショックインデックス上昇
術後出血の疑い
創部の異常なし
出血，腫脹，発赤
縫合不全
創部感染
抗生剤投与
・血性悪露の排出あり
・子宮底高度良好
子宮収縮良好
腹部膨満
性器出血なし
腹腔内出血の疑い
経腹エコー
子宮収縮不良
血塊や膜状の排出
子宮復古不全
子宮収縮薬の投与
術後の経過順調
水分出納に異常なし
乏尿，尿閉ではない
(100mL／3時間以上)
輸液追加
術中多量出血
乏尿，尿閉
輸液不足
輸血検討
疼痛コントロールができている
疼痛の増強
鎮痛薬追加
刺入部の異常なし
カテーテル抜去，漏れ，刺入部のトラブル
カテーテル抜去
母児早期対面の援助
頭痛，下肢の痺れ，嘔気・嘔吐
硬膜穿刺頭痛
血流障害
深部静脈血栓症
肺血栓塞栓症
弾性ストッキングやフットポンプの装着
ヘパリン投与
脱水予防
・分娩への思いの傾聴
・バースレビュー
皮膚トラブル，褥瘡のリスク
体位変換

16 帝王切開

I 帝王切開が生じる病態生理

1. 帝王切開の定義

帝王切開術は，急速遂娩法の1つで，子宮壁を外科的に切開して胎児を娩出させる方法である。厚生労働省の令和2（2020）年医療施設（静態・動態）調査・病院報告の概況によると，2020年9月の一般病院での分娩に占める帝王切開の割合は27.4%，一般診療所での分娩に占める帝王切開の割合は14.7%，一般病院と一般診療所を合わせると21.6%が帝王切開での分娩であった[1]。

近年，出産年齢の高齢化や不妊治療の普及によりハイリスク妊婦が増加している。それに伴い，帝王切開術の割合も増加傾向にある。帝王切開術には，あらかじめ帝王切開の適応と診断され，日時を決めて行う選択的（予定）帝王切開術と，正常分娩経過中に母児の状態が悪化した場合や分娩停止などのために経腟分娩が不可能と判断された場合に行われる緊急帝王切開術がある。緊急帝王切開術の場合は，母児の命を最優先にするため，母親や家族の心理的ケアが十分にできないことがある。帝王切開という出産が否定的な体験とならないようにかかわる必要がある。

2. 帝王切開の適応

帝王切開の適応には母体要因と胎児要因がある。選択的帝王切開術と緊急帝王切開術でも適応が異なる。どの適応で帝王切開術を行うかによって，処置や治療の方法も異なる。例えば，重症妊娠高血圧症候群で帝王切開の適応になった場合，母体の血圧管理や昇圧症状の観察はより重要になる。

- **帝王切開の適応**

適応は**表1**のように母児別にあり，帝王切開術を決めるタイミングによっても異なる。

- **実施条件**
  - 母体が手術に耐え得ること
  - 母体が麻酔に耐え得ること
  - 胎児が生存しており，体外生活が可能であること（母体救命のための死戦期帝王切開術や，胎児・胎盤の存在が母体の生命に危険を及ぼす場合（子宮破裂や常位胎盤早期剝離など）は，児の生死を問わず，帝王切開術を行うことがある）

3. 帝王切開の術式での分類

帝王切開の術式は，皮膚と子宮筋の切開方法により分類される（図1）。皮膚の切開方法は横切開と縦切開があり，現代では美容的観点から横切開が主流である。しかし，横切開では腹直筋などの組織を縦に分断し，皮下組織を剝離するため，縦切開より手術時間が長くなり，術後回復も時間を要する。

表1　帝王切開の適応

適応	選択的帝王切開術	緊急帝王切開術
母体適応	前置胎盤，狭骨盤，児頭骨盤不均衡，多胎妊娠，帝王切開の既往，子宮の手術（子宮筋腫核出術など）の既往，子宮奇形，感染症（HIV，単純ヘルペスウイルスなど），合併症（糖尿病，心疾患など），高齢初産婦	子宮破裂徴候，遷延分娩・分娩停止，重症妊娠高血圧症候群，常位胎盤早期剝離
胎児適応	胎位・胎勢の異常（骨盤位，反屈位，横位など），巨大児，胎児発育不全，胎児異常（水頭症，髄膜瘤，臍帯ヘルニア，重症心疾患など）	胎児機能不全，臍帯下垂・脱出，常位胎盤早期剝離，肩甲難産

※これらの適応以外にも，妊婦の希望によって帝王切開を行う場合もある。

図1 帝王切開の術式の種類

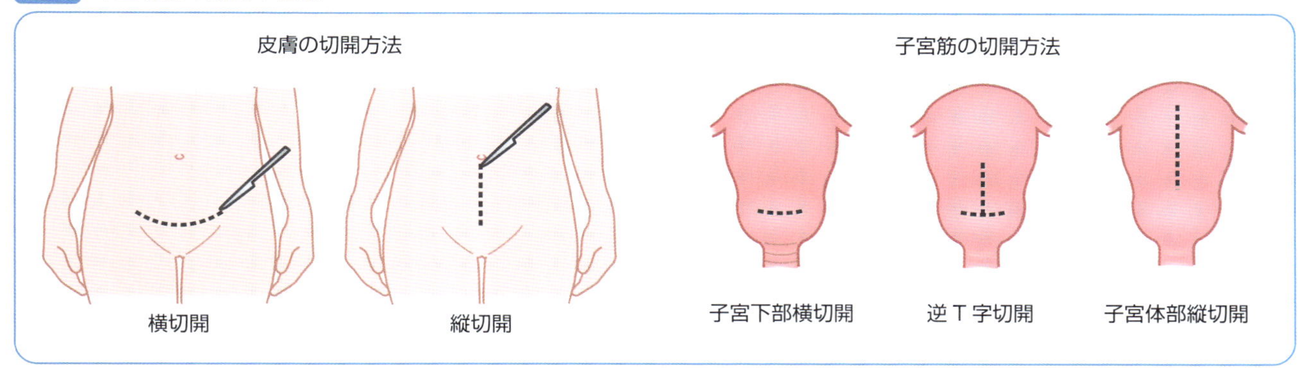

子宮筋の切開方法は子宮下部横切開と子宮体部縦切開に分けられる。皮膚の切開方法にかかわらず，一般的に子宮下部横切開を選択することが多い。しかし，切開部に胎盤や子宮筋腫がある場合は，それらを避けて切開部を決める。早産の場合は児に負担をかけないため子宮体部縦切開を選択したり，巨大児で子宮下部横切開では娩出に至らない場合は逆T字やU字に追加切開をすることもある。

4. 帝王切開の手順

1）術前準備（予定帝王切開の場合は入院前）

帝王切開が決定したら，術前準備として次の検査を行う。

- 心電図検査：心疾患や循環器の合併症がないか確認する
- 胸部X線検査：肺水腫や心不全がないか確認する
- 血液検査：凝固能，腎・肝機能，感染症や貧血の有無も確認する（前置胎盤や多胎妊娠など出血が多くなる可能性があれば，妊娠中に自己血採血をし，輸血が必要になった場合に備えることもある）

2）術当日の準備

- 静脈確保：輸血に備えて必ず輸血可能な留置針で確保する
- 腟内洗浄：術後感染予防の観点から腟内を洗浄する

3）帝王切開術の流れ

● 麻酔導入

手術室に入室したら，まず麻酔を行う。通常，脊椎麻酔または硬膜外麻酔，あるいはその併用で行うことが多い。しかし，緊急帝王切開など，母児の状況によって時間的猶予がないときは全身麻酔を選択する。

● 帝王切開術（図2）

①腹壁切開：緊急帝王切開以外では恥骨上部を横切開する。帝王切開の既往があり，前回縦切開の場合は縦切開となる

②膀胱子宮窩腹膜切開：腹膜を切開し，子宮下部を露出させる

③子宮筋切開：児の損傷や胎盤の位置に留意しながら筋層を切開する

④児娩出：卵膜をコッヘルで破膜し，子宮内に手を挿入し，児頭を娩出する。その後，前在肩甲，後在肩甲の順にゆっくりと娩出させる

⑤胎盤娩出：基本は胎盤が自然に子宮壁から剝がれてくるのを待つが，出血が多い時には用手的に胎盤を娩出させることもある

⑥子宮筋縫合：子宮筋の縫合は吸収糸で行う。その後，癒着を予防するため，縫合部と子宮体部前面を癒着防止材で覆う

⑦腹壁縫合：器械，ガーゼなどの遺残のないことを確かめて閉腹する

⑧消毒と腟鏡診：術後には必ず腟鏡を用いて腟内消毒をする。また，悪露排出のために子宮口が開大していること，子宮内から持続的な出血がないことを確認する

5. 帝王切開の合併症

帝王切開は他の手術に比べて安全といわれているが，経腟分娩よりリスクは高い。合併症も一般の周術期に起こるものだけでなく，産科特有のものもある。また，母体だけでなく，新生児にもリスクが伴う。主な帝王切開における合併症を表2に示す。

図2 帝王切開術の流れ

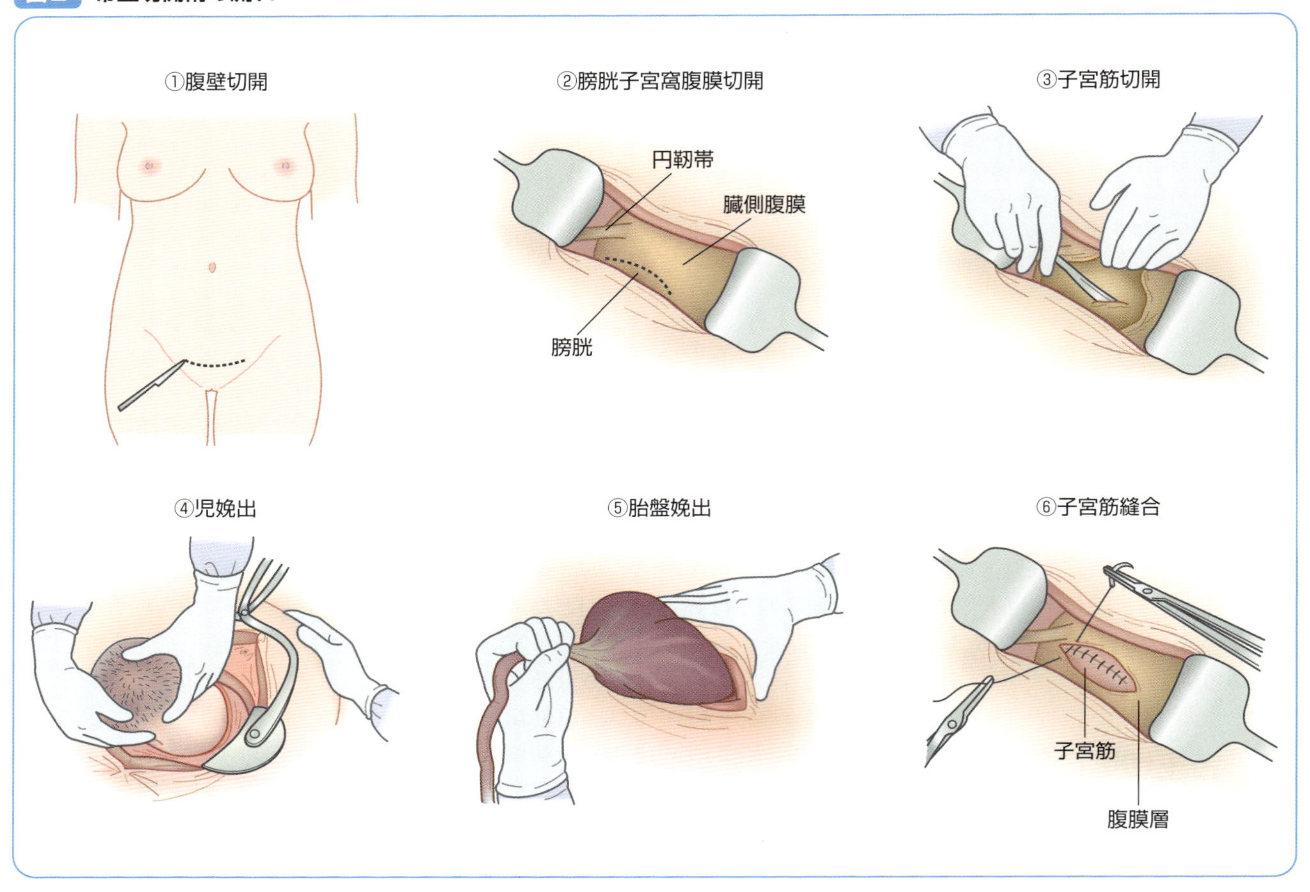

表2 帝王切開の合併症

母体	新生児
• 脊椎麻酔ショック，誤嚥性肺炎：麻酔の影響 • 出血，臓器損傷（膀胱・尿管・腸管） • 産褥熱，深部静脈血栓症，肺血栓塞栓症 • イレウス，縫合不全	• 新生児呼吸障害：産道通過しないことの影響 • 麻酔薬の移行，低血圧：麻酔の影響

なお，帝王切開術を一度受けると，その後の分娩方法は子宮破裂の予防のために帝王切開術を選択することがほとんどである。

1）肺血栓塞栓症

肺血栓塞栓症は，長時間の安静により静脈血栓ができ，それが肺に移動することで起こる。血栓が肺動脈を閉塞した場合は致死的な合併症となるため，術後の早期離床や早期発見が重要である。初期症状としては，下肢の腫脹，発赤，圧痛，背屈時の腓腹部の痛みがある。

肺血栓塞栓症を防ぐためには，深部静脈血栓症の予防が要である。弾性ストッキングの着用や下肢の間欠的空気圧迫法を行うことが多く，離床に向けて，ベッド上で下肢を動かしたり，足首の背屈運動を行うことも効果的である。輸液にて脱水を予防し，ハイリスク妊婦ではヘパリンを投与することで，血栓症になるのを防ぐ。

肺血栓塞栓症は初回歩行時に発症しやすいため，離床時には必ず看護師や医療スタッフが付き添う。その際，バイタルサインの変化に注意する。特にSpO_2の低下や胸痛，呼吸困難感がある場合は，肺血栓塞栓症の可能性が高い。

2）イレウス

腸閉塞とは，腸管が炎症や異物により物理的に閉塞している状態をいい，イレウスは，腸管内腔の閉塞や腸管運動障害により腸管内容物の移送や通過が障害されることをいう。帝王切開では，腸閉塞の発症はまれであるが，麻痺性イレウスはしばしば発症する。

術後の腸管麻痺は，24～48時間で改善することが多い。48時間以上経過しても腸蠕動音が聴取できず，排ガスがない場合は，腸閉塞に移行する可能性が高くなる。早期離床や早期飲食はイレウスの予防となるため，通常術後2～6時間で飲水を開始する施設が多い。飲水を開始する際は，麻酔の覚醒具合に留意する。

3）縫合不全

術中に縫合した創部が離開することがある。原因は，肥満や創部血腫などによる創部への直接的な圧迫と，低タンパク血症や妊娠高血圧症候群などの凝固異常がある。また，糖尿病合併妊娠や妊娠糖尿病も創傷治癒遅延のリスクがあり，縫合不全になりやすい。創部や創周辺の皮膚色や，腹部膨満感などを観察する。毛細血管の血流促進によって創傷治癒も促されるため，早期離床を進めていく。

4）新生児呼吸障害

帝王切開の場合，経腟分娩と比べて新生児呼吸障害のリスクが高くなる。第一呼吸は，産道通過の際の胸郭圧迫による肺液の排出が要となる。しかし，帝王切開では産道を通過しないため，肺液が排出されず，肺胞に十分に空気が入らない。そのため，出生後に新生児一過性多呼吸などの呼吸障害が生じることがある。また，麻酔の影響で眠りがちな状態で産まれることもあり，自力で呼吸を開始できない児もいる。

さらに，胎児要因での緊急帝王切開の場合，児の健康状態が悪いことが多く，出生後の蘇生が必要となるため，新生児科や小児科との連携が必要となる。

6. TOLAC

TOLAC（Trial of labor after cesarean delivery）は，帝王切開既往のある妊婦に対して経腟分娩を行うことをいう。通常は帝王切開既往のある妊婦はその後の分娩も帝王切開を選択する。しかし，経腟分娩に対する強い希望がある場合，TOLACを実施できる施設もある。TOLACで分娩に至ったことをVBAC（Vaginal birth after cesarean delivery）という。

TOLACには，子宮破裂のリスクが伴う。前回の帝王切開時の切開創が陣痛による強い力で引っ張られることで断裂する可能性があり，子宮破裂の予測はできないうえに，子宮破裂が生じると母児の安全が保たれない。そのため，家族も含めて十分な説明を行い，納得したうえで実施する。

TOLACを行う際には，もしものときに備え緊急帝王切開にすぐに移行できるように施設側の準備やマンパワーの確保も必要となる。

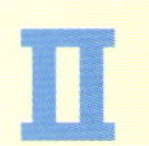 帝王切開の看護ケアとその根拠

1. 帝王切開の観察ポイント

1）術前の観察ポイント

● 帝王切開術の理解度

帝王切開術が決定したタイミングから，帝王切開術のオリエンテーションを行う。特に，緊急帝王切開の場合は母児の命が最優先となるため，産婦やその家族に対して落ち着いて時間を設けて説明ができないことが多い。産婦の気持ちが置いていかれないように，都度状況を説明し，産婦の気持ちに寄り添えるとよい。

● 分娩開始徴候

予定帝王切開の場合でも，術日より前に陣痛発来したり破水したりしたときは，緊急帝王切開となる。経産婦で前回経腟分娩している人は進行が速い可能性が高いため，注意が必要である。

2）術中の観察ポイント

● 産婦の精神状況

超緊急帝王切開（グレードA）の場合を除き，多くが部分麻酔で行われるため，術中のスタッフの会話や機械音から不安が増す可能性がある。

3）術後2時間値までの観察ポイント

- 全身状態：意識レベル，バイタルサイン，SpO_2，呼吸状態，水分出納
- 子宮復古状態：子宮底高，硬度，出血量
- 創部：創部痛，発赤や腫脹などの感染徴候の有無
- 児との対面：表情や児への声かけ，愛着形成

2. 帝王切開の看護目標

帝王切開における看護目標は，母児ともに安全に分娩に至り，育児へスムーズに移行できるよう，術後合併症の予防・早期発見に努めることである。

1）術前の看護目標

1. 妊婦が帝王切開の流れや，産後のスケジュールを理解できる
2. 妊婦が手術に対する不安を軽減できる

2）術中の看護目標

1. 産婦の不安を軽減し，児との対面を援助できる

3）術後の看護目標

1. バイタルサインや出血など全身状態の観察ができる
2. 術後合併症の早期発見ができる
3. 疼痛管理ができる
4. 早期の母児対面の援助ができる

3. 帝王切開の看護ケア

1）術前の看護ケア

帝王切開が決定したら，妊婦やその家族は医師からリスクや予後について説明される。医師からの説明を理解できているか確認し，妊婦や家族が安心して手術に臨めるように支援する。選択的帝王切開の場合は，妊娠期から母親学級や個別指導を通して十分なオリエンテーションができるが，緊急帝王切開の場合はできないことが多い。慌ただしく術前準備が進むなかで，妊婦や家族の精神的ケアがおろそかにならないように，積極的に寄り添う看護が必要となる。

2）術中の看護ケア

帝王切開術は部分麻酔のことが多い。意識が清明な状態で行われるため，精神的ケアは重要である。医療スタッフの動きや雰囲気，器械の音などが不安や恐怖感を増強させるため，できる限り落ち着いた状態で声をかけるなど，十分な配慮が必要となる。また，児娩出までは30分もかからないが，産婦にとっては長い時間に感じられるため，都度状況を説明したり，不安を取り除くかかわりが大切である。

3）術後（初回歩行まで）の看護ケア

帝王切開術後は，一般的な周術期の管理のほかに，子宮復古状態の観察など分娩後の管理も加わる。帰室後の観察の頻度は施設の基準に準ずるが，おおむね2時間値までは15～30分おきに術後観察をしている施設が多い。術中の出血量や帰室時の全身状態が良好であれば，その後の回復も早く，育児への移行がスムーズにできる。そのため，帰室直後は，疼痛コントロールと離床後の育児に向けた体力の温存を優先してケアを行う。

• 産後出血・弛緩出血

産後出血の管理は経腟分娩と変わりはない。帝王切開術後，病棟へ帰室してから2時間程度は，特に注意して観察する。子宮底の高さや硬度，悪露の量や性状により子宮復古の状態を評価する（㉓帝王切開術後，**表1** p200参照）。縦切開の場合は子宮底の位置に切開創があり，通常の観察方法では創部痛が伴う。そのため，創部に触れないように子宮体部の側方から左右に触れ，底部へと移動させ子宮底の高さと硬度を確認する。

子宮復古が悪いようであれば，子宮収縮薬の投与を検討する必要がある。帝王切開では経腟分娩と比較して子宮復古が緩徐である。経腟分娩より，子宮頸管の開大が不十分なことや，術後の床上安静により子宮内に悪露が停滞するのが原因である。また，授乳開始の遅れや授乳の頻度が経腟分娩後の褥婦に比べて少ないため，オキシトシンの分泌が少なく，子宮収縮の遅延も起こる。悪露が腟内や子宮内に貯留するのを防ぐために，子宮底の輪状マッサージを行うことが多い。

また，悪露が少量であったり，みられない場合は，腹腔内出血の可能性もある。腹部膨満や皮膚色にも注意して観察する必要がある。

• 全身状態

麻酔の覚醒状態の観察や体温，血圧，心拍数，呼吸状態（呼吸数，呼吸音の聴取，SpO_2値）といったバイタルサインの測定は必須であり，それらの小さな変化を見落とさないことが大切である。

帝王切開の場合，部分麻酔のことが多く，意識障害があるのは異常である。意識清明でない状態が続くときや，意識レベルが低下したときは，医師へ報告する。

心拍数や血圧の変化は特に重要である。出血性ショックではまず心拍数が増加することでショックインデックス（SI）が上昇する。その後，血圧低下が起こる。そのため，血圧が問題ないからといって慢心せず，他のショック徴候を見逃さないことが大切である。ショック

の徴候としては，蒼白，冷感，皮膚湿潤，頻呼吸があげられる。

また，妊娠高血圧症候群の場合は，分娩後に一時的に症状が悪化することがある。血圧上昇や尿量の減少，肺水腫による SpO_2 値の低下に注意して観察する。また，術後で疼痛が出現するとさらに血圧が上がるため，疼痛管理も大切である。

体温は，腋窩温を計測するだけでなく，皮膚色や冷感，発汗の有無からも評価する。術後は低体温になりやすいため，事前に室温やベッドを温めておく。シバリングが生じる場合には掛物を増やし，保温するとともに，褥婦の不安を和らげる声かけも必要である。

呼吸状態は，頻呼吸や SpO_2 値が95％を下回る場合，酸素投与などの補助が必要である。SpO_2 値が問題なくても，呼吸苦や頻呼吸，呼吸音の異常，胸郭上昇が不十分な場合は，うまく換気ができていない可能性がある。

子宮内感染もよくある合併症の1つであるため，熱型の把握と全身状態の変化に注意し，抗菌薬の投与を検討する。また，子宮内感染の徴候がなくとも，前期破水や感染の可能性が考えられるときは，予防的に抗菌薬を投与する場合もある。

また，癒着性・絞扼性・麻痺性のイレウスが生じる可能性がある。腹痛や嘔吐の出現，排ガスがみられないなどの症状がある。腸蠕動の確認をし，早期発見に努める。

麻酔による合併症

硬膜外カテーテル留置による硬膜穿刺後頭痛が生じることがある。麻酔による頭痛は程度により嘔気・嘔吐を伴う。離床が進まず，授乳や育児手技の獲得に時間がかかるため，家族を含めた育児指導が必要となる。

創部の観察

創部の発赤，腫脹，熱感，発熱の有無を観察する。創部縫合不全や創部離開のリスク因子は，高度の肥満，術後創部血腫・創部の過緊張・腸管ガスの貯留などによる腹部の膨満，糖尿病などの合併症，創部周辺の不十分な洗浄である。また，創部周辺に青紫色の皮下出血や，鎮痛薬で治まらない創部痛があるときは，帝王切開後再出血（血腫）の可能性があるため，注意する。

疼痛管理

術後の疼痛管理は，早期離床や育児行動のために重要である。硬膜外から持続的に鎮痛薬を投与する方法と，患者が自身でボタンを押して投与量を調節できる方法がある。そのほかに，アセトアミノフェンの定時投与によって疼痛管理を行う。創部痛は個人差があり，術後3～4日頃には鎮痛薬を使用せず日常生活を送れる場合もある。

帝王切開後の疼痛には，創部痛の他に後陣痛もある。後陣痛は分娩方法に限らず生じるため，帝王切開術後の場合は，創部痛との鑑別が必要となる。授乳や排尿後など，子宮収縮が促進されるタイミングで生じる痛みは後陣痛と判断できる。

IN-OUTバランスの管理

周術期においては，輸液量と出血量や尿量から水分出納量を把握することも重要である。帝王切開における出血量は，単胎では1,500mL，双胎では2,300mLまでで収まるとされている。妊娠期に血液量が増加しているとはいえ，他の手術に比較して出血量は多い。また，術前は禁飲食であるため，水分出納は輸液に頼ることとなる。術後も飲水が開始となるまでは，輸液管理となるため，出血量に対して輸液量が足りているのか，輸液量に対して尿量は正常であるのかを判断する。

尿量は，循環血漿量が保たれなくなると低下する。尿量0.5mL/kg/時以下が乏尿と定義される。尿量減少による医師への報告基準は施設により異なるが，尿量が経時的に減っている場合などは，輸液量を増加するなどして循環血漿量を増やす必要がある。

しかし，重症妊娠高血圧腎症やHELLP症候群などでは，血管外のサードスペースに体液が移動することで，輸液量に比して尿量が確保できないことがある。術後数日でサードスペースから体液が血管内に戻ることによって，尿量が増加することが多い。また，サードスペースへ体液が移動したことにより，肺水腫や腹膜内に水分が貯留することがある。その場合，呼吸状態が悪化する可能性がある。

早期の母児対面と精神的ケア

出生直後に早期母児接触を行うことは，わが子の誕生を実感するとともに愛着形成促進につながるため，とても大切なケアである。しかし，帝王切開では経腟分娩と異なり，出生直後に母児がゆっくり対面する時間を設けることは難しい。出生後すぐは，児の呼吸の確立などケアのため，産婦は第一啼泣を聞きつつ，児の姿は見えない状況が数分ある。術中に児に面会できたとしても，抱いたり触れたりというスキンシップは十分にできない。術後，褥婦の状態が安定していれば，児をベッドサイドに連れていくなどして，母児が対面できるようにサポートする。

また，経腟分娩を希望していたが，帝王切開になった場合，褥婦が出産に対して自責の念を抱いたり，否定的な感情を抱くことがある。自身の経験した出産に対して肯定的に受け止めるには，まず，褥婦自身が出産体験を整理する必要がある。これには時間を要することがあり，術当日に行うことは心理的負担が大きいと思われる。そのため，多くの施設では，術後１～２日目の育児が開始となるタイミングで出産体験の振り返りを行う。

［髙橋彩華］

《文献》

1）厚生労働統計協会：国民衛生の動向 2020/2021．厚生の指標 67（9）増刊，2020.

- 小林康江編：助産師基礎教育テキスト 2023 年版 第 7 巻 ハイリスク妊産褥婦・新生児へのケア．p52，pp74-75，pp172-176，pp355-358，日本看護協会出版会，2023.
- 石川紀子他編，村越毅医学監修：THE 分娩－ビジュアルで学ぶ 生理学・助産診断・分娩介助のすべて，pp256-271，メディカ出版，2021.
- 我部山キヨ子他編：助産学講座 7　助産診断・技術学Ⅱ［2］分娩期・産褥期　第 6 版．pp195-198，医学書院，2021.
- 荒木勤他：最新産科学 異常編 第 23 版．pp383-386，文光堂，2023.
- 佐世正勝他編：ウエルネスからみた 母性看護過程＋病態関連図 第 4 版．pp615-636，医学書院，2021.
- 村越毅他：特集 いま一番新しい 帝王切開のケア 助産師が押さえておきたい 11 のこと．ペリネイタルケア 41（5）：427-491，2022.

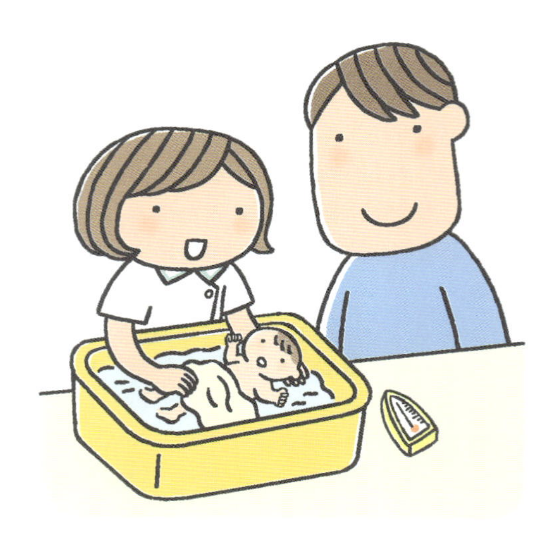

NOTE

17 前期破水

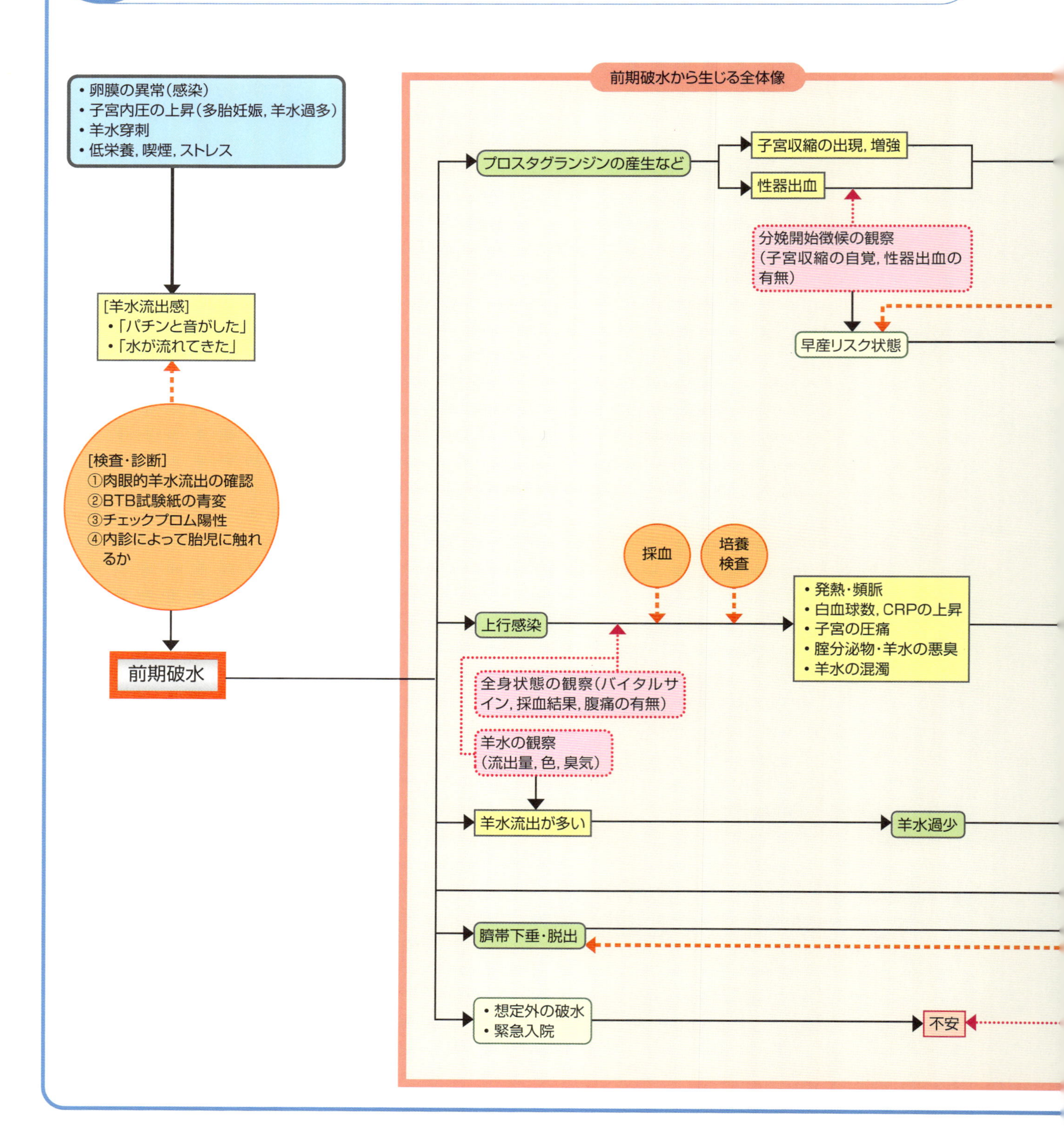

・卵膜の異常(感染)
・子宮内圧の上昇(多胎妊娠，羊水過多)
・羊水穿刺
・低栄養，喫煙，ストレス
[羊水流出感]
・「パチンと音がした」
・「水が流れてきた」
[検査・診断]
①肉眼的羊水流出の確認
②BTB試験紙の青変
③チェックプロム陽性
④内診によって胎児に触れるか
前期破水
前期破水から生じる全体像
プロスタグランジンの産生など
子宮収縮の出現，増強
性器出血
分娩開始徴候の観察(子宮収縮の自覚，性器出血の有無)
早産リスク状態
採血
培養検査
上行感染
・発熱・頻脈
・白血球数，CRPの上昇
・子宮の圧痛
・腟分泌物・羊水の悪臭
・羊水の混濁
全身状態の観察(バイタルサイン，採血結果，腹痛の有無)
羊水の観察(流出量，色，臭気)
羊水流出が多い
羊水過少
臍帯下垂・脱出
・想定外の破水
・緊急入院
不安

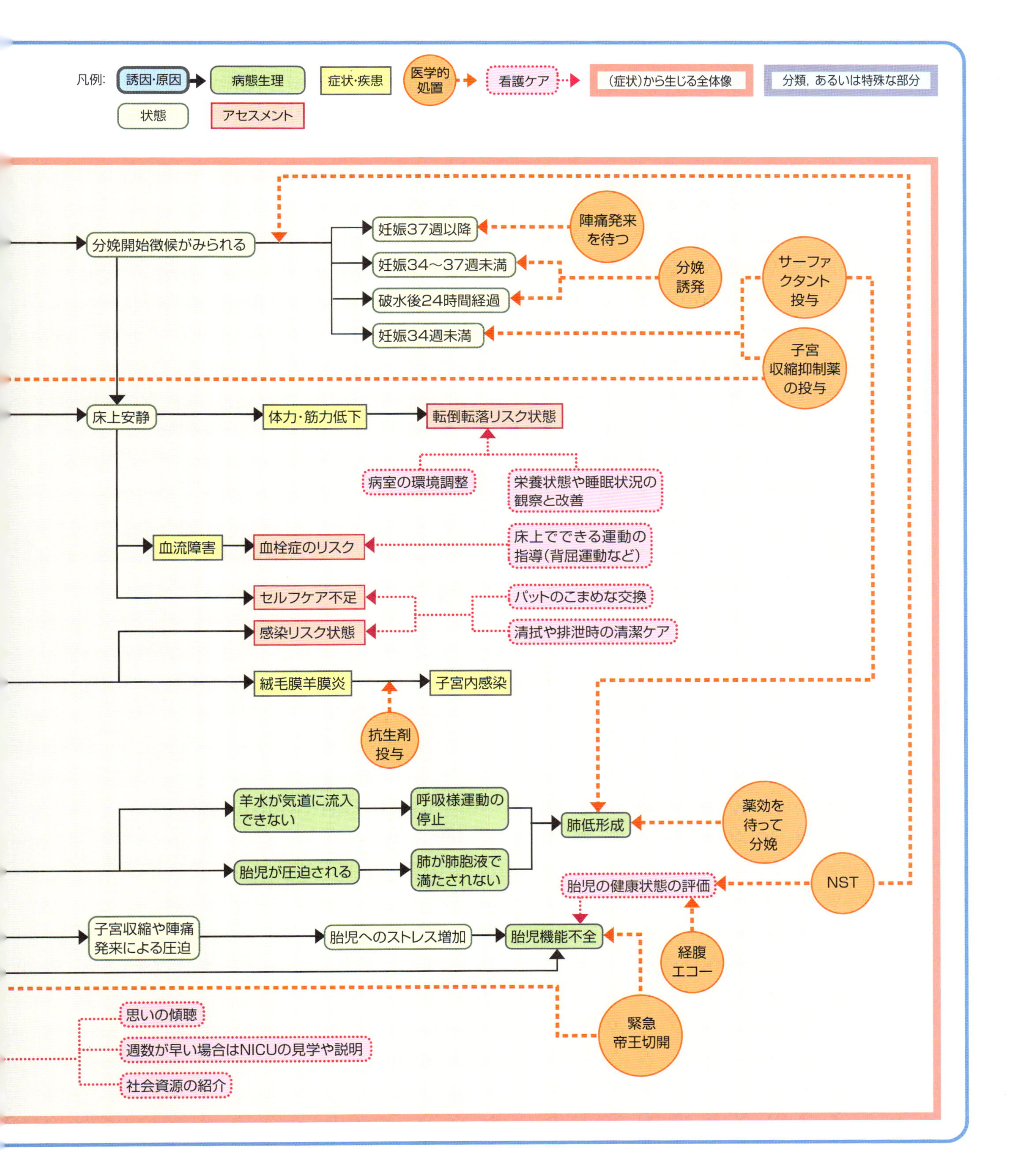
凡例:
誘因·原因
病態生理
症状·疾患
医学的処置
看護ケア
(症状)から生じる全体像
分類，あるいは特殊な部分
状態
アセスメント
分娩開始徴候がみられる
妊娠37週以降
陣痛発来を待つ
妊娠34〜37週未満
分娩誘発
破水後24時間経過
サーファクタント投与
妊娠34週未満
子宮収縮抑制薬の投与
床上安静
体力·筋力低下
転倒転落リスク状態
病室の環境調整
栄養状態や睡眠状況の観察と改善
血流障害
血栓症のリスク
床上でできる運動の指導(背屈運動など)
セルフケア不足
パットのこまめな交換
感染リスク状態
清拭や排泄時の清潔ケア
絨毛膜羊膜炎
子宮内感染
抗生剤投与
羊水が気道に流入できない
呼吸様運動の停止
肺低形成
薬効を待って分娩
胎児が圧迫される
肺が肺胞液で満たされない
胎児の健康状態の評価
NST
子宮収縮や陣痛発来による圧迫
胎児へのストレス増加
胎児機能不全
経腹エコー
緊急帝王切開
思いの傾聴
週数が早い場合はNICUの見学や説明
社会資源の紹介

17 前期破水

Ⅰ 前期破水が生じる病態生理

1. 前期破水の定義

分娩開始以前に卵膜の破綻をきたすものを前期破水（premature rupture of the membranes：PROM）という。妊娠37週未満に生じたものをプレターム PROM といい，妊娠37週以降に生じたものをターム PROM という。前期破水の30%は37週未満に生じる。卵膜の破綻により，羊水が流出するだけでなく，胎児と外界を遮断できなくなるため，胎児感染が起こりやすくなる。

2. 前期破水の原因

1）原因

前期破水は，主に卵膜の脆弱化と子宮内圧の上昇により起こる。

- **卵膜の脆弱化**

前期破水の原因として大半を占めるのが絨毛膜羊膜炎による卵膜の脆弱化である。クラミジアやB群溶血性連鎖球菌（group B streptococcus：GBS）などに感染することで，頸管を上行し卵膜に炎症が起こる。細菌や炎症細胞が蛋白分解酵素を発し，卵膜が脆弱化する。脆弱化した卵膜は，子宮の静止内圧や軽度の子宮収縮により破綻してしまう。

よって，破水前にすでに腟や頸管に感染が生じている場合が多く，破水後，子宮内感染に至るまで時間がないため，抗菌薬投与などの対応が必要である。

- **子宮内圧の上昇**
- 子宮内容の増大：多胎妊娠，羊水過多では，子宮内圧が通常に比べて上昇しているため，咳などの腹圧がかかる行為により破水することがある。
- 子宮腔の狭小化：双角子宮などの子宮奇形や子宮筋腫合併により，子宮が妊娠週数に比して増大できずに，子宮内圧が上昇し，破水に至る。
- **その他**

羊水穿刺や胎児鏡による医原性の卵膜の損傷で破水することがある。また，母体の低栄養や，喫煙，ストレスなどもリスク因子である。

2）疫学

全分娩のうち，前期破水を発症するのは5～10%である。そのなかの60%以上は妊娠37週以降のターム PROM であり，妊娠37週未満のプレターム PROM は早産の原因の30～40%を占める。

破水により羊水が流出し羊水過少になると，胎児に変動一過性徐脈が出現したり，臍帯脱出が生じ，児の健康状態を悪化させることもある。また，破水後，長期にわたり分娩に至らず子宮内感染を起こすと，敗血症や胎児の脳神経障害などの危険が生じることもある。

3. 破水の分類と症状

1）分類

- **時期による分類**
- プレターム PROM：妊娠37週未満で陣痛を伴わない破水。破水後は陣痛が開始する可能性が高く，破水後48時間以降まで妊娠が継続するのは10%に満たない。
- ターム PROM：妊娠37週以降で陣痛を伴わない破水。
- 早期破水：陣痛開始しているが，子宮口は全開大まで至っていない時期の破水。
- 適時破水：子宮口全開大頃に起こる破水。
- 遅滞破水：子宮口全開大して娩出が近くなっても破水しないこと。分娩進行を妨げる場合は，人工的に破水（人工破膜）をさせることもある。
- **場所による分類**
- 完全破水（低位破水）：子宮口付近で卵膜が破綻したもの。一般的な破水であり，持続的な羊水の流出が認められる（図1a）。
- 高位破水：破綻部位が子宮口から離れているもの。羊水の流出が少なく妊婦が破水に気がつかないことが多い（図1b）。

2）症状

羊水流出感の自覚が一番の症状であるが，高位破水な

図1 破水場所による分類

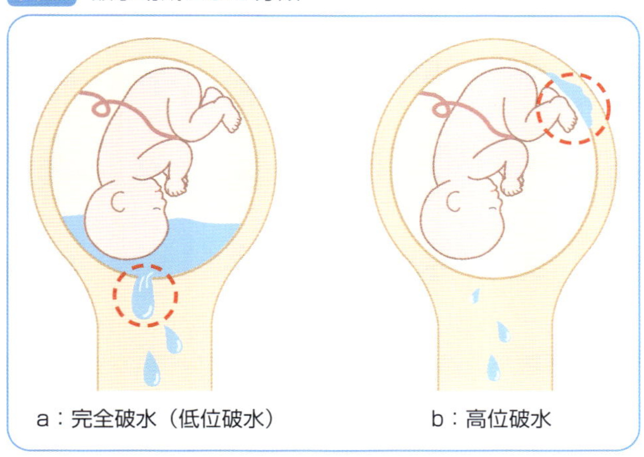

どで流出量が少ないと尿漏れや帯下と認識し，妊婦が破水に気がつかないことがある。

卵膜が破綻することで胎児と外界が通じるため，上行感染により，絨毛膜羊膜炎を発症する場合がある。絨毛膜羊膜炎になると，母体発熱，子宮収縮の増加，子宮の圧痛，膿性帯下の増量などの症状が出現する。また，絨毛膜羊膜炎の検査所見として，血液検査では白血球数の増加，CRP 上昇が認められ，NST（ノンストレステスト）からは子宮収縮の増加や胎児頻脈がわかる。

4. 前期破水の診断・検査

1）診断

妊婦の破水感があった場合に診断を行うことになる。高位破水の場合，羊水の流出が少量で帯下や尿漏れと間違いやすく，偽羊水との鑑別が必要となる。

- **問診**

羊水の流出量，流出状況，色調などを問診する。一般に，羊水の色はピンク色もしくは透明，臭いは無臭や生臭いと表現されることが多い。尿の場合は黄色でアンモニア臭がすることから，区別できる。しかし，子宮内感染が進むと羊水の色が黄色や緑に変化してくる（羊水混濁）ため，破水を否定するためにも，医療施設での検査が必要となる。また，破水から分娩に至る時間が長いほど子宮内感染の発症率も上がるため，破水時間の聴取も大切である。

- **視診**

腟鏡診で明らかな水様帯下の貯留が認められる場合は，破水と診断できる。

- **触診**

内診にて卵膜ではなく児頭が直接触れるときには，完全破水と診断できる。

- **客観的判定法**

● 腟内 pH の測定：羊水はアルカリ性であるため，BTB 試験紙の青変や，pH キットの青変により破水を診断できる。しかし，出血がある場合も青変するため，偽陽性には注意が必要である。

● インスリン様成長因子結合タンパク 1 型（IGFBP-1）：胎盤基底膜や胎児肝で生成される物質であり，腟内から検出されることで，破水と診断できる。

● その他：羊水中に含まれる糖蛋白である α - フェトプロテイン（AFP）を検出したり，子宮頸管粘液中の顆粒球エラスターゼの有無を測る検査キットを使用して破水を確認する方法がある。

2）検査

- **感染症の有無**

前期破水は子宮内感染の可能性が高いため，感染症の有無を検査する。母体発熱だけでなく，血液検査で白血球や CRP の上昇の有無や，腟分泌物細菌培養検査により GBS などの児の予後にかかわる感染がないかを確認する。

- **子宮収縮の有無**

前期破水の後，陣痛発来する可能性が高いため，妊娠 26 週以降の場合は定期的に NST を行い，胎児心拍数のモニタリングと子宮収縮の有無を確認する。

- **肺成熟度テスト**

妊娠 34 週未満のプレターム PROM の場合，児の肺低形成を発症することがある。前期破水以降，分娩時期を決めるにあたり，児の肺が成熟していることが望ましい。胎児の肺成熟度は肺サーファクタントという胎児の肺で生成された物質の羊水中の濃度で測ることができる。一般的に，肺サーファクタントの欠乏の有無を判定するためにマイクロバブルテストが用いられる。

5. 前期破水の管理と治療

前期破水と診断されたら原則入院管理となる。妊娠週数や児の健康状態によって，管理方針は異なる。どの週数においても，感染予防や感染症に対する治療は共通している。

1）感染予防

前期破水は感染が先行していることが多く，破水後長時間経過することで感染が悪化する可能性がある。子宮内感染は母体だけでなく，胎児の健康状態にも影響するため，母児の感染徴候の把握が大切である。また，上行感染防止のため内診はできるだけ避ける。

いずれの妊娠週数においても，絨毛膜羊膜炎や子宮内感染と診断した場合は，分娩誘発や緊急帝王切開によって，24 時間以内の分娩が推奨される。高次医療機関への搬送が必要な場合もあるため，早い診断と治療方針の決定が重要となる。

2）妊娠週数ごとの管理

- **妊娠 37 週以降**

この時期の前期破水は，感染徴候がない場合，予防的に抗菌薬を投与しながら陣痛発来を待つことが多い。破水したことによりプロスタグランジンが産生されるため，自然に陣痛発来する可能性が高い。しかし，破水から長時間経過すると絨毛膜羊膜炎や子宮内感染が生じることがあるため，破水後 24 時間を目安に分娩誘発を行う施設が多い。

- **妊娠 34 ～ 36 週**

この時期の前期破水では，分娩誘発が第一選択となる。胎児の肺成熟が十分にできている可能性が高く，正期産まで待機することにより感染が悪化するのを避けるためである。しかし，肺成熟が不十分なことも考えられるため，母児の状況を統合的に判断し，待機を選択する場合もある。

- **妊娠 34 週未満**

この時期の前期破水は，児は未熟で子宮外生活に適応するのが困難なため，抗菌薬と副腎皮質ステロイド薬を投与し，可能な限り妊娠継続を行う。ただし，感染徴候や絨毛膜羊膜炎，児の状態が不安定で胎児機能不全を認める場合，陣痛発来した場合は分娩の方針に切り替える。

ステロイド薬は新生児の呼吸障害や頭蓋内出血を減少させる効果がある。投与は 24 時間ごとに計 2 回行う。投与後 1 週間以内に分娩に至らなかった場合でも，追加投与は神経発達予後への悪影響があるためできない。そのため，ステロイド薬の投与時期は分娩時期を見越して判断する必要がある。ステロイド薬の効果が発現するまでの 48 時間は妊娠を継続する必要があり，子宮収縮抑制薬を使用することがある。

妊娠継続を試みても，感染や胎児の健康状態により早産となるリスクは高い。そのため，低出生体重児が収容可能な高次施設で管理することが望ましい。

6. 前期破水の合併症

1）感染

前期破水では，卵膜が破綻し子宮内と外界が通ずることによって子宮内感染が生じやすい。前期破水の要因として絨毛膜羊膜炎により卵膜が脆弱化していることがあげられ，破水した時点ですでに感染症を合併していることが多い。さらに，破水から時間が経過するごとに感染のリスクは増大する。妊娠 34 週以降では，24 時間以内に分娩に至ると新生児の感染は 6 % に留まるが，24 時間を超えると 30% まで増加する。そのため，破水後長期間妊娠を継続することは考えにくく，近く分娩に至ることを念頭に置いておく必要がある。

絨毛膜羊膜炎の診断基準を**表 1** に示す。

絨毛膜羊膜炎の起因菌は多種あるが，そのなかでも GBS は新生児感染症の原因にもなり，新生児敗血症や髄膜炎となり，死に至る可能性もある。腟分泌物細菌培養検査を妊娠後期に実施し，GBS が検出された場合は，陣痛発来時や破水時にペニシリン系の抗菌薬を静脈注射する。

2）早産

破水後に陣痛発来することが多いため，妊娠 36 週未満に破水した場合は早産となる可能性が高い。妊娠週数によって，児の発達のために子宮収縮抑制薬の持続投与やベッド上安静を行う。子宮収縮や下腹部痛の自覚，不正性器出血，子宮頸管の短縮から早産の進行度を評価することができる。

表 1　絨毛膜羊膜炎の診断基準

1）母体発熱（38.0℃以上）がある場合，以下の 1 項目以上あること ①母体の頻脈（100 回 / 分以上） ②子宮の圧痛 ③腟分泌物・羊水の悪臭 ④白血球増加（15,000/ μ L 以上）
2）母体の発熱がない場合，上記の 4 項目をすべて満たすこと

3）肺低形成

肺低形成は，肺胞や気管支，肺葉の数が少なかったり大きさが小さいなどの発育形成不全のことである。肺低形成が高度の場合，呼吸不全となり，死亡することもある。原因の1つに羊水過少があげられる。前期破水し，羊水持続漏出により羊水過少が起こる。羊水が少なくなることで胎児が圧迫され，胸郭圧迫により肺が肺胞液で満たされず，発育を障害する。また，羊水が気道へ流入できなくなるため，呼吸様運動も少なくなり，肺の成熟が妨げられる。

前期破水し，長期間妊娠継続する場合は羊水量を経時的に観察する。出生後に呼吸障害をきたし治療を要する場合は，治療可能な施設への搬送が必要となることもある。

4）胎児機能不全

破水し羊水量が減少すると，胎児への直接的圧迫が大きくなる。さらに陣痛発来すると圧迫が増強し，胎児へのストレスが増える。また，子宮壁と胎児の間に臍帯が挟まり圧迫されると，胎児機能不全が起こることがある。

超音波検査で羊水量と臍帯の位置を確認し，定期的に胎児心拍数モニターを装着して胎児の健康状態を評価することが大切である。

5）臍帯脱出

子宮口が開大し，児頭が骨盤内に陥入していない場合は，破水により臍帯脱出する可能性がある。児頭よりも臍帯が先行すると，児頭に挟まれて臍帯を圧迫してしまい，胎児機能不全になる。頭位でなく横位や足位でも起こる可能性があるため，超音波検査での臍帯の位置の確認は必要である。

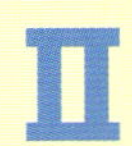 前期破水の看護ケアとその根拠

1. 前期破水の観察ポイント

1）早産の傾向

子宮収縮や下腹部，腰痛の有無を腹部触診やNSTにて観察する。また，妊娠継続の治療方針で子宮収縮抑制薬が投与されている場合は，点滴流量や効果，副作用の有無を把握する。さらに，ベッド上安静による筋力の低下や，血栓症のリスクにも注意する。

2）感染徴候

感染の程度が妊娠継続できるか否かの大きな判断材料となるため，感染徴候の観察は重要である。体温をはじめとしたバイタルサインや，胎児頻脈の有無，血液検査（白血球数，CRP），腟分泌物細菌培養検査，子宮の圧痛や腟分泌物・羊水の性状，色，臭いを確認する。

3）妊婦や家族の不安やストレス

予想しないタイミングでの破水に妊婦や家族は戸惑い，不安も強い。さらに早産になる可能性や児の予後に関する心理的負担も大きい。妊娠継続する場合，長期入院やベッド上安静による行動制限で妊婦にストレスがかかる。家族への負担も大きくなるため，家族関係や社会的背景の把握も必要となる。

2. 前期破水の看護目標

❶妊婦が妊娠早期から前期破水に関する正しい知識を得ることができる
❷感染の予防の援助と，胎児の健康状態悪化の早期発見ができる
❸日常生活行動の援助ができる
❹妊婦や家族の不安を軽減できる

3. 前期破水の看護ケア

1）妊娠早期から破水に関する指導

多くの妊婦は，破水は分娩時に起こるものと認識している。そのため，妊娠早期に破水様の症状があっても，見過ごしてしまうことが多い。破水はどの妊娠週数でも起こる可能性があり，前期破水は治療を要することを妊娠初期から伝えておくことで，感染症が悪化してから医療施設を受診することを防ぐことができる。

また，羊水の出方はさまざまであり，特に高位破水の場合は流出量も少なく，尿漏れや帯下と区別がつきにくい。妊婦自身で判断せずに，医療施設に電話連絡をするように説明しておく必要がある。

2）感染予防の援助と胎児の健康状態悪化の早期発見

破水時に一番重要なことは感染を予防することである。感染徴候の観察はもちろんだが，日常生活において感染を予防できるように援助する必要がある。

ベッド上安静の場合，シャワー浴ができないため，清拭や排泄時の清潔ケアが大切である。こまめに清潔なパッドに交換するなど，上行感染の予防法を妊婦に指導する。さらに，感染発症時の具体的な自覚症状をあらかじめ説明し早期発見につなげることも大切である。

感染により胎児の健康状態が悪くなると，週数に関係なく分娩誘発や緊急帝王切開を行う場合があるため，NST にて胎児の健康状態を定期的に評価する必要がある。

3）安静による日常生活行動の援助

妊娠早期に前期破水になると，長期入院やベッド上安静となることがある。そのため，下肢の筋力の低下や血栓症のリスクが増大する。必要に応じて，マッサージや理学療法士と連携し負担のない筋力維持を行う。

4）妊婦や家族の精神的援助

妊婦や家族にとって，予期せぬ破水，入院，分娩と戸惑いや不安が強い。妊婦は，胎児の健康状態を案ずるのはもちろんであるが，パートナーや家族の生活を心配して治療に専念できないこともある。家族や仕事などの社会的役割の調整を促し，社会的資源の紹介や家族の不安にも耳を傾けることで，妊婦が自身の体調と胎児に目を向けることができる。

妊婦や家族に，前期破水や切迫早産について情報提供し，不安を解消できるように援助するとともに，分娩後も児が長期入院となる場合があるため，継続したかかわりが重要である。

［髙橋彩華］

《文献》

- 佐々木くみ子編：助産師基礎教育テキスト 2023 年版 第 5 巻 分娩期の診断とケア．pp97-99，日本看護協会出版会，2023.
- 小林康江編：助産師基礎教育テキスト 2023 年版 第 7 巻 ハイリスク妊産褥婦・新生児へのケア．p39，pp56-57，日本看護協会出版会，2023.
- 仁志田博司編：新生児学入門　第 5 版．pp335-336，医学書院，2018.
- 武谷雄二他監：プリンシプル産科婦人科学 2 産科編，pp567-571，メジカルビュー社，2014.
- 我部山キヨ子他編：助産学講座 6 助産診断・技術学Ⅱ　第 6 版［1］妊娠期．pp112-113，pp312-313，医学書院，2021.
- 我部山キヨ子他編：助産学講座 7 助産診断・技術学Ⅱ［2］分娩期・産褥期　第 6 版．pp75-76，医学書院，2021.
- 荒木勤他：最新産科学 異常編 第 23 版．pp326-328，文光堂，2023.
- 北川眞理子他編，生田克夫医学監修：今日の助産 マタニティサイクルの助産診断・実践過程　改訂第 4 版．pp540-555，南江堂，2019.
- 佐世正勝他編：ウエルネスからみた 母性看護過程＋病態関連図　第 4 版．pp184-202，医学書院，2021.

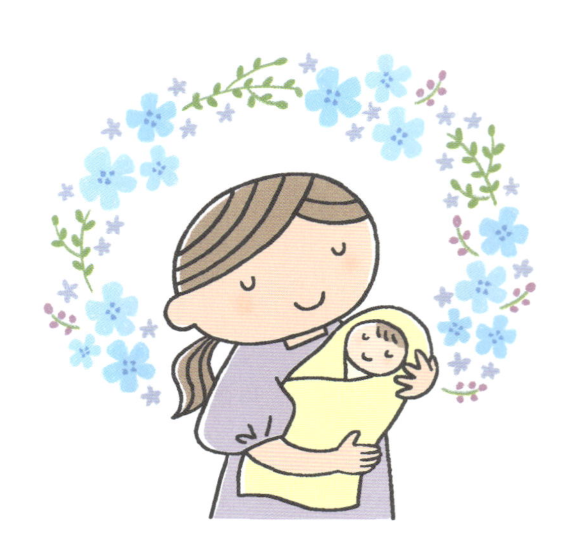

NOTE

18 弛緩出血

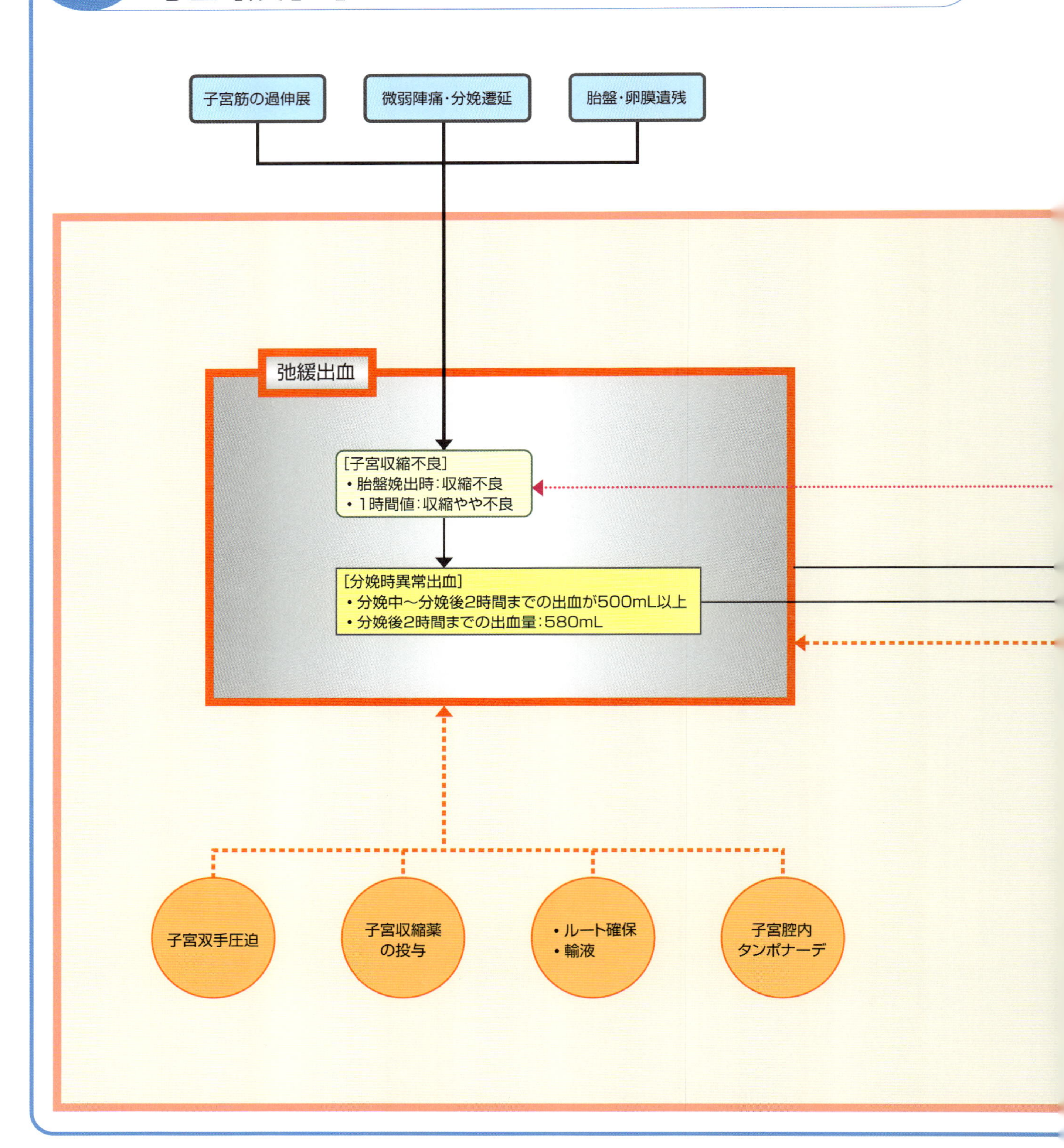

子宮筋の過伸展
微弱陣痛・分娩遷延
胎盤・卵膜遺残
弛緩出血
[子宮収縮不良]
• 胎盤娩出時：収縮不良
• 1時間値：収縮やや不良
[分娩時異常出血]
• 分娩中～分娩後2時間までの出血が500mL以上
• 分娩後2時間までの出血量：580mL
子宮双手圧迫
子宮収縮薬の投与
• ルート確保
• 輸液
子宮腔内タンポナーデ

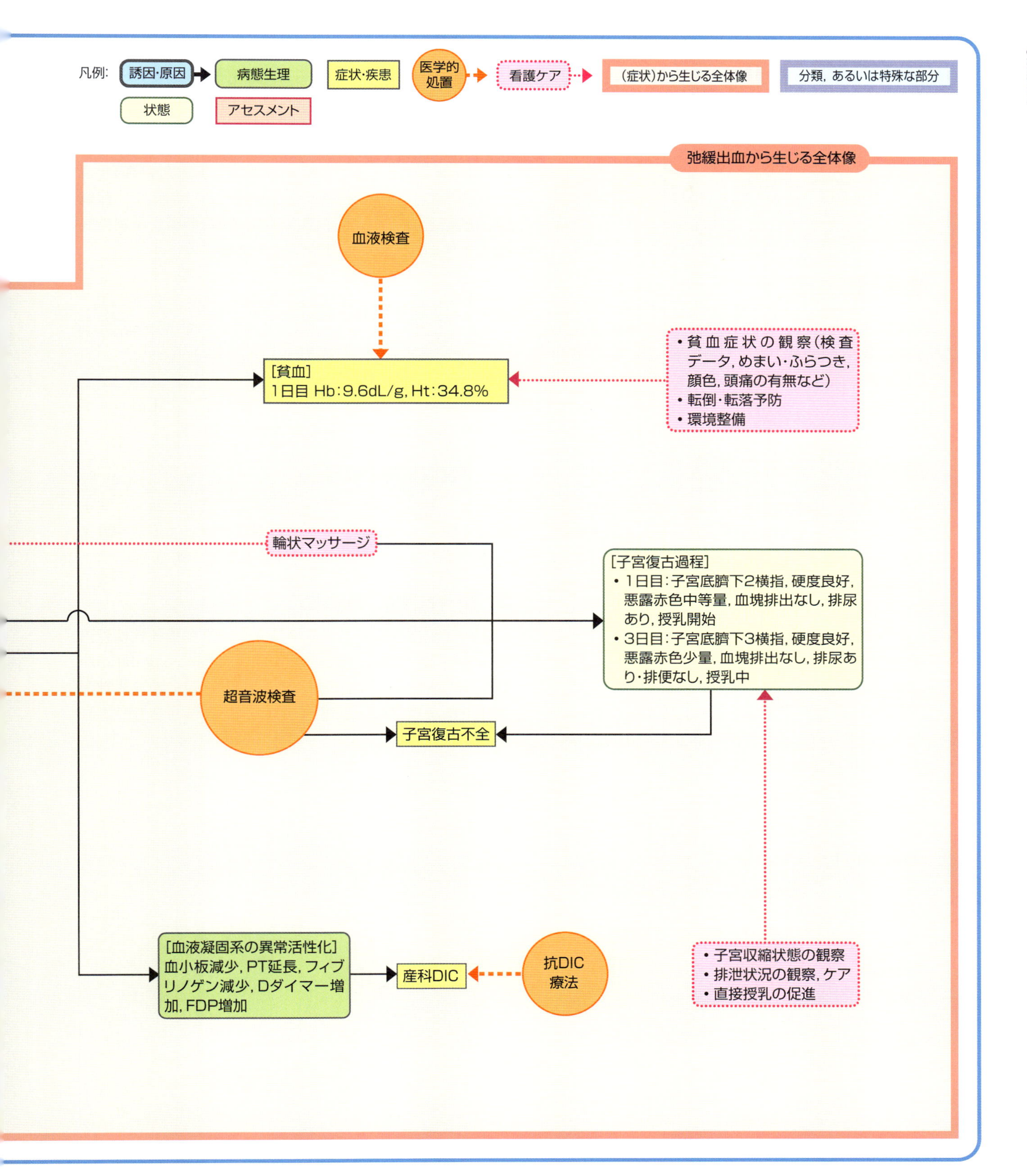
凡例:
誘因・原因
病態生理
症状・疾患
医学的処置
看護ケア
(症状)から生じる全体像
分類，あるいは特殊な部分
状態
アセスメント
弛緩出血から生じる全体像
血液検査
[貧血]
1日目 Hb:9.6dL/g, Ht:34.8%
・貧血症状の観察(検査データ，めまい・ふらつき，顔色，頭痛の有無など)
・転倒・転落予防
・環境整備
輪状マッサージ
[子宮復古過程]
・1日目:子宮底臍下2横指，硬度良好，悪露赤色中等量，血塊排出なし，排尿あり，授乳開始
・3日目:子宮底臍下3横指，硬度良好，悪露赤色少量，血塊排出なし，排尿あり・排便なし，授乳中
超音波検査
子宮復古不全
[血液凝固系の異常活性化]
血小板減少，PT延長，フィブリノゲン減少，Dダイマー増加，FDP増加
産科DIC
抗DIC療法
・子宮収縮状態の観察
・排泄状況の観察，ケア
・直接授乳の促進

18 弛緩出血

I 弛緩出血が生じる病態生理

1. 弛緩出血の定義

弛緩出血は分娩第３期，または胎盤娩出直後に子宮筋の収縮不全に起因して起こる異常出血をいう[1]。弛緩出血は全分娩の約５％にみられ，分娩時異常出血の最多原因である。

2. 弛緩出血のメカニズム

正常な経過では，胎盤娩出とともに生理的に子宮収縮が起こり，それによって胎盤剝離面のらせん動脈断裂部は圧迫されて止血する。しかし，何らかの原因で子宮収縮が十分に起こらなかった場合，止血されず，大出血につながる。

弛緩出血の主なリスク因子を**表１**に示す。

3. 弛緩出血の症状

胎盤娩出後に子宮底が柔らかい，腟からの出血が多い場合には，弛緩出血を疑う。

表１　弛緩出血の主なリスク因子

子宮筋の異常	●子宮筋の過伸展（多胎，羊水過多，巨大児など） ●子宮筋腫，子宮腺筋症，子宮奇形
陣痛・子宮収縮の異常	●微弱陣痛，分娩遷延 ●分娩誘発・促進 ●墜落産，急速遂娩術
物理的な子宮収縮の阻害	●胎盤・卵膜遺残，子宮内腔凝血塊貯留 ●癒着胎盤 ●膀胱・直腸の充満
その他	●多産婦 ●弛緩出血の既往 ●麻酔の使用

4. 弛緩出血の検査・診断

双合診により子宮収縮不全を判断する。加えて，腟鏡診，経腹超音波検査で子宮内反症や頸管裂傷，子宮破裂などの他の出血の原因がないかを評価する。

5. 弛緩出血の治療

1）子宮双手圧迫

腟内に挿入した手と，腹壁上の手で子宮を圧迫し，子宮全体の圧迫により子宮収縮を促す（図１）。

2）子宮収縮薬の投与

オキシトシン（アトニン-O）が第一選択である。メチルエルゴメトリンマレイン酸塩やジノプロスト（プロスタグランジン $F_{2\alpha}$ 製剤）が併用されることもある。

3）ルート確保，急速輸液

出血量が増加すると，出血性ショックや播種性血管内凝固症候群（disseminated intravascular coagulation：DIC）へ移行する可能性が高まるため，速やかに複数静脈ルートを確保し，急速な輸液を行う。輸血を行う場合

図１　子宮双手圧迫

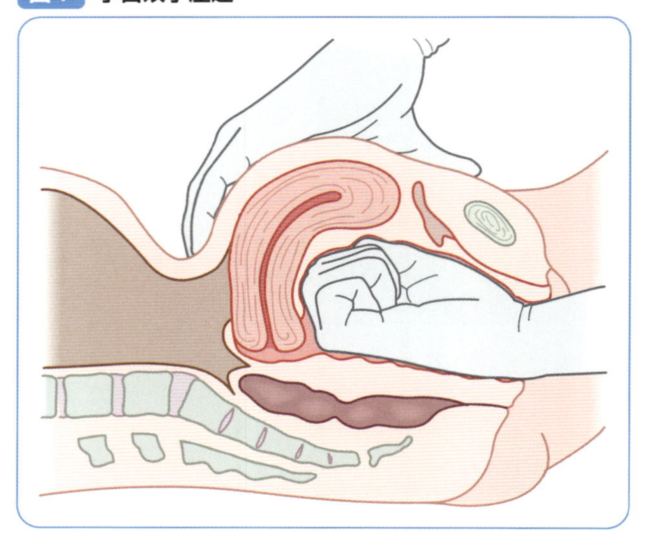

もある。

4）子宮腔内タンポナーデ

子宮腔内にガーゼを充填するガーゼパッキング法，止血バルーンを挿入するバルーンタンポナーデ法で止血を行う。

5）その他

前述の止血法で奏効しない場合は，子宮動脈に塞栓物質を詰めて止血する子宮動脈塞栓術や，最終手段として子宮全摘手術が行われることがある。

- **産科危機的出血への対応フローチャート**

弛緩出血を含め，分娩時・分娩後の大量出血は，母体死亡にかかわる深刻な状態である。産科危機的出血への対応フローチャート[2]は，産科出血において取るべき手順や処置を示し，迅速で効果的な対応を確保するための指針となる。産科危機的出血への対応フローチャートは，「産科危機的出血への対応指針 2022」（https://www.jsog.or.jp/activity/pdf/shusanki_taioushishin2022.pdf（2024 年 6 月 10 日閲覧））にて確認できるので参照してほしい。

- **産科 DIC（播種性血管内凝固症候群）**

分娩時異常出血や常位胎盤早期剝離，羊水塞栓症，HELLP 症候群などの産科的基礎疾患が原因で発生した DIC を産科 DIC という。

産科 DIC スコアを用い，８点以上の場合はすぐに治療を開始する。産科 DIC スコアは，「産科危機的出血への対応指針 2022」（https://www.jsog.or.jp/activity/pdf/shusanki_taioushishin2022.pdf（2024 年 6 月 10 日閲覧））にて確認してほしい。

Ⅱ 弛緩出血の看護ケアとその根拠

1．弛緩出血の観察ポイント

- **バイタルサイン**

失血によるバイタルサイン（体温・呼吸・心拍数・血圧）の変化を観察する。

- **子宮収縮状態**

主に子宮底の位置や硬度から，子宮収縮状態を観察する。

- **出血の状態**

出血量，出血の性状を観察する。

2．弛緩出血の看護目標と看護ケア

1）分娩期の看護目標と看護ケア

❶異常の早期発見，早期治療

SI（ショックインデックス；心拍数／収縮期血圧），ショック症状，意識レベル，産科 DIC スコアを持続的に観察し，医療チームと速やかに情報共有し，異常の早期発見，早期治療を行う。

❷子宮収縮の促進

子宮底の位置・硬度を触診で確認しながら，子宮底の輪状マッサージを行う。

慣例的に腹部冷罨法がなされてきたが，低体温は凝固異常のリスク因子であり，冷罨法の有効性は疑問である[3]。

2）産褥期の看護目標と看護ケア

- **子宮復古の促進**

子宮底・硬度のほか，悪露の量や性状の観察により，子宮復古過程をアセスメントする。膀胱や直腸の充満は，子宮収縮の妨げになるため，排泄を促していく。また，乳頭刺激によってオキシトシンが分泌され子宮復古の促進になるため，可能な範囲で直接授乳を行う（❹退行性変化，p66 参照）。

- **貧血，全身回復過程の促進**

分娩時の出血量および全身状態により，産褥期はバイタルサインや貧血の状態をアセスメントし，安全に留意して ADL を拡大し，セルフケアに移行していく。

［抜田博子］

《文献》

1）日本産科婦人科学会編：産科婦人科用語集・用語解説集　改訂第４版．日本産科婦人科学会，p107，2018．
2）日本産科婦人科学会他：産科危機的出血への対応指針 2022．https://www.jsog.or.jp/activity/pdf/shusanki_taioushishin2022.pdf（2024 年 6 月 10 日閲覧）
3）田中佳世他：弛緩出血．周産期医学 51（2021 年増刊号）：334-336，2021．
● 荻田和秀：弛緩出血．周産期医学 50（8）：1395-1398，2020．
● 竹田省：弛緩出血への対応．日本産科婦人科学会雑誌 59（9）：393-397，2007．

19 子宮復古不全

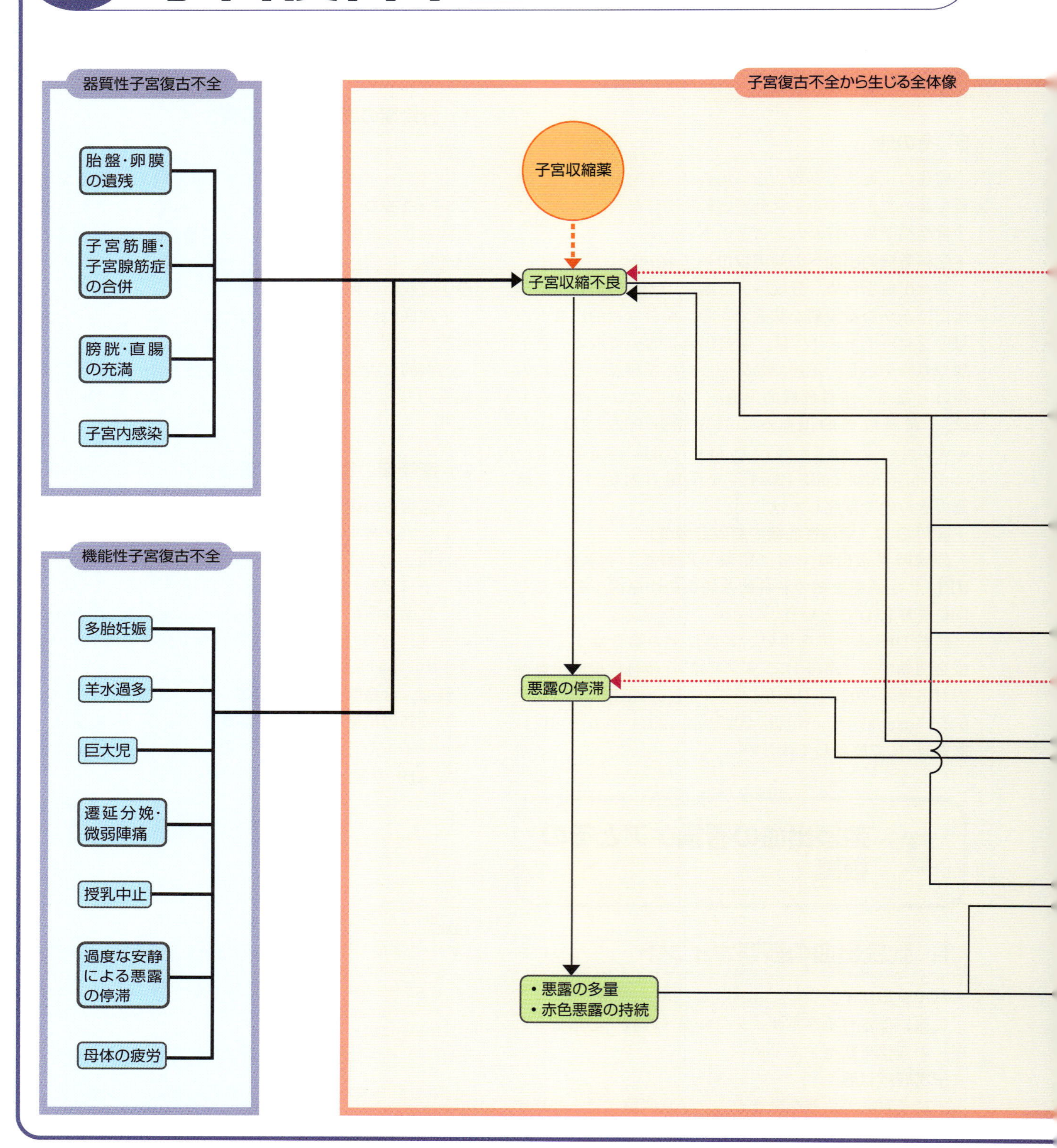

器質性子宮復古不全
胎盤・卵膜の遺残
子宮筋腫・子宮腺筋症の合併
膀胱・直腸の充満
子宮内感染
機能性子宮復古不全
多胎妊娠
羊水過多
巨大児
遷延分娩・微弱陣痛
授乳中止
過度な安静による悪露の停滞
母体の疲労
子宮復古不全から生じる全体像
子宮収縮薬
子宮収縮不良
悪露の停滞
・悪露の多量
・赤色悪露の持続

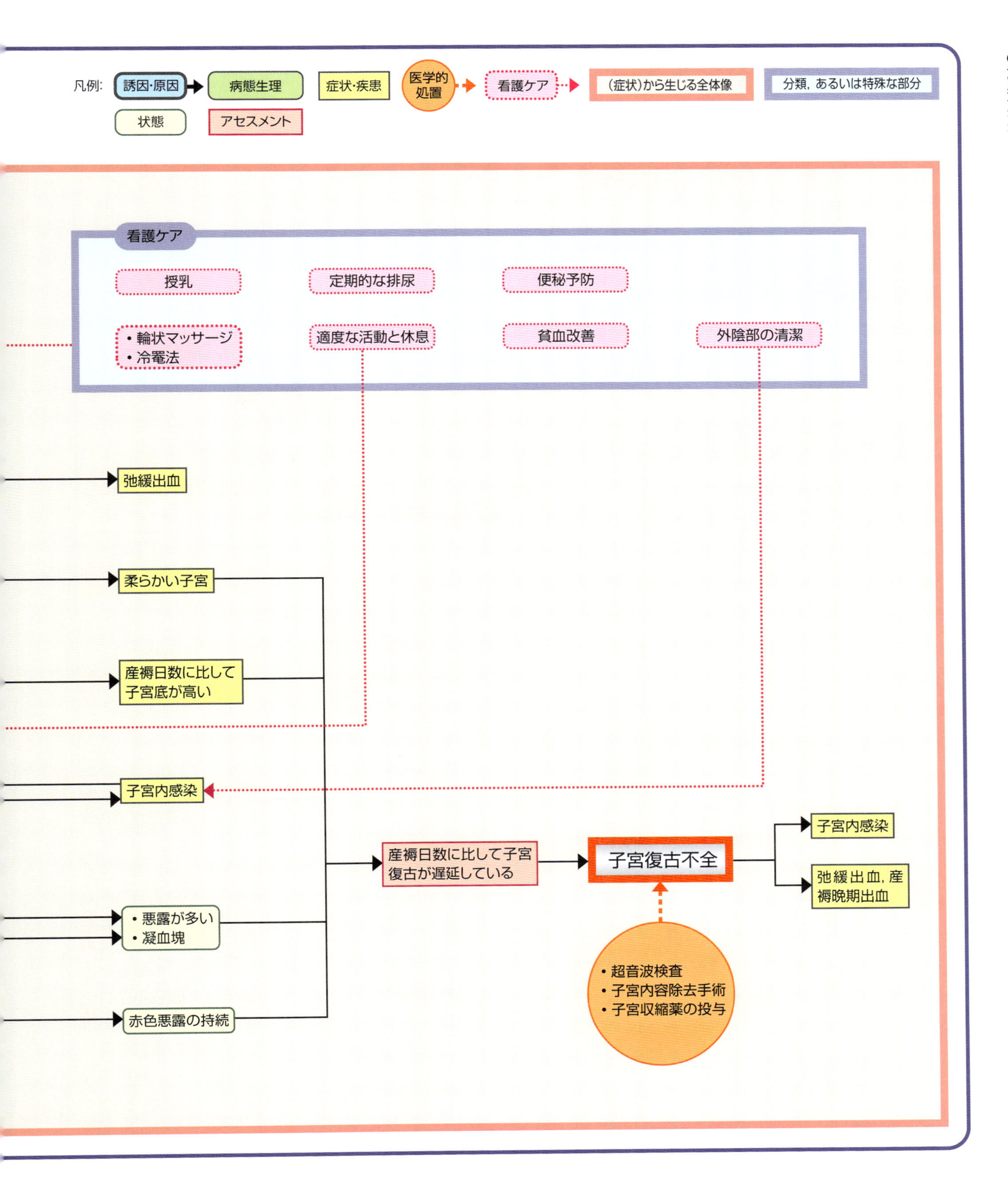
凡例:
誘因･原因
病態生理
症状･疾患
医学的処置
看護ケア
(症状)から生じる全体像
分類，あるいは特殊な部分
状態
アセスメント
看護ケア
授乳
定期的な排尿
便秘予防
• 輪状マッサージ
• 冷罨法
適度な活動と休息
貧血改善
外陰部の清潔
弛緩出血
柔らかい子宮
産褥日数に比して子宮底が高い
子宮内感染
産褥日数に比して子宮復古が遅延している
子宮復古不全
子宮内感染
弛緩出血，産褥晩期出血
• 悪露が多い
• 凝血塊
• 超音波検査
• 子宮内容除去手術
• 子宮収縮薬の投与
赤色悪露の持続

19 子宮復古不全

Ⅰ 子宮復古不全が生じる病態生理

1. 子宮復古不全の定義

子宮復古不全とは，子宮の収縮不良と悪露の停滞や排出の長期化が生じ，正常な産褥経過よりも子宮復古が遅れている状態である。

2. 子宮復古不全の解剖生理

子宮体部のほとんどは筋肉でできており，子宮の前方は膀胱と，後方は直腸と接する（図1）。産後に膀胱充満が生じると膀胱が恥骨上で触れるようになり，子宮底が上昇する。このように，子宮は隣接する膀胱や直腸の充満に影響を受けやすく，膀胱や直腸の充満は子宮収縮を阻害する因子となり得る。また，解剖学的に長時間の臥床を続けると子宮内から悪露が排出されにくくなり，子宮復古の阻害因子となり得る（図2）。そのため，早期離床が必要となる。

3. 子宮復古不全のメカニズム

子宮内に悪露の貯留や胎盤・卵膜の遺残がある場合，子宮筋の収縮が阻害され子宮復古不全となる。その他の主な阻害因子として，子宮筋腫や子宮腺筋症の合併による子宮収縮の阻害，膀胱・直腸の充満，子宮内感染（産褥子宮内膜炎，産褥熱），多胎妊娠や羊水過多・巨大児などによる子宮容積の増大に伴う筋細胞の肥大化，遷延分娩や微弱陣痛などによる子宮筋の疲労，母乳による授乳中止によって子宮収縮作用のあるオキシトシン分泌の低下，分娩後の過度な安静による悪露の停滞，分娩後異常出血による貧血などからくる母体疲労があげられる[1]。

4. 子宮復古不全の分類と症状

子宮復古不全は，原因が明らかであるか否かによって2つに分類される。原因が明らかな場合を器質性子宮復古不全といい，原因が明らかでない場合を機能性子宮復古不全という（表1）。

一般的な症状として，子宮底を触知した際，通常よりも高い位置で子宮底が柔らかく触れ，悪露は正常な経過よりも量が多く，凝血塊がみられたり，遅れた性状として観察される。ただし，子宮収縮が比較的良好で悪露の排出が多くない場合は，子宮頸部から体部に凝血塊が貯留して悪露の排出を阻害し，二次的に子宮復古不全に至る場合もあるため，注意を要する[2]。また，子宮口が閉鎖したまま帝王切開術を受けた褥婦の場合，悪露が排出されにくく少量しか認められない場合がある。後に悪露の貯留が確認されたり多量に出血する場合もあるため，十分に注意し観察する。産褥1か月以降になっても少量の性器出血が持続する場合には，胎盤遺残を含むRPOC

図1 子宮の位置

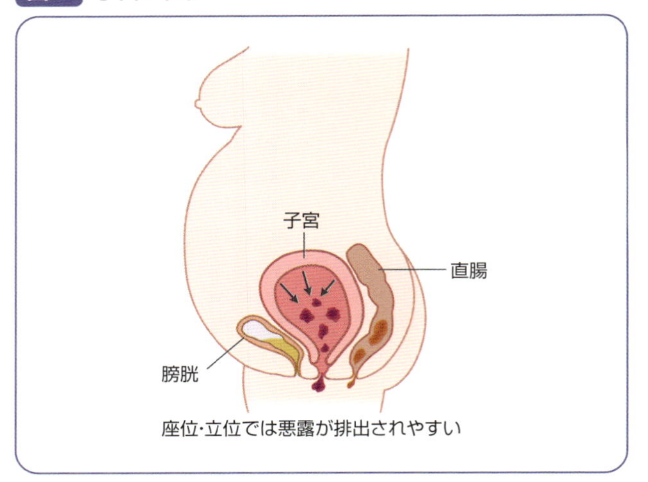

座位・立位では悪露が排出されやすい

図2 臥床時の悪露の停滞

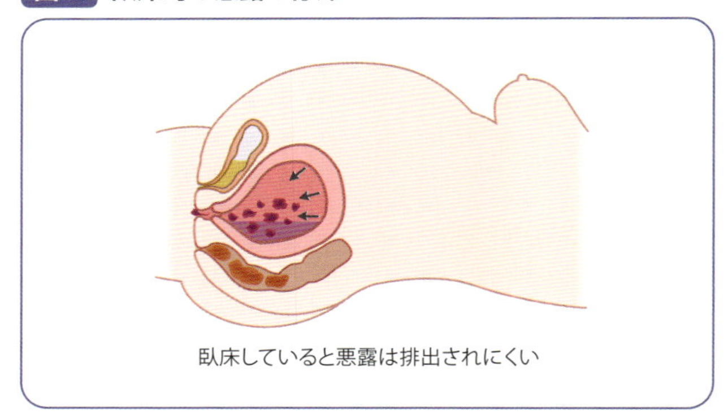
臥床していると悪露は排出されにくい

表1 子宮復古不全の分類と原因

器質性子宮復古不全（子宮収縮を妨げる明らかな原因を認める）	機能性子宮復古不全（子宮収縮を妨げる明らかな原因を認めない）
①胎盤・卵膜片の子宮内残存 ②子宮筋腫・子宮腺筋症 ③膀胱・直腸の充満 ④子宮内感染	①多胎妊娠 ②羊水過多 ③巨大児 ④微弱陣痛 ⑤授乳中止 ⑥過度の安静による悪露の停滞 ⑦母体の疲労

(retained products of conception) や子宮動静脈奇形を疑う。

5. 子宮復古不全の診断・検査

1）触診・視診

触診にて子宮底の高さと硬度を確認し，通常よりも高い位置にあり硬式テニスボール様の硬さに触れなかったり，悪露の量が多く，凝血塊がみられたり，通常の経過よりも遅い性状として認められる。凝血塊は，子宮内で出血が生じている可能性を示唆する所見である。また，胎盤や卵膜片が排出される場合もある。

2）経腟超音波検査

子宮内に悪露の貯留，胎盤や卵膜の遺残が確認される。

6. 子宮復古不全の治療

1）子宮底輪状マッサージ・冷罨法

子宮底に触れ円を描くようにマッサージしたり，子宮底に冷罨法を施すことにより，子宮筋を刺激し，その刺激によって収縮させる。

2）子宮収縮薬

子宮収縮薬を点滴や経口投与し，子宮収縮を促進させる。子宮内に胎盤・卵膜遺残や凝血塊がある場合には，胎盤鉗子や吸引などにより子宮内からの除去が行われる（図3）[3]。

図3 子宮復古不全の基本的治療指針フローチャート

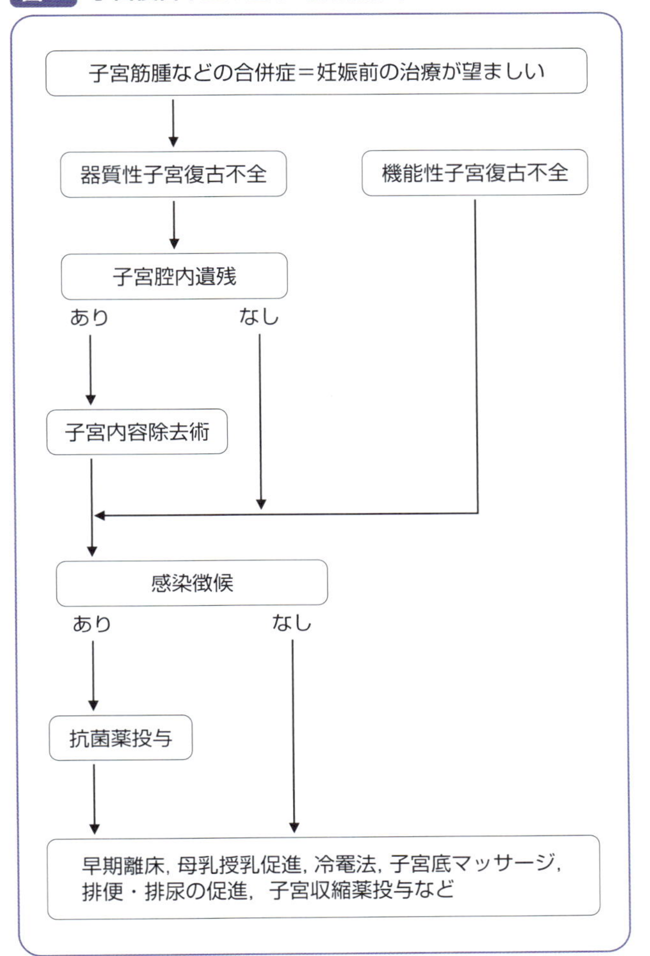

（富澤英樹，藤田智子，高木弘明，他：子宮復古不全．日本臨牀 67（増刊号 5）：415-418，2009．より）

7. 子宮復古不全の合併症

1）弛緩出血

子宮復古不全では，子宮筋の収縮不良が生じているため，胎盤剝離面の子宮筋層内にある微小血管が子宮筋の収縮によって結紮されず，弛緩出血が生じやすい。また，子宮復古不全は，分娩後 24 時間以後に起こる産褥晩期出血の原因となる。

2）子宮内感染

子宮内に悪露が貯留・停滞していると感染源となりやすく，子宮内感染を起こしやすい。子宮筋腫合併妊娠や帝王切開術後は子宮内感染を併発するリスクが高まる。

Ⅱ 子宮復古不全の看護ケアとその根拠

1. 子宮復古不全の観察ポイント

子宮復古は子宮収縮と悪露から総合的に判断する。産後の異常出血の原因として，子宮収縮不良が最も多いことを念頭に置いて看護にあたる必要がある。

1）子宮収縮

子宮復古をアセスメントするために，子宮収縮が良好かどうかを観察する。子宮収縮は子宮底の高さ（長さ）と硬度から判断する。子宮底が柔らかく触れたり，通常の経過よりも高い位置にある場合，子宮復古不全を疑う。子宮収縮が良好であるにもかかわらず出血が多い場合は，頸管裂傷や裂傷縫合不全による出血が疑われる。

2）悪露

子宮復古をアセスメントするために子宮収縮とあわせて悪露の量と性状，臭いを観察する。悪露の量が多量であったり少なすぎる場合，凝血塊が排出されている場合や通常の経過よりも遅れた性状を呈している場合は，子宮復古不全を疑う。また，臭いが悪露特有とは異なる悪臭である場合は，子宮内感染が生じていることを示唆する。また，凝血塊様の排出があった場合は胎盤・卵膜片である可能性もあるため，褥婦にナプキンを捨てないように，あらかじめ説明し看護師が確認する。

3）阻害因子の確認

妊娠期や分娩時の記録，産後の様子などから，子宮復古を阻害する因子がないか確認する。子宮復古の阻害因子として，胎盤・卵膜の遺残，子宮筋腫や子宮腺筋症の合併，膀胱・直腸の充満，子宮内感染（産褥子宮内膜炎，産褥熱），多胎妊娠や羊水過多・巨大児，遷延分娩や微弱陣痛，授乳中止，分娩後の過度な安静，母体疲労があげられる。阻害因子がある場合は，子宮復古不全となるリスクがあることを意識して褥婦にかかわる。

2. 子宮復古不全の看護目標

❶異常の早期発見
❷子宮復古を促進するセルフケアの支援
❸子宮内感染予防

3. 子宮復古不全の看護ケア

1）異常の早期発見

子宮収縮と悪露の状態から，子宮復古が正常な経過から逸脱していないかをアセスメントする。また，バイタルサイン（体温，脈拍）や腹痛，子宮の圧痛，悪露の悪臭の有無を確認し，子宮内感染の徴候がないか確認する。そして，褥婦自身が正常な経過を理解し，異常な状態が生じたときは医療者へすぐに知らせることができるように，説明する。

2）子宮復古を促進するセルフケアの支援

褥婦自身が子宮復古を促進したり阻害したりする因子を理解できるよう説明し，退院後もセルフケアが継続して行えるように支援する。

- **活動と休息**

過度な安静を避け，適度に動くことにより悪露の排出を促す。また，産褥体操により全身の血液循環を良好にすることで子宮復古を促す。ただし，疲労しすぎるとかえって子宮収縮を阻害するため，新生児にあわせて休息し，退院後も動きすぎないよう注意する。退院後も休息が得られるよう，妊娠中や産褥入院中に産後のサポート体制を整えておくことが望ましい。

- **膀胱や直腸充満を避ける**

解剖学的に子宮に隣接する膀胱や直腸が充満していると，子宮の収縮を阻害する。そのため，排尿は3～4時間ごとに行い，便秘を防ぐ必要がある。

- **母乳育児**

乳頭刺激により下垂体から分泌されるオキシトシンには子宮を収縮させる働きもあるため，母乳による授乳ができる場合は，頻回授乳により子宮収縮を促す。

- **貧血の改善**

妊娠期に中程度以上の貧血があったり，分娩時異常出血があった場合，産後に貧血が生じる。貧血は産後の身体の回復を阻害する要素であるため，産褥期に必要な栄養が摂取できるよう支援する。

3）子宮内感染予防

上行感染を防ぐため，外陰部の清潔を保つ必要がある。トイレに行くたびにナプキンを交換したり，肛門から腟に向かって拭き上げないようにするなどして清潔を保持する。

［濱田真由美］

《文献》
1）南佐和子他：子宮復古不全．周産期医学 40（増刊）：464-465，2010.
2）森山佳則他：出血→子宮復古不全．ペリネイタルケア 39（12）：1236-1240，2020.
3）富澤英樹他：子宮復古不全．日本臨牀 67（増刊号 5）：415-418，2009.

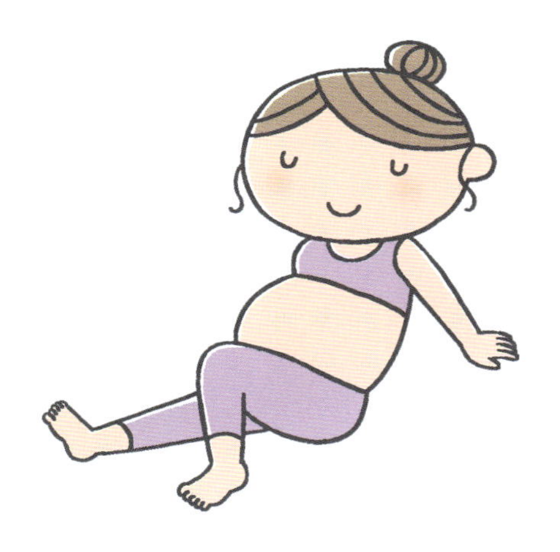

20 乳腺炎

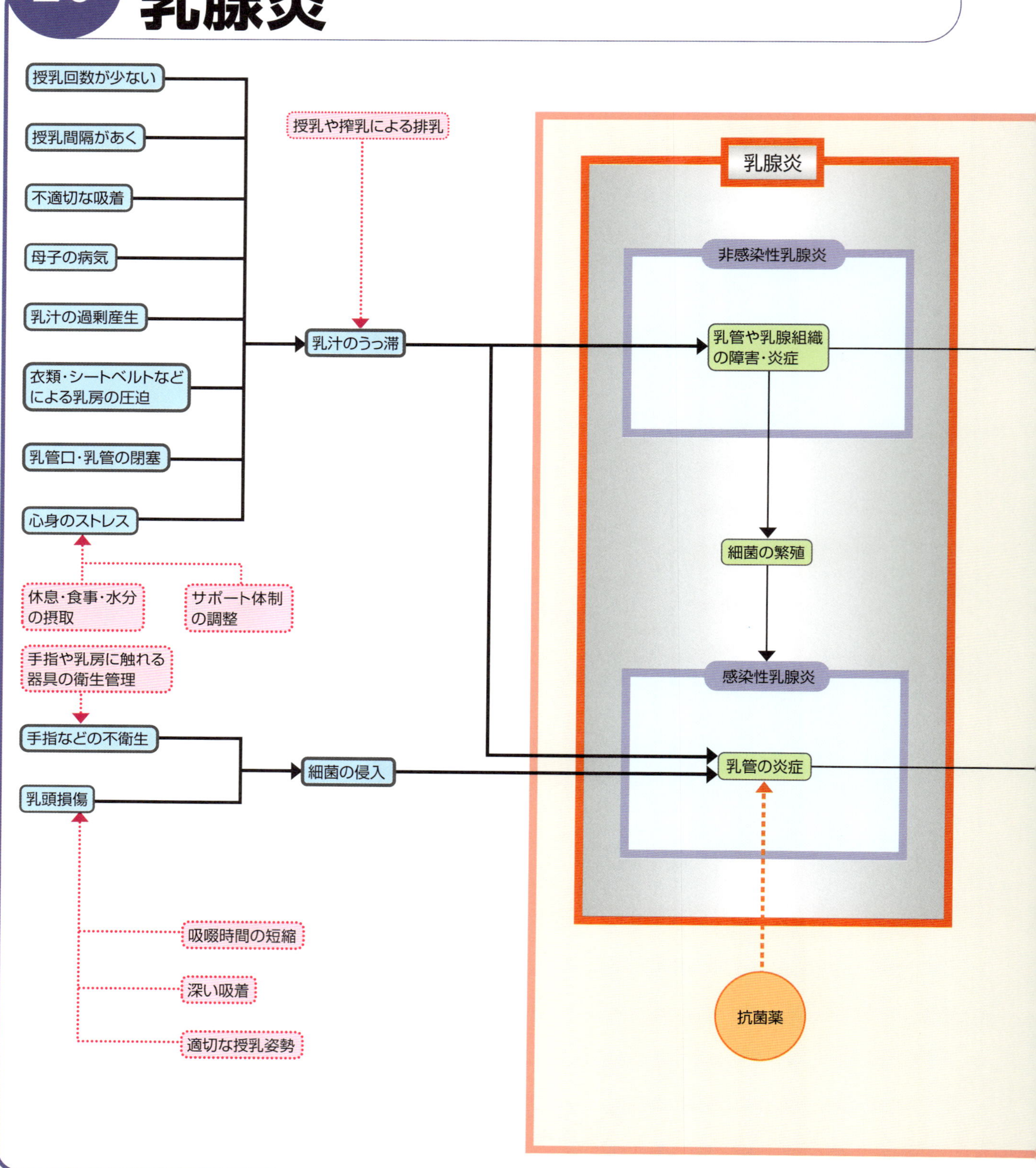
授乳回数が少ない
授乳間隔があく
不適切な吸着
母子の病気
乳汁の過剰産生
衣類・シートベルトなどによる乳房の圧迫
乳管口・乳管の閉塞
心身のストレス
休息・食事・水分の摂取
サポート体制の調整
手指や乳房に触れる器具の衛生管理
手指などの不衛生
乳頭損傷
吸啜時間の短縮
深い吸着
適切な授乳姿勢
授乳や搾乳による排乳
乳汁のうっ滞
細菌の侵入
乳腺炎
非感染性乳腺炎
乳管や乳腺組織の障害・炎症
細菌の繁殖
感染性乳腺炎
乳管の炎症
抗菌薬

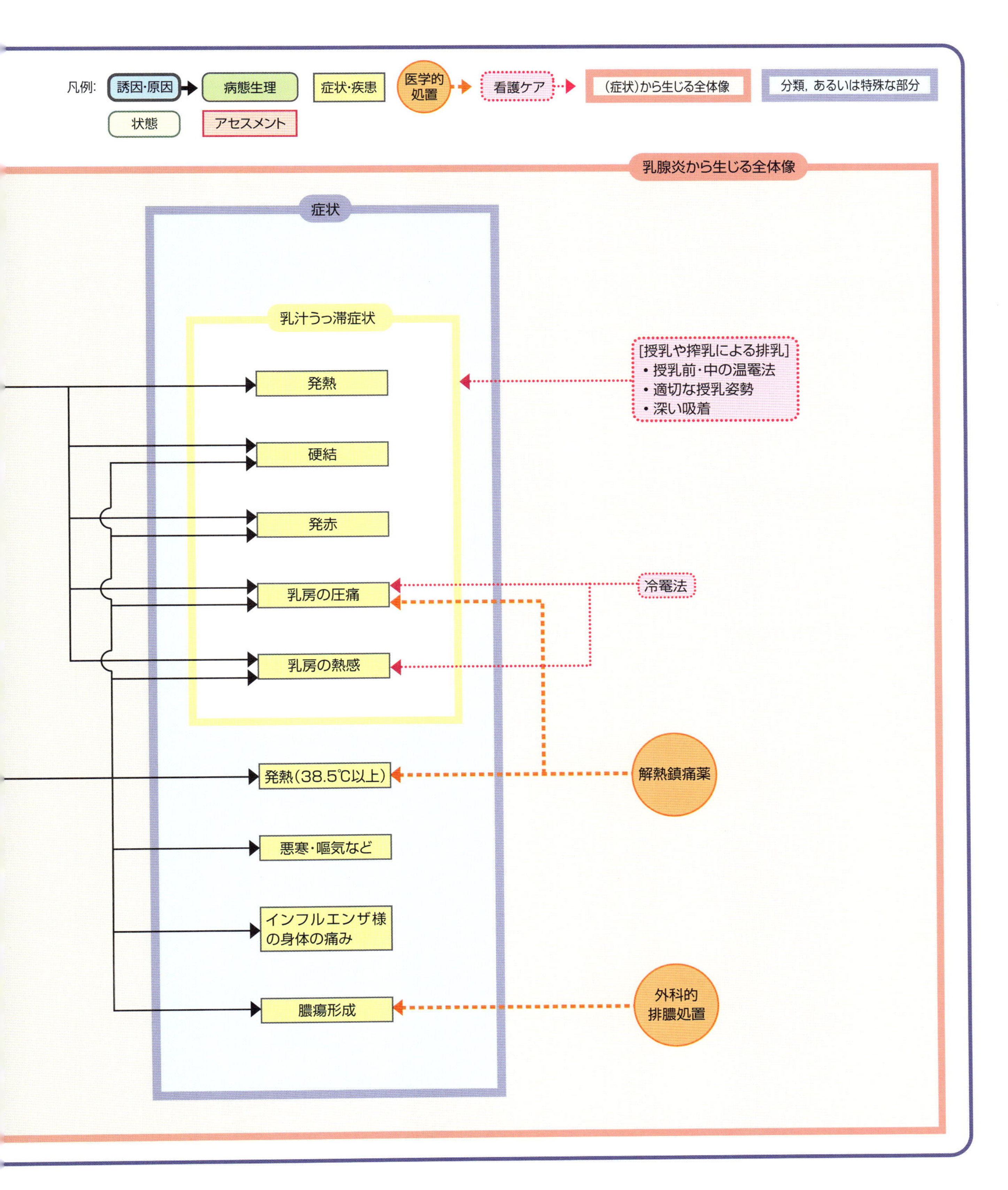
凡例:
誘因・原因
病態生理
症状・疾患
医学的処置
看護ケア
(症状)から生じる全体像
分類，あるいは特殊な部分
状態
アセスメント
乳腺炎から生じる全体像
症状
乳汁うっ滞症状
発熱
硬結
発赤
乳房の圧痛
乳房の熱感
[授乳や搾乳による排乳]
• 授乳前・中の温罨法
• 適切な授乳姿勢
• 深い吸着
冷罨法
発熱(38.5℃以上)
解熱鎮痛薬
悪寒・嘔気など
インフルエンザ様の身体の痛み
膿瘍形成
外科的排膿処置

20 乳腺炎

Ⅰ 乳腺炎が生じる病態生理

1．乳腺炎の定義

乳腺炎とは，圧痛，熱感，腫脹のあるくさび形をした乳房の病変（限局性の病変）で，38.5℃以上の発熱，悪寒，インフルエンザ様の身体の痛みおよび全身症状を伴うものであり，乳腺に起こった炎症ではあるが，必ずしも細菌感染を伴うわけではない[1,2]。

2．乳腺炎の解剖生理

乳房の緊満，乳管の閉塞が生じると乳汁がうっ滞し，乳房に発赤，硬結，疼痛，熱感が起こり，乳腺炎を引き起こす（図1）[3]。

3．乳腺炎のメカニズム

1）非感染性乳腺炎（うっ滞性乳腺炎）

乳腺炎は，産後2～3週目に最も起こりやすいが，授乳していればいつでも起こり得る。乳腺炎の主な原因は，乳汁うっ滞と感染である。乳汁うっ滞によって非感染性乳腺炎が生じるが，乳汁うっ滞による乳管内の乳汁の停滞は細菌が繁殖しやすい状態であり，感染性乳腺炎を引き起こすリスクがある。乳房に生じる限局的な発赤，硬結，腫脹，疼痛は，乳汁が排泄されていないことで起こり，この状態をそのままにしておくと乳管や乳腺組織が障害を受け疼痛や腫脹が強くなり，うっ滞性乳腺炎へと移行する。乳汁うっ滞による非感染性乳腺炎は，授乳回数が少ない，授乳間隔があく，不適切な吸着，母親または子どもの病気，乳汁の過剰産生，衣類やシートベルトによる乳房の圧迫，乳管口や乳管の閉塞によって，乳管内に乳汁が停滞し引き起こされる。

図1　乳房の解剖と乳腺炎の病態

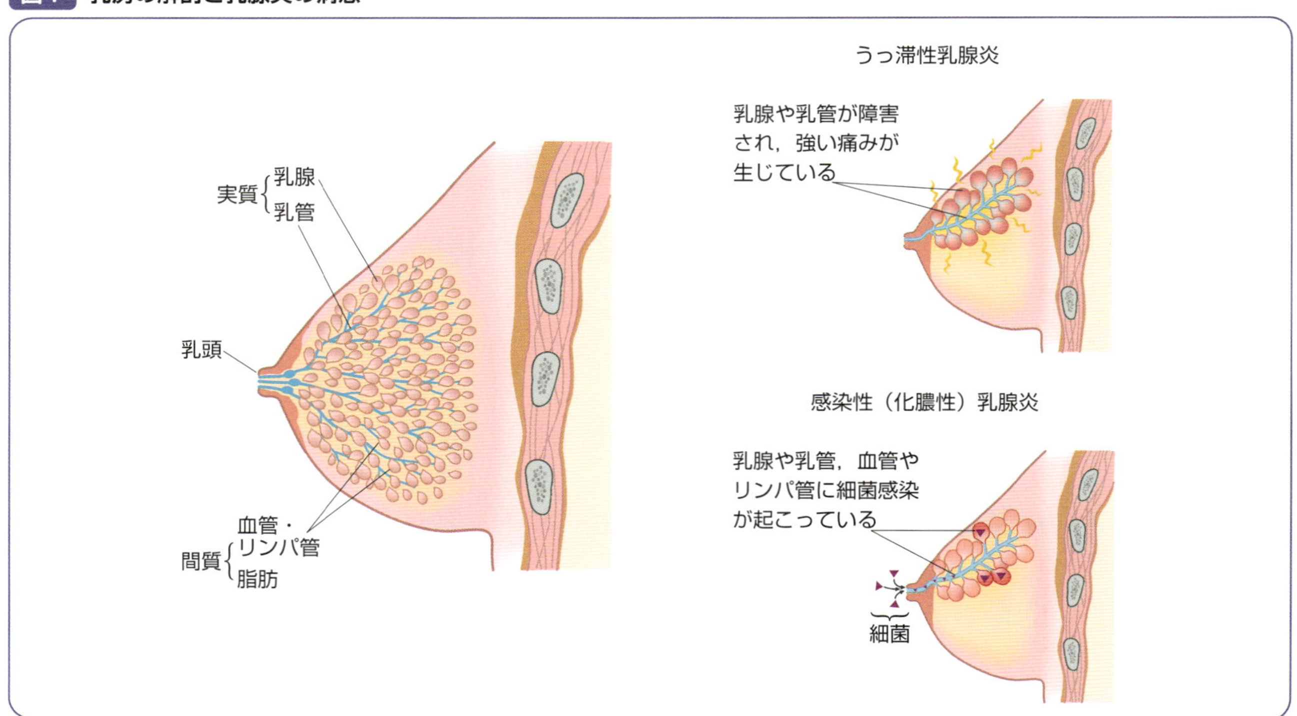

（竹田善治：乳腺炎の病態生理．ペリネイタルケア 39（3）：236-240，2020．より転載）

2）感染性乳腺炎

感染性乳腺炎の多くは，乳頭損傷部から乳管に細菌が侵入することにより生じ，原因菌の多くはコアグラーゼ陰性ブドウ球菌であり[4)]，母親の乳房表皮や児の口腔・鼻粘膜の常在菌であることが多い[2)]。また，母親のストレスや疲労，睡眠不足もリスク因子となる。

4. 乳腺炎の分類と症状

乳腺炎は，感染が伴っていない乳汁うっ滞による炎症が生じた非感染性乳腺炎と，感染が伴う感染性乳腺炎に分類される。非感染性乳腺炎は感染性乳腺炎の誘因となる[4)]。

1）非感染性乳腺炎

通常，片側性に局所の発赤・腫脹・硬結・圧痛・熱感が生じ，全身的に軽度の発熱がみられることもある[2)]。

2）感染性乳腺炎

前述の非感染性乳腺炎の症状発症から12〜24時間以内に状態が改善されず，片側性の発赤，腫脹，硬結，圧痛，熱感などの症状が強く，発熱がみられ悪寒やインフルエンザ様の身体の痛み，嘔気などの感冒様症状[2)]がある。

5. 乳腺炎の診断・検査

問診・視診・触診から得られた情報をもとに，**図2**に沿って問題の鑑別を行う[2)]。

1）問診

①出産直後からの母親の基本的な情報（**表1**）を診療情報記録や母子健康手帳などから得る。母親が自由に話すストーリーを遮らずに聞く[2)]。
②現在の症状や主訴，授乳の様子，家族・生活背景について情報を得る[2)]。

図2 鑑別診断の流れ

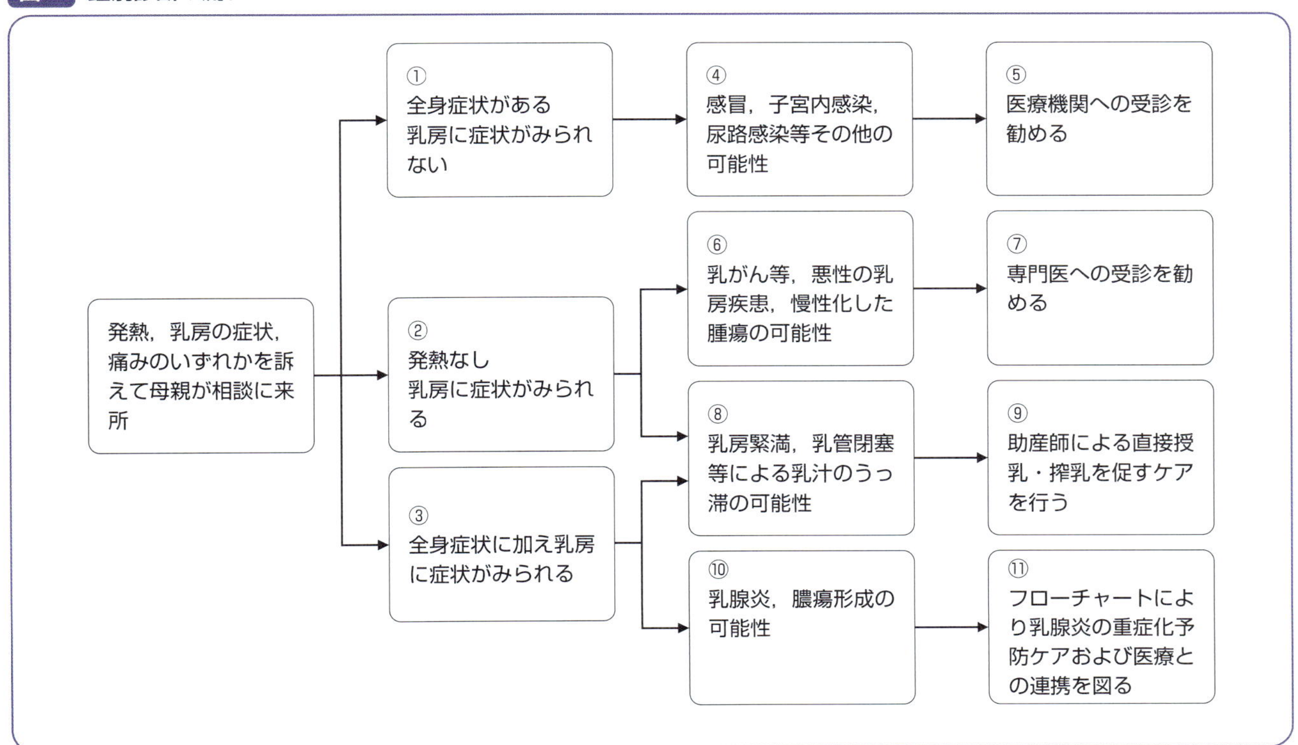

（日本助産師会，日本助産学会編：乳腺炎ケアガイドライン2020 2版．p40，日本助産師会出版，2021．https://www.midwife.or.jp/user/media/midwife/page/guilde-line/tab01/nyusenen_guideline_2020_2.pdf（2024年6月27日閲覧）より）

表1　基本的な情報

- 年齢，生年月日，住所
- 職業の有無（復職予定の有無や時期）
- 既往歴，アレルギー，常備薬，感染症
- 妊娠合併症の有無，治療
- 分娩時週数，分娩方法，分娩所要時間，分娩時出血量，児の体重
- 産後の乳房，授乳の状況
- 現在の授乳方法，状況（直接授乳回数／日，搾乳回数／日・人工乳１回 mL×回数／日，授乳間隔，１回の授乳時間，乳房緊満の有無）
- 離乳食（回数／日）
- 相談内容・自覚症状の出現時期，生活の変化の有無
- 出産歴，育児歴，授乳歴
- 家族の協力，家族以外のサポート

2）視診

母親の全身状態，乳房，授乳を観察する。

乳房の観察は，患側乳房だけでなく健側乳房も観察し，比較を行う[2)]。また，児が飲むようであれば直接授乳を行い，授乳の様子を観察する[2)]。

3）触診

母親の同意を得たうえで，乳房を触診する[2)]。患側乳房では痛みを与えないよう温かい手でやさしく触れ，健側乳房も触診し，比較する[2)]。硬結や発赤がある場合はノギスなどで大きさを記録する[2)]。

4）児の健康診査

日齢や月齢に応じた発育・発達をしているか評価し，口腔内の状態も観察する[2)]。

6．乳腺炎の治療

1）非感染性乳腺炎

初発症状から24時間以内で，乳房の局所症状と軽度の発熱がある場合は，うっ滞性乳腺炎の可能性があり，授乳や搾乳による効果的な排乳により症状が改善する。

2）感染性乳腺炎

発症後すみやかに排乳を行い，抗菌薬の投与を行う。また，疼痛に対し解熱鎮痛薬の投与を行う。

7．乳腺炎の合併症

感染性乳腺炎が重症化すると膿瘍が形成され，排膿するために外科的処置が必要となる。また，乳房に生じるしこり（硬結）は，乳汁うっ滞による硬結とは限らない。乳腺炎以外の原因が考えられる場合は，医師へ診察を依頼する。乳腺炎と鑑別すべき疾患として，蜂窩織炎，炎症性乳がん，妊娠関連乳がんがある。

Ⅱ　乳腺炎の看護ケアとその根拠

1．乳腺炎の観察ポイント

得られた情報を時間軸も含めて母親とともに整理し，図３のどの状態か判断する。まれに乳がんを併発していることがある場合を念頭に置く[2)]。

2．乳腺炎の看護目標

❶授乳や搾乳により排乳ができる
❷乳頭損傷を起こさない授乳姿勢をとることができる
❸十分な休息・食事や水分をとることができる
❹感染性乳腺炎の場合は，適切に服薬することができる
❺再発を防ぐための予防的なセルフケアを行うことができる

3．乳腺炎の看護ケア

1）授乳や搾乳により排乳ができる

- **授乳姿勢**

非感染性乳腺炎と感染性乳腺炎のいずれも乳房からの排乳が治癒・予防への重要なケアとなる。授乳に慣れていない時期は横抱きによる授乳を行っている母親が多く，乳房の外側に乳汁が残りやすく硬結ができやすい。母親がさまざまな授乳姿勢で授乳が行えるよう支援し，乳房のあらゆる方向から排乳されるようにする。特に乳汁うっ滞が生じている部分から排乳を効果的に行うためには，児の下顎が乳汁うっ滞を起こしている方向・部位に向くような授乳姿勢をとるとよい。また，児の吸着が浅く効果的に乳汁を飲めていない場合は，深い吸着がで

図3 乳腺炎ケアのフローチャート

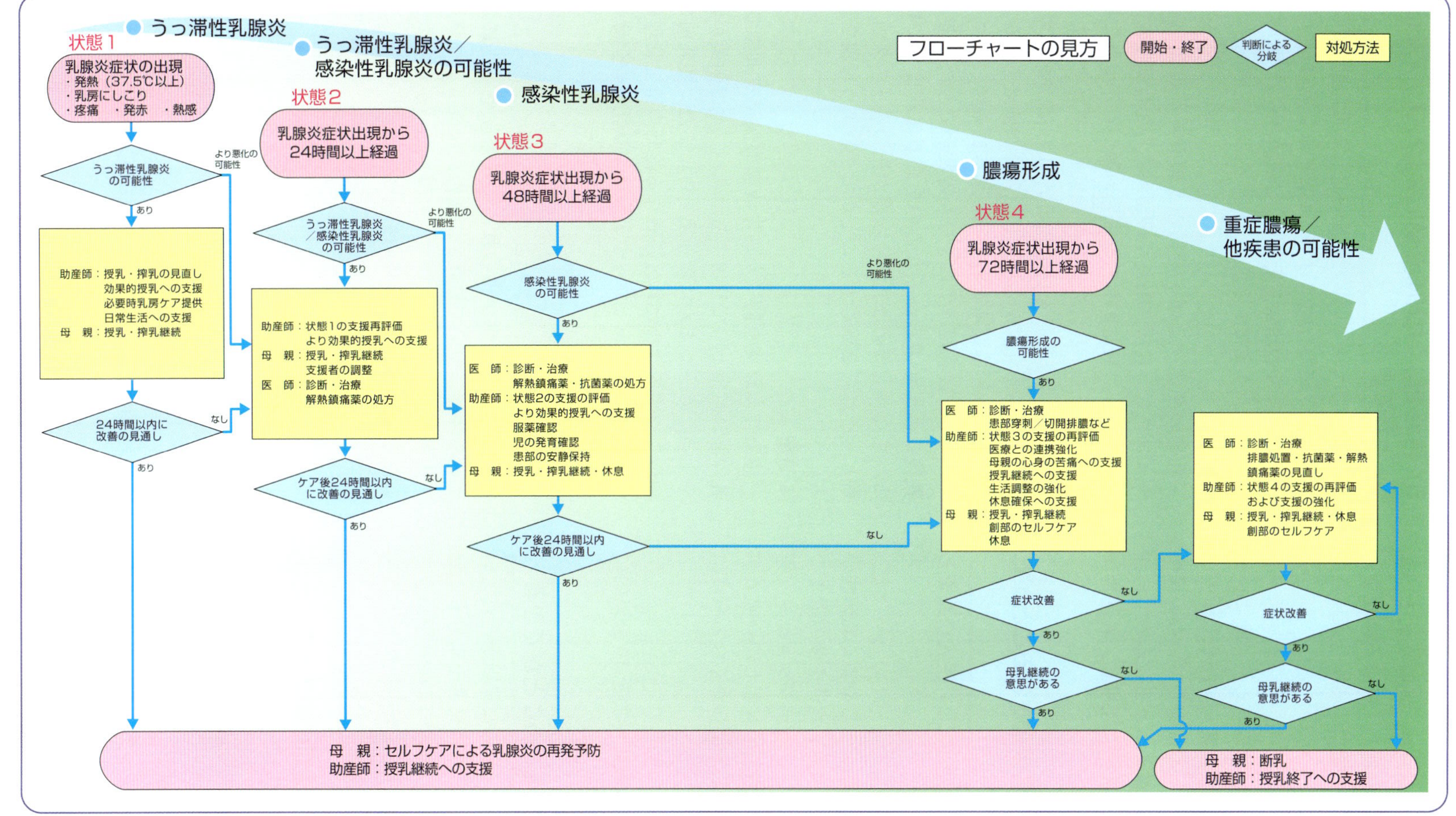

（日本助産師会，日本助産学会編：乳腺炎ケアガイドライン 2020 2版．pp50-51，日本助産師会出版，2021．https://www.midwife.or.jp/user/media/midwife/page/guilde-line/tab01/nyusenen_guideline_2020_2.pdf（2024年6月27日閲覧）より）

きるよう支援する。授乳姿勢の工夫や深い吸着によっても十分な排乳効果が得られない場合や，乳腺炎による疼痛等により直接授乳できない場合は，手による搾乳を行い排乳する。搾乳器による搾乳を希望する場合は，吸引圧が調整できるものを使用する。

- **乳房の冷罨法・温罨法**

乳腺炎による熱感や疼痛を和らげるため，心地よいと感じるのであれば冷湿布の使用を提案し，冷やしすぎを予防するために冷却ジェルシートや冷凍していない保冷剤の使用を勧める[2)]。また，心地よいと感じるのであれば授乳直前や授乳中に温湿布を乳房に使用し，乳汁排出を促してもよい。

2）乳頭損傷を起こさない授乳姿勢をとることができる

授乳時に乳頭痛の有無を確認し，正しい授乳姿勢をとることができるよう支援する。

- **深い吸着**

児の吸着が浅い場合，乳頭損傷が生じやすく乳頭痛が起こる。児が深く吸着でき，効果的に乳汁を飲み取ることができるよう，吸着のタイミングやポジショニングを支援する。乳房緊満により乳輪部まで腫脹し深い吸着ができない場合は，授乳前に乳輪部が柔らかくなる程度に搾乳してから吸着させる。

- **吸啜時間**

乳汁分泌が十分でない時期は吸啜時間を 10 分以内にし，乳頭にかかる負荷を抑制する[4)]。

3）十分な休息・食事や水分をとることができる

特に乳腺炎が好発する時期は，十分な睡眠がとれていないことが多く，育児を優先するため食事や水分も十分に摂取できていない場合もある。母親の頑張りをねぎらい，休息や睡眠，食事・水分がしっかりとれるようサポート体制について家族を含めて調整する。

4）感染性乳腺炎の場合は，適切に服薬することができる

母乳育児を希望している母親の場合は，薬物の母乳への移行や児への影響を心配することが少なくない。感染性乳腺炎の場合は，抗菌薬を服薬する必要性や経過の見通しを伝え，母親が適切に服用できるように支援する。

5）再発を防ぐための予防的なセルフケアを行うことができる

授乳期間はいつでも乳腺炎が生じる可能性があることを伝え，母親の行動に対する否定的な言動は避ける。母親のこれまでの頑張りを労い，共感的態度でセルフケアが行えるよう支援する。

- **排乳**

乳房の発赤・疼痛・硬結などの有無を母親がセルフチェックし，乳房に張りや硬結がある場合は授乳回数を増やしたり，硬結がある方に児の顎がくるような抱き方で授乳したり，搾乳によって効果的に排乳することにより乳腺炎への移行を防ぐ。乳汁うっ滞がある場合は，うっ滞がある乳房から授乳し，乳汁が排出されるように授乳中にうっ滞箇所を円を描くようにやさしくマッサージする[4)]。授乳だけでは十分な排乳ができない場合は授乳後に乳房が柔らかくなるのを感じる程度まで搾乳する。また，看護師は乳汁うっ滞が生じるリスク因子を理解し，それらを回避することができるよう母親を支援する。

- **清潔**

感染性乳腺炎を防ぐために清潔の保持が重要である。乳汁漏れ対策として使用する母乳パッドは細菌が繁殖しやすいため，こまめに取り換える。また，授乳前の手指の衛生や搾乳器など乳房に触れる器具の衛生管理を徹底する。そして，シャワーや入浴により乳房や全身の清潔を保持する。

- **休息**

疲労は乳腺炎を引き起こすリスク因子であることを理解し，十分な休息が得られるよう家族や家族以外のサポート体制について見直す。また，産後１か月健診を終え入浴可能であれば，ゆっくり湯舟につかり身体を温めるなどリラックスする時間をもつ。

［濱田真由美］

《文献》

1）Lawrence RA, et al：Breastfeeding: A guide for the Medical Professional, 8th ed. pp581-582，Elsevier，2015.
2）日本助産師会，日本助産学会編：乳腺炎ケアガイドライン 2020．日本助産師会出版，2021．https://www.midwife.or.jp/user/media/midwife/page/guilde-line/tab01/nyusenen_guideline_2020_2.pdf（2024 年 6 月 27 日閲覧）
3）竹田善治：乳腺炎の病態生理．ペリネイタルケア 39（3）：236-240，2020.
4）立岡弓子：乳腺炎．ペリネイタルケア 42（1）：55-58，2023.

NOTE

21 尿路感染症

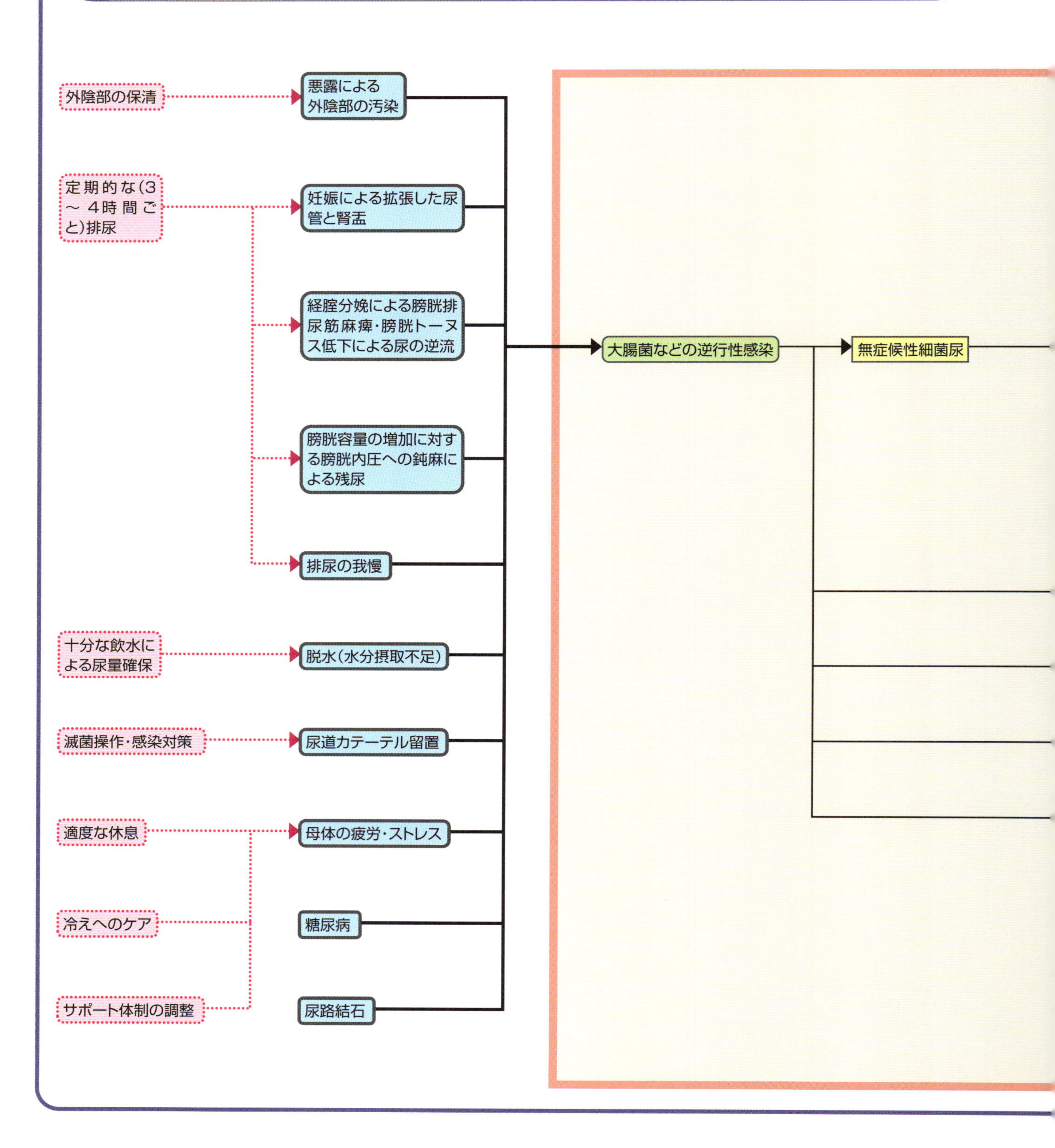
外陰部の保清
悪露による外陰部の汚染
定期的な(3～4時間ごと)排尿
妊娠による拡張した尿管と腎盂
経腟分娩による膀胱排尿筋麻痺・膀胱トーヌス低下による尿の逆流
膀胱容量の増加に対する膀胱内圧への鈍麻による残尿
排尿の我慢
十分な飲水による尿量確保
脱水(水分摂取不足)
滅菌操作・感染対策
尿道カテーテル留置
適度な休息
母体の疲労・ストレス
冷えへのケア
糖尿病
サポート体制の調整
尿路結石
大腸菌などの逆行性感染
無症候性細菌尿

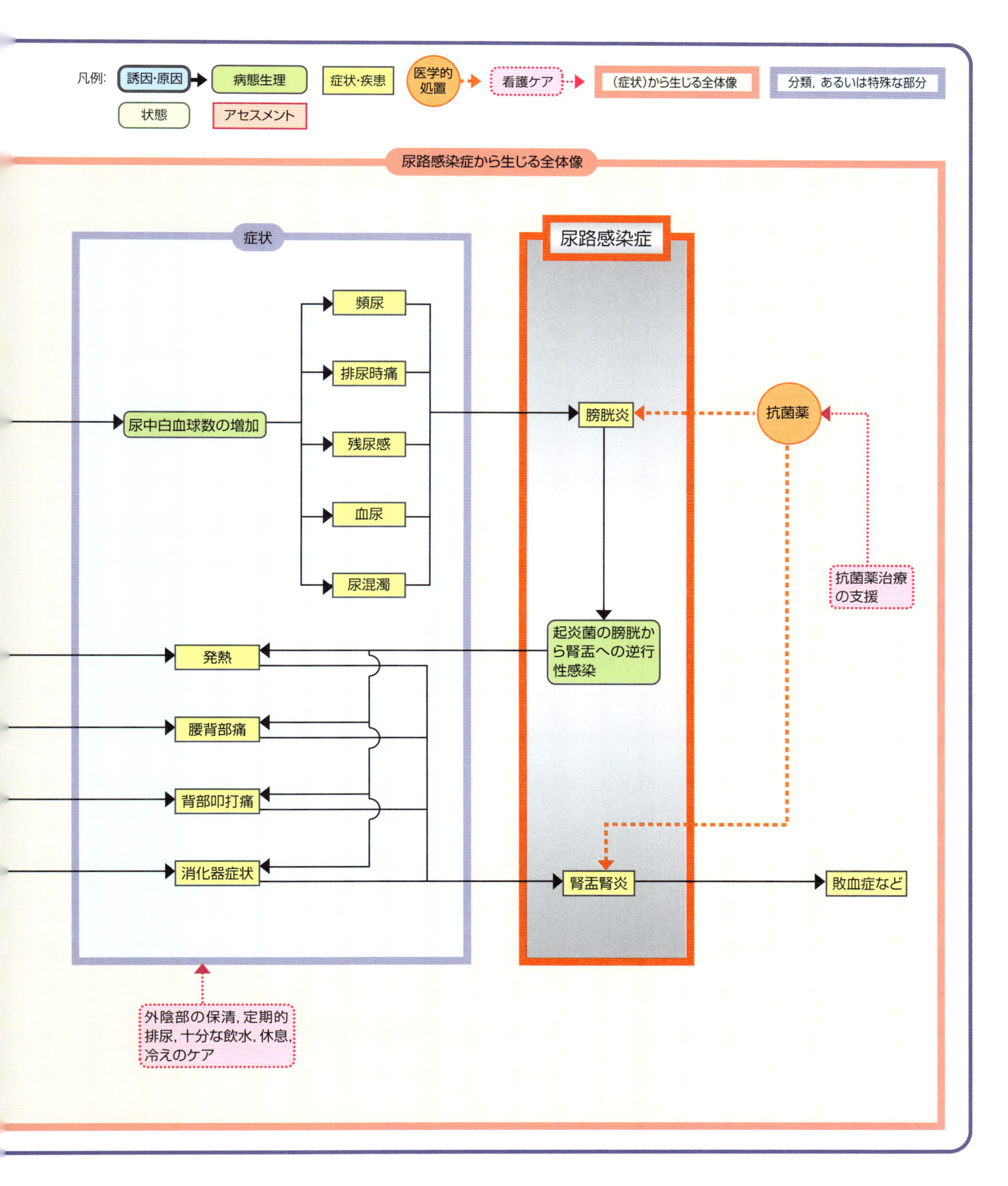
凡例:
誘因・原因
病態生理
症状・疾患
医学的処置
看護ケア
(症状)から生じる全体像
分類，あるいは特殊な部分
状態
アセスメント
尿路感染症から生じる全体像
症状
尿路感染症
頻尿
排尿時痛
尿中白血球数の増加
残尿感
血尿
尿混濁
膀胱炎
抗菌薬
抗菌薬治療の支援
起炎菌の膀胱から腎盂への逆行性感染
発熱
腰背部痛
背部叩打痛
消化器症状
腎盂腎炎
敗血症など
外陰部の保清，定期的排尿，十分な飲水，休息，冷えのケア

21 尿路感染症

Ⅰ 尿路感染症が生じる病態生理

1．尿路感染症の定義

尿路感染症（urinary tract infection：UTI）は，腎から膀胱までの尿路において何らかの原因によって病原体が侵入し，感染を起こした状態のことをいう[1]。病原体は，細菌，ウィルス，真菌などがあるが，細菌性尿路感染症の頻度が高い[1]。

2．尿路感染症の解剖生理

妊娠中は，プロゲステロンの影響により尿管の蠕動運動が抑制され，隣接する血管と腫大した子宮によって尿管が圧迫されることで尿管・腎盂（特に右）が拡張しやすい[2]。拡張した尿管と腎盂は分娩後２～８週間で非妊時の状態に戻る[3]。産褥期は，この尿管・腎盂の拡張に加え，経腟分娩により膀胱利尿筋の麻痺傾向，膀胱トーヌス低下から尿流速度の低下が起こり，尿が逆流しやすい状態である[4]。さらに，産後の膀胱容量は増加し，相対的に膀胱内圧に対して鈍感になっているため，膀胱に残尿が生じやすくなっていることで尿路感染症が起きやすい。また，産後は外陰部が悪露によって汚染されやすく，会陰裂傷や痔疾などによる疼痛，育児のためにトイレに行くことを我慢してしまう傾向にあり，尿路感染症が生じやすい。

3．尿路感染症のメカニズム

主な感染ルートは，直腸→腟→尿道の上行感染であり，起炎菌は主に泌尿生殖器に存在する常在菌であり，大腸菌が多い[5]。リスク因子として，糖尿病，尿路結石，尿道カテーテル留置があり，妊娠・経腟分娩もリスク因子である。

4．尿路感染症の分類と症状

尿路感染症は，腎臓と尿管に炎症巣がある上部尿路感染症と，膀胱と尿道に炎症がある下部尿路感染症に大別される[1]。

1）上部尿路感染症

腎臓や尿管に細菌性上部尿路感染症が発症すると，発熱，側腹部痛，倦怠感，嘔吐，嘔気，下痢などの症状を呈する[1]。

- 腎盂腎炎：急性腎盂腎炎の場合は，膀胱炎症状に加え38℃以上の発熱や背部叩打痛などを伴い，消化器症状（嘔気・嘔吐）を伴うことが多い。

2）下部尿路感染症

- 膀胱炎：急性膀胱炎では，頻尿，排尿時痛，残尿感が主な症状であり，肉眼的に血尿や尿混濁を認めることが多い。発熱は認めない。

3）その他

- 無症候性細菌尿：細菌尿を認めるが，発熱や膀胱炎症状がない状態をいう。尿道カテーテル留置患者でみられることが多く，膀胱炎や腎盂腎炎を発症するリスクが高まっている状態である。

5．尿路感染症の診断・検査

膿尿の診断を尿沈渣鏡検法で行い，尿の細菌培養検査を行う。尿中の白血球数の増加と細菌尿が確認されれば尿路感染症と診断可能である[1]。急性腎盂腎炎では，血清CRP値が高値となり，白血球数の増加が認められる[1]。また，超音波検査や排尿膀胱尿道造影などの画像診断により，診断の確定などを行う。

6．尿路感染症の治療

主に大腸菌が起炎菌である[2]。飲水励行や清潔保持で症状の改善が認められない場合は，セフェム系抗菌薬を投与する。抗菌薬の使用期間は，一般的に２週間前後であり，基礎疾患がなく治療の反応がよい場合は５日間程度で治療を終える場合もある。適切な抗菌薬の使用により，上部尿路感染症の多くは 24 ～ 48 時間以内に解熱するが，48 時間経っても解熱しない場合は尿培養と血液培養を再度行い，広域な抗菌薬使用について検討する[1]（図1・図2）。

7. 尿路感染症の合併症

腎盂腎炎は合併症の発症率が高く，敗血症，一過性腎障害，急性呼吸促迫症候群が生じやすい。

Ⅱ 尿路感染症の看護ケアとその根拠

1. 尿路感染症の観察ポイント

排尿時痛，頻尿，残尿感などの訴えがあった場合は膀胱炎を疑い，急激な発熱，悪寒，腰背部痛，嘔吐などの消化器症状がみられた場合は腎盂腎炎を疑う。

2. 尿路感染症の看護目標

❶抗菌薬の内服により症状が改善する
❷十分に飲水し，尿量を確保することができる
❸我慢することなく排尿することができる
❹外陰部の清潔を保つことができる

図1　急性膀胱炎の診断フロー

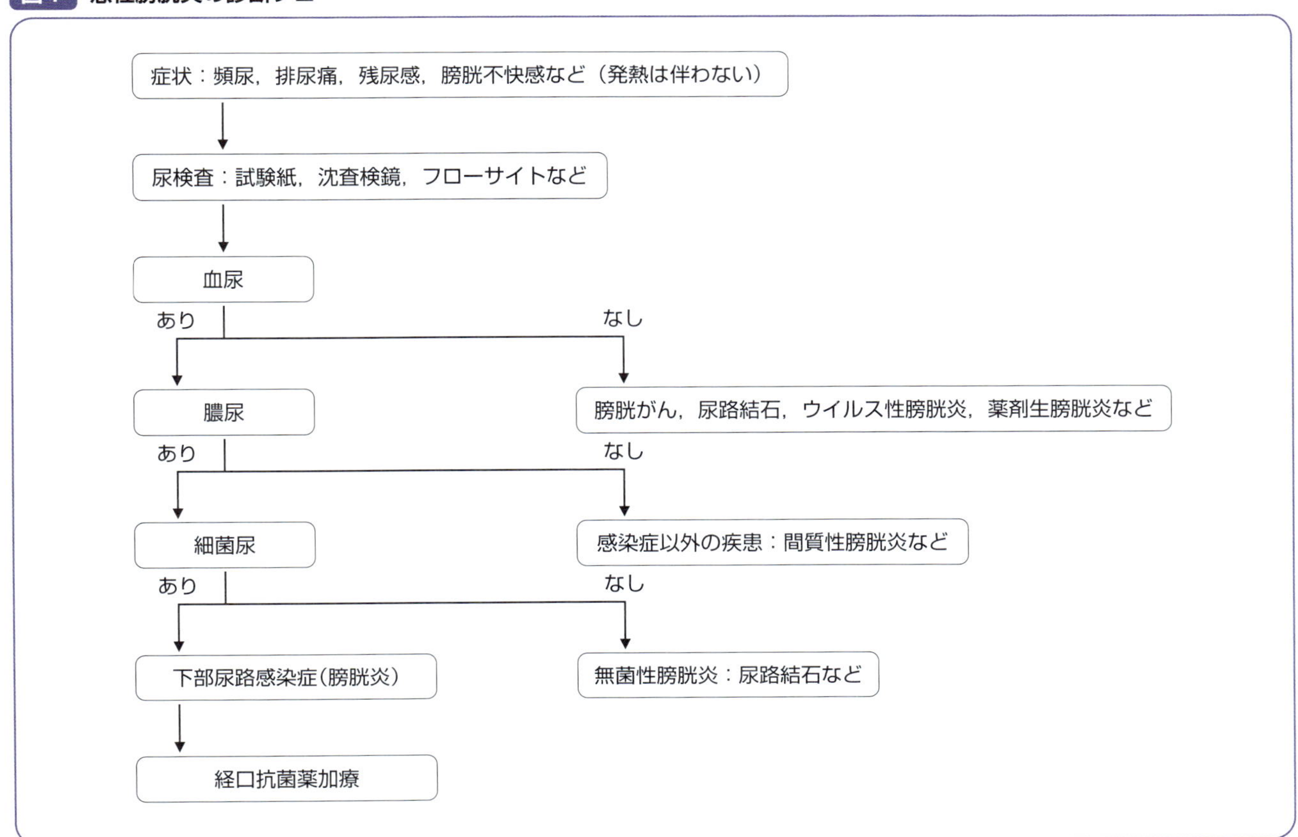

（東郷容和，山本新吾：尿路感染症（膀胱炎・腎盂腎炎），性器感染症（前立腺炎・精巣上体炎）．泌尿器外科 34（特別）：222-240，2021．図 2 を一部改変）

図2 急性腎盂腎炎の診断フロー

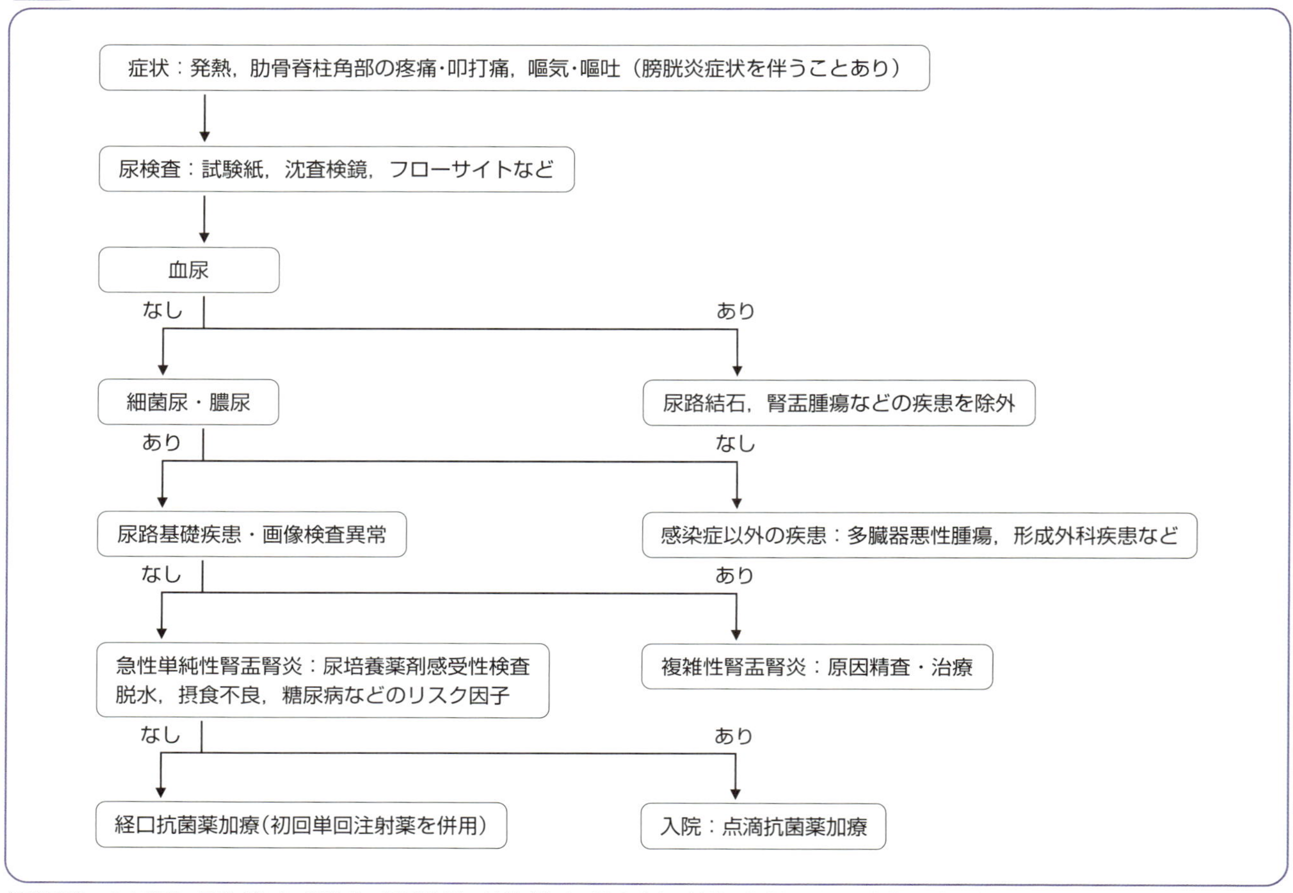

（東郷容和，山本新吾：尿路感染症（膀胱炎・腎盂腎炎），性器感染症（前立腺炎・精巣上体炎）．泌尿器外科 34（特別）：222-240，2021．図3を一部改変）

3. 尿路感染症の看護ケア

1）抗菌薬の内服により症状が改善する

母乳育児を行っている場合は，母体に投与された薬剤の乳汁中移行は一般的に低く，母乳を介して新生児に移行する量も微量であるため授乳を続けてよいことを説明し，適切に内服できるよう支援する。

2）十分に飲水し，尿量を確保することができる

1日1.5～2Lの飲水を目標とし，尿量を確保し排尿を促すことで菌を洗い流す。

3）我慢することなく排尿することができる

尿路感染症の予防対策で最も大切なポイントは，膀胱に尿を停滞させないことである[6]。産褥期は尿路感染症が生じやすい状態であることを説明し，排尿を躊躇している原因があれば解決できるよう支援する。尿道カテーテル留置後には，細菌尿が出現することから安易な使用は避け，やむを得ず尿道カテーテルを使用する際には，留置期間を必要最低限とする[7]。

4）外陰部の清潔を保つことができる

トイレに行くたびにパットを交換したり，清潔な洗浄器やシャワーで洗浄して外陰部の清潔を保ち，細菌が繁殖しないようにする。また，免疫力の低下を防ぐために疲労やストレスを溜めないよう休息がとれているか確認し，必要であれば家族のサポートやソーシャルサポートについて調整を提案する。加えて，下腹部や下半身を冷やさないことが尿路感染症の予防対策となることを説明する[6]。分娩または分娩後に導尿や尿道カテーテル挿入の処置が必要な場合は，無菌操作を徹底し，適切な感染

対策（採尿バッグを膀胱より低い位置に維持し床に接触しないようにする等）を講じる。

［濱田真由美］

《文献》

1）川崎幸彦：尿路感染症．周産期医学 50（増刊）：505-508，2020．
2）池ノ上学：産褥期の排尿不能，尿失禁，尿路感染症．周産期医学 51（増刊）：369-370，2021．
3）岡本愛光監修，佐村修他監訳，東京慈恵会医科大学産婦人科学講座「Williams OBSTETRICS」翻訳委員会翻訳：ウィリアムス産科学　原著 25 版　第 2 版．p807，南山堂，2019．
4）茅島江子他監：看護判断のための気づきとアセスメント　母性看護学．p263，中央法規出版，2022．
5）田中幹二他：尿路感染症（膀胱炎，腎盂腎炎など）．周産期医学 50（増刊）：167-169，2020．
6）長藤成眞：尿路感染症．おはよう 21 33（12）：54-55, 2022．
7）日本泌尿器科学会　尿路管理を含む泌尿器科領域における感染制御ガイドライン作成委員会編：尿路管理を含む泌尿器科領域における感染制御ガイドライン　改訂第 2 版．メディカルレビュー社，2021．https://www.urol.or.jp/lib/files/other/guideline/42_infection_control_guidelines.pdf（2024 年 6 月 27 日閲覧）

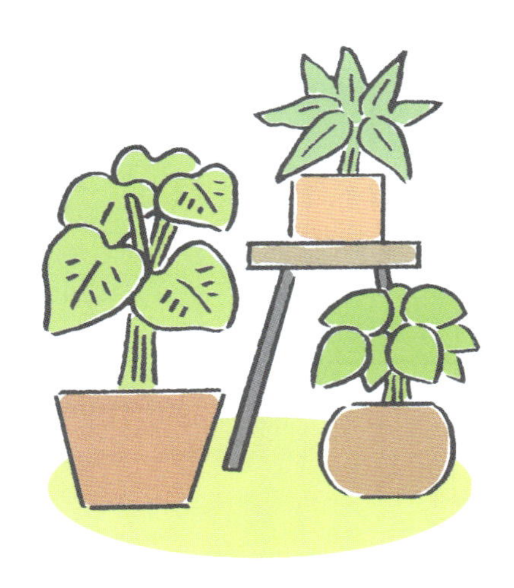

22 産褥精神障害

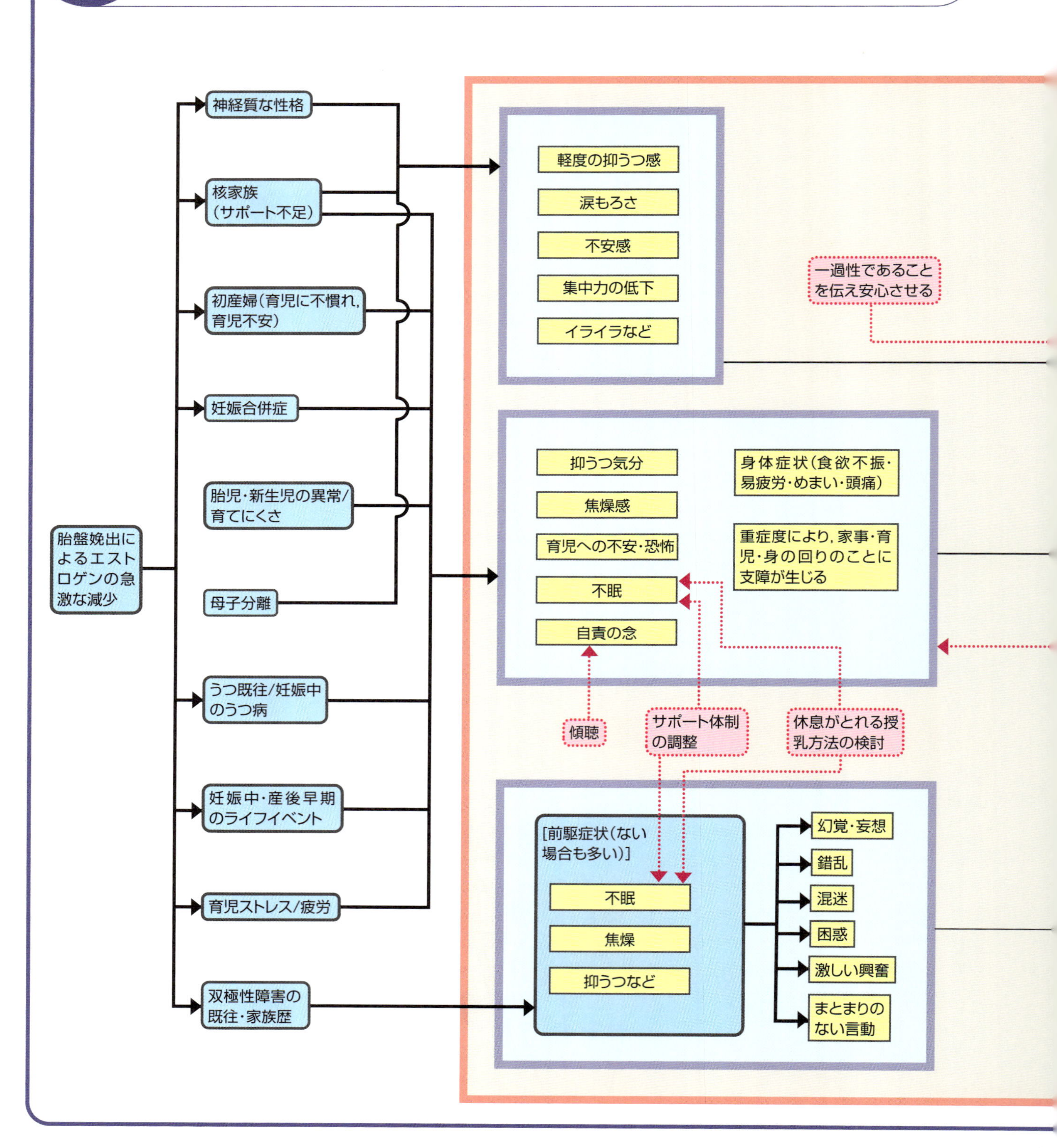

胎盤娩出によるエストロゲンの急激な減少
神経質な性格
核家族（サポート不足）
初産婦（育児に不慣れ，育児不安）
妊娠合併症
胎児・新生児の異常/育てにくさ
母子分離
うつ既往/妊娠中のうつ病
妊娠中・産後早期のライフイベント
育児ストレス/疲労
双極性障害の既往・家族歴
軽度の抑うつ感
涙もろさ
不安感
集中力の低下
イライラなど
一過性であることを伝え安心させる
抑うつ気分
焦燥感
育児への不安・恐怖
不眠
自責の念
身体症状（食欲不振・易疲労・めまい・頭痛）
重症度により，家事・育児・身の回りのことに支障が生じる
傾聴
サポート体制の調整
休息がとれる授乳方法の検討
[前駆症状（ない場合も多い）]
不眠
焦燥
抑うつなど
幻覚・妄想
錯乱
混迷
困惑
激しい興奮
まとまりのない言動

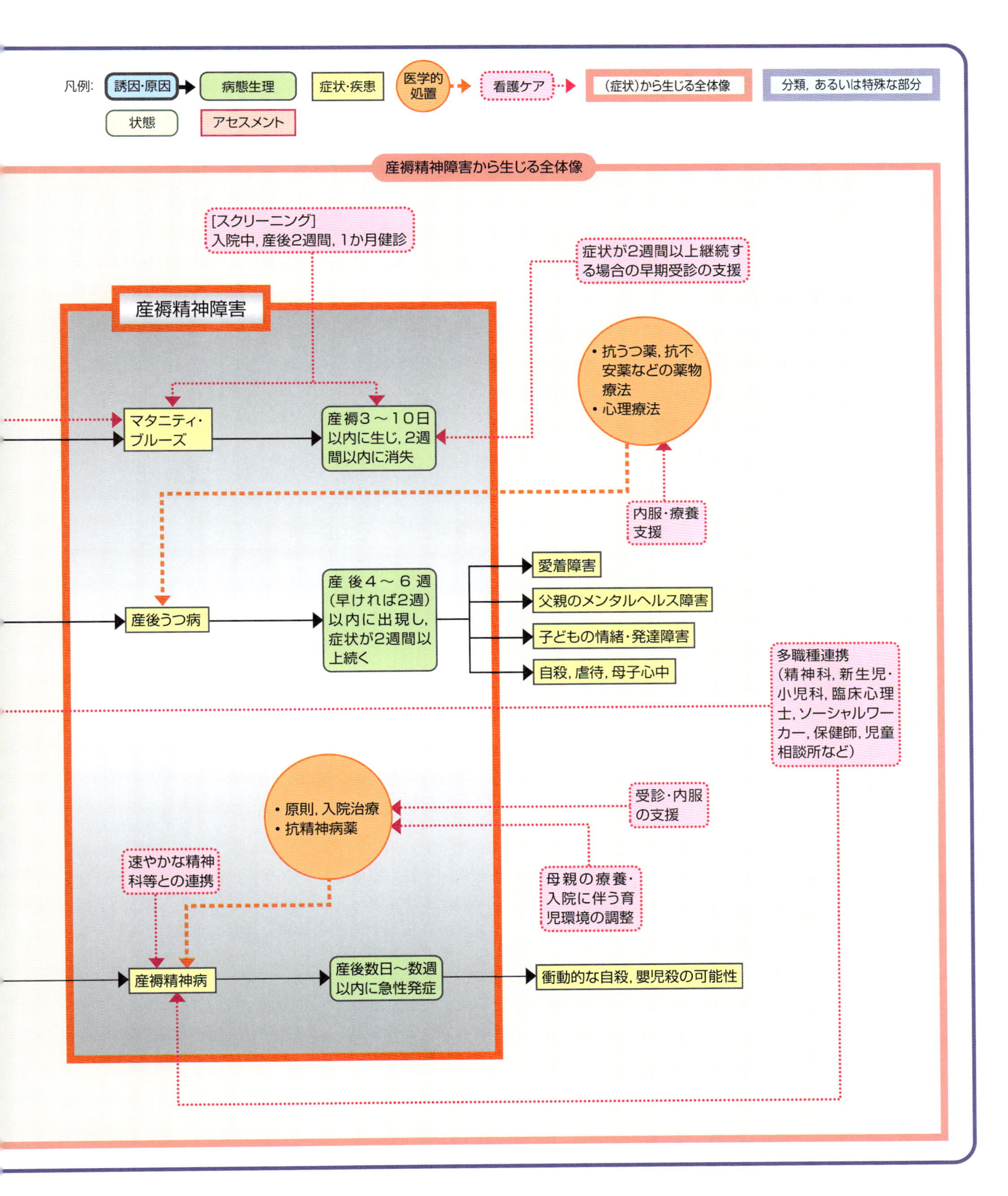
凡例:
誘因・原因
病態生理
症状・疾患
医学的処置
看護ケア
(症状)から生じる全体像
分類，あるいは特殊な部分
状態
アセスメント
産褥精神障害から生じる全体像
[スクリーニング]
入院中，産後2週間，1か月健診
症状が2週間以上継続する場合の早期受診の支援
産褥精神障害
・抗うつ薬，抗不安薬などの薬物療法
・心理療法
マタニティ・ブルーズ
産褥3～10日以内に生じ，2週間以内に消失
内服・療養支援
愛着障害
父親のメンタルヘルス障害
子どもの情緒・発達障害
自殺，虐待，母子心中
産後うつ病
産後4～6週(早ければ2週)以内に出現し，症状が2週間以上続く
多職種連携
(精神科，新生児・小児科，臨床心理士，ソーシャルワーカー，保健師，児童相談所など)
・原則，入院治療
・抗精神病薬
受診・内服の支援
母親の療養・入院に伴う育児環境の調整
速やかな精神科等との連携
産褥精神病
産後数日～数週以内に急性発症
衝動的な自殺，嬰児殺の可能性

22 産褥精神障害

I 産褥精神障害が生じる病態生理

1. 産褥精神障害の定義

妊娠，出産，育児を経験する周産期の期間は，親役割の獲得と家族機能の再構築，それまでの生活の喪失，切迫早産や死産，緊急帝王切開など，身体的，心理的，社会的にメンタルヘルスへ影響を与える。

1）マタニティ・ブルーズ

産褥3～10日の間に生じる一過性の情動不安定な状態であり，主症状は軽度の抑うつ感，涙もろさ，不安感，集中力の低下などで，特に涙もろいことが最も重要な症状である。この症状は一過性のものであり，異常や疾患ではないが，本症がうつ病の前兆の場合もあるため注意を要する[1]。出現頻度は，欧米では50～80%であるのに対し日本は10～25%程度と低く，日本人女性の性格や個人的感情を表出しない日本文化などが影響しているといわれている[1]。産褥入院中にみられることがほとんどである。

2）産後うつ病

日本人女性の産後1か月時点の有病率は14.3%とされ，産後1か月以内では15.1%と報告されている[2]。産褥2週または4週頃に発症する場合もあり，この時期でのスクリーニングが推奨されている[3]。

3）産褥精神病（非定型精神病）

迅速な対応を必要とする重症精神障害である。多くは産後2週間以内に症状が現れ，約7割は1週間以内に発症しているといわれる[4]。産後数日から数週以内に急性発症し[5]，不眠，焦燥，抑うつなどを前駆症状として[3]，幻覚・妄想，錯乱，混迷，困惑といった非定型的な病像を示し，激しい興奮やまとまりのない言動が目立つ[6]。発症率は，1,000分娩のうち1～2例[4]とまれである。

2. 産褥精神障害の解剖生理

エストロゲンの低下あるいは抑制が関与しているとされる。妊娠中盤から大量に分泌されていたエストロゲンは，胎盤娩出とともに急激に減少し無月経のレベルになるが，この劇的な性ホルモンの変動に加え，個人の心理的・社会的環境因子や産科的因子が絡み合って，産褥期にマタニティ・ブルーズや産後うつ病が発症する[7]。産褥精神病では，これらに加え，産褥精神病と双極性障害に罹患しやすい家族要因，感受性遺伝子，免疫および内分泌系システムの関与が示唆されている[8]。

3. 産褥精神障害のメカニズム

1）マタニティ・ブルーズ

原因は明らかではないが，産褥期の性ホルモン低下に心理社会的要因が加わって発症すると考えられている[1]。リスク因子として，神経質な性格，核家族，妊娠合併症，胎児・新生児の異常，長期入院患者，母子分離などがあげられる[1]。

2）産後うつ病

産後うつ病の発症は性ホルモンの急激な変化を中心とする母体の生理機能的変化と，出産による環境の変化や育児に伴う疲労などが重なって起こりやすく，出産・育児経験がなく，孤立しやすく不安になりやすい初産婦に多い[5]。リスク因子として，うつ病の既往，妊娠中のうつ症状・不安，家族からのサポート不足，妊娠中や産後早期のライフイベントがあげられる。また，遺伝的要因や性格，育ち（小児期の被養育体験，虐待），ストレスなどさまざまな要因が関与し，なかでもストレスは重要な要因である[9]。これらの要因が相互に関連し，さらに2つ以上の要因があるとうつ病を発症しやすくなると考えられている[9]。産後うつ病の発症は双極性障害の危険因子でもある。

3）産褥精神病

リスク因子として初産，精神科既往歴（特に双極性障害の既往歴），双極性障害の家族歴があげられる。一方，抑うつ症状や躁症状などの精神症状の既往やライフイベントなどとの関連はほとんど認められないという報告もある[10)]。

4. 産褥精神障害の分類と症状

1）マタニティ・ブルーズ

産褥3～10日の間に生じる一過性の情動不安定な状態であり，主症状は軽度の抑うつ感，涙もろさ，不安感，集中力の低下などである。通常，産褥10日目～2週間ほどで消失する。

2）産後うつ病

● 分類

WHOによる「疾病及び関連保健問題の国際統計分類：International Satistical Classification of Desease and Related Health Problems（ICD-10）」では，産後6週間以内，アメリカ精神医学会による「Diagnostic and Statistical Manual of Mental Disorders, Fifth Edition（DSM-5）」では出産後4週間以内に出現するとされている[11)]。産後にスクリーニングされるうつ病のうち，約半数は妊娠中に発症している[12, 13)]。

● 症状

抑うつ気分，不安，焦燥感，不眠があり，母親としての責務を果たせていないことや子どもや夫に対する愛情が感じられないことに対する自責の念，育児に対する不安・恐怖を訴える[2)]。さらに，うつ病ではこれらの症状のほか，多彩な症状が認められ，身体症状では不眠，食欲不振，易疲労等の全身症状やめまい，ふらつき，頭痛など自律神経症状が目立つ（図1）[5)]。重症度により，生活へ及ぼす影響が異なり，重症例では，自殺の危険が大きい[5)]。

3）産褥精神病

● 分類

WHOによる「疾病及び関連保健問題の国際統計分類；ICD-10」による分類では，統合失調症（F20）や双極性感情障害（F31）の診断基準を満たせば各疾患名に分類され，満たさない場合には「産褥に関連した精神お

図1 うつ病で現れることのある主な身体症状

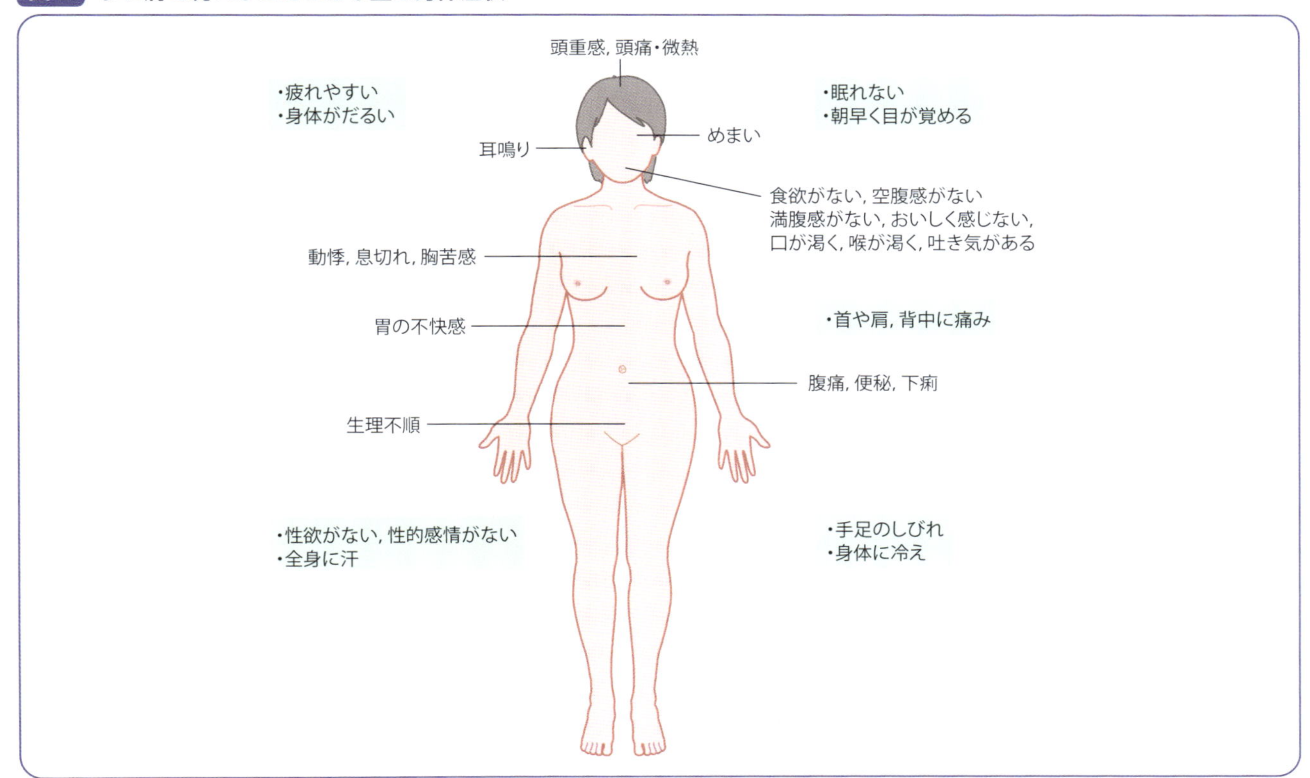

よび行動の障害，他に分類されないもの」（F53）に分類される[4]。

● **症状**

臨床的特徴として，ほぼ前駆症状のない急性発症であり，症状は動揺性で感情や情動面の激しい波がみられる[1]。症状は，多形性の幻覚妄想，支離滅裂な知覚障害，注意力や集中力に欠けた意識混濁，失見当識，困惑，情動不安定，抑うつ気分，多幸，不安，焦燥感，不眠など多岐にわたり，重症度も著しく変化する[13]。病像は多彩であり，錯乱に類似した精神運動興奮を呈する場合や，精神病像（幻覚，妄想，興奮など）に躁状態またはうつ状態が混合したような病像を呈する場合，また意識混濁を伴うせん妄に類似した病像を呈する場合などがある[4]。

5. 産褥精神障害の診断・検査

1）マタニティ・ブルーズ

産褥3～10日の間に情動不安定がみられた場合に疑う。「マタニティー・ブルーズ日本版尺度」では，産後の1日の合計点が8点以上であった場合に，マタニティ・ブルーズありと判定する（表1）[14]。

2）産後うつ病

産後うつ病の代表的なスクリーニング尺度として，エジンバラ産後うつ病自己評価票（Edinburgh Postnatal Depression Scale：EPDS）が用いられている。EPDSは30点満点であり，日本では9点以上で疑うが，母親の状態を総合的にみて判断する。1点以上ついた質問項目について詳細に聞きとり，EPDSの質問10に点数がついた場合や，抑うつ気分・感情障害が強く日常生活や育児に支障がある場合は，精神科への緊急連携を検討する。

3）産褥精神病

問診（家族構成，遺伝歴，生活歴，既往歴，現病歴，出産前の月経前症候群の有無，現在の月経再発来と月経前の症状増悪）・身体診察や検査（脳波検査，頭部MRI，下垂体ホルモン検査，甲状腺機能検査）を行い，脳炎や下垂体壊死によるシーハン症候群などの中枢神経系疾患，橋本病の悪化による症状精神病などと鑑別する[5]。

表1 マタニティー・ブルーズ日本版尺度

今日のあなたの状態についてあてはまるものに○をつけてください。2つ以上あてはまる場合には，番号の大きなほうに○をつけてください。		
A.	0. 気分はふさいでいない。 1. 少し気分がふさぐ。 2. 気分がふさぐ。 3. 非常に気分がふさぐ。	
B.	0. 泣きたいとは思わない。 1. 泣きたい気分になるが，実際には泣かない。 2. 少し泣けてきた。 3. 半時間以上泣けてしまった。	
C.	0. 不安や心配ごとはない。 1. 時々不安になる。 2. かなり不安で心配になる。 3. 不安でじっとしていられない。	
D.	0. リラックスしている。 1. 少し緊張している。 2. 非常に緊張している。	
E.	0. 落ち着いている。 1. 少し落ち着きがない。 2. 非常に落ち着かず，どうしていいのかわからない。	
F.	0. 疲れていない。 1. 少し元気がない。 2. 一日中疲れている。	
G.	0. 昨晩は夢をみなかった。 1. 昨晩は夢をみた。 2. 昨晩は夢で目覚めた。	
H.	0. 普段と同じように食欲がある。 1. 普段に比べてやや食欲がない。 2. 食欲がない。 3. 一日中全く食欲がない。	
次の質問については，「はい」または「いいえ」で答えてください。		
I.	頭痛がする。	はい　いいえ
J.	イライラする。	はい　いいえ
K.	集中しにくい。	はい　いいえ
L.	物忘れしやすい。	はい　いいえ
M.	どうしていいのかわからない。	はい　いいえ

配点方法：A～Hの症状に対する得点は各番号の数字に該当し，I～Mの症状に対する得点は「はい」と答えた場合に1点とする

産後の1日の合計点が8点以上であった場合，マタニティー・ブルーズありと判定する

（吉田敬子：母子と家族への援助　妊娠と出産の精神医学．p57，金剛出版，2000．より）

6. 産褥精神障害の治療

1）マタニティ・ブルーズ

通常は，特に治療を要しない。

2）産後うつ病

治療は抗うつ薬，抗不安薬などの薬物療法とカウンセリングなどの心理療法である。向精神薬は母乳に移行するが，乳児に移行する量は少なく，また薬剤の減量や母乳育児中止が母親の精神障害に悪影響を及ぼす場合があるため，一部の薬剤を除いて薬物療法と母乳育児は両立できるとされている[3]。

3）産褥精神病

多くは精神科の入院治療が必要であり，精神科と早急に連携をとり対応する必要がある。患者本人の病識がないため，離院や自殺企図を防ぎ安全に治療を継続するために，精神科急性期閉鎖病棟への医療保護入院を必要とすることも多い[10]。産褥精神病は，抗精神病薬の経口投与や鎮静効果の高い抗精神病薬の筋肉注射が使用される。錯乱など興奮状態が強い場合には，自殺防止や乳幼児の安全確保のため，精神保健福祉法による医療保護入院も考慮する[6]。 適切な治療により短期間で改善がみられることが特徴であり，予後は良好とされる。しかし，次回の妊娠中や産褥期の再発率は30～50％と高い[6]。

7. 産褥精神障害の合併症

1）マタニティ・ブルーズ

合併症の危険性は低いものの，2週間たっても症状が続く場合は産後うつ病の可能性がある。

2）産後うつ病

自殺のリスクが高まる。また，子どもの長期的な情緒と発達，父親のメンタルヘルス，母子心中・嬰児殺・虐待・愛着障害など母子関係に重大な影響を及ぼす危険性がある[5]。

3）産褥精神病

突然，衝動的な行為に及ぶため，自殺や嬰児殺の危険性がきわめて高い。

Ⅱ 産褥精神障害の看護ケアとその根拠

1. 産褥精神障害の観察ポイント

1）マタニティ・ブルーズ

産褥10日以内に情緒不安定さがみられ，特に涙もろくなることが特徴である。

2）産後うつ病

EPDS 9点以上や質問10の得点，2週間以上続く抑うつ状態や身体状態がみられた場合は疑う。言動だけでなく，身なりや表情からも精神症状や日常生活の障害が把握できる。特に不眠や外出したいと思わない，同じことばかり話す，上の空でぼんやりしている等の言動は産後うつ病を疑い，授乳や育児，家事による負担が軽減される提案をし，精神科，臨床心理士やソーシャルワーカー，地域の保健師や児童相談所と連携を図り支援する。自責の念が必要以上に強い，自殺や虐待をほのめかす場合は，早急に精神科の受診が必要であり，児童相談所への相談も考慮する[5]。妄想，落ち着きがない，衝動的で抑制ができない場合は，双極性障害，統合失調症，産褥精神病などの可能性があり，産後は急性の変化をきたすことがあるため，早急に精神科の受診を要する[5]。

3）産褥精神病

典型例では産後2週間以内に発病する。以下，①～④[15]の産褥精神病の症状の特徴を理解し，早急な対応をとる。

①高度の不眠に始まり，激しい気分の移り変わり，不安，落ち着きのなさなどがみられる
②話が方々へ飛びまとまりがなく，軽度の意識混濁や見当識障害がみられる
③幻覚や妄想，著しい興奮状態を示し，意思疎通が困難となる
④自殺企図や児への傷害など突然，衝動的な行為に走ることがある

2. 産褥精神障害の看護目標

1）マタニティ・ブルーズ

❶本症が生理的な一過性の情緒障害であり，多くは短期間に消失することを伝え，本人および家族が安心することができる
❷育児等に対する不安・負担を軽減する
❸家族や社会的なサポート体制を整え，安心して育児することができる
❹症状が2週間以上続く場合には，医療者に知らせることができる

2）産後うつ病

❶母乳育児の希望がある場合は，薬物療法と母乳育児が両立できることを理解し，適切に服薬できる
❷母乳育児の希望がある場合は，授乳と心身の負担とのバランスを図ることができる授乳方法を行うことができる
❸家族や社会的サポートの協力を得て，疲労やストレスを軽減することができる
❹自責の念などがある場合は，母親の話を時間をかけて傾聴し，ポジティブフィードバックにより安心することができる

3）産褥精神病

❶速やかに精神科・臨床心理士と連携をとり，症状の悪化を予防することができる
❷本人や家族の意思を尊重した育児環境を整えることができる
❸本人や家族が疾患や治療の必要性について理解し，適切に療養できる

3. 産褥精神障害の看護ケア

周産期のメンタルヘルスに対し，自己記入式質問票を活用してアセスメントを行い，支援につなげる[5]。

1）マタニティ・ブルーズ

- **生理的な一過性の情緒障害であることを伝える**

特に流涙に驚く母親・家族も多いため，性ホルモンの変動による一過性の生理的な変化であることを説明する。

- **育児等に対する不安・負担を軽減する**

初産婦や核家族でサポーターが少ない場合に育児不安が強く，マタニティ・ブルーズの症状を強めていることがあるため，不安を傾聴するとともに，退院後のサポート体制を整えて退院できるように支援する。

- **家族や社会的なサポート体制を整える**

家族にも，産後は母親にかかる負担が多くメンタルヘルスの不調をきたしやすい時期であることを理解してもらい，母親がリラックスして育児に取り組めるよう，家事・育児の分担を家族に考えてもらうようかかわる。

- **医療者への連絡方法を確認する**

症状が2週間以上続く場合は疾患の可能性があるため，長引くようであれば医療者に連絡するよう母親と家族に説明する。また，妊娠中や産褥入院中にリスク因子や症状があった場合は，精神障害の発生に注意し，産後の2週間健診や1か月健診では，EPDSを用いてメンタルヘルスの状態，育児・日常生活について状況を確認する。

2）産後うつ病

- **母乳育児の希望がある場合**

母乳育児との両立が可能な薬剤であれば，児への副作用や発達への影響もないことを説明して安心してもらい，服薬への拒否感を解消する。

- **授乳と心身の負担とのバランスを図ることができる授乳方法を提案する**

母乳育児を希望している母親で，完全母乳栄養を目指していることが不眠や精神状態の悪化につながっている場合は，乳房や児の状態，母親の希望に合わせて日中は母乳を中心とした授乳を行い，夜間は人工乳を用いて家族に授乳してもらうなどにより，母親が休息できる時間を確保する。多くの場合，授乳を中止する必要はないが，児に基礎疾患があったり低出生体重児であったりする場合は，肝腎機能が不十分であるため，新生児科医・小児科医とも連携して[3]授乳方法を母親に提案する。また，断乳の選択をする場合には，乳房トラブルが生じないよう断乳ケアを実施する。

- **疲労やストレスを軽減する**

母親や家族がショックを受けたり落胆しないように，治療可能な病気であることを説明し，母親の負担を減らすためにできることを母親や家族とともに考える[16]。また，母親には育児は他者に助けを求めることが必要であることを伝え，他者に助けてもらうことが母親失格を意味するものではないと説明する。

- **ポジティブフィードバック**

母親の気持ちをゆっくりと聞くことが予防的・治療的介入になる[16]。母親の言動を共感的に受け止め，現状を肯定的に受け入れられるよう支援する。安易な励ましや「～してはダメ」といった否定的な言葉は母親を追い詰めてしまうため，オープンクエスチョン型の質問や共感的な応答で対応する[5]。

3）産後精神病

● 症状の悪化予防

対応に困る症状や，日常生活や家族の生活に支障が出ている場合は，精神科受診の対象となる[10]。適切な治療が受けられるよう，精神科および臨床心理士へ速やかに紹介する。

● 本人や家族の意思を尊重した育児環境を整える

児の安全を確保しながらも回復後のスムーズな育児行動の再開ができるよう，本人と家族の意思を確認し，治療中の育児環境について話し合う。治療を優先するため，乳児院で一時保護となる場合もある[10]。

● 疾患・治療の必要性を理解し，適切に療養できる

精神科受診や入院に関して本人や家族が動揺し抵抗感をもつことも少なくない[5]ことを理解し，本人と家族が安心して療養に専念し，回復後に育児に取り組めるよう精神科医・保健師・ソーシャルワーカー・助産師・産婦人科医が連携して支援する体制を整える。母乳育児のために服薬を拒否する場合は，薬剤のリスク，母親の状態，児の健康状態，母乳栄養の割合など個々の状態に合わせて評価しながら，授乳方法を母親とともに検討し，納得して治療が受けられるように支援する。

［濱田真由美］

《文献》

1）佐藤昌司：マタニティー・ブルーズ．周産期医学 40（増刊）：466-467，2010.
2）Tokumitsu K, et al：Prevalence of perinatal depression among Japanese women: a meta-analysis. Ann Gen Psychiatry 2020;19:41 PMID: 32607122 PMCID: PMC7320559 DOI: 10.1186/s12991-020-00290-7.
3）日本産科婦人科学会他編・監：産婦人科診療ガイドライン　産科編 2023．pp279-280，日本産科婦人科学会事務局，2023.
4）西紋昌平他：精神疾患の種類と病態生理．ペリネイタルケア（夏季増刊）：16-22，2022.
5）日本産婦人科医会編：妊産婦メンタルヘルスケアマニュアル～産後ケアへの切れ目のない支援に向けて．中外医学社，2017.
6）中塚幹也：産褥　産褥精神病，マタニティブルーズ．周産期医学 50（8）：1417-1418，2020.
7）大藏健義：マタニティー・ブルーズ，産褥うつ病．周産期医学 48（1）：67-68，2018.
8）岡野禎治：産褥期の急性精神病の特徴について．精神科救急 16：42-46，2013.
9）羽田直子：周産期うつ病（総論）．保育と保健 28（2）：67-69，2022.
10）佐々木佳子他：産後２日目に発症した産褥精神病の１例．現代産婦人科 70（1）：87-92，2021.
11）藤崎ちえ子他：産後うつ病と愛着スタイルをはじめとする要因との関連について．徳島文理大学研究紀要 98：49-61，2019.
12）日本精神神経学会監修，髙橋三郎他監訳，染矢俊幸他訳：DSM-5 精神疾患の診断・統計マニュアル．医学書院，2014.
13）菊地沙耶他：周産期におけるメンタルヘルスのスクリーニングと連携ポイント．女性心身医学 24（3）：244-248，2020.
14）吉田敬子：母子と家族への援助　妊娠と出産の精神医学．p57，金剛出版，2000.
15）衣笠万里：産褥期の精神疾患．ペリネイタルケア 29（1）：37-41，2010.
16）喜多野和代他：産後うつ病の既往がある母親への母乳育児支援．ペリネイタルケア 33（7）：672-677，2014.

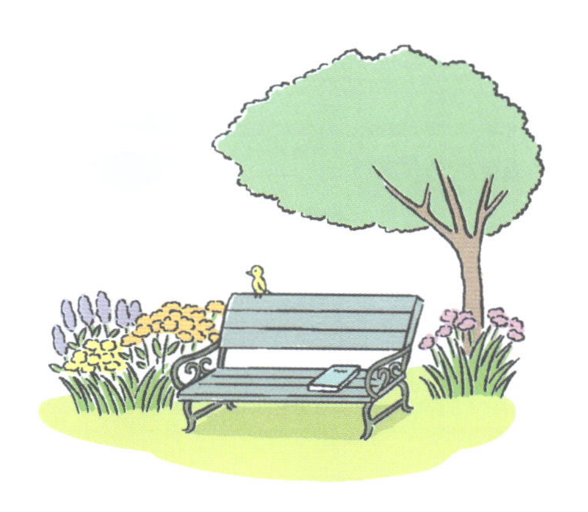

23 帝王切開術後

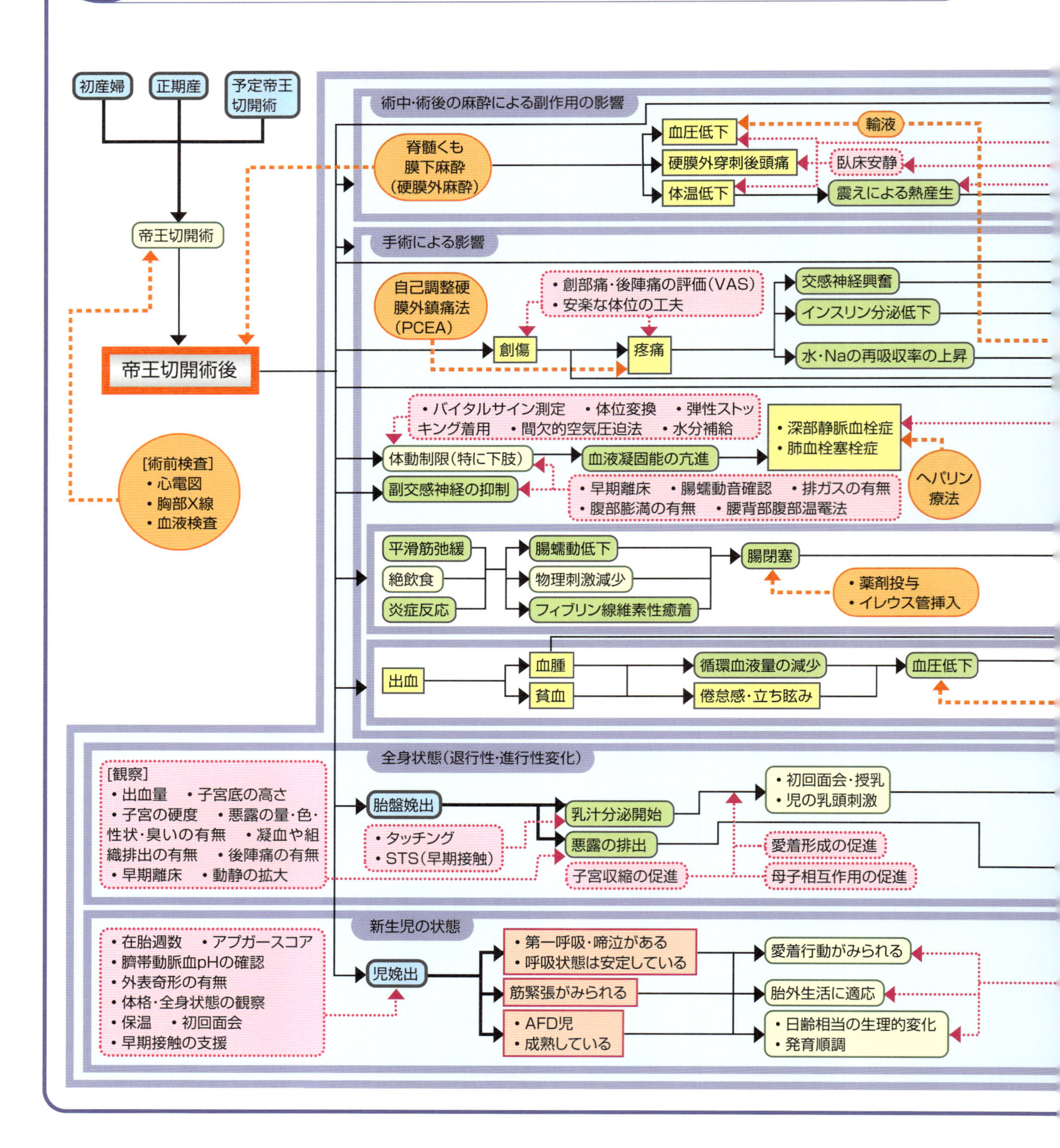

初産婦
正期産
予定帝王切開術
帝王切開術
帝王切開術後
[術前検査]
・心電図
・胸部X線
・血液検査
術中・術後の麻酔による副作用の影響
脊髄くも膜下麻酔（硬膜外麻酔）
血圧低下
硬膜外穿刺後頭痛
体温低下
輸液
臥床安静
震えによる熱産生
手術による影響
自己調整硬膜外鎮痛法（PCEA）
・創部痛・後陣痛の評価（VAS）
・安楽な体位の工夫
創傷
疼痛
交感神経興奮
インスリン分泌低下
水・Naの再吸収率の上昇
・バイタルサイン測定　・体位変換　・弾性ストッキング着用　・間欠的空気圧迫法　・水分補給
体動制限（特に下肢）
血液凝固能の亢進
・深部静脈血栓症
・肺血栓塞栓症
ヘパリン療法
副交感神経の抑制
・早期離床　・腸蠕動音確認　・排ガスの有無
・腹部膨満の有無　・腰背部腹部温罨法
平滑筋弛緩
絶飲食
炎症反応
腸蠕動低下
物理刺激減少
フィブリン線維素性癒着
腸閉塞
・薬剤投与
・イレウス管挿入
出血
血腫
貧血
循環血液量の減少
倦怠感・立ち眩み
血圧低下
全身状態（退行性・進行性変化）
[観察]
・出血量　・子宮底の高さ
・子宮の硬度　・悪露の量・色・性状・臭いの有無　・凝血や組織排出の有無　・後陣痛の有無
・早期離床　・動静の拡大
胎盤娩出
・タッチング
・STS（早期接触）
乳汁分泌開始
悪露の排出
子宮収縮の促進
・初回面会・授乳
・児の乳頭刺激
愛着形成の促進
母子相互作用の促進
新生児の状態
・在胎週数　・アプガースコア
・臍帯動脈血pHの確認
・外表奇形の有無
・体格・全身状態の観察
・保温　・初回面会
・早期接触の支援
児娩出
・第一呼吸・啼泣がある
・呼吸状態は安定している
筋緊張がみられる
・AFD児
・成熟している
愛着行動がみられる
胎外生活に適応
・日齢相当の生理的変化
・発育順調

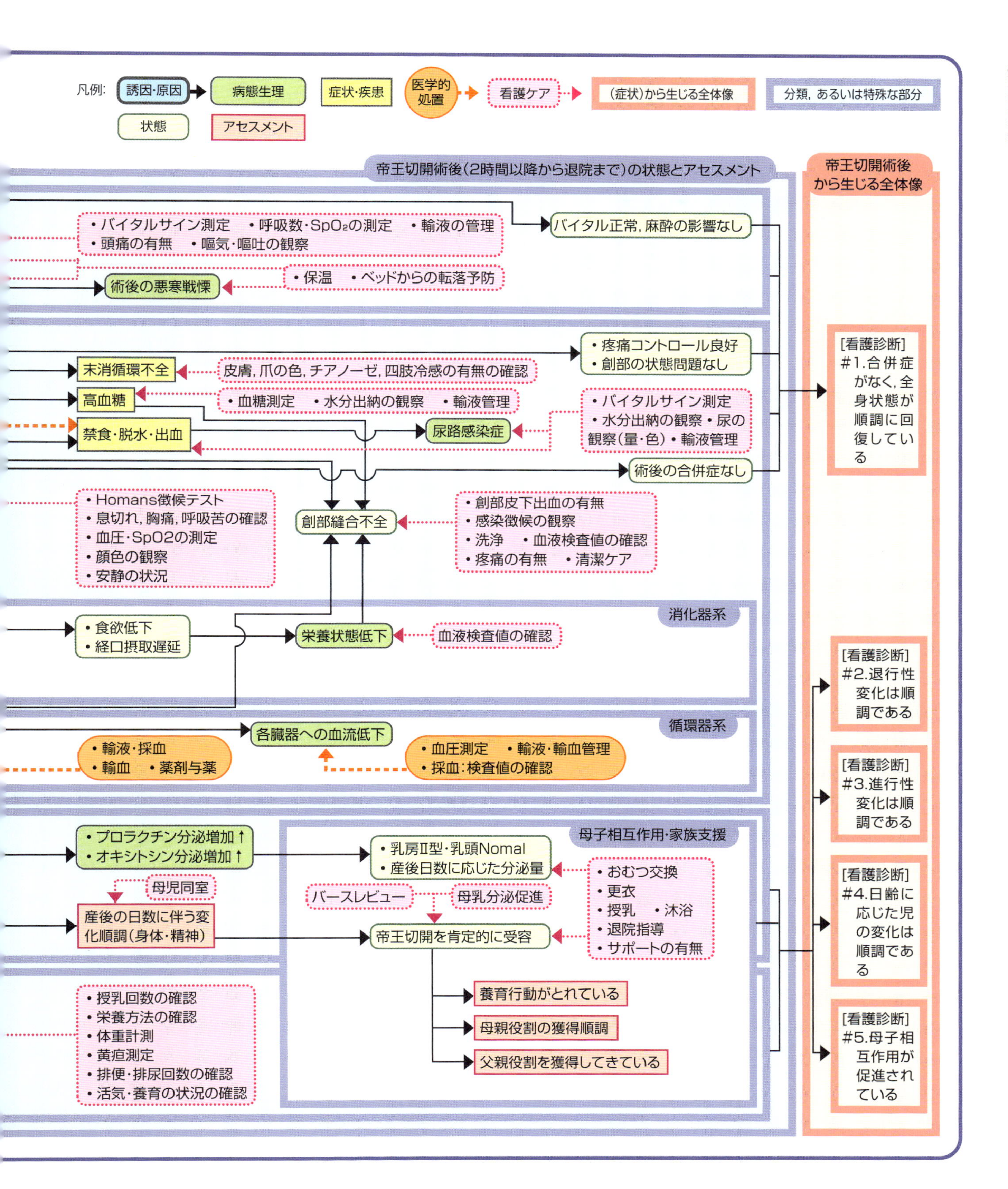
凡例:
誘因・原因
病態生理
症状・疾患
医学的処置
看護ケア
(症状)から生じる全体像
分類，あるいは特殊な部分
状態
アセスメント
帝王切開術後(2時間以降から退院まで)の状態とアセスメント
帝王切開術後から生じる全体像
・バイタルサイン測定 ・呼吸数・SpO₂の測定 ・輸液の管理
・頭痛の有無 ・嘔気・嘔吐の観察
バイタル正常，麻酔の影響なし
・保温 ・ベッドからの転落予防
術後の悪寒戦慄
・疼痛コントロール良好
・創部の状態問題なし
末梢循環不全
皮膚，爪の色，チアノーゼ，四肢冷感の有無の確認
高血糖
・血糖測定 ・水分出納の観察 ・輸液管理
・バイタルサイン測定
・水分出納の観察・尿の観察(量・色)・輸液管理
禁食・脱水・出血
尿路感染症
術後の合併症なし
[看護診断] #1.合併症がなく，全身状態が順調に回復している
・Homans徴候テスト
・息切れ，胸痛，呼吸苦の確認
・血圧・SpO2の測定
・顔色の観察
・安静の状況
創部縫合不全
・創部皮下出血の有無
・感染徴候の観察
・洗浄 ・血液検査値の確認
・疼痛の有無 ・清潔ケア
消化器系
・食欲低下
・経口摂取遅延
栄養状態低下
血液検査値の確認
[看護診断] #2.退行性変化は順調である
循環器系
各臓器への血流低下
・輸液・採血
・輸血 ・薬剤与薬
・血圧測定 ・輸液・輸血管理
・採血:検査値の確認
[看護診断] #3.進行性変化は順調である
母子相互作用・家族支援
・プロラクチン分泌増加↑
・オキシトシン分泌増加↑
・乳房Ⅱ型・乳頭Nomal
・産後日数に応じた分泌量
母児同室
バースレビュー
母乳分泌促進
・おむつ交換
・更衣
・授乳 ・沐浴
・退院指導
・サポートの有無
産後の日数に伴う変化順調(身体・精神)
帝王切開を肯定的に受容
[看護診断] #4.日齢に応じた児の変化は順調である
・授乳回数の確認
・栄養方法の確認
・体重計測
・黄疸測定
・排便・排尿回数の確認
・活気・養育の状況の確認
養育行動がとれている
母親役割の獲得順調
父親役割を獲得してきている
[看護診断] #5.母子相互作用が促進されている

23 帝王切開術後

Ⅰ 帝王切開術後について

帝王切開術後２時間までについては，第Ⅲ部第２章⑯「帝王切開」(p146) を参照のこと。本節では，帝王切開術後２時間以降の看護ケアを中心に記す。

1. 帝王切開術後の主な合併症[1)]

1）血腫

術後合併症の１つであるが，発生部位によって「腹壁血腫」と「腹腔内血腫」である膀胱子宮窩や子宮切開創部の血腫に分けられる。

2）創部縫合不全・離開

一般には術中の汚染による創部の二次感染によるものとされるが，帝王切開術の場合には，高度の肥満や血腫，死腔など物理的な要因によるものが多い。

3）麻酔合併症

硬膜外麻酔による合併症の１つに硬膜穿刺後頭痛（post-dural puncture headache：PDPH）がある。偶発的硬膜穿刺によって生じ，７日で解消しない頭痛とされている。

4）膀胱・腸管の損傷

手術中の合併症である。特に下腹部手術の既往がある場合，子宮前面や腹壁への膀胱・腸管の癒着があり，癒着の剥離時に損傷を起こすことがある。

5）感染（産褥熱）[2)]

分娩により生じた創傷に起こった感染と，それに続発する感染症で，感染が性器損傷部位に限局した限局性産褥熱と，敗血症のような全身性産褥熱とがある。産褥熱は分娩終了後の24時間以降，産褥10日間以内に，少なくとも２日間以上，38℃以上の発熱が続くものと定義されている。

6）深部静脈血栓症・肺血栓塞栓症

肺塞栓症（pulmonary embolism：PE）は，静脈系でできた血栓，脂肪，空気，羊水中の胎児成分などの塞栓子が血流に乗って肺動脈を閉塞し，急性および慢性の肺循環障害を引き起こす病態である。多くは，下肢の深部静脈血栓症（deep vein thrombosis：DVT）からの血栓遊離による肺血栓塞栓症（pulmonary thromboembolism：PTE）である。両方を総称して静脈血栓塞栓症（venous thromboembolism：VTE）とよぶ。安静が解除された産褥１日目に最も発症しやすい。離床や初回歩行時に突然の呼吸困難や胸痛などの訴えに注意する。

7）腸閉塞[3)]

腸管内容の肛門側への通過が障害されることによって生じる病態を意味する。症状として，腹部膨満，腹痛，嘔気・嘔吐，排ガスや排便の停止などを呈する。適切な対応を行わないと重症化し死亡するリスクがあり，外科手術などの何らかの治療的処置が必要とされる。原因として，機能性・機械性のイレウスがあり，そのなかに癒着性・絞扼性・麻痺性イレウスがある。

Ⅱ 帝王切開術後の看護ケアとその根拠

1. 帝王切開術後の観察ポイント[4)]

観察の目的は，術後の全身状態の把握と異常の早期発見である。

1）褥婦に対する観察ポイント

以下，術後の時間経過ごとの褥婦の観察ポイントである。

- **帰室直後から２時間**

全身状態の観察を注意深く行い，弛緩出血，血腫など合併症の早期発見に努める。

- **帰室後６時間まで**

全身状態，水分出納（IN-OUT バランス），尿量，疼痛コントロールを観察し，循環動態が安定しているか慎重に観察する。

- **帰室後 24 時間まで**

全身状態を観察し，特に PTE，VTE の予防のため，早期離床を目指し，可否の判断と血流低下により生じる合併症予防に努める。また，児との面会に向けて早期離床の指導（初回歩行や乳房の観察など）を行っていく。

- **24 時間以降**

疼痛コントロールのもと，早期離床した後，全身状態や子宮復古の観察と進行性変化の確認を行う。

2）出生後の児に対する観察ポイント

帝王切開術適応理由，麻酔の種類，母親の合併症の有無，在胎週数，出生体重，アプガースコア，血液ガス pH，成熟度，呼吸状態の評価（新生児一過性多呼吸（transient tachypnea of the newborn：TTN），呼吸窮迫症候群（respiratory distress syndrome：RDS）），筋緊張低下はあるか[5]などが観察ポイントとなる。

2. 帝王切開術後の看護目標

❶手術の侵襲による術後合併症（血腫，縫合不全・離開，頭痛，血栓，腸閉塞など）を起こさない
❷母親役割の獲得と育児行動の習得が順調にすすむ
❸手術の影響から全身状態，子宮復古，進行性変化が順調に回復できる

3. 帝王切開術後の看護とケア（帝王切開術後２時間以降）

1）手術の侵襲による術後合併症（血腫，縫合不全・離開，頭痛，血栓，腸閉塞など）を起こさない

- バイタルサインの測定，心電図モニター装着，SpO_2 の状態把握
- 麻酔の覚醒状態，呼吸の状態，腸蠕動の有無，硬膜穿刺後頭痛の有無
- 創部の観察：ガーゼや滅菌ドレッシング材からの出血部の拡大や滲出の有無，色
- 術後の合併症の有無：再出血，創部縫合不全，腸閉塞，深部静脈血栓症・肺塞栓症，感染
- 輸液管理：IN-OUT バランス，輸液の量，尿量の観察（量・色），出血量，浮腫，カテーテル類の状況確認
- 血栓予防：弾性ストッキングの着用継続，間欠的空気圧迫法（intermittent pneumatic compression：IPC）の使用・確認
- 疼痛のケア：鎮痛薬の効果観察，自己調節硬膜外鎮痛法（patient controlled epidural analgesia：PCEA）使用の状況
- 安楽のケア：体位変換，マッサージ，温罨法，清潔ケア（清拭・更衣）
- 早期離床：初回歩行・食事摂取開始，排ガスの確認
- 血液検査・尿検査（血算・生化学一般・凝固系，血液ガス分析），超音波検査，胸腹部レントゲン検査
- 精神状態：出産体験の振り返り（バースレビュー），身体的疼痛・苦痛・不快感の訴え

2）母親役割の獲得と育児行動の習得が順調にすすむ

- 新生児との早期接触・早期授乳，面会の調整
- 帝王切開術で出生した新生児の観察：呼吸・循環・体温調節・啼泣・活気など
- 母児同室（育児行動）：授乳・おむつ交換・抱っこ・沐浴・更衣
- 育児関連の指導：乳房ケア・授乳，育児技術，沐浴，退院後の生活

4. 子宮復古の状態の観察方法と根拠[5]

1）手術の影響から全身状態，子宮復古，進行性変化が順調に回復できる

- **観察方法と根拠**
  - 子宮底の高さ・硬度，悪露の性状・量，後陣痛の有無を観察する。
  - 自然分娩に比して帝王切開術後は，術後の安静や授乳の遅れ，子宮頸管の開大が不十分になりやすいことなどによって，悪露が貯留しやすく子宮復古が遅れることが多い。そのため，子宮復古を促すことに留意する。
  - 子宮底高の測定は必ず排尿後に実施する（表1）。子宮の下部からゆっくり左右に力をかけて，形を探りながら優しく触る（図1）。子宮底の高さとともに硬度も確認する。子宮収縮が良好であれば，硬式テニスボールほどの硬さである。柔らかく触れる場合や

表1　経腟分娩と帝王切開の子宮底の高さの変化

分娩様式＼産褥日数	0日目	1～2日目	3日目	4～6日目	7日目	8～10日目
経腟分娩後	臍高～臍上1横指	臍下1～2横指	臍下2～3横指	臍と恥骨結合の中央	恥骨結合上	触知不能
帝王切開術後	臍下1横指	臍下1～2横指	臍下2横指	臍下2～3横指	臍下3横指	臍下3～4横指

図1　縦切開の場合の子宮底高の測定法（触診手技）

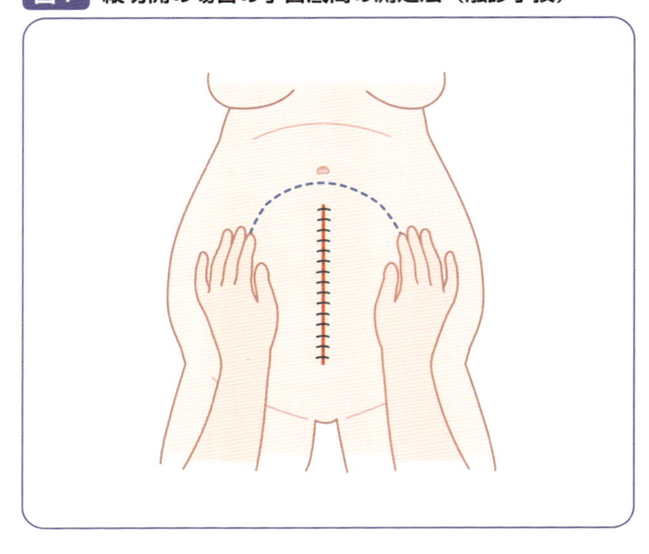

子宮底の境界が不明瞭な場合は，子宮収縮不良である。硬度と併せて悪露の性状と量，悪臭や腐敗臭の有無，授乳状況，バイタルサインなど総合的に観察するように心がける。

- 子宮収縮の確認は痛みを伴う処置であるため，事前に説明を行い，必要性を理解してもらったうえで行う。帝王切開術の創部を触らないように十分に心がけ，深呼吸を促しながら触診するとよい。

子宮収縮および悪露の排出を促すためのケア

- 排尿・排便を促し，膀胱・直腸の充満を避け，子宮の収縮に影響する因子を排除する。
- 子宮底の輪状マッサージや氷枕による冷却を行う。
- 全身状態に問題がない場合は，床上運動や早期離床を促す。
- 直接授乳を指導し，児の吸啜による刺激で子宮収縮を促す。
- 子宮収縮不良が著しく出血が多い場合には，直ちに医師に報告し，子宮収縮薬の使用も検討する。

［池下貴子］

《文献》

1）村越毅編著：第2章　術後合併症への対応．術前・術中・術後のアセスメント＆ケアを時系列で網羅！　帝王切開バイブル，ペリネイタルケア　2018年新春増刊，pp176-196，2018．
2）日本産科婦人科学会編・監：産科婦人科用語集・用語解説集　改訂第4版．p104，日本産科婦人科学会，2018．
3）出月康夫他編：NEW　外科学　改訂第3版．pp636-641，南江堂，2012．
4）村越毅編著：第1章　選択的帝王切開分娩の流れ［術後］01-04．術前・術中・術後のアセスメント＆ケアを時系列で網羅！　帝王切開バイブル，ペリネイタルケア　2018年新春増刊，pp91-103，2018．
5）竹内正人編著：助産師だからこそ知っておきたい　術前・術後の管理とケアの実践　帝王切開のすべて．ペリネイタルケア　2013年新春増刊，pp239-243，2013．
- 全国周産期医療（MFICU）連絡協議会編著：改訂4版　MFICUマニュアル．pp277-303，メディカ出版，2022．
- 佐世正勝他編：ウエルネスからみた母性看護過程　第4版．P615-636，医学書院，2021．
- 日本産科婦人科学会他編・監：産婦人科診療ガイドライン　産科編2023．pp261-263，日本産科婦人科学会事務局，2023．
- 奥富俊之他編：周産期麻酔．pp89-97，克誠堂出版，2012．
- 阿部俊子監，山本則子編：エビデンスに基づく疾患別看護ケア関連図　改訂版．p292，中央法規出版，2014．
- 武谷雄二他監：プリンシプル産科婦人科学　2　産科編，第3版．pp667-669，メジカルビュー社，2014．
- 木下勝之他編：産科周術期管理のすべて．pp249-353，メジカルビュー社，2005．
- 矢嶋聰他編：NEW　産婦人科学　改訂第2版．pp367-380，南江堂，2004．
- 我部山キヨ子他編：助産学講座7　助産診断・技術学Ⅱ［2］分娩期・産褥期　第6版．pp262-265，医学書院，2021．
- 我部山キヨ子他編：助産学講座4　母子の心理・社会学　第6版．pp92-97，医学書院，2023．
- 仁志田博司編：新生児学入門　第5版．pp85-98，医学書院，2018．

Column 産褥期の褥婦の理解に必要な理論と概念 [1~3]

愛着と絆

母子の愛着と絆は，妊娠分娩を通して形成される。特に，産褥期には，母子相互作用を通して愛着形成が促進される。愛着と絆形成は，母親になっていく基盤となる。

愛着（アタッチメント）は，ボウルビイ（John Bowlby）によって提唱された概念で，子どもと養育者の間で形成される情緒的関係性を指し，子どもの情緒的安定と将来の人間関係構築にも影響する重要な要素であるとされる。

絆は，クラウス（Marshall H. Klaus）とケネル（John H. Kennell）によって提唱された概念で，2人（母子）の間に成立する，特異的でかつ長期にわたり持続する関係と定義されている。つまり，母親と子どもの間の絆は，出生直後の母親と子どものかかわりのなかで始まり，長期にわたる相互作用のなかではぐくまれて形成されていく（母子相互作用モデル）。

愛着が子どもから親への情緒的つながりを示すのに対し，絆は親から子どもへの情緒的つながりを示すものとして区別されている。

母親役割獲得

出産直後から子どもとの相互作用を通して，母親という役割を獲得していく。ルービン（Reva Rubin）は，母親として適応していく過程について，受容期・保持期・解放期という3つの様相を概念化している。

- 受容期：分娩から身体回復と出産体験の統合
- 保持期：子どもの世話をしながらわが子を確認
- 解放期：時間経過のなかで新たな家族関係の構築をしながら生活を調整し，母親としての自己を受け入れていく

その他の関連する理論や概念

- 母親役割移行の過程理論（ラモナ・マーサー（Ramona T. Mercer））
- 母子相互作用モデル（バーナード）（㉕母子分離にある褥婦，p211 参照）

［池下貴子］

《文献》
1）我部山キヨ子他編：助産学講座7　助産診断・技術学Ⅱ［2］分娩期・産褥期　第6版．pp264-265，医学書院，2021.
2）我部山キヨ子他編：助産学講座4　母子の心理・社会学　第6版．pp92-97，医学書院，2023.
3）仁志田博司編：新生児学入門　第5版．pp85-98，医学書院，2018.
● ジョン・ボウルビイ著，作田勉監訳：ボウルビイ母子関係入門．pp1-34，星和書店，1981.
● クラウス，ケネル著，竹内徹他訳：親と子のきずな．医学書院，pp1-30，pp97-139，1985.

24 多胎児出産後

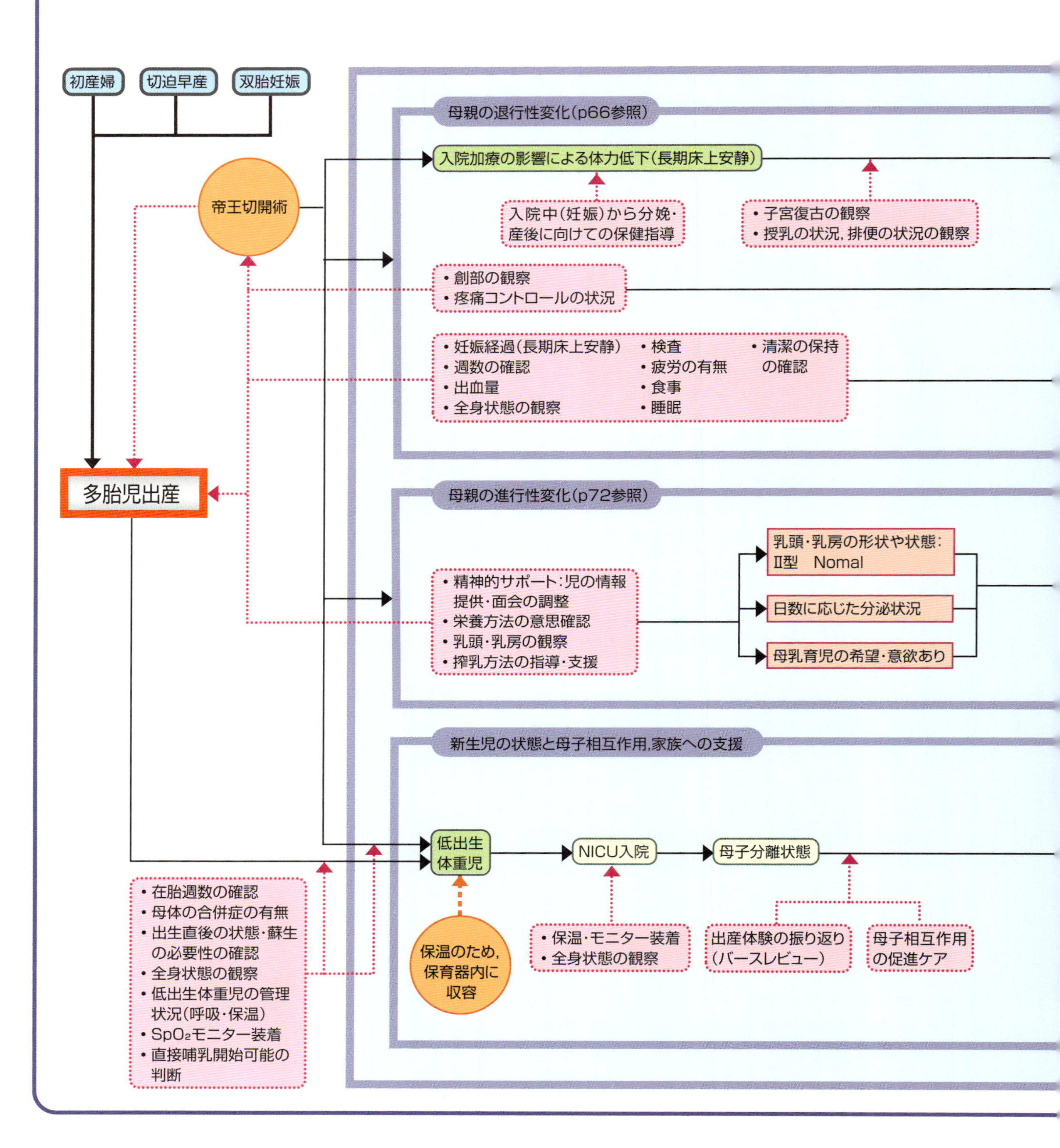

初産婦
切迫早産
双胎妊娠
帝王切開術
多胎児出産
母親の退行性変化(p66参照)
入院加療の影響による体力低下(長期床上安静)
入院中(妊娠)から分娩・産後に向けての保健指導
・子宮復古の観察
・授乳の状況，排便の状況の観察
・創部の観察
・疼痛コントロールの状況
・妊娠経過(長期床上安静)
・週数の確認
・出血量
・全身状態の観察
・検査
・疲労の有無
・食事
・睡眠
・清潔の保持の確認
母親の進行性変化(p72参照)
・精神的サポート：児の情報提供・面会の調整
・栄養方法の意思確認
・乳頭・乳房の観察
・搾乳方法の指導・支援
乳頭・乳房の形状や状態：Ⅱ型　Nomal
日数に応じた分泌状況
母乳育児の希望・意欲あり
新生児の状態と母子相互作用，家族への支援
低出生体重児
NICU入院
母子分離状態
保温のため，保育器内に収容
・保温・モニター装着
・全身状態の観察
出産体験の振り返り(バースレビュー)
母子相互作用の促進ケア
・在胎週数の確認
・母体の合併症の有無
・出生直後の状態・蘇生の必要性の確認
・全身状態の観察
・低出生体重児の管理状況(呼吸・保温)
・SpO₂モニター装着
・直接哺乳開始可能の判断

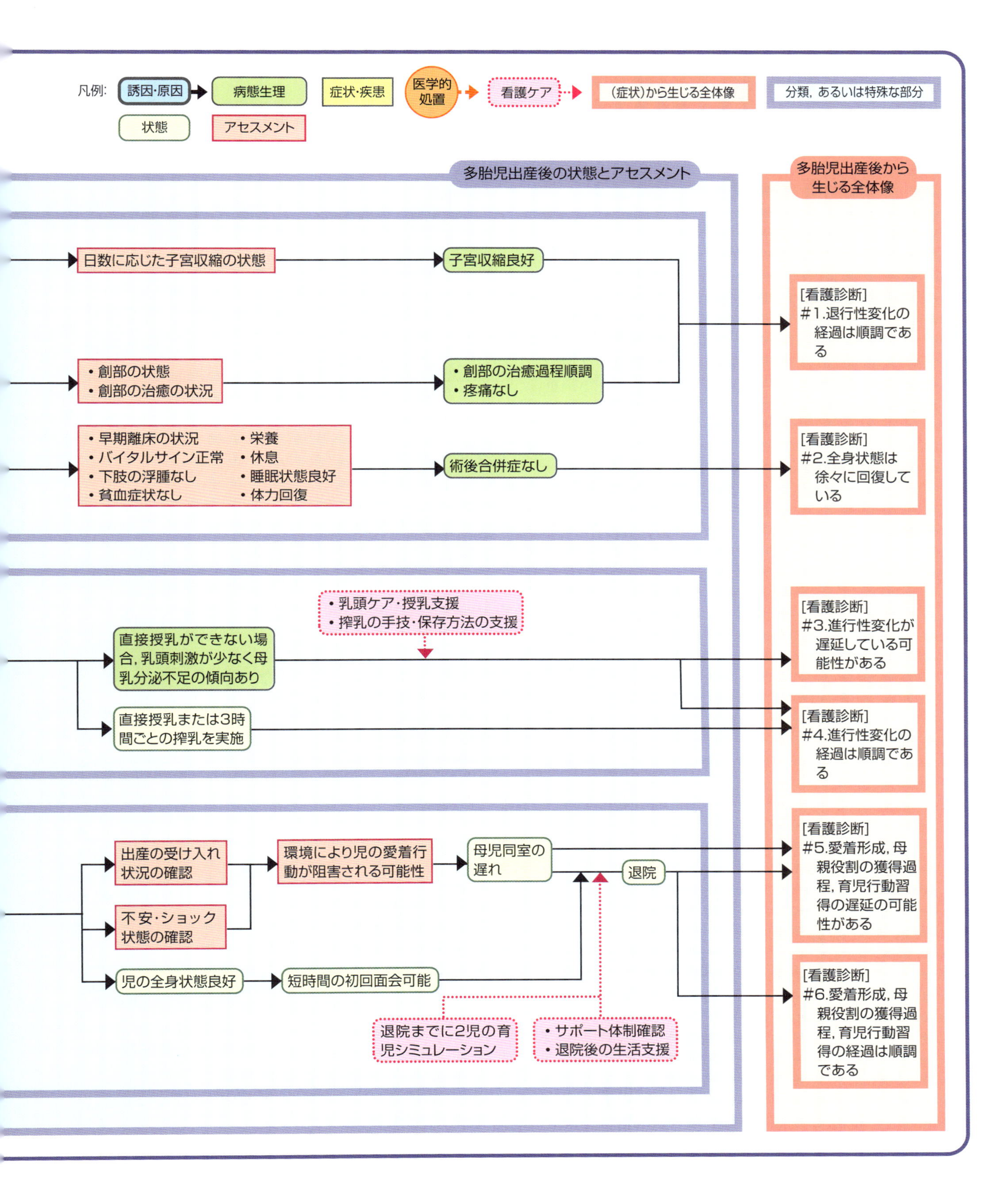
凡例:
誘因・原因
病態生理
症状・疾患
医学的処置
看護ケア
(症状)から生じる全体像
分類，あるいは特殊な部分
状態
アセスメント
多胎児出産後の状態とアセスメント
多胎児出産後から生じる全体像
日数に応じた子宮収縮の状態
子宮収縮良好
[看護診断] #1.退行性変化の経過は順調である
・創部の状態
・創部の治癒の状況
・創部の治癒過程順調
・疼痛なし
・早期離床の状況
・バイタルサイン正常
・下肢の浮腫なし
・貧血症状なし
・栄養
・休息
・睡眠状態良好
・体力回復
術後合併症なし
[看護診断] #2.全身状態は徐々に回復している
・乳頭ケア・授乳支援
・搾乳の手技・保存方法の支援
直接授乳ができない場合，乳頭刺激が少なく母乳分泌不足の傾向あり
[看護診断] #3.進行性変化が遅延している可能性がある
直接授乳または3時間ごとの搾乳を実施
[看護診断] #4.進行性変化の経過は順調である
出産の受け入れ状況の確認
環境により児の愛着行動が阻害される可能性
母児同室の遅れ
退院
[看護診断] #5.愛着形成，母親役割の獲得過程，育児行動習得の遅延の可能性がある
不安・ショック状態の確認
児の全身状態良好
短時間の初回面会可能
[看護診断] #6.愛着形成，母親役割の獲得過程，育児行動習得の経過は順調である
退院までに2児の育児シミュレーション
・サポート体制確認
・退院後の生活支援

24 多胎児出産後

Ⅰ 多胎児の妊娠・出産について

1．多胎（妊娠）の定義

多胎妊娠とは，複数個の妊卵が子宮内に発育し2児以上の胎児が同時に存在する状態をいう[1]。胎児が2児の場合を双胎，3児の場合を三胎あるいは品胎，4児の場合を四胎あるいは要胎という。

2．多胎の動向や特徴

1）多胎妊娠の特徴[2,3]

- 多胎妊娠率や傾向

少子化のなかで，多胎出生数は上昇傾向を示している。年間出生児のおよそ50人に1人が多胎児，年間に出産する100人に1人が多胎児の母親である。その理由として不妊治療に伴う妊娠が多いことがあげられ，母親の年齢構成は単胎児よりも高い傾向にある。

2）多胎妊娠における分娩方法の選択[4]

- 双胎の分娩様式は，明らかな産科的適応がある場合は，単胎の基準（⑯帝王切開 **表1**，p148参照）に準じて帝王切開が施行される。産科的適応がない場合は，胎位，妊娠週数，推定体重，胎児の状態などから決定される（**表1**）。
- 双胎分娩ではさまざまなリスクが存在する（**表2**）。

3）分娩件数や早産の傾向

多胎の分娩件数は近年横ばい～微減傾向にあり，2021年には約9,000件となっている。分娩件数全体に占める多胎（複産）の分娩件数の割合は，2005年の1.18％をピークとして2011年には0.96％にまで下がった一方，それ以降は微増に転じ，2021年には1.1％となっている。

2021年人口動態統計によると，37週未満の早産は単胎が4.7％であるのに対し，多胎の場合は50.2％と非常に高率である。死産率，周産期死亡率，乳児死亡率は減少傾向にあるが，単胎児に比べれば多胎児の場合は死産率が2倍強，周産期死亡率と乳児死亡率は5倍前後高くなっている。これはひとえに，多胎の場合は早産が多いことに起因する[5]。

表1　双胎分娩様式を決定するために大切な情報

母体情報	母体合併症 狭骨盤 既往帝王切開（既往子宮手術の有無）
胎児情報	妊娠週数および推定体重 両児間の体重差 胎盤の位置および数 膜性診断 正確な胎位評価（横位，足位，等先進部の評価） 臍帯の位置（下垂，巻絡の有無）

（村越毅：多胎妊娠と帝王切開．周産期医学 40（10）：1527-1529，2010．より）

表2　双胎分娩のリスク

分娩第1期	微弱陣痛 回旋異常 両児の競合
分娩第2期 第1子（先進児）分娩後から 第2子（後続児）分娩まで	胎児徐脈 胎位異常 臍帯脱出，胎児小部分脱出 後続児娩出遅延 続発性微弱陣痛 胎盤剥離 胎盤嵌頓 懸鉤
分娩後	弛緩出血 子宮収縮不全

（村越毅：多胎妊娠と帝王切開．周産期医学 40（10）：1527-1529，2010．より）

3．多胎妊娠の診断・検査

- 妊娠初期

- 胎嚢（gestational sac：GS）数の確認・胎児数の確認・羊膜数の確認，胎児生存の確認
- 超音波検査での膜性診断は，妊娠10週までにできれば確認することが望ましい。
- 分娩施設の選択，先天疾患のカウンセリング，多胎減

数手術カウンセリング

4. 多胎妊娠のメカニズム

多胎妊娠の成立には複数個の卵が排出され，別々に受精・着床する複数卵性多胎と，1個の受精卵が着床までの間に何らかの理由で複数に分離する一卵性多胎とがある。しかし，両者の合併，すなわち二卵性品胎などもあり得るので，鑑別には注意を要する。

1）多胎妊娠の合併症[1]

- **双胎間輸血症候群（twin-twin transfusion syndrome：TTTS），MD 双胎**

一絨毛膜性双胎において，胎盤の吻合血管を介して2児間に循環血液量の不均衡が生じることによって起きる。循環血液量の増加するほうを受血児，減少するほうを供血児とよぶ。受血児は循環血液量の増加により多尿・羊水過多・心不全・胎児水腫を呈し，供血児は循環血液量の減少により，乏尿による羊水過少・腎不全・胎児発育不全（fetal growth restriction：FGR）を呈してくる。

- **結合双胎**

両児の身体の一部が結合している双胎のことをいい，一絨毛膜一羊膜性双胎に発生する。

- **無心体**

一児の心臓が欠如，または痕跡的となっている双胎妊娠で，一絨毛膜性双胎の1％に発生するとされ，全分娩に対しては34,600分娩に1例とされる。

- **双胎一児死亡**

一般に妊娠12週以降の胎児が体内で死亡した後，長期間子宮内に残存していると死胎児症候群とよばれるDIC（disseminated intravascular coagulation，播種性血管内凝固症候群）を発症し得る。これは，死亡児から母体血中に組織トロンボプラスチンが流入することで母体の血液凝固障害に伴い出血傾向を呈する症候群で，産科DICの基礎疾患の1つである。

2）多胎児の予後

一般に，多胎児は単胎児に比べ児の死亡や疾病の率が高いことが知られている。これは多胎児に早産・低出生体重児が多いことに加え，TTTSなど多胎であることのリスクが加算されることによる。

5. 多胎妊娠の母児への影響

- **母体への影響**
- 妊娠高血圧症候群（特に，妊娠高血圧腎症），妊娠悪阻，妊娠糖尿病，妊婦貧血，切迫早産，分娩時異常出血，産後うつ病のリスク増加
- **新生児リスク**
- 早産および胎児発育不全，胎児異常などの結果も含めて，周産期死亡率が高い[6,7]。
- 体重に関しては，双胎の場合は妊娠34週付近では単胎児とあまり変わらないが，それ以降は差が広がる。三胎では，妊娠24週数で双胎よりも軽い傾向がみられる。このように単胎児に比べ分娩週数が早く，出生体重も少ない。また，多胎児間で体重差がみられることも珍しくない[8]。

Ⅱ 多胎児出産後の看護ケアと根拠

1. 多胎児出産後の観察ポイント

妊娠期間中の長期入院による体力の低下，仰臥位低血圧症候群，出産時の疲労，弛緩出血，貧血や合併症による高血圧や浮腫の継続などにより，複数の育児を同時に行うことが難しい。なかには産後の体調回復の不安をもつ褥婦もいる。

また，早産，低出生体重児などにより複数の児あるいは1人の児がNICU入院となった場合，児に対して申し訳なさを感じ，自責の念をもつなど母体の体調回復のみを優先できない場合もある。複数の児と同室する場合，不眠，同時に泣き出すこと，複数の児を世話することへのストレスなど抱えることもある。そのため，身体的・精神的負担を軽減できるよう同室の方法を検討し，調整しながら実施できるように計画を立てる。入院中に，退院後の家族の支援体制も考慮し調整していくことが重要である。社会資源（産前産後休業時育児支援事業，養育支援訪問事業，ファミリーサポート事業など）の活用・継続支援についても説明していく[9]。

レジーナ・リダーマン（Regina Lederman）は，妊娠した母親が「子どものいる女性」へと自己概念を変化させていくためには妊娠期に7つの心理・社会的課題を達成することが必要であるとしている。

多胎妊娠の場合も，妊娠期から継続して母親役割の受容や周囲からのサポートなど１つ１つに視点を向けて，課題に取り組んでいくことが重要である（表3）。

表3　妊娠期に達成すべき７つの課題

①自分と子どもに起こるかもしれない分娩の合併症に関する不安を軽減すること。
②(不安と喜びといった）アンビバレントな感情に向き合い，妊娠による不快感に耐え，妊娠をポジティブに受容すること。
③母親役割を受容し，子どものケアをしていくことに満足を感じられるようになること。
④出産時に必要なことに関する知識を得て準備をすること。
⑤陣痛に対処するための方法を理解し，準備すること。
⑥実母との心理的な結びつきを強め，実母からサポートを受けることによって母娘関係を再構築すること。
⑦配偶者（夫）からサポートを受け，夫婦のコミュニケーションを高めること。

（Lederman RP: Psychosocial adaptation in pregnancy: Assessment of seven dimensions of maternal development. Prentice-Hall, 1984. より）

2. 多胎児出産後の看護目標

❶退行性変化や進行性変化の状態が順調にすすむ
❷母親役割の獲得と育児行動の習得が順調にすすむ
❸退院後も安心して育児が継続できる（社会資源の活用・家族や地域の支援など）

3. 多胎児出産後の看護ケア

1）退行性変化や進行性変化の状態が順調にすすむ

- 看護ケアについては，経腟分娩の場合は第Ⅱ部❹「退行性変化」（p66），❺「進行性変化」（p72）を参考に，帝王切開の場合は第Ⅲ部㉓「帝王切開術後」（p196）を参考にすること。

2）母親役割の獲得と育児行動の習得が順調にすすむ

- 入院中の育児支援（母児同室，授乳支援，搾乳など）を行う。
- 早期から児に接する機会を意識的につくる。
- 児への接し方や育児技術法について医療者がモデルとなる。
- できている育児技術を肯定する。

3）退院後も安心して育児が継続できる（社会資源の活用・家族や地域の支援など）

- 妊娠期から多胎児出産後に関する情報提供を行う。
- 退院後の継続支援（将来的な児の発達・発育の特徴など）を行う。
- 社会資源（経済的な支援・仲間づくり・育児負担軽減）を活用するための方法を伝える。

［池下貴子］

《文献》

1）武谷雄二他監：プリンシプル産科婦人科学　2　産科編，第３版，pp667-669，メジカルビュー社，2014.
2）多胎育児サポートネットワーク　多胎育児支援全国普及事業推進委員会編：多胎育児支援ハンドブック．p2，p4，多胎育児サポートネットワーク　多胎育児支援全国普及事業推進委員会，2010.
3）有森有子編：母性看護学Ⅱ　周産期各論　第２版．p359，医歯薬出版，2020.
4）村越毅：多胎妊娠と帝王切開．周産期医学 40（10）：1527-1529，2010.
5）e-Stat　人口動態調査 人口動態統計 確定数 出生，表番号 4-36 単産－複産（複産の種類・出生－死産の組合せ）別にみた年次別分娩件数．https://www.e-stat.go.jp/dbview?sid=0003411624（2023 年 5 月 23 日閲覧）
6）日本産科婦人科学会他編・監：産婦人科診療ガイドライン　産科編 2023．pp357-359，日本産科婦人科学会事務局，2023.
7）全国周産期医療（MFICU）連絡協議会編著：改訂４版　MFICU マニュアル．pp277-303，メディカ出版，2022.
8）NPO 法人日本ラクテーション・コンサルタント協会編：母乳育児支援スタンダード　第２版．pp205-213，医学書院，2015.
9）多胎育児サポートネットワーク　多胎育児支援全国普及事業推進委員会編：多胎育児支援ハンドブック．p14，多胎育児サポートネットワーク　多胎育児支援全国普及事業推進委員会，2010.
- 我部山キヨ子他編：助産学講座４　母子の心理・社会学　第６版．pp92-93，医学書院，2023.
- 板倉敦夫他編：新体系看護学全書　母性看護学１　母性看護学概論／ウィメンズヘルスと看護　第６版．p44，メジカルフレンド社，2019.
- ジョン・ボウルビイ著，作田勉監訳：ボウルビイ 母子関係入門．pp1-34，星和書店，1981.
- クラウス，ケネル著，竹内徹他訳：親と子のきずな．pp1-30，pp97-139，医学書院，1985.
- Klaus M, et al: Parent to infant bonding: setting the record straight. J Pediatr 102（4）：575-576, 1983.
- Kennell JH, et al: Bonding: recent observations that alter perinatal care. Pediatr Rev 19（1）：4-12, 1998.
- 久具宏司監，畑田みゆき編：見てできる臨床ケア図鑑 周産期ビジュアルナーシング．p365，Gakken, 2017.
- 早川和生編：双子の母子保健マニュアル．pp61-71，医学書院，1993.
- 加藤則子編：すぐに役立つ双子・三つ子の保健指導 BOOK―これだけ

は知っておきたい多胎育児のコツと指導のポイント．pp45-56，pp68-88，診断と治療社，2005.
- 横山美江編著：双子・三つ子・四つ子・五つ子の母子保健と育児指導のてびき．pp50-62，pp67-80，医歯薬出版，2000.
- 中村幸代編：根拠がわかる母性看護過程―事例で学ぶウェルネス志向型ケア計画．pp178-184，南江堂，2018.

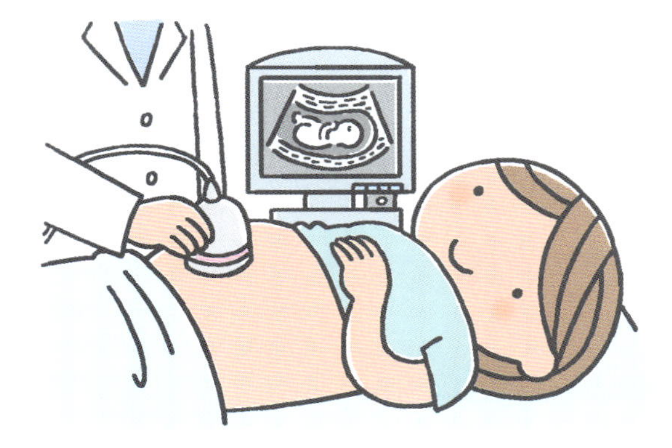

25 母子分離にある褥婦

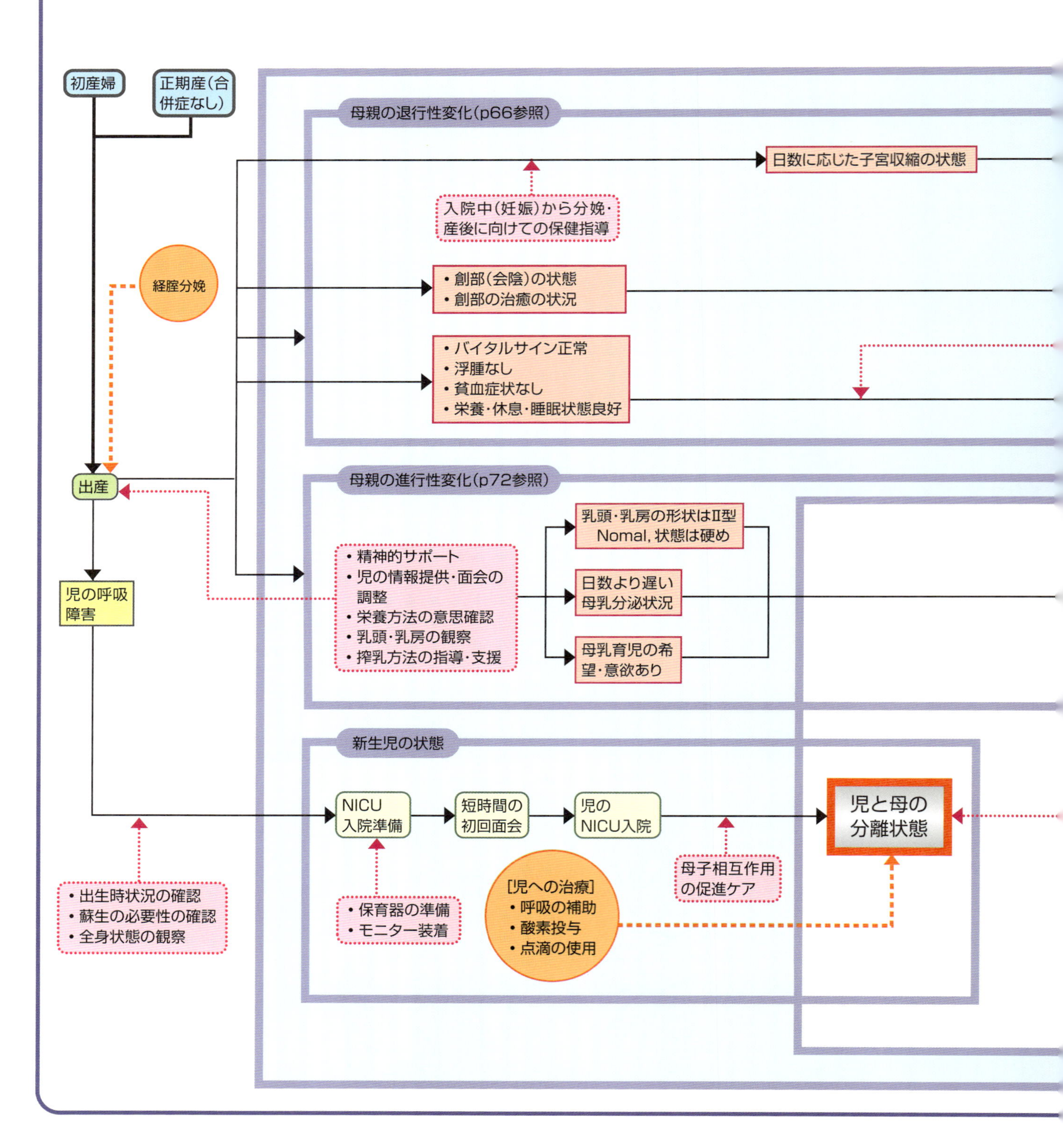

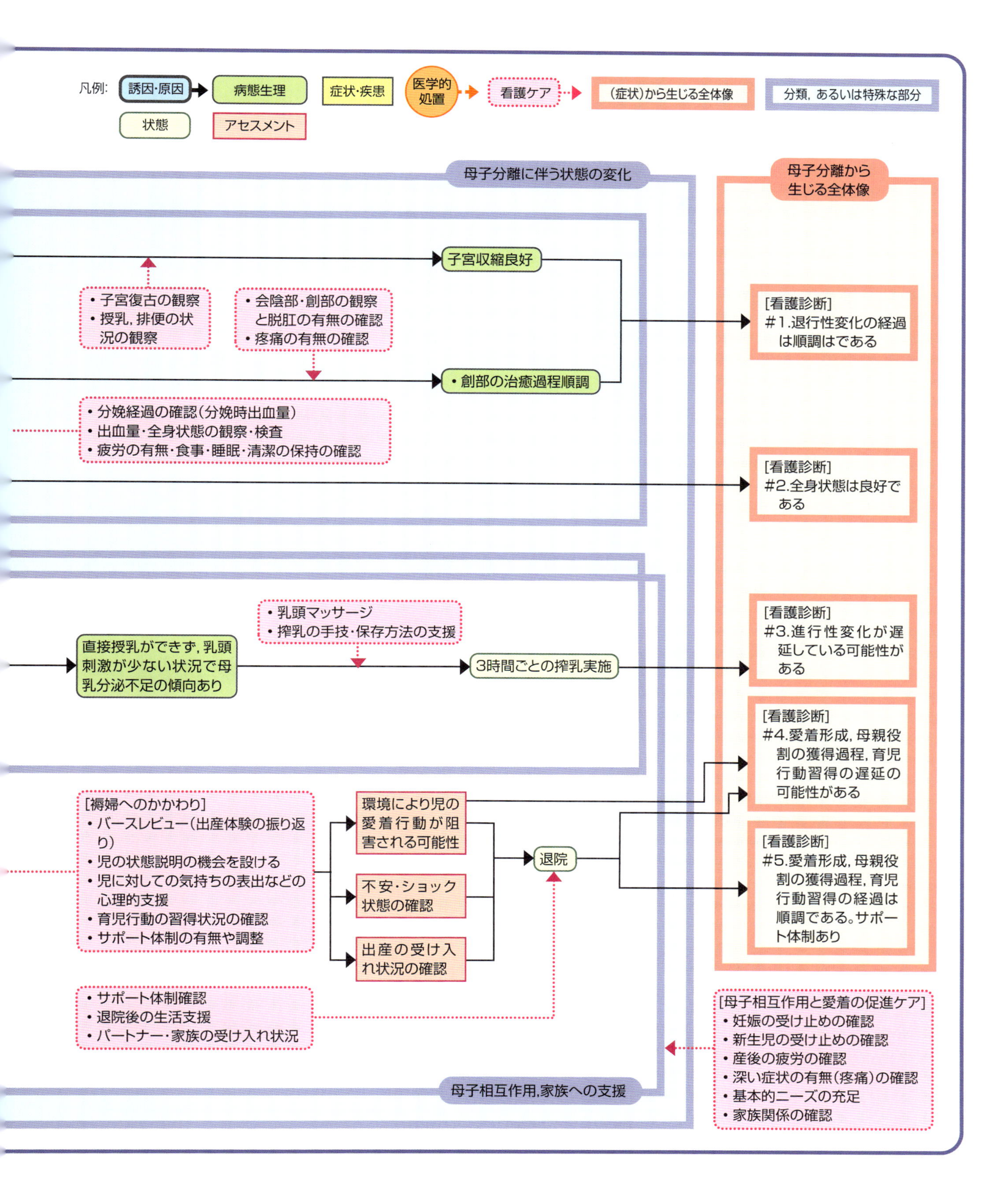
凡例:
誘因・原因
病態生理
症状・疾患
医学的処置
看護ケア
(症状)から生じる全体像
分類，あるいは特殊な部分
状態
アセスメント
母子分離に伴う状態の変化
母子分離から生じる全体像
子宮収縮良好
・子宮復古の観察
・授乳，排便の状況の観察
・会陰部・創部の観察と脱肛の有無の確認
・疼痛の有無の確認
・創部の治癒過程順調
[看護診断]
#1.退行性変化の経過は順調はである
・分娩経過の確認(分娩時出血量)
・出血量・全身状態の観察・検査
・疲労の有無・食事・睡眠・清潔の保持の確認
[看護診断]
#2.全身状態は良好である
・乳頭マッサージ
・搾乳の手技・保存方法の支援
直接授乳ができず，乳頭刺激が少ない状況で母乳分泌不足の傾向あり
3時間ごとの搾乳実施
[看護診断]
#3.進行性変化が遅延している可能性がある
[看護診断]
#4.愛着形成，母親役割の獲得過程，育児行動習得の遅延の可能性がある
[褥婦へのかかわり]
・バースレビュー(出産体験の振り返り)
・児の状態説明の機会を設ける
・児に対しての気持ちの表出などの心理的支援
・育児行動の習得状況の確認
・サポート体制の有無や調整
環境により児の愛着行動が阻害される可能性
不安・ショック状態の確認
出産の受け入れ状況の確認
退院
[看護診断]
#5.愛着形成，母親役割の獲得過程，育児行動習得の経過は順調である。サポート体制あり
・サポート体制確認
・退院後の生活支援
・パートナー・家族の受け入れ状況
[母子相互作用と愛着の促進ケア]
・妊娠の受け止めの確認
・新生児の受け止めの確認
・産後の疲労の確認
・深い症状の有無(疼痛)の確認
・基本的ニーズの充足
・家族関係の確認
母子相互作用,家族への支援

25 母子分離にある褥婦

I 母子分離について

1．母子分離の定義

出産後の褥婦と児が一緒に生活（同室）できずに，それぞれの病棟で離れて過ごすことを母子分離という。母子分離になるのは，新生児の要因，褥婦の要因，病医院の要因があるが，多くは新生児に要因がある。例えば，早産児，低出生体重児，先天異常，分娩時障害などで治療が必要となり，新生児集中治療室（NICU）に入院する場合である。

褥婦の要因には，疾患の合併，帝王切開術後，産後大出血による体調不良，精神状態の不安が強く児を拒否するケースなどがある。施設の要因としては，母児異室制などがあげられる[1]。

2．母子分離の特徴

予期せぬ母子分離の要因は，新生児に治療が必要な場合が多く，児はNICUへ入院することになる。母子分離状態では，母子の物理的な距離や治療などの環境が理由で自然なかかわりが阻害されるため，愛着形成や母子相互作用を促す支援が必要になる。

特に保育器に入っている児に対して，心理的な距離を感じたり，帝王切開術による分娩の場合は母親となった実感がわかなかったりする可能性もある。また，NICUに入院することになった児に対して，自責の念を抱く母親も少なくない[2]。

● 妊娠・出産の傾向と母子への影響

年々出生率が下がり，初産年齢の高齢化や生殖補助医療（assisted reproductive technology：ART）での妊娠の影響もあり，早産や低出生体重で生まれてくる児の割合は増加傾向にある。

WHOの調査報告では，2019年の日本の早産分娩は5.3％で，世界の平均10.6％よりも低い割合であった。2,500g未満の低出生体重児の割合は9.4％で，世界の平均6.5％よりも高い割合であった[3]。小さく生まれたり，何かの疾患があった場合，NICUや回復治療室（growing care unit：GCU）に入院し，家族と離れて医療ケアを受けるため，母子分離となる。

3．褥婦の情緒的反応（新生児の要因で母子分離になった場合）

健康障害の児をもつ褥婦が示す通常の情緒的反応を5

表1　健康障害の児をもつ褥婦が示す通常の情緒的反応

段階	情緒的反応	
第1段階	ショック	子どもに健康障害（疾患）があることを知ったときの最初の反応。
第2段階	否認	ショックを自ら和らげようとする。すなわち，その状態から抜け出したい，事実を否定したいという気持ちが働き，拒絶の反応があらわれる。
第3段階	悲しみと怒り	情動感情や気分に強く支配され，その責任を最も強く自分自身に感じるが，しだいに家族（夫），医療スタッフ，神や運命などに対して恨みや怒りを向ける。自分自身の感情に支配されて子どもにまで思いを拡大できない（この感情は根深く，第4，5段階を経た後も何かのきっかけで容易に再出現し，とらわれる。しかし，通常は次第に情動のコントロールが容易になり，出現頻度が減少していく）。
第4段階	適応・受容	不安と強い情動反応が薄れていき，子どもの世話や子どもの反応を通して状況に慣れていき，自分たちのおかれている位置を認め，受け入れていく。
第5段階	再起	子どもの世話を通し，かわいいと感じられるようになり，親としての自覚ができてくる。積極的に受け入れていこうという信念をもつようになる。

＊この段階は一方向ではなく，何かのきっかけによって逆行したり飛び越えたりする。

（江守陽子：特殊な状況下にある褥婦の観察．前原澄子編，新看護観察のキーポイントシリーズ 母性Ⅱ　第2版．pp98-104，中央法規出版，2012．より）

段階で示す（表1）[4]。対象の情緒の安定の状況をみて対応する。

4. 母子関係確立に重要な要素[5]

1）愛着（アタッチメント）

愛着（アタッチメント）とは，児と母親がお互いを求める特異的な反応を意味する（図1）。

2）刷り込み現象（インプリンティング）

インプリンティングとは，動物行動学者のローレンツ（Konrad Lorenz）の名著『ソロモンの指環―動物行動学入門』に記載されているごとく，鳥は出生後最初に見た動くものを自分の母親と，まるで印刷されるかのように記憶のなかに刷り込む現象である。

3）感受期

動物においては鳥のインプリンティングにみられるように，母子関係の確立には出生後のある時期までの母子接触が必要であることが知られており，その時期が感受期とよばれている。

4）同調性（エントレインメント）

同調性は，母子関係確立の際に用いられている用語で，母と子の生体のリズムの同調化を意味する。

5）母子相互作用

バーナード（Kathryn Elaine Barnard）は親子の母子相互モデルを提唱した。このモデルは，親，子ども，環境の3つが相互に影響しあうことを前提としている[6]。そして，広瀬は「養育者―乳児間の相互作用を円滑に進行させるためには双方が一定の責任を負担するという仮定の上に成り立っている」と述べている[7]。乳児は合図（Cue）を出して養育者に働きかけ，養育者はその合図に気づいて育児行動を起こす。この相互作用が乳児にとっては合図の明確性や養育者に対する反応性となり，苦痛や不快の軽減，乳児の発達を促す行動となり，より良好な相互作用への適合が成立していく[8]。

一方，さまざまな要因により相互作用の適合の過程を妨げることがある。例えば，養育者では乳児の行動に関する知識の欠如や病気，うつ，ストレスなどの危機的状

図1 生後数日間に同時的に起こる母から子へ，子から母へ働く相互作用

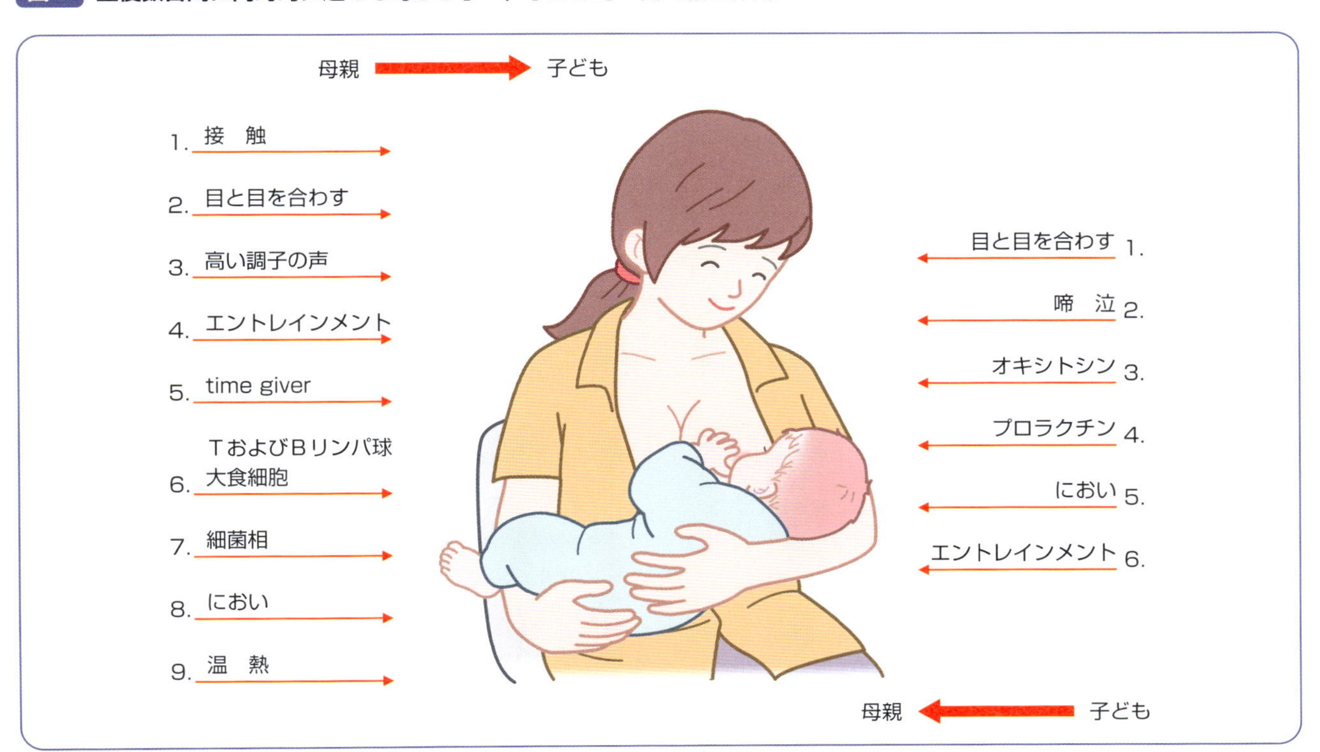

（クラウス，ケネル著，竹内徹他訳：親と子のきずな．p97，医学書院，1985．より）

況におかれている場合などである。また，乳児では母親の妊娠中の薬剤使用，早産・低出生体重児，その他乳児の健康障害などがあげられる[7]。

母子分離の状況になった場合，看護師は母子の相互作用の状況をアセスメントし，ポジティブなフィードバック（合図に気づけるような働きかけなど）を返していくことで母子の相互作用が促進する支援を実施することができる。

Ⅱ 母子分離にある褥婦の看護ケアと根拠

1. 母子分離にある褥婦の観察ポイント

母子分離となった要因はさまざまであるが，NICUに入院中で児の健康障害がある場合は，育児に特別な技術や時間を要する。初産でなかったとしても育児困難が予測される。

まずは，褥婦の全身状態の回復と精神的な健康状態が良好であるかどうかを判断する。そのうえで，児に対しての愛着形成（早期母児接触，早期授乳など）を支援する（表2）。

2. 母子分離にある褥婦の看護目標

❶全身状態・子宮復古が順調に回復できる
❷母子関係を確立できる
❸希望に沿った授乳方法の知識・技術の習得ができる
❹心理的・社会的な不安を表出できる
❺退院後に不安なく育児ができる

表2 母子分離にある褥婦の観察ポイント

①褥婦の体調の回復は順調で養育行動が取れているか
②児に愛情をもち，児に接することができるか
③褥婦や家族が児の健康状態を正しく把握し，理解できているか
④褥婦をサポートする体制は整っているか

3. 母子分離にある褥婦の看護ケア

1）全身状態・子宮復古が順調に回復できる

- 全身状態の回復や生殖器復古の状況を確認する
- 進行性変化（乳頭・乳房の状態や乳汁分泌の状況の把握）を確認する

2）母子関係を確立できる

- 早期母子接触や面会の機会を設ける
- 児の状態や母親に対する児の反応の意味を伝える
- 母の心理状態を考慮し夫や家族の協力を得る

3）希望に沿った授乳方法の知識・技術の習得ができる

- 母乳育児に対する希望を確認し，尊重したケアを提供する
- 母乳育児に必要な情報を提供する
- 退院後に活用できる社会資源の紹介をする（母乳外来，助産所，ピアグループ）
- 母乳分泌量を維持するための搾乳手技・方法・タイミングの説明をする
- 母乳の保存方法の説明をする（冷凍・冷蔵の取り扱い）
- 直接母乳を与えられない母親へのエモーショナルサポートを提供する

4）心理的・社会的な不安を表出できる

- 親の関心事（不安などの訴え）を傾聴する
- 児の状態を説明する機会を設ける
- 家族の面接時間への配慮を調整する
- プライマリーナースを配置する

5）退院後に不安なく育児ができる

多職種との連携を調整する必要がある（図2）。

- NICU看護師との情報共有を行う（必要時，周産期退院支援コーディネーター）
- 保健所やケースワーカーとの連絡調整を行う（公的なサポート：養育医療の申請など）
- 臨床心理士，精神科医との面談を調整する
- 合同カンファレンスの機会を設ける

［池下貴子］

図2 NICUからの退院支援

ファミリーセンタードケア
- NICU治療の初めから，家族が子どもから離れずに過ごせる場所の確保
- ケア（タッチングやカンガルーケア，沐浴など）に参加

愛をはぐくむ
- プライベートな部屋で家族が一緒に過ごす時間と場所の提供
- 宿泊シミュレーション

自信をつける
- シミュレーションや外泊などで自信をつける

安心と信頼
- 入院中から家族と在宅医療を支えるチームとの密な連携

（石川祐香：NICUからの退院支援．久具宏司監，畑田みゆき編，見てできる臨床ケア図鑑 周産期ビジュアルナーシング．p362，Gakken, 2017．より）

《文献》

1）有森有子編：母性看護学Ⅱ　周産期各論　第2版．pp360-361，医歯薬出版，2020.
2）大川朱美他：帝王切開分娩時の産褥期ケア．周産期医学40（10）：1508-1512，2010.
3）WHO：Preterm birth．2023．https://www.who.int/news-room/fact-sheets/detail/preterm-birth（2024年6月27日閲覧）
4）前原澄子編：新看護観察のキーポイントシリーズ 母性Ⅱ　第2版．pp98-104，中央法規出版，2012.
5）仁志田博司編：新生児学入門　第5版．pp86-88，医学書院，2018.
6）キャスリンE.バーナード著，片田範子訳：親－子相互作用モデル．アン・マリナー・トメイ他編，都留伸子監訳，看護理論家とその業績　第3版，pp494-505，医学書院，2004.
7）広瀬たい子：Barnardモデルと母子相互作用，そしてジョイント・アテンション．乳幼児医学・心理学研究7（1）：27-39，1998.
8）茅島江子他編：看護診断のための気づきとアセスメント 母性看護．pp190-192，中央法規出版，2022.
- 佐藤祐子他：母子の愛着形成を促すケアを学ぼう．竹内正人編，帝王切開のすべて，助産師だからこそ知っておきたい 術前・術後の管理とケアの実践．ペリネイタルケア（新春増刊）：260-269，2012.
- 平成30年度子ども・子育て支援推進調査研究事業「小さく産まれた赤ちゃんへの保健指導のあり方に関する調査」研究会：低出生体重児保健指導マニュアル 小さく生まれた赤ちゃんの地域支援．みずほ情報総研，2019．https://www.mhlw.go.jp/content/11900000/000592914.pdf（2024年6月27日閲覧）
- 久具宏司監，畑田みゆき編：見てできる臨床ケア図鑑 周産期ビジュアルナーシング．pp362-365，Gakken, 2017.

NOTE

26 低出生体重児

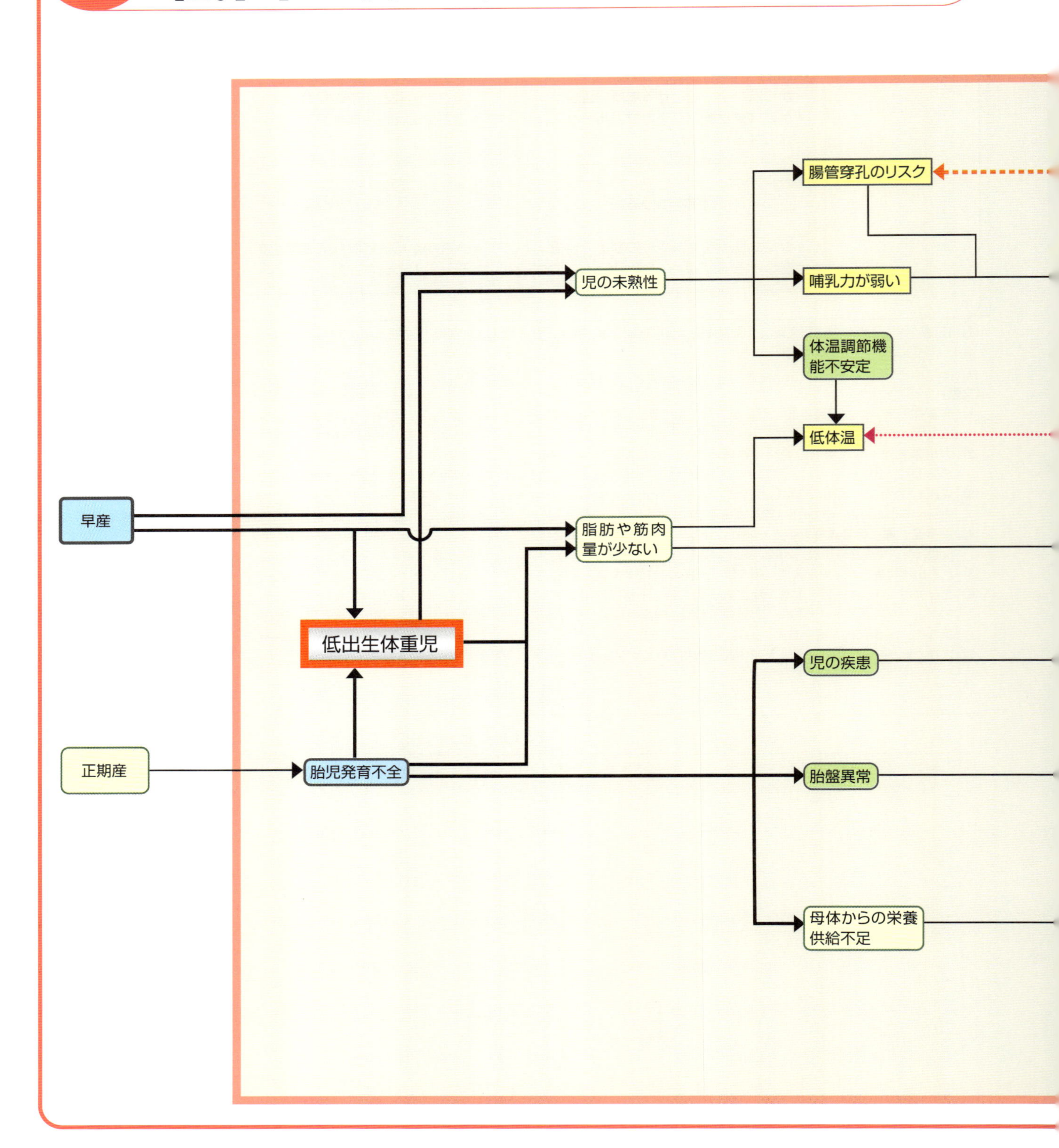

腸管穿孔のリスク
児の未熟性
哺乳力が弱い
体温調節機能不安定
低体温
早産
脂肪や筋肉量が少ない
低出生体重児
児の疾患
正期産
胎児発育不全
胎盤異常
母体からの栄養供給不足

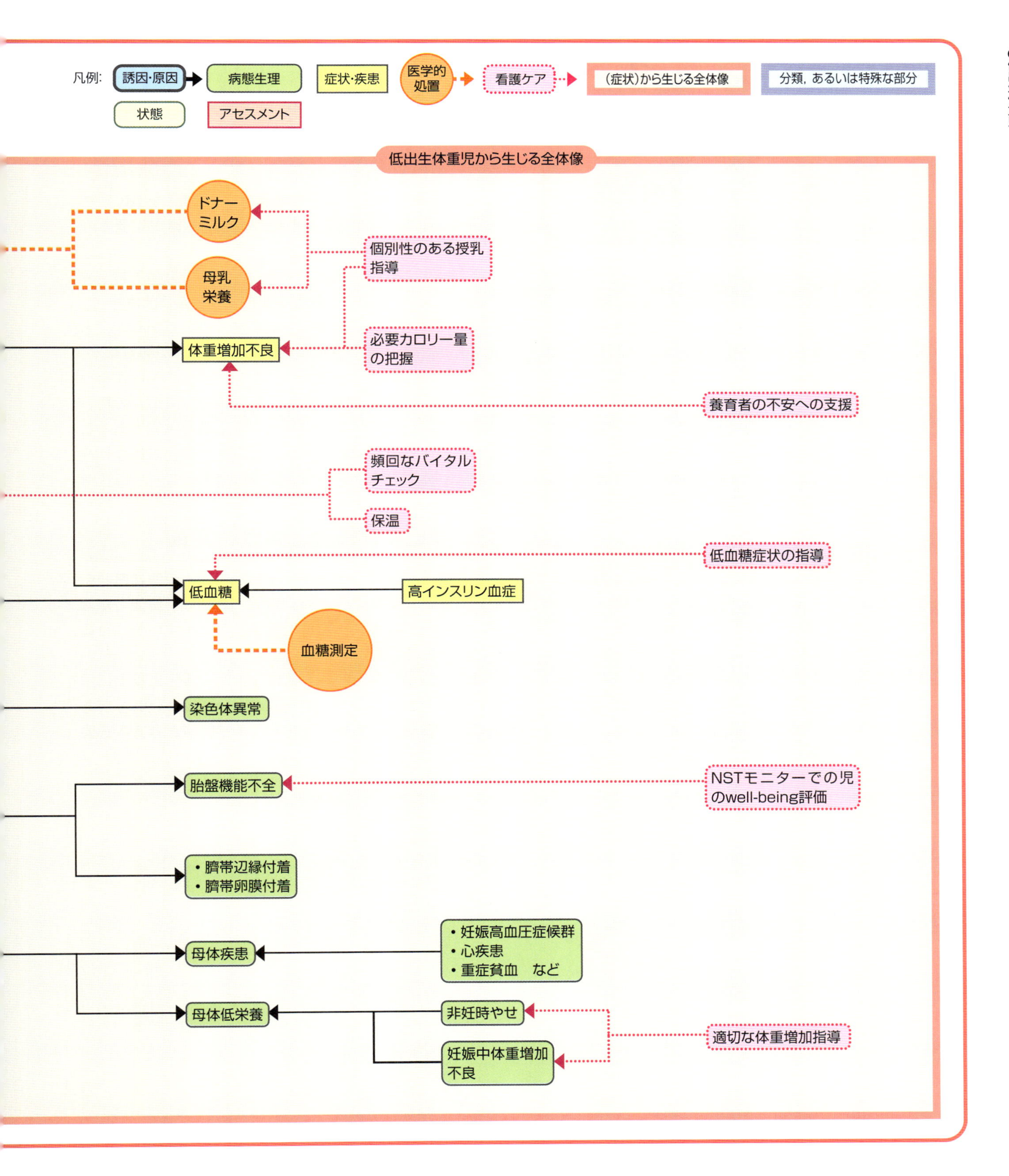
凡例:
誘因・原因
病態生理
症状・疾患
医学的処置
看護ケア
(症状)から生じる全体像
分類，あるいは特殊な部分
状態
アセスメント
低出生体重児から生じる全体像
ドナーミルク
母乳栄養
個別性のある授乳指導
体重増加不良
必要カロリー量の把握
養育者の不安への支援
頻回なバイタルチェック
保温
低血糖症状の指導
低血糖
高インスリン血症
血糖測定
染色体異常
胎盤機能不全
NSTモニターでの児のwell-being評価
・臍帯辺縁付着
・臍帯卵膜付着
・妊娠高血圧症候群
・心疾患
・重症貧血　など
母体疾患
母体低栄養
非妊時やせ
妊娠中体重増加不良
適切な体重増加指導

26 低出生体重児

Ⅰ 低出生体重児の病態生理

1．低出生体重児の定義

低出生体重児とは，出生時の体重が2,500g未満で出生した児のことを指す。早産児・正期産児を問わず，体重が基準となる。日本では低出生体重児の出生割合が年々増えていたが，2000年代になって横ばいとなっているものの，世界的に見て高い割合が続いている。この背景として，不妊治療の結果の多胎児の増加や，新生児医療の発達により，かなり小さな子が生存して出生していることなどがあげられている（図1）。

2．低出生体重児の解剖生理

低出生体重児となる理由としては，①早産（37週未満での出生）と，②胎児発育不全（母体合併症や母の妊娠中の体重増加不良の影響等も含む）が考えられる。早産と正期産では病態や対応が大きく異なる。

早産の低出生体重児では，機能的にまだ未熟であり，体温調節，循環・呼吸動態が安定しなかったり，感染に弱い状態であることが多いため，よりハイリスクであるとしてみていく必要がある。特に34週未満の場合には，自発呼吸ができず，人工呼吸器管理が可能なNICUへの入院が必須となる等，出生前からの準備が重要となる。

正期産児の低出生体重児では，早産での低出生体重児と比べると，身体面の機能は成熟していることが多く，呼吸循環に大きな問題はないことが多い。しかし，そもそもの低出生体重の原因に疾患がある場合があるほか，母体疾患等により，在胎週数相当の発育がみられないlight for dates（LFD），small for dates（SFD）の場合には，その要因が何らかの理由による栄養障害であることも多く，子宮外適応の過程で低血糖や低体温になりやすいといったリスクにつながる場合もある。

3．低出生体重児のメカニズム

低出生体重児は，体重が少ないため，一般的に脂肪や筋肉量が少ない。そのため，刺激に対する予備能力が低く，低血糖になりやすい，低体温になりやすい等，負荷がかかった際に影響を受けやすい。

また，低出生体重児では健康な正期産新生児以上に栄養戦略が重要となるが，哺乳力が十分ではないことがあるため，低出生体重児に特化した栄養戦略を考える必要

図1　2,500g未満児の出生割合（単胎児）

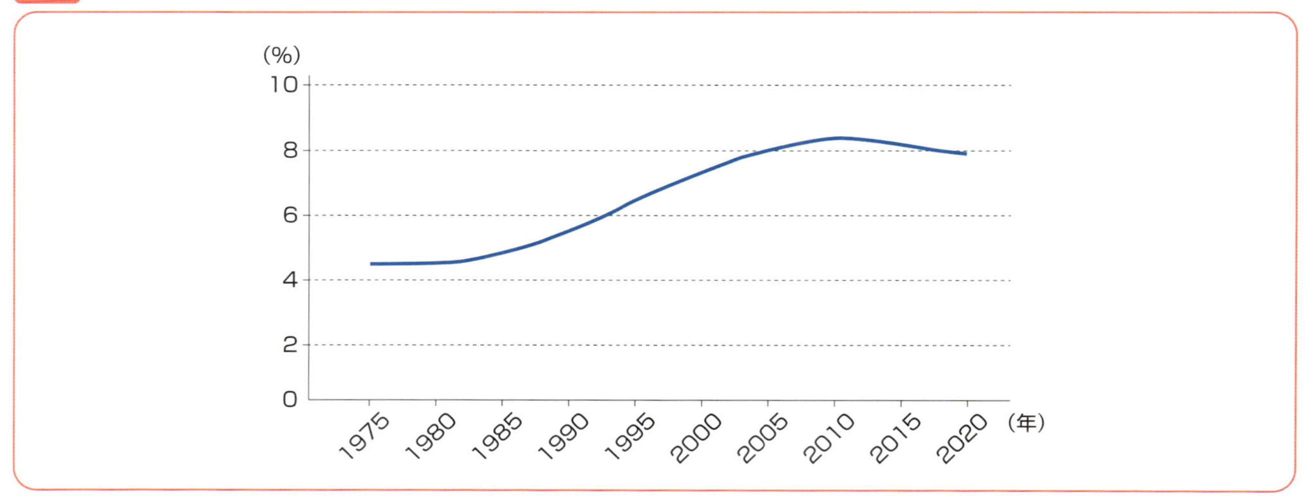

（厚生労働省：人口動態調査を参考に作成）

がある。

4. 低出生体重児の分類と症状

低出生体重児のなかでも，極低出生体重児（1,500g 未満）と超低出生体重児（1,000g 未満）の分類がある。

極低出生体重児や超低出生体重児は，多くの場合早産児，特に未熟性の高い妊娠 20 ～ 30 週台前半の早産児であることが多く，よりリスクが高くなる。

5. 低出生体重児の診断・検査

診断は体重によって行われる。低出生体重児のなかでも週数相当である場合（AFD）や，正期産では低出生体重児ではないが週数相当よりも軽い（LFD）という場合もある。週数相当かどうかではなく，あくまでも児の体重そのものが基準となる。

検査・治療についてはまずは在胎週数と成熟度によって内容が異なる。早産児においては，未熟性に伴う治療・検査が行われる。正期産児では何らかの原因があることが多いため，その原因探索も行われる。栄養障害が原因と思われる低出生体重児では，出生時に胎盤の病理検査により，胎盤機能の検査が行われることもある。また，在胎週数を問わず，低出生体重児では血糖異常のリスクが高いことから，血糖測定を頻回に行う必要がある。

6. 低出生体重児の治療

基本的には，適切に栄養を摂取し，体重増加を目指すことが目標となる。

低出生体重児が必要なカロリー数は，基礎代謝や活動量に伴うエネルギーに加えて「発育するため」のカロリーも必要になり，120kcal/kg/ 日の摂取量が必要とされている。基本的には約 3 ～ 4 g/kg/ 日の蛋白質摂取が必要とされているが，蛋白質については母乳に含まれる蛋白質の場合と人工乳による蛋白質では適切な発育に必要な蛋白質量が異なるなど，蛋白質の種類によっても必要量が異なる。おおよそ，総カロリーのうち約 10% を蛋白質から，約 45% を脂質から，約 45% を糖質から摂取できるとよいといわれている。

なお，早産児では経静脈栄養から始め，しばらく日齢が経過してから経管栄養となることが多かったが，早期に経腸栄養も始める早期栄養法のほうが，児の発育や発達，体重増加がよいことや，母体の健康な常在菌叢の移行ができること等から，早期栄養法が広まりつつある。

7. 低出生体重児の合併症

1）短期的

出生後早期の問題としては，低血糖や子宮外適応が難しい場合が多いことがあげられる。さらに早産児の場合には，未熟性に伴う問題が生じる。

2）長期的

出生時に問題がない場合も，DOHaD 仮説に基づき，成長後の小児肥満のリスクが高くなったり，将来成人後に生活習慣病のリスクが高くなるといわれている（図2）。

Ⅱ 低出生体重児の看護ケアとその根拠

1. 低出生体重児の観察ポイント

1）血糖

低出生体重児の場合には，そもそも「たくわえ」が少ない状態であり，低血糖になりやすい。そのうえ，哺乳力が弱い等の授乳にハードルがある場合も多く，より低血糖のリスクが高くなる。

特に，出生後 3 時間については，母体と離れて血糖が下がるリスクが高い時期である。血糖が上昇・安定し始めるといわれる生後 3 時間までは，各施設のプロトコールに沿って血糖測定と血糖値に応じた授乳を行う必要がある。

一方で，胎児発育不全（fetal growth restriction：FGR）児の場合には，インスリンが多い場合とあわせて，インスリン抵抗性をもつ場合もあり，その場合には高血糖状態となることもある。どちらにせよ，血糖の変動には留意する。

2）哺乳力・栄養摂取状況

低出生体重児は哺乳による栄養摂取が重要だが，そもそも哺乳力が弱かったり，哺乳行動が十分発達していな

図2 DOHaD仮説のメカニズム

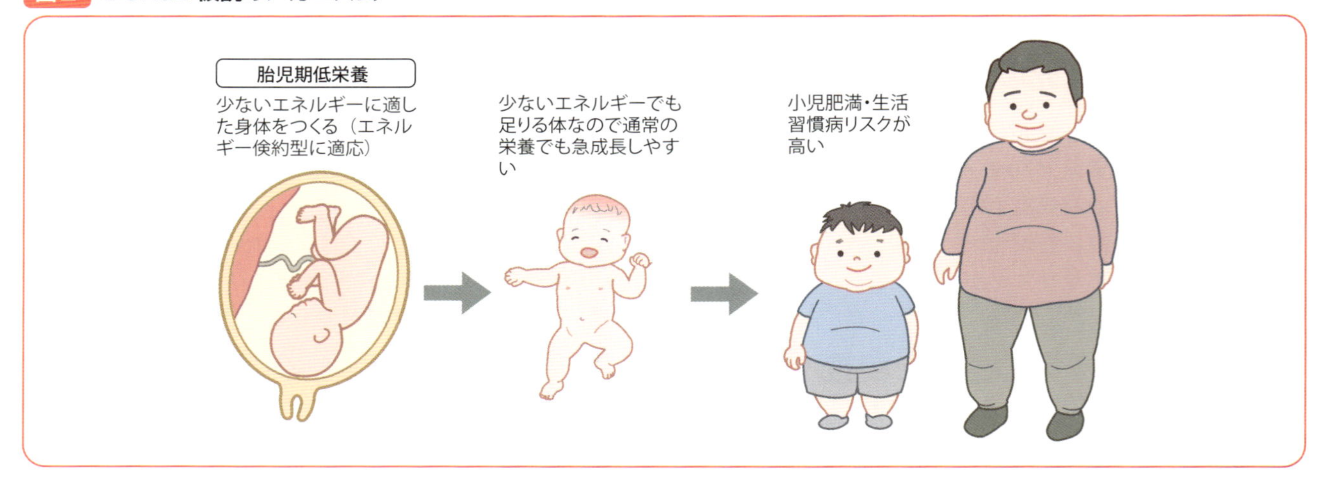

い，うまく飲めても体力が続かず1回に飲める量が少ない，というような問題が生じやすい。飲む量についても個別の体重や在胎週数等の状況によって考慮が必要だが，それに加えて「哺乳」の行動がどうすればよりスムーズにできるのかを支援する視点が必要になる。

34週未満の早産児では，そもそも授乳が難しい場合も多く，その場合には経管栄養や経静脈栄養法が用いられる。また特に早産児においては，栄養学的にも，免疫学的にも母乳栄養にはメリットが多く，直接授乳という形が難しい場合も，搾乳した母乳を飲ませることができるような支援が必要になる。強化母乳や低出生体重児用のミルク等，状態にあわせた栄養法を検討する必要がある。さらに，母親の母乳を児に与えることが難しい場合には，近年母乳バンクの整備が進められていることから，ドナーミルク（寄付された母乳）も選択肢となる。

3）体重増加

そもそも新生児に必要な栄養量を考えると，基礎代謝や活動量に伴うエネルギーに加えて「発育するため」のカロリーも必要になる。おおむね120kcal/kg/日の摂取量が必要とされており，早産児では1日25gの体重増加があるとかなりよいとされる。

2. 低出生体重児の看護の目標

❶適切な栄養摂取ができ，必要な量の体重増加がある
❷低血糖症状を養育者が理解できる
❸養育者が不安を表出できる

3. 低出生体重児の看護ケア

1）適切な栄養摂取ができる

「適切な栄養摂取」のためには「日々の活動量＋成長」に十分な量・内容の栄養摂取ができること，哺乳等の児の行動に問題がないこと，養育者の育児手技に問題がないことが含まれる。

まず，量・内容については，児の体重にあわせて必要カロリーから必要母乳量やミルク量を計算していく必要がある。哺乳の難しい早産児の場合には，強化母乳等も選択肢となるため，カロリー量だけでなく，必要栄養素を含めた内容についても検討する必要がある。

また，必要な哺乳量を，低出生体重児は身体が小さいために1回に十分量飲めないこともある。その場合には，1回量を減らす代わりに哺乳間隔を短くし，1日トータルで必要量が飲めるような支援が必要になる。

児の哺乳行動については，後期早産児を含め早産児や黄疸が強い場合など，活気がない，あるいは疲れやすいために哺乳が難しいことがあり，その場合には哺乳瓶の乳首の種類を変えること，飲ませる時間やタイミングの工夫などが必要になる。また，哺乳については，新生児のみでの入院の場合以外，医療者ではなく養育者が哺乳をすることになる。いわゆる一般的な授乳指導に加えて，対象児にあった方法で，養育者が実施可能な方法を，一緒に考える必要がある。

2）低血糖症状を養育者が理解できる

低出生体重児は余分な脂肪がない状態であり，全体的

に余力のない状態である。そのため，必要なカロリーが摂取できていない場合に，急に低血糖状態になりやすい。そのため，授乳間隔があきすぎないように，ということにも注意が必要である。

3）養育者が不安を表出できる

低出生体重児は，見た目としても小さく，養育者が不安を感じやすいうえに，哺乳力が十分でなかったり，低体温や黄疸などのリスクが高い等，不安を感じやすい要因が重なりやすい。母親が不安に思っている点は何なのか，より丁寧に話を聞き，また自宅で実施可能な授乳方法をはじめとした育児手技，受診が必要な症状について，アセスメント・支援につなげることが必要となる。

また，体重増加量の評価が定期的に必要なことから，小児科の受診や母乳外来等で通常の健診よりも早く，頻回に受診となることも多い。その際は，児の栄養状況の把握はもちろん，養育者の育児状況や不安についても丁寧なかかわりが必要になる。

［米澤かおり］

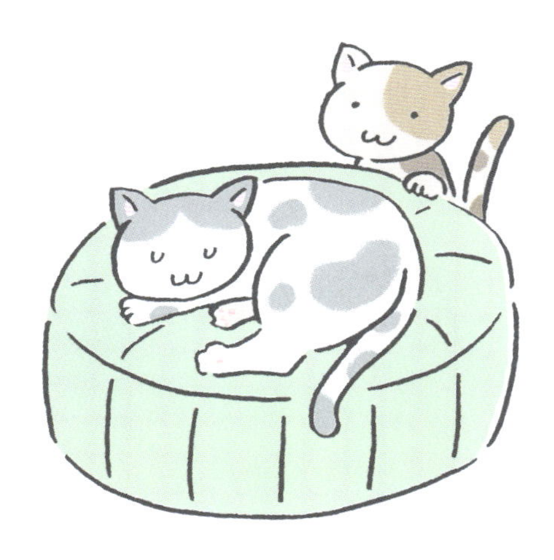

27 新生児仮死

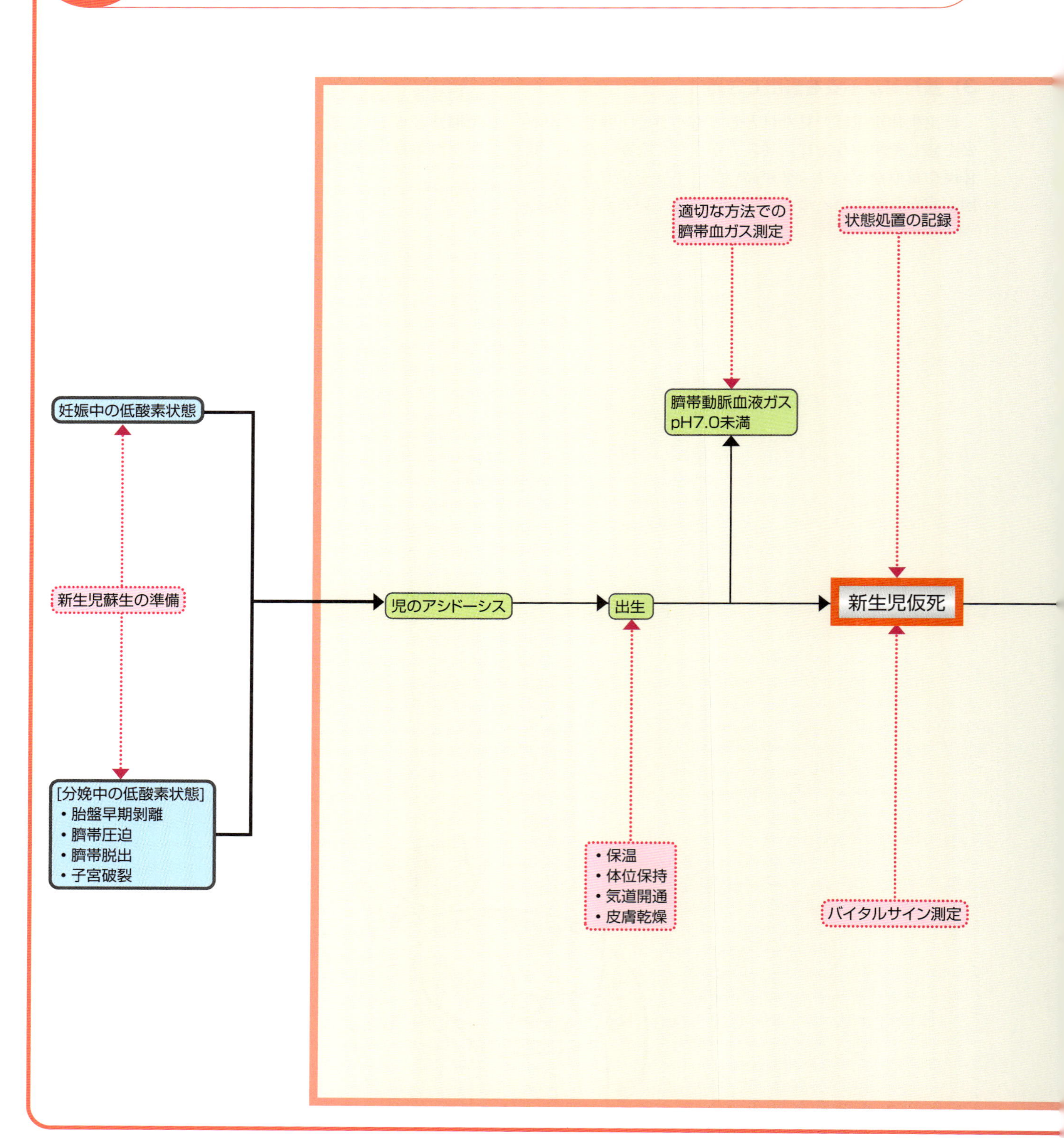

適切な方法での
臍帯血ガス測定
状態処置の記録
妊娠中の低酸素状態
臍帯動脈血液ガス
pH7.0未満
新生児蘇生の準備
児のアシドーシス
出生
新生児仮死
[分娩中の低酸素状態]
・胎盤早期剝離
・臍帯圧迫
・臍帯脱出
・子宮破裂
・保温
・体位保持
・気道開通
・皮膚乾燥
バイタルサイン測定

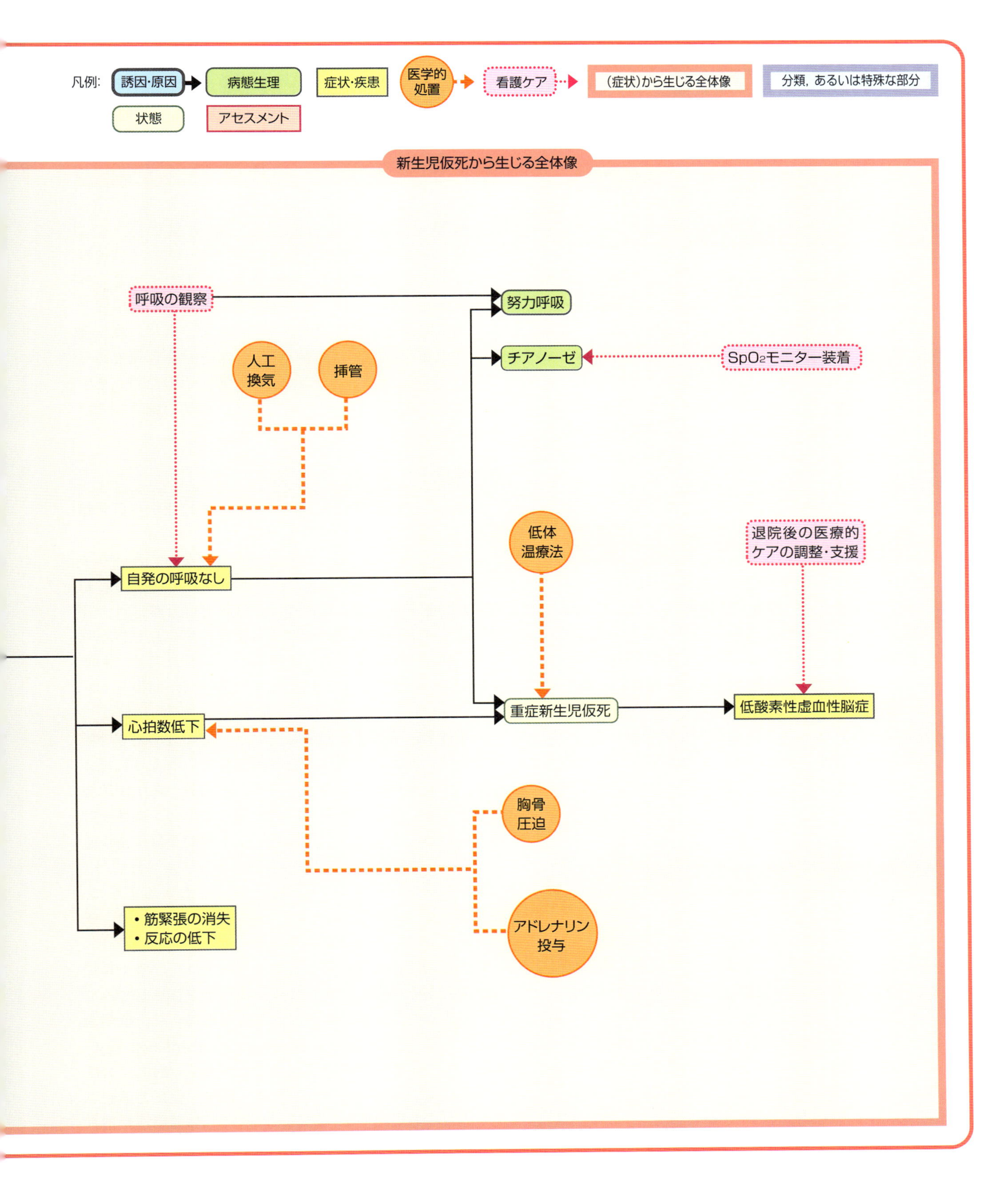
凡例:
誘因・原因
病態生理
症状・疾患
医学的処置
看護ケア
(症状)から生じる全体像
分類，あるいは特殊な部分
状態
アセスメント
新生児仮死から生じる全体像
呼吸の観察
努力呼吸
チアノーゼ
SpO2モニター装着
人工換気
挿管
低体温療法
退院後の医療的ケアの調整・支援
自発の呼吸なし
重症新生児仮死
低酸素性虚血性脳症
心拍数低下
胸骨圧迫
アドレナリン投与
・筋緊張の消失
・反応の低下

27 新生児仮死

Ⅰ 新生児仮死が生じる病態生理

1. 新生児仮死の定義

新生児仮死とは，出生時の何らかの要因によって適切な呼吸ができず，低酸素・虚血によって全身状態への影響がある状態のことを指す。具体的にはアプガースコアが基準として使われ，アプガースコア6点以下で新生児仮死とされ，特に0～3点では重症新生児仮死に分類される（第Ⅰ部Ⓓ新生児の出生後の変化とその影響，**表3**，p22参照）。

Ⓓ

2. 新生児仮死の解剖生理

出生は児にとって臍帯からの酸素供給を自発呼吸に切り替える，ダイナミックな変化である。子宮内で，何らかの要因で母体からの酸素供給が適切に行われないと，胎児の状態が悪化し，出生しても自発呼吸を始められないことがある。自発呼吸を始められない場合に，新生児蘇生法が必要になる。軽度新生児仮死では，早期に適切な蘇生がなされれば大きな後遺症はない場合もあるが，適切な蘇生がなされなかったり，すでに胎内での酸素供給が適切でない時間が長いと，脳などへの障害が残る場合もある。

3. 新生児仮死のメカニズム

新生児仮死に至る原因は多岐にわたっており，母体側の要因（血流低下等に影響する母体の疾患），胎盤・臍帯の要因（胎盤機能不全，常位胎盤早期剝離，臍帯脱出や臍帯巻絡等），胎児側の要因（胎児水腫，母児間輸血症候群）がある。

子宮内での何らかの低酸素の影響が，出生後の自発呼吸ができないことにつながる。胎児期を含め，脳が低酸素・虚血の状態に置かれた程度と時間によって，神経学的な予後に関連する。

4. 新生児仮死の分類と症状

1）分類

重症仮死と中程度仮死がある。アプガースコアは神経学的な障害を予測することができるといわれており，特に重症仮死の場合には，脳性麻痺等のリスクが高いことを念頭に経過を追う必要がある。一方で，近年，蘇生技術の向上と低体温療法の導入によって，重症仮死であっても障害のない事例も増えてきている。そのため，まず新生児蘇生法に基づいた適切な蘇生，適切な施設での治療が重要となる。

2）症状

症状としては無呼吸が重要であり，無呼吸から自発呼吸を生じさせることが目標となる。

無呼吸というと，まったく息をしていない，というイメージをもちやすいが，いくつかのパターンがある。初めに自発呼吸が止まる状態は一次性無呼吸と呼ばれ，呼吸は止まるものの心拍数や血圧は下がらず，むしろ呼吸を補佐するために上昇気味となる。この時点では，刺激や吸引等の段階で，介入によって自発呼吸が回復しやすい。

一次性無呼吸のまま回復しないと，その後あえぎ呼吸を始める。あえぎ呼吸は一見呼吸をしているように見えるが，十分な換気ができておらず，心拍数・血圧が急激に低下する。あえぎ呼吸後に無呼吸となると二次性無呼吸といわれ，ショック状態に近く，本格的な蘇生術が必要になる（**図1**）。

また，アプガースコアの項目をみるとわかるように，心拍数の低下，筋緊張の低下，反応がない（反射），チアノーゼといった症状がみられる。

新生児仮死で入院が必要となる事例では，呼吸や循環動態の確立の程度のほかに，脳への影響を注意してみていく必要がある。脳への影響がみられる場合は，低酸素性虚血性脳症（hypoxic-ischemic encephalopathy：HIE）という形で症状が現れることが多い（**図2**）。HIEの予防には低体温療法があるため，新生児仮死と診断された場合，循環動態が安定していれば低体温療法が選択肢の1つとなる。ただし，低体温療法ができる施設は限られているほか，適応の条件・出生後の時間も限られていることに注意が必要である。

5. 新生児仮死の診断・検査

仮死の診断自体は，出生時のアプガースコアから行われる。状態の判断には，呼吸・循環動態の子宮外適応の状態のほかに，分娩時の胎児心拍数陣痛図（CTG），臍帯動脈血液ガス所見（pH が 7.0 以下の場合には神経障害のリスクが高い），その他神経学的所見や脳画像，脳波から，治療方針・診断がなされていく。

なお，低体温療法の適応基準には「生後 10 分のアプガースコアが 5 以下であること」が含まれていることから，出生後 5 分時点でのアプガースコアが 7 点以下の場合には，5 分ごとに 7 点を超えるまで，あるいは出生後 20 分までアプガースコアの採点を続ける。

図1 無呼吸の経過イメージ

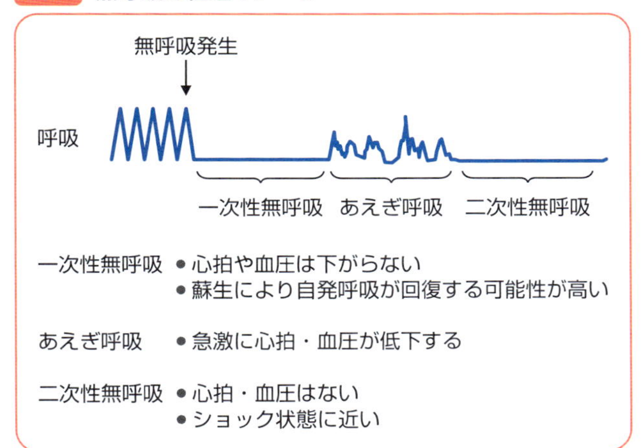

6. 新生児仮死の治療

新生児仮死の状態で出生した児には，まずは蘇生が必要となる。新生児蘇生については新生児蘇生法（NCPR）の手順[1]に沿ってできる限り早く蘇生を始めることが重要となる。蘇生後，適応条件に当てはまる場合（2023 年現在，在胎 36 週以上，体重 1,800g 以上，HIE 中等度以上，生後 6 時間以内の場合等）には，二次的な組織損傷の広がりを抑える低体温療法が選択肢となる。

7. 新生児仮死の合併症

全身状態への影響が考えられるが，最も注目するのは HIE である。HIE は将来的な脳性麻痺の原因となり，生涯にわたる影響がある。脳性麻痺の症状の程度については大きな幅があり，長期的に経過を追う必要がある。

図2 低酸素性虚血性脳症

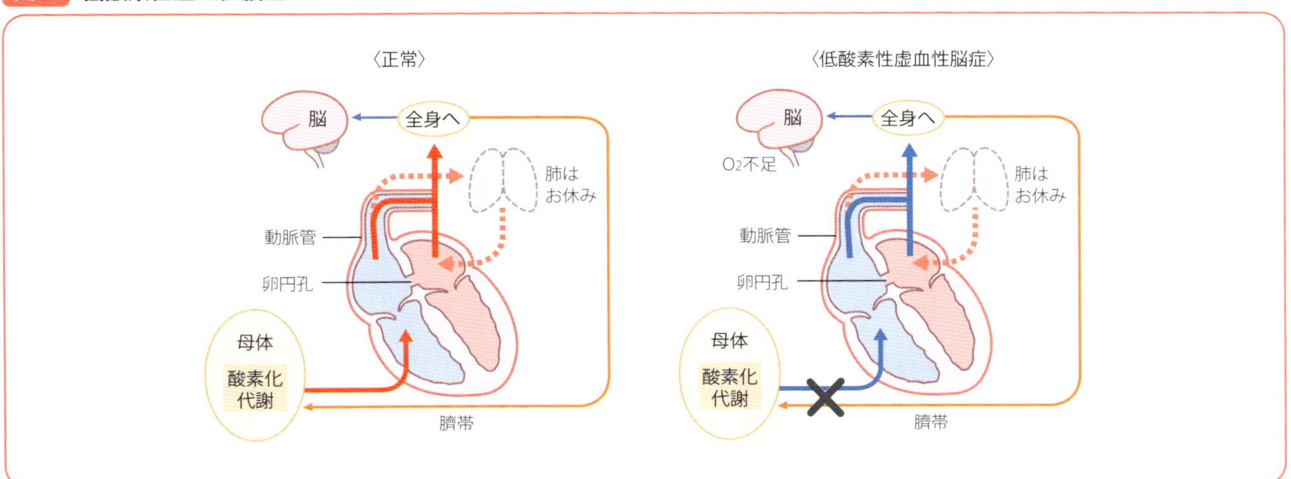

（米澤かおり：新生児の神経疾患．茅島江子他監，看護判断のための気づきとアセスメント 母性看護，p325，中央法規出版，2022．より）

Ⅱ 新生児仮死の看護ケアとその根拠

1. 新生児仮死の観察ポイント

1）出生前の準備

新生児仮死は，多くの場合，分娩中から児の健常性（well-being）が良くないことが予測された事例で生じる。そのため，出生前のCTG所見から予測をし，分娩時に向けた準備が必要になる。具体的には，CTGモニターでレベル3～5と判断される場合には，新生児仮死のリスクは高くなる。すぐに蘇生ができるように，準備をしておく。また，新生児蘇生は1人では難しく，チーム，特に小児科（新生児科）医師やNICUとの連携，施設によっては連携施設との調整等を進めることが，新生児仮死のケアの第一歩といえる。

2）呼吸

新生児仮死の大きなポイントは呼吸が適切にできていないことにつきる。そのため，呼吸状態の観察が重要である。呼吸音や呼吸回数，また鼻翼呼吸や陥没呼吸の観察についても重要だが，特に新生児仮死の事例では，呼吸をしているように見えても急激に心拍数・血圧が低下するあえぎ呼吸になっていないか，ということが重要である。

3）循環

まずは，胎児期から出生に至るまでの循環を評価する。出生までの状況については，臍帯血ガスの評価が重要になる。出生後，呼吸が正常に確立されれば，循環についても問題ない場合が多いが，適切な呼吸がなされなければ，循環動態が悪化していく。新生児の循環が適切にいかない場合は，徐脈という形で出現するため，特に心拍数が重要である。大人とは正常値が異なり，100回／分未満が胸骨圧迫を行う基準となっている。

2. 新生児仮死の看護目標

❶新生児の低酸素・虚血状態からの呼吸の速やかな回復ができる
❷児の状態にあわせた母子（家族）間の愛着促進ができる

3. 新生児仮死の看護ケア

1）新生児の低酸素・虚血状態からの呼吸の速やかな回復ができる

- **出生前の準備**

出生前のCTG所見から予測をし，特にCTGモニターでレベル3～5と判断される場合には，新生児仮死のリスクは高いため，蘇生の準備をする。具体的には，酸素投与がすぐにできるように酸素の準備と人工呼吸のための器具の接続，SpO_2モニターが使える状態にする，喉頭鏡等や体格にあわせた気管チューブ等の気管挿管の準備もあわせて準備をしておく。また，CTGモニターのレベルが3～5である場合や器械分娩のリスクが高い場合など，新生児蘇生が必要なリスクが高い場合には，小児科（新生児科）医師へ事前に一報しておくなど，連携・調整をしておくことが重要である。

- **適切な蘇生の実施（NCPR）**

新生児蘇生は，NCPRに沿った対応を行うことが重要である。産科にかかわる医療スタッフであれば，NCPRのコース（講習会）を受講したい[1]。

NCPRで重要なことは，出生後できる限り早く呼吸ができるよう，保温・体位保持・気道開通を行ったうえで，呼吸・心拍を確認することである。自発呼吸がないあるいは心拍数100回／分未満であれば人工呼吸を開始する。ここまでを遅くとも出生後60秒以内に行う必要がある。そのため，NCPRアルゴリズムを十分理解したうえで，素早く評価をしていくことが必要である。

- **記録**

児の状態が落ち着いた後に，予後について検討する際に，生後早期の蘇生をどのタイミングで何をしたのか明らかにしておくことが重要である。蘇生が必要な状態では，あわててしまうことが多いが，必ず記録係を立て，蘇生の経過について記録しておくことが必要である。

2）児の状態にあわせた母子（家族）間の愛着促進ができる

- **面会や抱っこなどの支援**

蘇生の最中には難しいが，搬送の過程等で，短時間であっても面会したり触れる等の母子接触の時間をつくることを極力意識する。母子接触が難しい状況であれば，面会に来た家族に写真撮影を促すなど，できる限り児を認識できるような支援を行い，愛着形成促進のケアを行う。

母親の不安の表出

出生直後から児の状態が悪いということは，母親にとって大きな衝撃であり，強い不安となる。そのうえ，新生児仮死の場合には分娩経過が関連する場合もあり，偶発的な要因であっても，母が自責の念を感じやすい。児の状態や予後についての不安，児に会いにくいことへの不安，自責の念による不安感等，丁寧に傾聴し，支援につなげることが必要である。

［米澤かおり］

《文献》
1）細野茂春監：日本版救急蘇生ガイドライン 2020 に基づく新生児蘇生法テキスト　第 4 版．メジカルビュー社，2021.

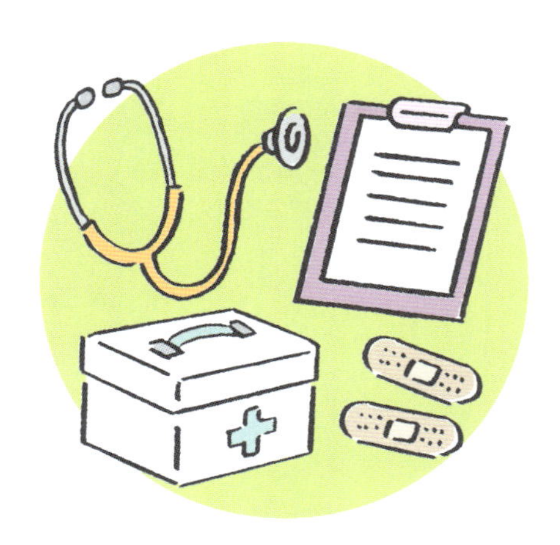

28 –Ⓐ呼吸障害（呼吸窮迫症候群）

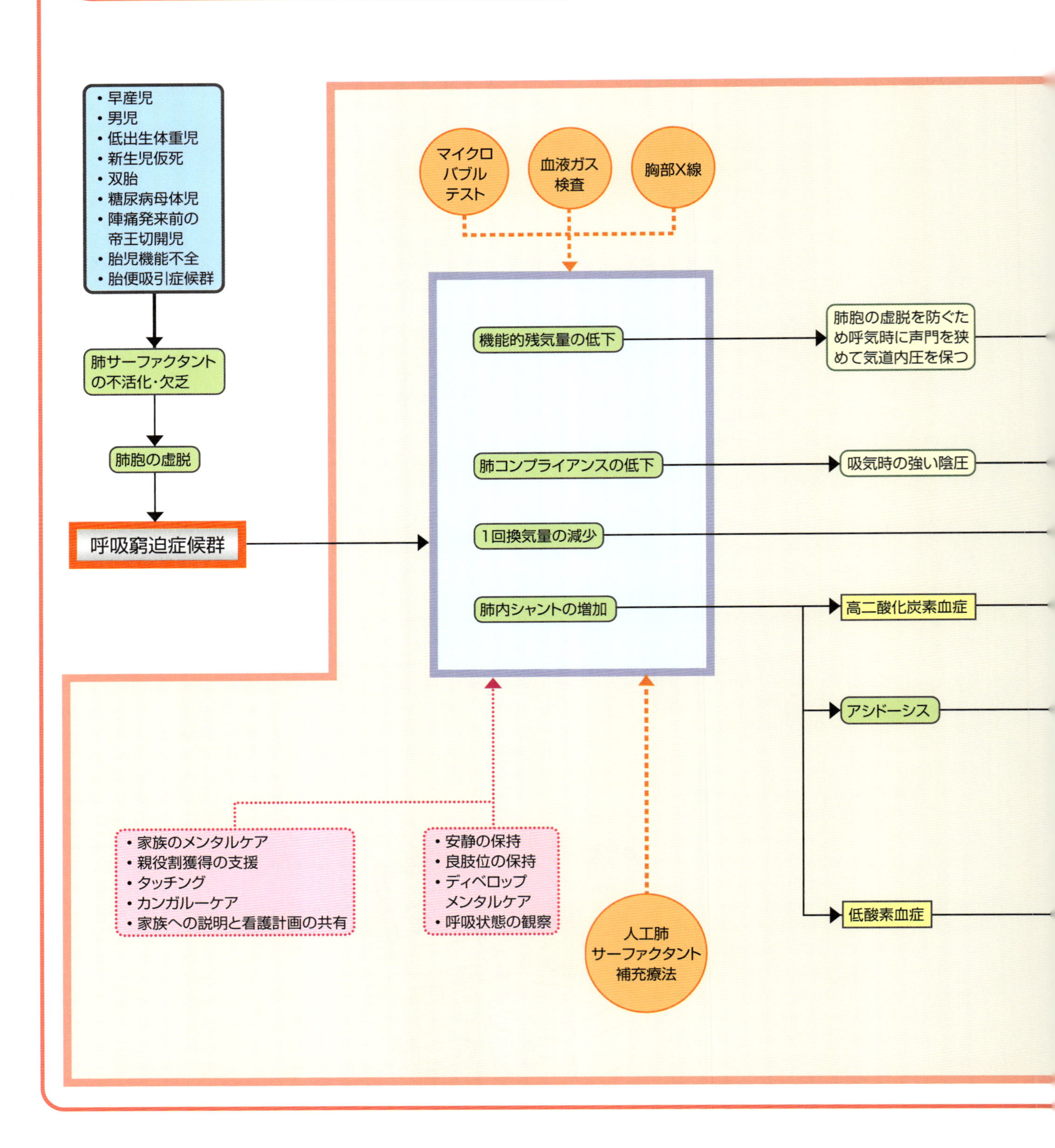

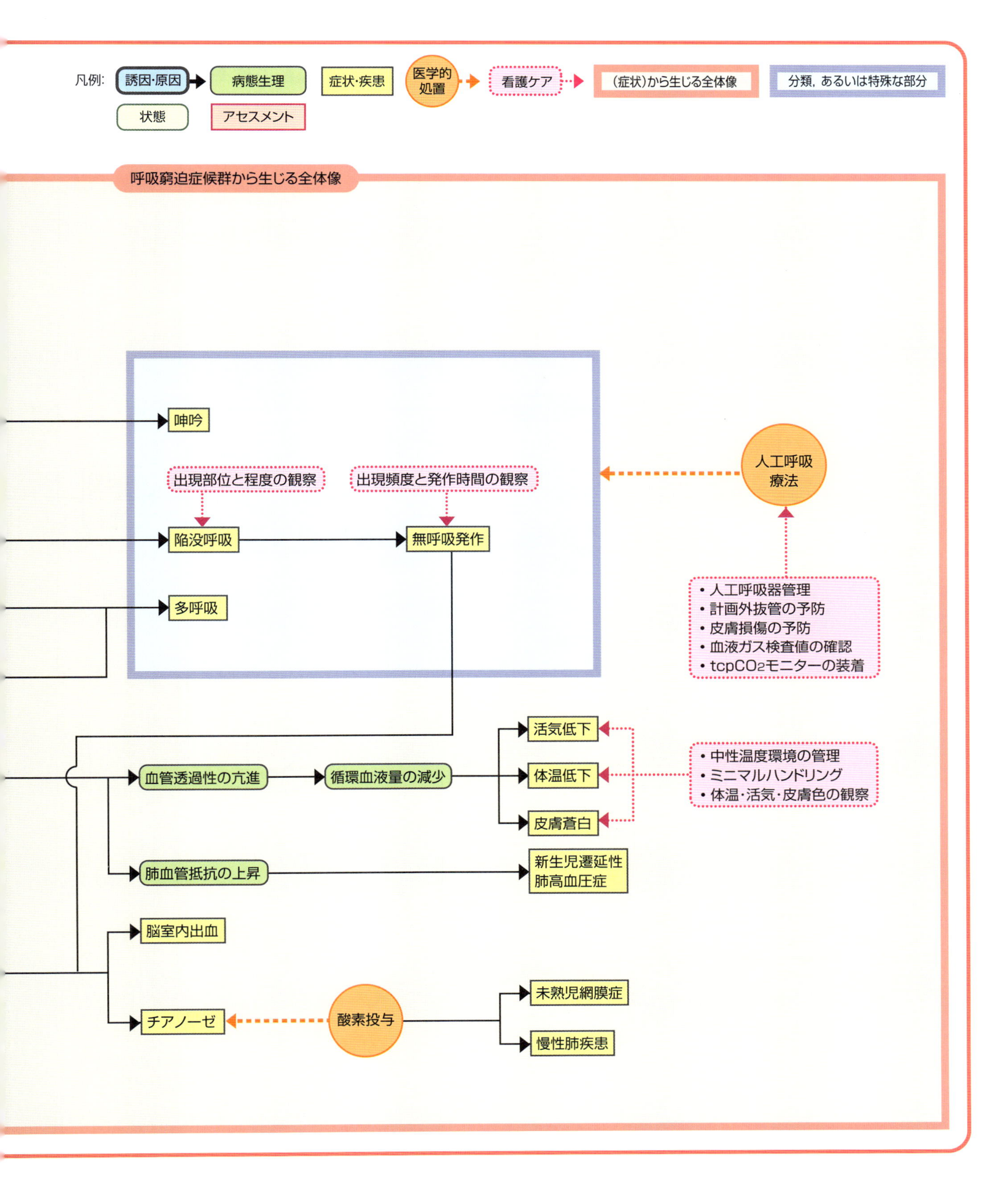
凡例:
誘因・原因
病態生理
症状・疾患
医学的処置
看護ケア
(症状)から生じる全体像
分類，あるいは特殊な部分
状態
アセスメント
呼吸窮迫症候群から生じる全体像
呻吟
出現部位と程度の観察
出現頻度と発作時間の観察
陥没呼吸
無呼吸発作
多呼吸
人工呼吸療法
• 人工呼吸器管理
• 計画外抜管の予防
• 皮膚損傷の予防
• 血液ガス検査値の確認
• tcpCO2モニターの装着
活気低下
体温低下
皮膚蒼白
• 中性温度環境の管理
• ミニマルハンドリング
• 体温・活気・皮膚色の観察
血管透過性の亢進
循環血液量の減少
肺血管抵抗の上昇
新生児遷延性肺高血圧症
脳室内出血
チアノーゼ
酸素投与
未熟児網膜症
慢性肺疾患

28 –Ⓑ呼吸障害（新生児一過性多呼吸）

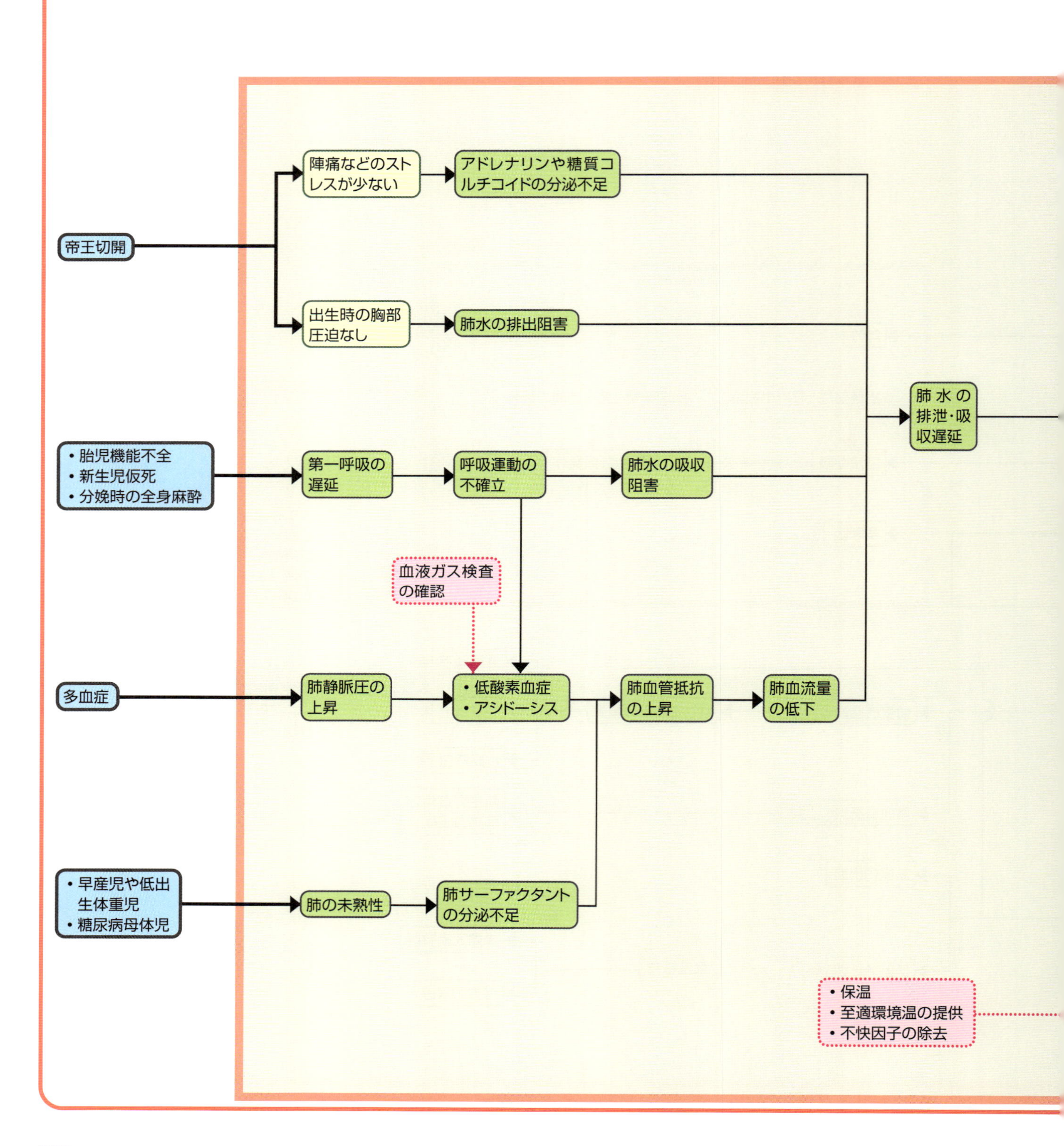

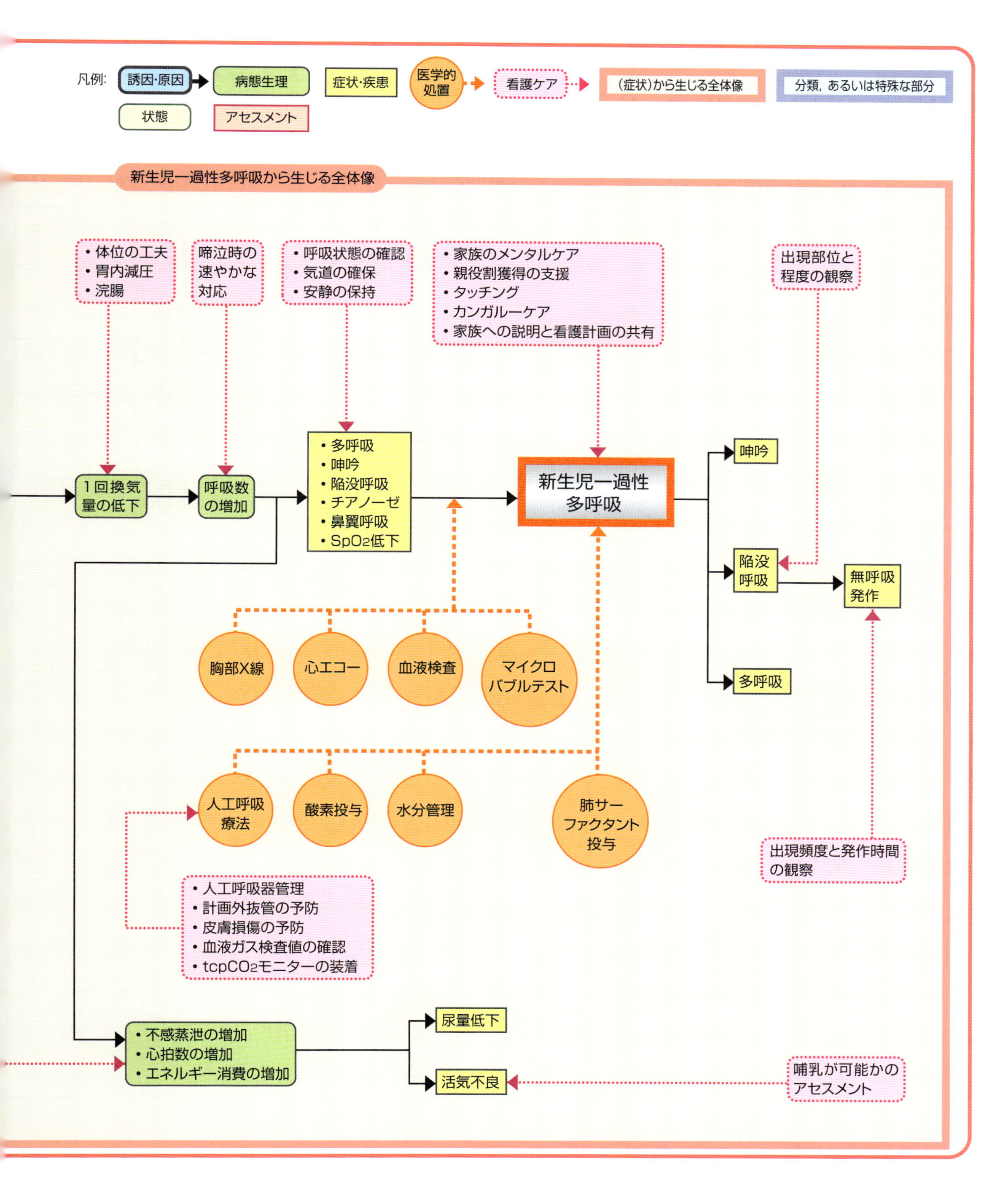
凡例:
誘因・原因
病態生理
症状・疾患
医学的処置
看護ケア
（症状）から生じる全体像
分類，あるいは特殊な部分
状態
アセスメント
新生児一過性多呼吸から生じる全体像
・体位の工夫
・胃内減圧
・浣腸
啼泣時の速やかな対応
・呼吸状態の確認
・気道の確保
・安静の保持
・家族のメンタルケア
・親役割獲得の支援
・タッチング
・カンガルーケア
・家族への説明と看護計画の共有
出現部位と程度の観察
1回換気量の低下
呼吸数の増加
・多呼吸
・呻吟
・陥没呼吸
・チアノーゼ
・鼻翼呼吸
・SpO2低下
新生児一過性多呼吸
呻吟
陥没呼吸
無呼吸発作
多呼吸
胸部X線
心エコー
血液検査
マイクロバブルテスト
人工呼吸療法
酸素投与
水分管理
肺サーファクタント投与
出現頻度と発作時間の観察
・人工呼吸器管理
・計画外抜管の予防
・皮膚損傷の予防
・血液ガス検査値の確認
・tcpCO2モニターの装着
・不感蒸泄の増加
・心拍数の増加
・エネルギー消費の増加
尿量低下
活気不良
哺乳が可能かのアセスメント

28 -ⓒ呼吸障害（胎便吸引症候群）

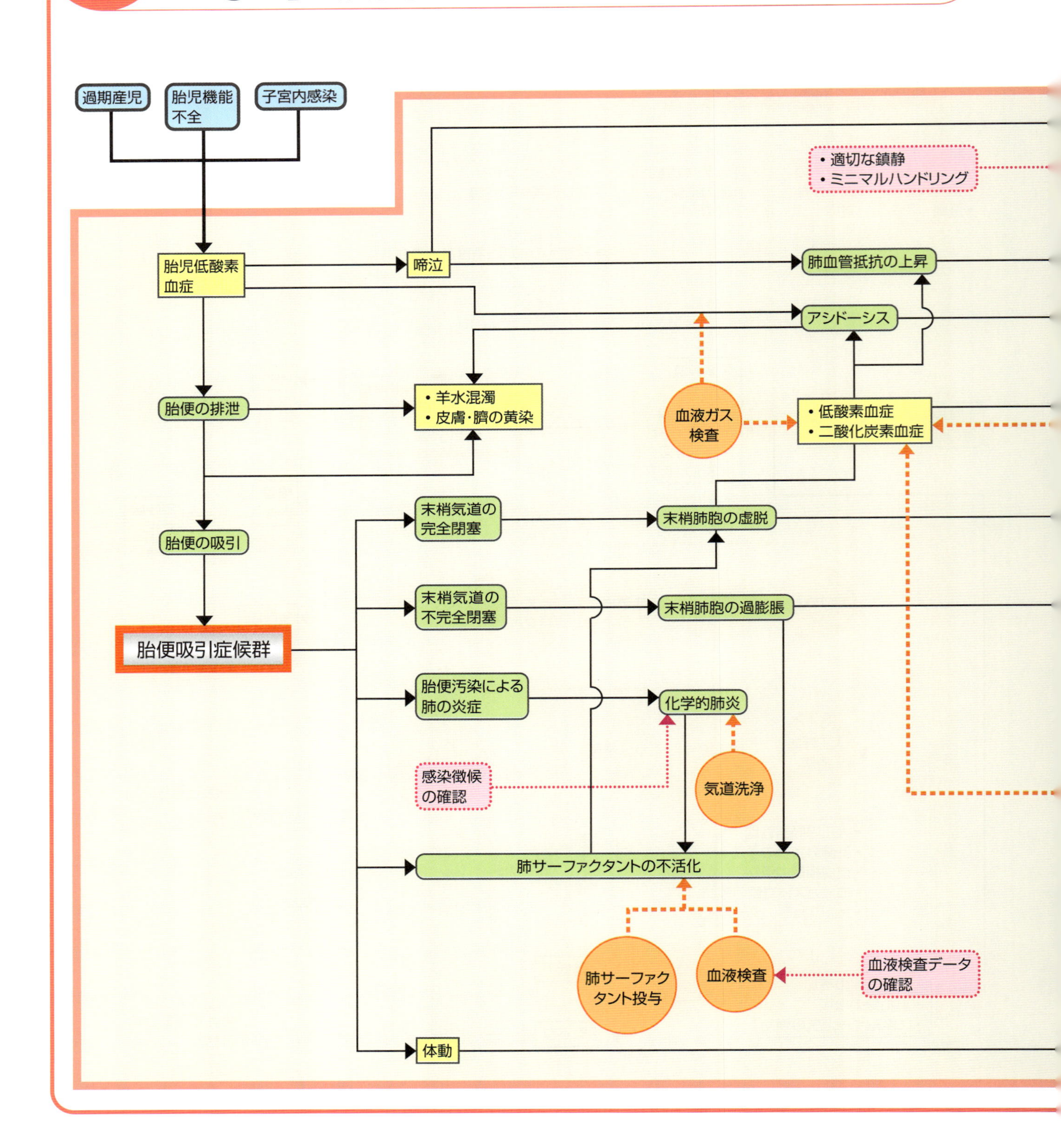

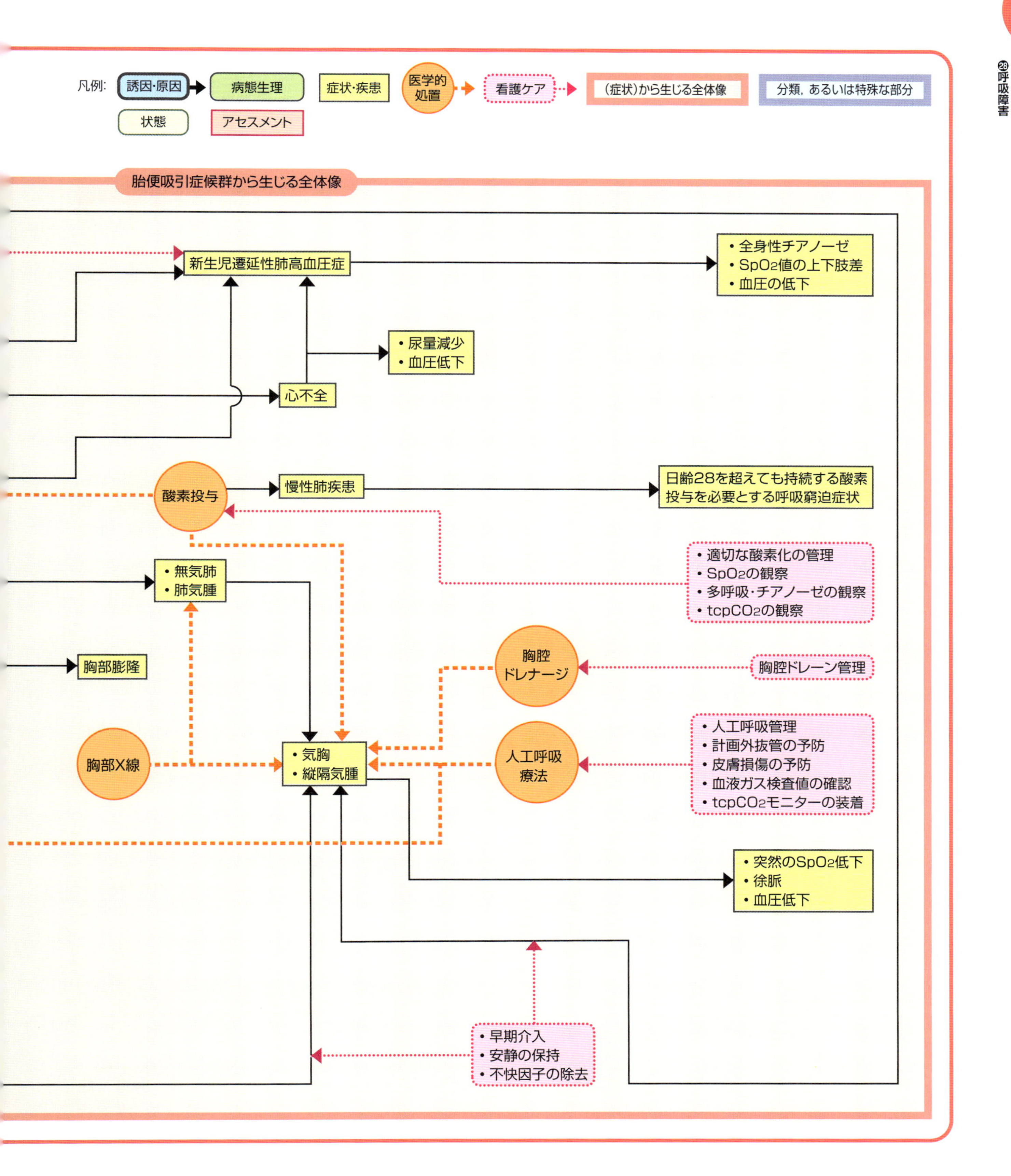
凡例:
誘因·原因
病態生理
症状·疾患
医学的処置
看護ケア
(症状)から生じる全体像
分類，あるいは特殊な部分
状態
アセスメント
胎便吸引症候群から生じる全体像
新生児遷延性肺高血圧症
• 全身性チアノーゼ
• SpO2値の上下肢差
• 血圧の低下
• 尿量減少
• 血圧低下
心不全
酸素投与
慢性肺疾患
日齢28を超えても持続する酸素投与を必要とする呼吸窮迫症状
• 適切な酸素化の管理
• SpO2の観察
• 多呼吸·チアノーゼの観察
• tcpCO2の観察
• 無気肺
• 肺気腫
胸部膨隆
胸腔ドレナージ
胸腔ドレーン管理
胸部X線
• 気胸
• 縦隔気腫
人工呼吸療法
• 人工呼吸管理
• 計画外抜管の予防
• 皮膚損傷の予防
• 血液ガス検査値の確認
• tcpCO2モニターの装着
• 突然のSpO2低下
• 徐脈
• 血圧低下
• 早期介入
• 安静の保持
• 不快因子の除去

28 呼吸障害

Ⅰ 呼吸障害が生じる病態生理

1. 呼吸障害の定義 [1)]

新生児は出生と同時に肺を使って呼吸を開始するが，その適応過程において呼吸障害が生じる場合がある。

- 呼吸窮迫症候群（respiratory distress syndrome：RDS）：肺サーファクタントの欠乏により起こる呼吸不全
- 新生児一過性多呼吸（transient tachypnea of the newborn：TTN）：肺水の吸収がスムーズに行われないことにより起こる呼吸障害
- 胎便吸引症候群（meconium aspiration syndrome：MAS）：胎便で混濁した羊水を気道内に吸引したことにより生じる一連の呼吸障害

2. 呼吸障害のメカニズム [2)]

1）呼吸窮迫症候群（RDS）

肺胞は，肺サーファクタントが肺胞の虚脱を防止することで，膨らんだ状態を維持できる。しかし，肺サーファクタントの分泌不足が原因で肺胞が虚脱し，肺でのガス交換が十分に行えず，虚脱した肺胞を再度開くために高い圧を必要とすることで呼吸筋が疲労し，RDSを発症する。肺サーファクタントは妊娠34週頃に十分量が分泌されるため，それ以前の早産ではRDSのリスクが高い。また，高血糖は肺サーファクタントの分泌を抑制するため，糖尿病母体児などはRDSのリスクが高い（表1）。

2）新生児一過性多呼吸（TTN）

出生前，胎児の肺胞は肺水で満たされており，通常，肺水は産道通過時に胸郭の圧迫によって一部が排泄され，残りがリンパ管や毛細血管に吸収されることにより，肺胞は空気で満たされる。しかし，何らかの原因により，肺水の排泄・吸収が妨げられると，肺胞内に肺水

表1　発症に関連する因子

促進因子	抑制因子
●早産児（特に在胎週数34週未満） ●低出生体重児（特に＜1,500g） ●新生児仮死 ●男児 ●多胎 ●陣痛発来前の帝王切開，子宮収縮抑制薬の使用 ●糖尿病母体児　など	●母体への副腎皮質ステロイド投与 ●前期破水 ●母体高血圧疾患 ●胎児感染症　など

（医療情報科学研究所編：病気がみえる vol.10 産科　第4版．p406，メディックメディア，2018．を一部改変）

が残り，一回換気量の減少に伴いTTNを発症する。陣痛発来前の帝王切開，胎児機能不全，新生児仮死，糖尿病母体児などはTTNのリスクが高くなる。

3）胎便吸引症候群（MAS）

何らかの原因で胎児が低酸素状態やアシドーシスになると，迷走神経が刺激され，腸管蠕動運動の亢進と肛門括約筋の弛緩により，胎便が羊水中に排泄される。低酸素状態により呼吸中枢が刺激され，あえぎ呼吸をした際に混濁した羊水を肺内に吸引することで，MASを発症する。在胎週数34週未満の胎児は排便反射が確立していないため，発症はまれであり，正期産児や過期産児での発症が多い。

3. 呼吸障害の分類と症状

新生児の呼吸障害，RDS，TTN，MASの症状は**表2**の通りである。

4. 呼吸障害の診断・検査・治療（表3）[1, 2)]

1）RDS

臨床背景，呼吸窮迫症状，血液ガス検査，胸部X線所見，ステイブル・マイクロバブル・テストの結果を統合して診断する。治療は，人工呼吸療法と人工肺サー

表2 呼吸障害の分類と症状

疾患名	症状
RDS	多呼吸，呻吟，陥没呼吸，チアノーゼなど
TTN	多呼吸，呻吟，陥没呼吸，チアノーゼなど
MAS	軽度－重度の呼吸障害まで広範囲にわたる呼吸窮迫症状，胸郭膨隆，胎便による汚染

ファクタントの気管内投与を行う。早産が予想される場合には，出生前にステロイドを母体に投与することでRDSの発症を予防することができる。

2）TTN

胸部X線所見と他疾患の除外により診断する。多くは40％以下の酸素投与で治癒するが，改善しない場合は，経鼻的持続気道陽圧（n-CPAP），気管挿管による人工呼吸，肺サーファクタント投与などを行う。

3）MAS

①羊水混濁と胎児低酸素血症の存在，②出産時の気管内胎便の存在，③多呼吸，呻吟，陥没呼吸，チアノーゼなどの呼吸障害，④胸部X線像から診断する。治療は，出生時の第一呼吸開始前に口腔内・気道の吸引，人工呼吸管理，気管内洗浄，肺サーファクタント補充療法などを行う。

5. 呼吸障害の合併症[3)]

1）慢性肺疾患（CLD）

慢性肺疾患（chronic lung disease：CLD）とは，先天奇形を除く肺の異常により，酸素投与を必要とするような呼吸窮迫症状が新生児期に始まり，日齢28を超えて続くもの，および修正36週で酸素投与を必要とするものである。予防のためには，過剰な酸素投与をしない呼吸管理を行うことが最も重要である。

2）新生児遷延性肺高血圧症（PPHN）

新生児遷延性肺高血圧症（persistent pulmonary hypertension of the newborn：PPHN）とは，何らかの原因によって，出生後も肺血管抵抗が下がらず，肺高血圧が遷延する状態である。MASやRDS，新生児仮死などによる低酸素血症の遷延が原因となって発症する。症状は，全身性チアノーゼ，血圧低下や尿量減少などの左心不全症状である。ささいな刺激が重症化を招くことがあるため，適切な鎮静やミニマルハンドリング（㉙心疾患，p240参照）などでの予防が重要である。

表3 呼吸障害の検査

疾患名	検査
RDS	●胸部X線所見：細網顆粒状陰影，すりガラス様陰影，気管支透亮像 ●マイクロバブルテスト：肺サーファクタントの評価で未熟
TTN	●胸部X線所見：肺門陰影の増大，葉間胸膜増大，心拡大など ●血液ガス検査：白血球数，CRP（肺炎や感染症との鑑別） ●心エコー検査：心機能・肺高血圧の評価（先天性心疾患との鑑別） ●マイクロバブルテスト：肺サーファクタントの評価（RDSとの鑑別） ●羊水所見：羊水の評価（MASとの鑑別）
MAS	●胸部X線所見：粗い索状陰影，無気肺と肺気腫の混在した所見

Ⅱ 呼吸障害の看護ケアとその根拠

1. 呼吸障害の観察ポイント

- 経時的に呼吸状態の変化を観察する
- モニターやバイタルサインの数値だけではなく，視診，聴診を含め統合的に観察をする

2. 呼吸障害の看護目標

❶呼吸状態が安定する
❷合併症の予防または早期発見ができる
❸両親が安心して親役割を果たすことができる

3. 呼吸障害の看護ケア

1）呼吸状態が安定する

- RDS[4)]
- 出生後の状態は，呼吸をはじめ刻一刻と変化すること

を念頭に置き，いつ頃から症状が出現しているか注意して観察する。
- 早産児で呼吸窮迫症状を認める場合，RDSの可能性を考慮する。
- SpO_2値だけでなく，呼吸様式も観察する。RDSは，症状が診断のきっかけになることが多い。RDSの症状（表2），の他，SpO_2値，呼吸様式，低体温，活気の低下などを観察する。
- 気管チューブや動脈ライン留置時は，チューブ位置や固定の確認を行う。
- 人工呼吸管理中は，過度の吸気圧や気管チューブ閉塞，予定外抜管を見逃さないように胸郭の上がりなどに注意する。
- n-CPAPや人工呼吸管理中は呑気が多いため，胃穿孔や誤嚥に注意する。
- 人工肺サーファクタントの補充後は，合併症を発症する危険性が高い。バイタルサイン，$tcpCO_2$（経皮二酸化炭素分圧）値，血液ガス値，児の呼吸様式（特に胸郭の上がり方）を観察し，異常があれば医師に報告を行う。

TTN[5]

- 妊娠中および出生時の状況を情報収集し，肺液の吸収遅延の要因を把握する。
- 他の疾患との鑑別が行えるよう，時間経過をふまえて観察を行う。
- 生後の呼吸障害を見逃し，治療の開始が遅れると，症状が長引く場合がある。呼吸数の増加，鼻翼呼吸，呻吟の出現，酸素化の悪化を観察し，早急に医師に報告する。
- 努力呼吸の持続または増悪時は，速やかに医師に報告し，陽圧換気を行う準備をする。陽圧換気を行う際は気胸や肺損傷を予防するための鎮静も考慮する。
- 治療開始後も，呼吸状態が急変する場合があるため，呼吸が安定しつつある時期でも，呼吸状態をしっかり観察する。
- 急激な呼吸数の増加，酸素化の悪化，チアノーゼなどが起こった場合，気胸などの合併症発症を疑う。
- 新生児一過性多呼吸は，肺水の吸収遅延によって起こるため，利尿があるかが重要である。出生後早期は浮腫が改善しているかも観察する。
- 体温が上昇することで呼吸数も上昇するため，多呼吸の原因がわかりづらくなる。体温の管理・観察も行う。
- 外因性要因（分泌物の貯留，不良肢位，腹部膨満，不適切な環境温など）による多呼吸への適切なケアを行う。

MAS[6]

- 皮膚色不良（チアノーゼ，蒼白など），爪・臍帯・皮膚の胎便による汚染，呼吸窮迫症状，SpO_2値低下，SpO_2値の上下肢差，安静時と興奮時のSpO_2の変動について観察する。
- 不用意な刺激を避けるため，ミニマルハンドリングを行う。
- 酸素濃度の調節は無理に下げすぎず，吸引直前に酸素濃度を上げることを考慮する。
- 気管吸引は必要最低限の回数で，時間をかけすぎずにバギングで安定化させる。
- 児が興奮してSpO_2低下が目立つなど，看護ケアに難渋する際は，鎮静を考慮する。
- 気道吸引物の性状や量の変動時や急なバイタルの変動時は速やかに医師に報告する。

2）合併症の予防または早期発見ができる[4]

- できるだけケアをまとめて行い，児の安静が保てるように医療者間でケアの時間調整を行う。
- 児が泣いている場合は理由を判断し，早期に不快因子の除去を行う。また，児が落ち着ける方法について，医療者間で共有しておく。
- 保温やミニマルハンドリングで酸素消費を最小限にする。

3）両親が安心して親役割を果たすことができる

- 母親が「自分のせいで児が呼吸障害になってしまった」と自責の念を抱かないように，言葉を選びながら接し，決して母親に落ち度があったわけではないことを説明する。
- 授乳，抱っこ，おむつ交換など，児の状態に応じて親役割を果たせるような機会をつくる。
- 面会に行くことに不安が強い場合は，面会に付き添う。

［浅川友祈子］

《文献》

1）有森直子編：母性看護学Ⅱ 周産期各論，pp475-479，医歯薬出版，2021.
2）綾部琢哉他編：標準産科婦人科学　第5版．pp639-641，医学書院，2021.
3）医療情報科学研究所編：病気がみえる vol.10 産科　第4版．p407，409，メディックメディア，2018.

4）大西聡：呼吸窮迫症候群．ネオネイタルケア 29（7）：598-602，2016.
5）首里京子：新生児一過性多呼吸．ネオネイタルケア 26（4）：342-347，2013.
6）高山達他：胎便吸引症候群（MAS）．ネオネイタルケア 31（9）840-846，2018.
- 川谷圭司他：新生児一過性多呼吸．ネオネイタルケア 28（9）：874-881，2015.
- 小笠原宏他：呼吸窮迫症候群．ネオネイタルケア．28（9）：840-847，2015.
- 渡辺達也他：遷延性肺高血圧症（PPHN）．ネオネイタルケア 31（8）：736-742，2018.
- 祝原賢幸他：胎便吸引症候群．ネオネイタルケア 28（9）：832-839，2015.

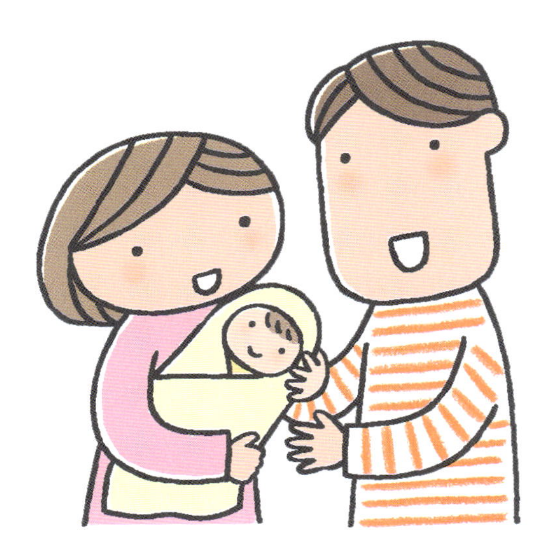

29 心疾患

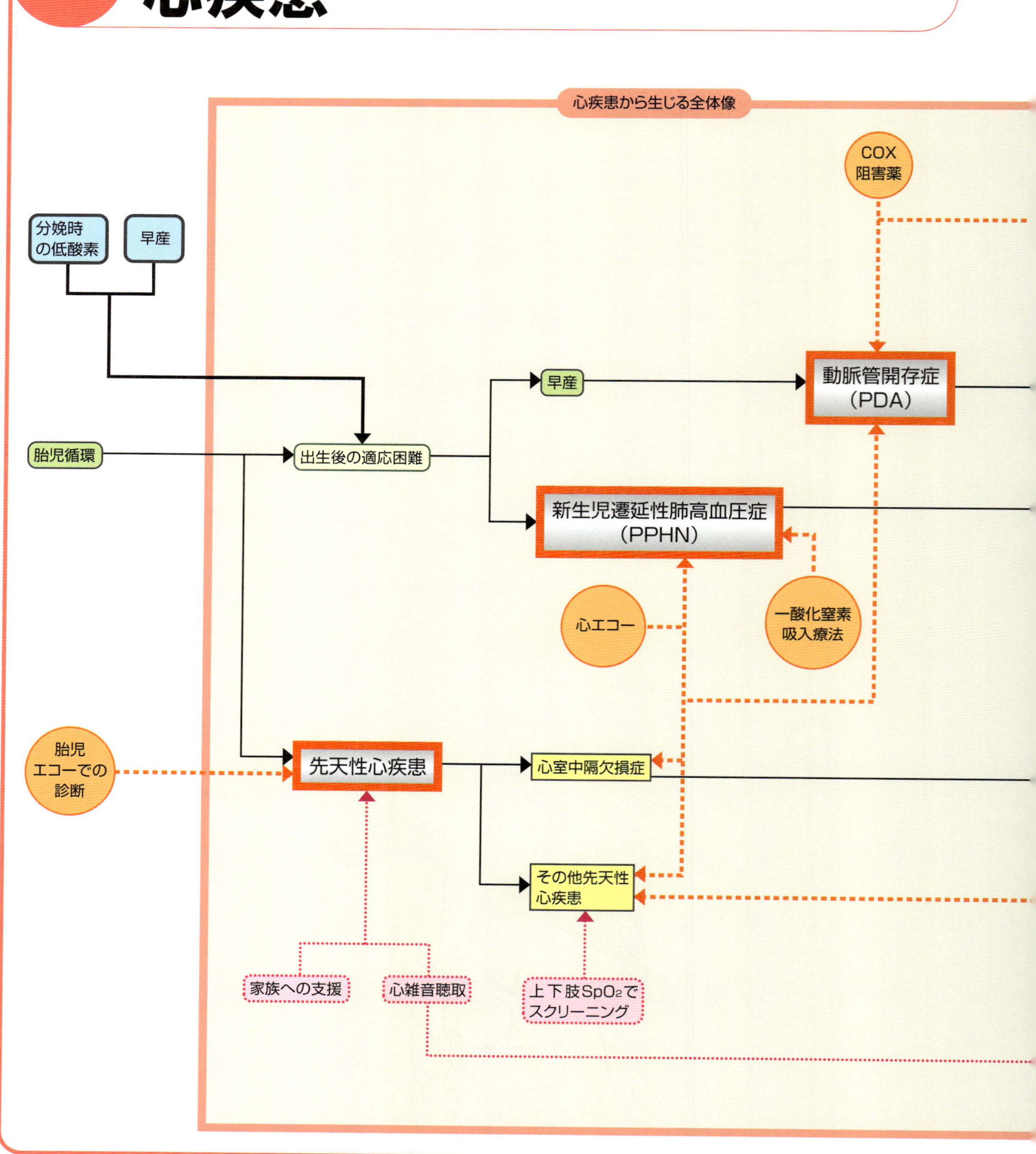

心疾患から生じる全体像
COX
阻害薬
分娩時
の低酸素
早産
早産
動脈管開存症
(PDA)
胎児循環
出生後の適応困難
新生児遷延性肺高血圧症
(PPHN)
心エコー
一酸化窒素
吸入療法
胎児
エコーでの
診断
先天性心疾患
心室中隔欠損症
その他先天性
心疾患
家族への支援
心雑音聴取
上下肢SpO2で
スクリーニング

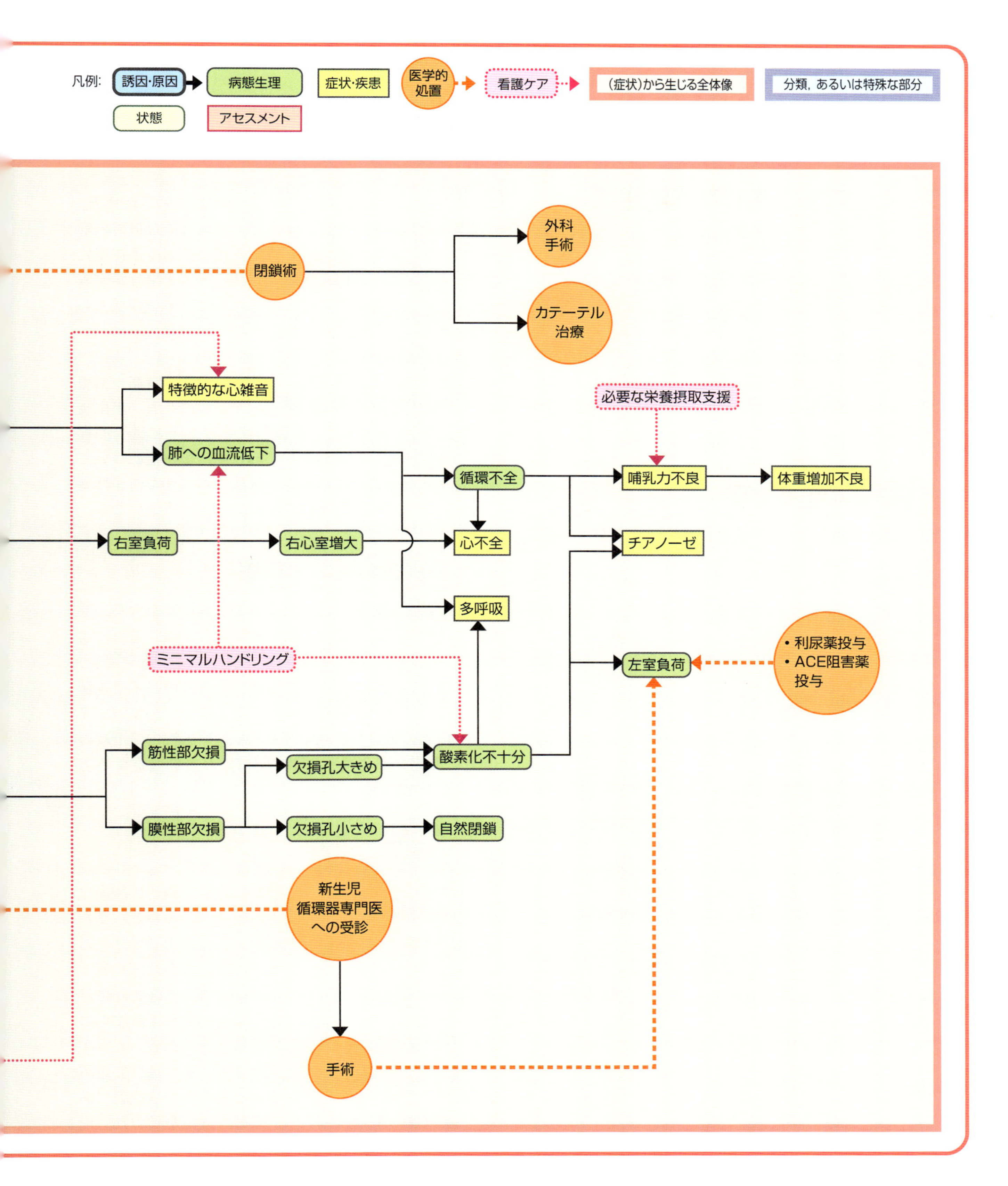
凡例:
誘因·原因
病態生理
症状·疾患
医学的処置
看護ケア
(症状)から生じる全体像
分類，あるいは特殊な部分
状態
アセスメント
閉鎖術
外科手術
カテーテル治療
特徴的な心雑音
肺への血流低下
必要な栄養摂取支援
循環不全
哺乳力不良
体重増加不良
右室負荷
右心室増大
心不全
チアノーゼ
多呼吸
ミニマルハンドリング
左室負荷
・利尿薬投与
・ACE阻害薬投与
筋性部欠損
欠損孔大きめ
酸素化不十分
膜性部欠損
欠損孔小さめ
自然閉鎖
新生児循環器専門医への受診
手術

29 心疾患

I 心疾患が生じる病態生理

1. 心疾患の定義

心疾患とは，心臓に関連した循環器障害を起こす疾患全般を指す。出生早期に致死的な病状に至る先天性の心疾患の発生頻度は1,000出生に4人といわれているが，出生時の子宮外適応がうまくいかない場合や，経過観察となる疾患も含めれば，発生頻度はもっと多くなる。

2. 心疾患の解剖生理

心疾患には多種多様，かつ重症度の大きく異なる疾患が多数ある。現在，妊娠中の胎児スクリーニングを行う施設も増えており，特に重症度の高い疾患については胎内で診断を受け，専門的な循環器治療が受けられるNICUを併設する病院で出産していることも多い。ここでは産科病棟で比較的出会う可能性の高い疾患や，子宮外適応に関連する疾患についてみていく。

新生児の心疾患を理解するには，胎児循環と成人循環の違いを理解する必要がある（⑧子宮外適応，p86参照）。

3. 心疾患のメカニズム

心疾患としては，先天的な形態・機能異常（将来的に外科手術が必要なもの）と，胎児循環・子宮外適応の困難に伴い生じる疾患の大きく2つに分かれる。もちろん，先天的な形態・機能異常の場合にも，子宮外適応の過程で大きな影響がある。

疾患によって，出生時に症状が強く出る疾患と，出生直後は大きな異常所見がないものの，数日中に症状が出現する疾患，しばらくは問題がないがそのまま様子を見ていることで徐々に症状が悪化する疾患がある。症状の出現が比較的緩やかな疾患が入院中に気がつかれなかった場合，退院後に自宅で症状が悪化する可能性もある。

4. 心疾患の分類と症状

新生児期にみられる心疾患は，出生後の適応障害と，動脈管依存型の先天性疾患が多く，さらにそれ以外の形態異常による疾患がある。症状も疾患の種類や重症度によって異なるが，呼吸障害，チアノーゼ，末梢冷感がみられ，それらの症状が悪化するとさらに心不全症状として哺乳力の低下，哺乳時間短縮に伴う体重増加不良につながることが多い。

先天性の疾患については，症状の出現予測時期や治療方法によって，分娩の場所の選択が必要になる。出生後に発見される頻度が高い循環器疾患である動脈管開存症，新生児遷延性肺高血圧症，心室中隔欠損症について**表1**にまとめたが，このほかにも注意が必要な疾患は多数あり，専門医への診察につなげることが重要になる。

5. 心疾患の診断・検査

診断は新生児循環器科医による心雑音聴取を含む，心臓超音波検査，心電図，心臓カテーテル・血管造影による診断が必要となる。胎児期に指摘されていない場合，初めに疾患に気がつくのは呼吸障害や日々のバイタル測定による心雑音の聴取がきっかけとなることが多い。また，心疾患のスクリーニングとして産科入院中に下肢の SpO_2 の測定，または上下肢の SpO_2 の差を測定する方法がある[1]（**図1**）。

6. 心疾患の治療

循環状態の安定化のため，診断に応じて適切に酸素化された循環が保たれるような内科治療が行われる。また最終的に外科手術等による原疾患への治療が必要となることも多い。具体的には，動脈管開存症であれば生後1か月くらいまでは閉鎖を促すためのCOX阻害薬が投与され，それでも閉鎖が見込めない場合に外科手術またはカテーテル治療による動脈管閉鎖術が行われる。心室中隔欠損では，欠損孔の部位や大きさによっては自然閉鎖も期待できるが，閉鎖せず左室に負荷がかかる状態であれば，利尿薬の投与やACE阻害薬の投与が行われ，最終的に閉鎖術が行われる。

表1 新生児の循環不全の発現時期・症状，主な治療法

疾患名	機序	主な症状	主な治療法
動脈管開存症	動脈管が閉鎖せず，肺への血流が不十分であることで，徐々に循環不全，心不全に至る。	●特徴的な心雑音 ●多呼吸 ●哺乳力不良	●COX 阻害薬（インドメタシンやイブプロフェン） ●外科手術
新生児遷延性肺高血圧症	出生後にも胎児期と同様肺血管抵抗が高く，身体の血圧よりも肺血圧が高い状態を示す。右心室に負荷がかかり，右心室圧が増大し，最終的に左心室も含め心不全に至る。	●高度チアノーゼ（下半身に強いチアノーゼ） ●啼泣・体動・処置などでチアノーゼが増悪 ●心雑音 ●血圧低下 ●尿量減少	●原因疾患の治療 ●チアノーゼ発作の誘因予防（ミニマルハンドリング） ●高濃度酸素療法などの肺血管抵抗を下げる治療 ●昇圧剤や輸液による身体血圧を上げる治療
心室中隔欠損症	最も頻度の高い先天性心疾患。膜性部に生じた場合は比較的症状も軽く，経過観察の場合もあるが，筋性部での欠損では症状が強くなる。新生児早期には元気でも，1か月健診の際には心不全となるようなことがあるので，必ず診察のうえで，必要な期間での受診を促す。	●心雑音 ●欠損が大きい場合は多呼吸，哺乳不良	●全体の 50 ～ 60% では 1 ～ 2 歳の間に自然閉鎖がみられるため経過観察 ●外科手術

（米澤かおり：新生児の循環不全．看護判断のための気づきとアセスメント母性看護．中央法規出版，p322，2022．を一部改変）

図1 SpO_2 の計測方法

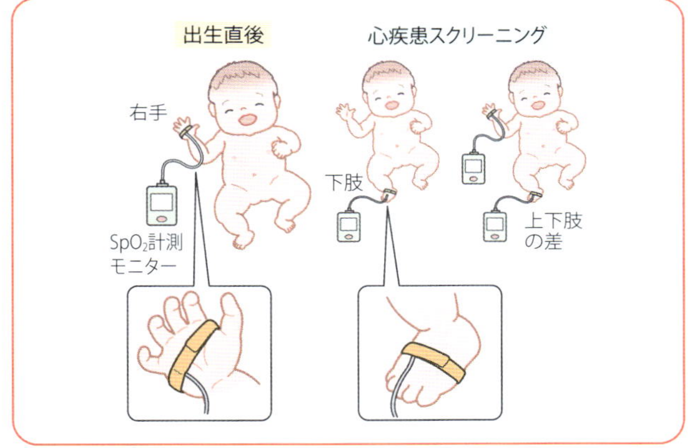

（米澤かおり：新生児の循環不全．看護判断のための気づきとアセスメント母性看護．中央法規出版，p323，2022．より）

7. 心疾患の合併症

心疾患の場合，適切な治療がなされなければ，心不全から最終的に予後不良となる疾患が多い。軽度の心室中隔欠損のようにすぐには特別な介入が不要な経過観察の事例でも，徐々に心不全症状が出る場合もあるので注意が必要である。

Ⅱ 心疾患の看護ケアとその根拠

1. 産科病棟における心疾患の観察ポイント

NICU で治療が必要な場合や長期入院が必要な場合については成書を確認してほしい。ここでは産科病棟での観察のポイントをあげる。

1）心雑音

心雑音は，心室中隔欠損のような先天性の心疾患があるときに，本来の血流とは異なる部位やタイミングでの血流によって聞こえる雑音のことである。循環器を専門とする医療者であれば，心雑音の場所や音によってある程度疑われる疾患の予測も可能である。まずは，心雑音のある児を見逃さないことが何よりも重要である。児が落ち着いた状態での聴診でないと見逃しやすいので，バイタルサイン測定の際に，心拍数だけではなく心雑音の有無を必ず観察し，疑わしい場合には専門医への診察やエコー検査へつなげることが重要である。

2）チアノーゼ

チアノーゼは循環器疾患の特徴的な症状の1つであ

る。十分に酸素化されていないことを示す症状であり，注意して観察をすることが必要になる。一方で，チアノーゼが症状として出ない心疾患もあることにも留意が必要である。SpO_2 や心不全を疑う症状がないかについても併せて観察が必要である。

3）ミニマルハンドリング

心疾患をもつ児は，全身の酸素化が十分でない状態になりやすいため，必要以上に負担をかけないことが重要である。そのために，安静を保てるポジショニングはもちろんのこと，観察やケアを行う際には必要以上に触れず，最低限の動きですむように心がけることや，ケアの回数自体を少なくするために事前に計画をして行うことが必要で，それをミニマルハンドリング（minimal handling）と呼ぶ。児本人が苦痛に感じることは言うまでもないが，身体を動かすこと，泣くこと，清潔ケア等のすべてが刺激となり負担となり得るため，意識して刺激を減らす必要がある。

4）家族の心理・社会面

生まれたばかりのわが子に何らかの疾患があるというのは，どのような場合でも両親へ大きな衝撃となるが，特に心疾患は命に直結することも多く，強い不安となることが多い。また，診察可能な医療施設が限られること，疾患によっては長期入院となること，家族の付き添いが必要な入院の可能性もあること等，家族の社会生活への影響も大きい。家族のサポート状況についてもアセスメントが必要である。

2. 心疾患の看護の目標

❶心疾患・心不全症状の早期発見
❷必要な栄養摂取の支援
❸家族の不安の軽減

3. 心疾患の看護ケア

1）心疾患・心不全症状の早期発見

心疾患の早期発見のためには，観察ポイントにあげたような心雑音，チアノーゼの観察とともに，SpO_2 を用いたスクリーニングを全新生児に確実に行い，見逃しがないようにすることが重要である。

心不全症状としては，前述のような心疾患でよくある症状に加えて，多呼吸，哺乳力の低下，ひいては体重増加不良といった問題につながる。これらの症状は，十分に酸素化がなされず，児本人は「苦しい」と感じるために出てくる症状といえよう。特に外来では，これらの症状が疑われる際には，すぐに受診するよう，家族への指導が必要となる。

2）必要な栄養摂取の支援

心不全症状が強い場合には哺乳力が低下することも少なくないが，心疾患の外科手術が必要な場合には一定の体重まで体重増加があることが必須条件となる。そのため，児に負担をかけずに授乳ができるような支援方法を，養育者と一緒に考える必要がある。

3）家族の不安の軽減

疾患が確定している場合には，できるだけ呼吸の消費を減らすことで症状増悪を防ぐことができるため，泣かせすぎないように活動を抑える等の生活の工夫が必要になる。そのため，負担をかけないような育児指導が行われるが，そもそも先天性の心疾患があるということは，家族にとって大きな不安である。そのうえ，児を泣かせてはならないと思いながら過ごすことは，家族にとって大きなストレスとなり，また不安を感じやすい。

家族の不安が表出できるような支援はもちろん，受診が必要な症状（表2）や連絡先を明確にし，わかりやすく共有すること，家族の社会面でのサポートについても利用できるサービスについて情報提供し支援につなげることが重要になる。

［米澤かおり］

表2　心不全を疑う症状

- 頻脈（ギャロップを伴う）
- 多呼吸
- チアノーゼ
- 浮腫・体重の異常な増加
- 肝腫大
- 哺乳力低下
- 元気がなくなる

《文献》

1）日本未熟児新生児学会　医療提供体制検討委員会：正期産新生児の望ましい診療・ケア．日本未熟児新生児学会雑誌 24（3）：419-441，2012．

NOTE

30 高ビリルビン血症

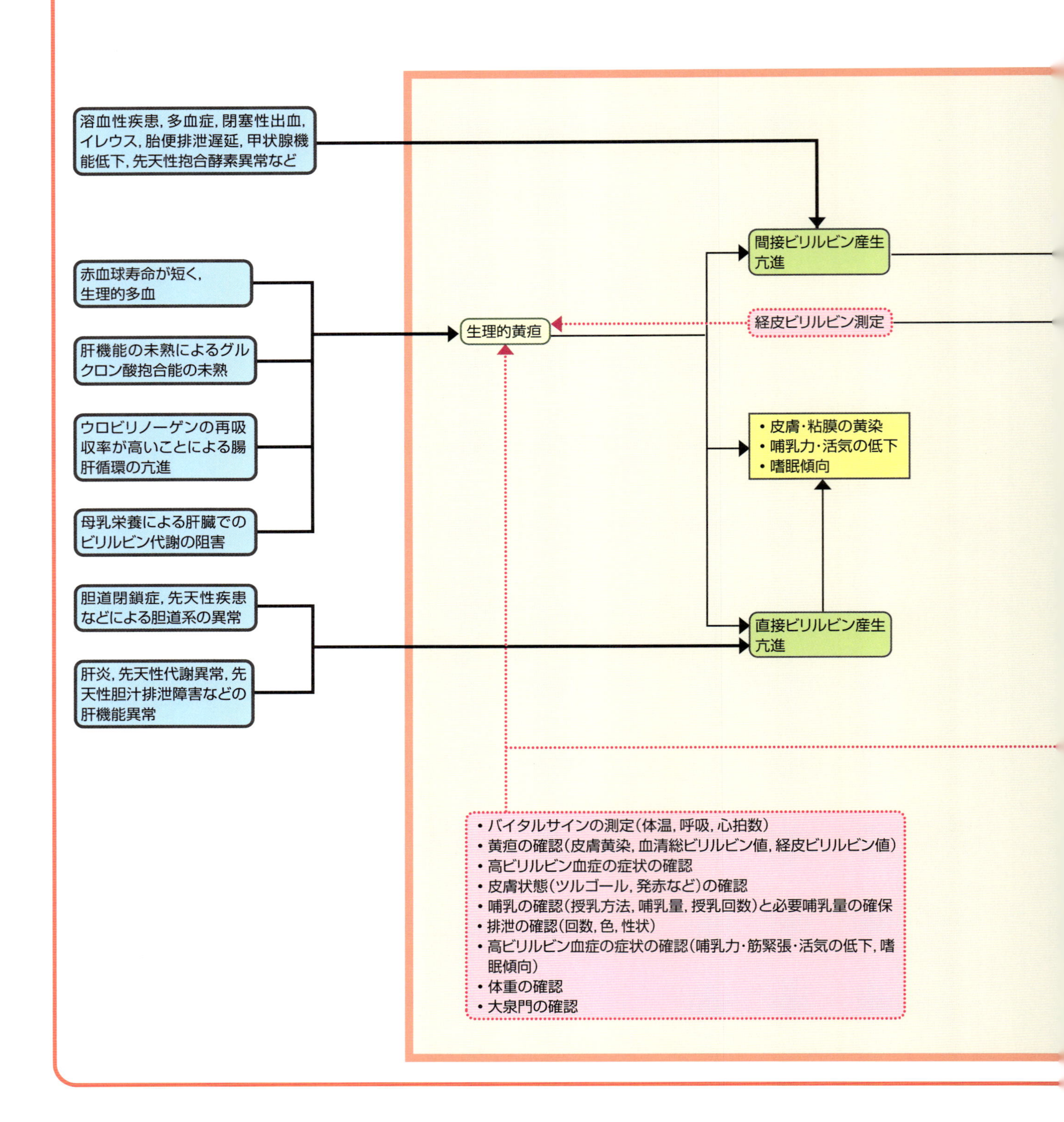

溶血性疾患，多血症，閉塞性出血，イレウス，胎便排泄遅延，甲状腺機能低下，先天性抱合酵素異常など
赤血球寿命が短く，生理的多血
肝機能の未熟によるグルクロン酸抱合能の未熟
ウロビリノーゲンの再吸収率が高いことによる腸肝循環の亢進
母乳栄養による肝臓でのビリルビン代謝の阻害
胆道閉鎖症，先天性疾患などによる胆道系の異常
肝炎，先天性代謝異常，先天性胆汁排泄障害などの肝機能異常
生理的黄疸
間接ビリルビン産生亢進
経皮ビリルビン測定
・皮膚・粘膜の黄染
・哺乳力・活気の低下
・嗜眠傾向
直接ビリルビン産生亢進
・バイタルサインの測定（体温，呼吸，心拍数）
・黄疸の確認（皮膚黄染，血清総ビリルビン値，経皮ビリルビン値）
・高ビリルビン血症の症状の確認
・皮膚状態（ツルゴール，発赤など）の確認
・哺乳の確認（授乳方法，哺乳量，授乳回数）と必要哺乳量の確保
・排泄の確認（回数，色，性状）
・高ビリルビン血症の症状の確認（哺乳力・筋緊張・活気の低下，嗜眠傾向）
・体重の確認
・大泉門の確認

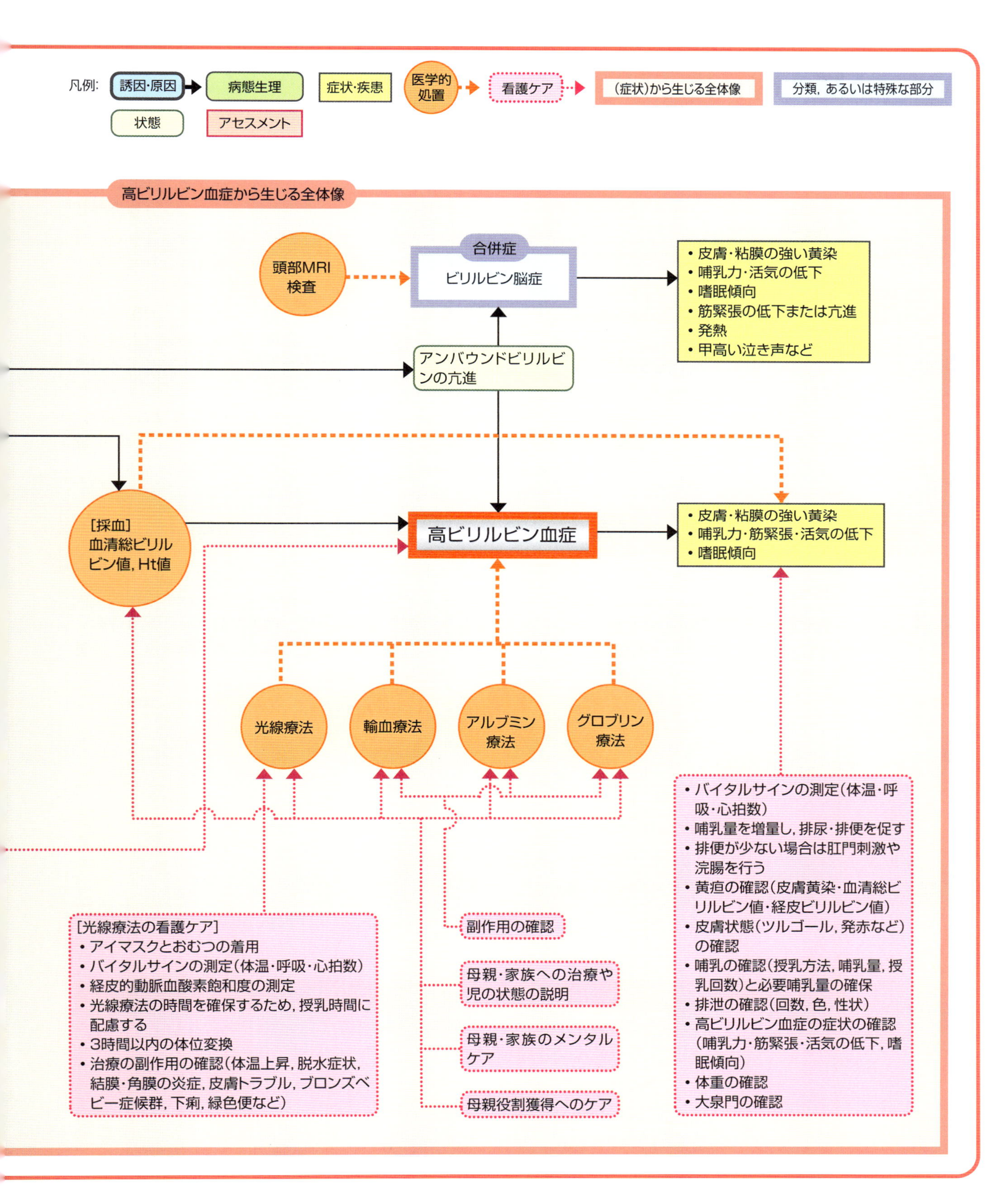
凡例:
誘因・原因
病態生理
症状・疾患
医学的処置
看護ケア
(症状)から生じる全体像
分類，あるいは特殊な部分
状態
アセスメント
高ビリルビン血症から生じる全体像
頭部MRI検査
合併症
ビリルビン脳症
・皮膚・粘膜の強い黄染
・哺乳力・活気の低下
・嗜眠傾向
・筋緊張の低下または亢進
・発熱
・甲高い泣き声など
アンバウンドビリルビンの亢進
[採血]
血清総ビリルビン値，Ht値
高ビリルビン血症
・皮膚・粘膜の強い黄染
・哺乳力・筋緊張・活気の低下
・嗜眠傾向
光線療法
輸血療法
アルブミン療法
グロブリン療法
[光線療法の看護ケア]
・アイマスクとおむつの着用
・バイタルサインの測定(体温・呼吸・心拍数)
・経皮的動脈血酸素飽和度の測定
・光線療法の時間を確保するため，授乳時間に配慮する
・3時間以内の体位変換
・治療の副作用の確認(体温上昇，脱水症状，結膜・角膜の炎症，皮膚トラブル，ブロンズベビー症候群，下痢，緑色便など)
副作用の確認
母親・家族への治療や児の状態の説明
母親・家族のメンタルケア
母親役割獲得へのケア
・バイタルサインの測定(体温・呼吸・心拍数)
・哺乳量を増量し，排尿・排便を促す
・排便が少ない場合は肛門刺激や浣腸を行う
・黄疸の確認(皮膚黄染・血清総ビリルビン値・経皮ビリルビン値)
・皮膚状態(ツルゴール，発赤など)の確認
・哺乳の確認(授乳方法，哺乳量，授乳回数)と必要哺乳量の確保
・排泄の確認(回数，色，性状)
・高ビリルビン血症の症状の確認(哺乳力・筋緊張・活気の低下，嗜眠傾向)
・体重の確認
・大泉門の確認

30 高ビリルビン血症

Ⅰ 高ビリルビン血症が生じる病態生理

1．高ビリルビン血症の定義

黄疸とは，ビリルビンが血液中に増加し，全身の皮膚や粘膜に過剰に沈着した状態である。出生後２～３日に，ほとんどの新生児に生理的黄疸が出現する（❽子宮外適応，p86 参照）が，血清総ビリルビン値が生理的範囲を超えて高い状態を，新生児高ビリルビン血症（新生児病的黄疸）という。

2．高ビリルビン血症のメカニズム

1）ビリルビン代謝のメカニズム

古い赤血球は，脾臓でヘムとグロビンに分解される。ヘムはさらに分解され，間接ビリルビン（非抱合型ビリルビン）となって血中に移動し，大部分はアルブミンと結合する。アルブミンと結合していない間接ビリルビンはアンバウンドビリルビンとよばれ，高い神経毒性を有する。アルブミンと結合した間接ビリルビンは肝臓でグルクロン酸転移酵素により，直接ビリルビン（抱合型ビリルビン）となり，胆汁となって腸管へ排出される。腸内細菌によって胆汁中の直接ビリルビンはウロビリノーゲンやステルコビリンになり，大部分は便中に，一部は尿中に排泄される（図１）。しかし，新生児は間接ビリルビンが体内に蓄積しやすい特徴があるため黄疸が起こりやすい（表１）。生理的な範囲を超えて血中ビリルビン濃度が高くなる（高ビリルビン血症）と，アンバウンドビリルビンが血液脳関門を通って脳の神経細胞に蓄積し，神経毒性による障害（ビリルビン脳症（核黄疸），p247　6．高ビリルビン血症の合併症参照）をきたす（図２）。

3．高ビリルビン血症の分類と症状

高ビリルビン血症には，高間接ビリルビン血症と高直接ビリルビン血症がある（表２）。また，新生児高ビリルビン血症（新生児病的黄疸）は①早発黄疸，②血清総ビリルビン値が正常域を超えて高くなる重症黄疸，③遷延黄疸に分類される（表３）[1,2]。

症状は，皮膚の黄染，哺乳力・筋緊張・活気の低下な

表１　新生児に黄疸がみられる原因

ビリルビン産生の亢進	生理的多血
	赤血球の寿命が 60 ～ 90 日と短い
グルクロン酸抱合能の未熟	肝臓におけるグルクロン酸抱合に必要な酵素活性が低い
腸肝循環の亢進	ウロビリノーゲンの再吸収率が高い

表２　高ビリルビン血症の分類と原因

分類	原因
高間接ビリルビン血症（肝前性黄疸）	ビリルビン産生の亢進：溶血性疾患，多血症，閉塞性出血など
	腸肝循環の亢進：イレウス，胎便排泄遅延
	グルクロン酸抱合能の低下：未熟性，抱合能抑制因子，甲状腺機能低下，先天性抱合酵素異常
高直接ビリルビン血症（肝後性黄疸）	肝機能異常：肝炎，先天性代謝異常，先天性胆汁排泄障害
	胆道系の異常：先天性疾患，胆道の圧迫

（和田雅樹：黄疸．原寿郎監，高橋孝雄他編，標準小児科学　第９版．p144，医学書院，2022．より作成）

図1 ビリルビン代謝のメカニズム

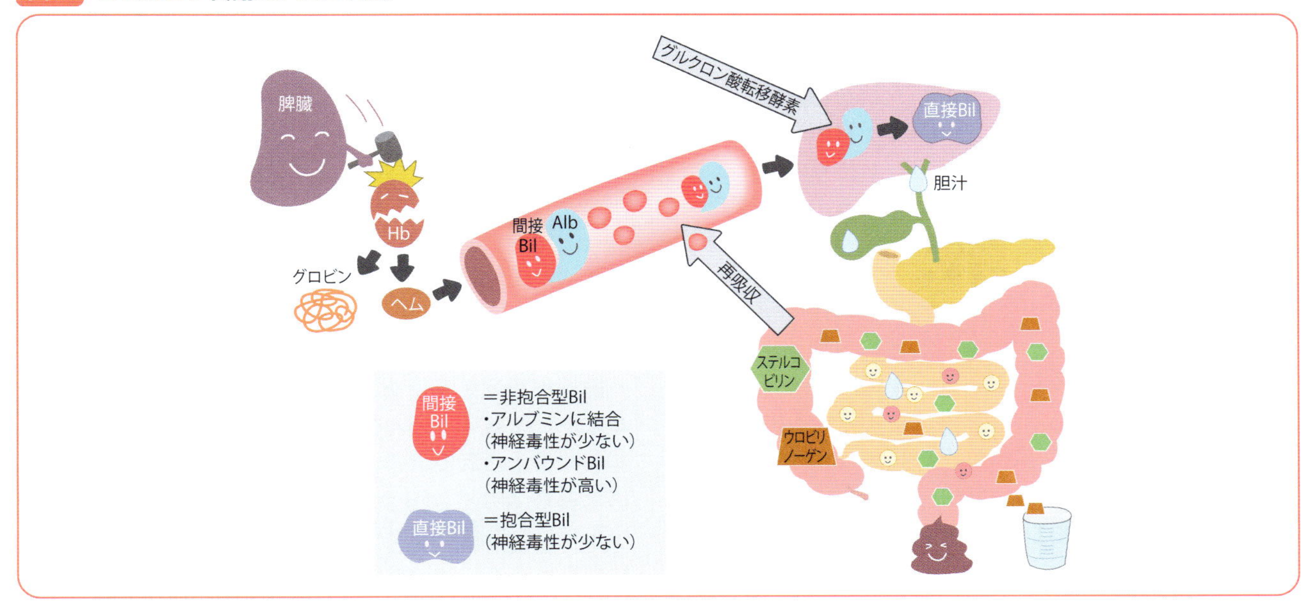

図2 新生児の特徴と病的黄疸発症のメカニズム

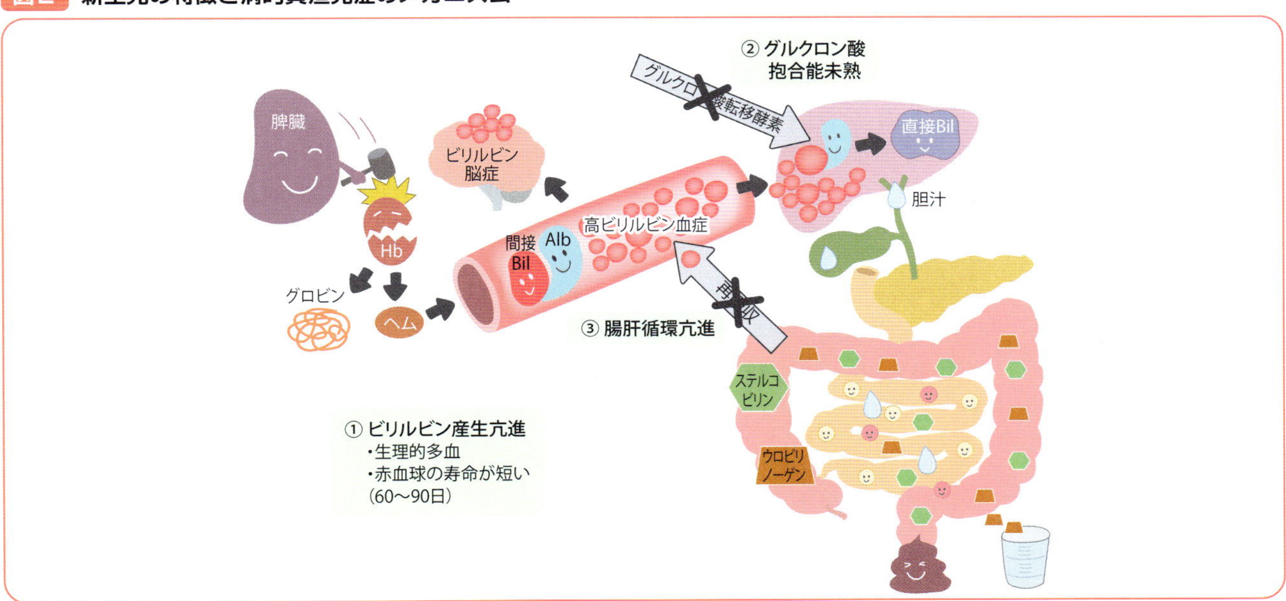

表3 正期産児の高ビリルビン血症を判断する基準

早発黄疸	生後 24 時間以内の可視黄疸，総ビリルビンが治療基準を超える
血清ビリルビン値の急激な上昇	総ビリルビン 5mg/dL/day 以上，または 0.2mg/dL/h 以上の上昇
血清ビリルビン値の高値	総ビリルビン，アンバウンドビリルビンが治療基準を超える
直接ビリルビン値の上昇	2mg/dL 以上
遷延黄疸	2週間以上持続する黄疸

（日下隆：ビリルビン代謝．原寿郎監，高橋孝雄他編，標準小児科学 第9版．p108，医学書院，2022．／岩谷壮太：新生児高ビリルビン血症とビリルビン脳症．周産期医学 51（増刊）：757-760，2021．を参考に作成）

どである。

4. 高ビリルビン血症の診断・検査

生後数日は1日2～3回，その後は1日1回，経皮黄疸計を用いてスクリーニングを行う。新生児の前額部と前胸部で2回測定し，平均値をとる方法と，前胸部で2～3回測定し，平均値または中央値をとる方法がある。経皮ビリルビン測定の値が基準値（⑧子宮外適応，**表1**，p90参照）より高い場合は，血液検査にて総ビリルビン，直接ビリルビン，間接ビリルビン，アンバウンドビリルビン，全血算，血液型，肝機能などを確認する。ビリルビン値は，児の生後日数と出生体重による光線療法・交換輸血開始基準（**表4**）などの診断基準にて評価をする。ヘマトクリット値は，高ビリルビン血症の原因探索や，多血の程度を把握することで今後の推移の予測にも有用である。

● 経皮黄疸計の注意点[3]

- 経皮ビリルビン値は，血清総ビリルビン値の推定値であり，実際の血清総ビリルビン値と ± 1.5mg/dL 程度乖離が認められる。そのため，血清ビリルビン値の基準と照らし合わせる際には，「測定値 + 1.5mg/dL」の値が基準値を超えるか否かで評価する必要がある。
- 経皮ビリルビン値が 15mg/dL を超える場合は誤差が大きくなる。
- 光線療法中や光線療法後 24 時間は，正確な測定ができないため使用しない。
- 前額部は蛍光灯などに曝露されており，正しい経皮ビリルビン値を測定できない可能性がある。

5. 高ビリルビン血症の治療・予後

治療の目的は，ビリルビン排泄を促し，ビリルビン脳症への移行を予防することである。光線療法が第一選択となることが多く，重症例では交換輸血や輸液投与を行う。適切に治療されれば予後は良好である。

1）光線療法

光化学反応によって，間接ビリルビンを直接ビリルビンに変化させ，胆汁や尿中への排泄を促すことで排泄を促進する治療法である。

光線療法開始基準を満たした場合に開始する（**表4**）。ビリルビン脳症のリスク因子がある場合は，一段階低い基準で適応を判断する。日齢におけるビリルビン値が，開始基準より 2 ～ 3 mg/dL 低下した場合に中止する。中止後は，血液検査でリバウンドチェック（ビリルビン値が再度上昇しないかの確認）を行う[4]。

2）交換輸血

血中ビリルビンを最も確実に体外へ排泄でき，十分な治療効果が得られる方法である。一方で，副作用として，輸血による感染症，移植片対宿主病（graft versus host disease：GVHD），低カルシウム血症，高カリウム血症，低体温，アシドーシスなど，合併症の発症リスクの多い治療法である[4,5]。重篤な合併症の発症頻度は高くないが，交換輸血とならないように光線療法を早期に開始することが重要である[3,6]。

3）その他

血中アルブミン濃度を上昇させることで，血液脳関門を通過するアンバウンドビリルビンを低下させるアルブ

表4 血清ビリルビン値と出生体重による光線療法・交換輸血開始の適応基準

出生体重	TB（mg/dL）						UB（μg/dL）
	< 24 時間	< 48 時間	< 72 時間	< 96 時間	< 120 時間	≧ 120 時間	生後時間にかかわらず
< 1,000g	5 / 8	6 / 10	6 / 12	8 / 12	8 / 15	10 / 15	0.3 / 0.8
< 1,500g	6 / 10	8 / 12	8 / 15	10 / 15	10 / 18	12 / 18	
< 2,500g	8 / 10	10 / 15	12 / 18	15 / 20	15 / 20	15 / 20	0.6 / 1.0
≧ 2,500g	10 / 12	12 / 18	15 / 20	18 / 22	18 / 25	18 / 25	

（値は光線療法 / 交換輸血の治療適応基準）

判定：TB 値あるいは UB 値が基準値をこえた場合には，光線療法，交換輸血の適応とする。
TB：血清総ビリルビン，UB：アンバウンドビリルビン

（Nakamura H, et al: Determination of serum unbound bilirubin for prediction of kernicterus in low birth weight infants. Acta Paediatr Jpn 54: 642-647, 1992. より）

ミン療法，血液型不適合による溶血性黄疸に対して，光線療法の効果が十分でない場合にγグロブリンを経静脈投与するγグロブリン療法[4,5]がある。

6. 高ビリルビン血症の合併症

新生児の黄疸は，「生理的黄疸→高ビリルビン血症→ビリルビン脳症」の順で進行していく。

• ビリルビン脳症

ビリルビン脳症とは，重症黄疸が持続し，ビリルビンが血液脳関門を通過して大脳にビリルビンが沈着し，黄染をきたすことで生じる疾患である。新生児は，血液脳関門が未熟なためビリルビン脳症になりやすい。ビリルビン脳症は，発症後の有効な治療法がなく，永続的に神経学的症状が残存し，脳性麻痺を主体とするさまざまな合併症を伴う場合がある。ビリルビン脳症を発症した児の15％は明らかな臨床症状がないことから，ビリルビン脳症の症状（表5）[5,7]だけで判断するのは難しい。必ずビリルビン値と症状を併せて確認をすることが重要である。

7. 光線療法時の注意点

光線療法は，児を裸にして光を照射するが，網膜と性腺を保護するため，アイマスクとおむつを着用する。光線療法中は，２～３時間ごとに仰臥位または腹臥位にして全身に光線を照射できるようにする。光線療法は脱水になりやすく，脱水をきたしていると治療効果が得られにくいため，脱水所見には注意が必要である。ほかにも，哺乳量，尿量，体重減少，バイタルサイン，活気，大泉門，ツルゴールなどを観察する。光線療法の副作用として，不感蒸泄の増加，ブロンズベビー症候群などがある。自然光のもとで全身観察を行い，排泄物の性状や量の増加によって臀部に発赤が生じやすくなるため，保清にも努める必要がある。

表5　ビリルビン脳症の症状

発症初期	筋緊張の低下，軽度の嗜眠，活動の低下，吸啜の減少，甲高い泣き声
発症後２～３日頃	易刺激性，筋緊張の亢進，発熱，後弓反張*
発症数日以降	昏迷・昏睡，筋緊張のさらなる亢進，後弓反張の増悪

＊後頸部を強く背屈させ，全身が後方弓形に反り返る状態

Ⅱ　高ビリルビン血症の看護ケアとその根拠

1. 高ビリルビン血症の観察ポイント

最も重要なことは，高ビリルビン血症をできるだけ早く発見し，治療を行うことでビリルビン脳症を予防することである。

ビリルビン値は，採血で総ビリルビン値を把握する方法が最も信頼性が高いが，毎日行うことは新生児にとって侵襲が大きい。そのため臨床では，経皮黄疸計で非侵襲的・客観的に高ビリルビン血症を評価する[8]。併せて，高ビリルビン血症のリスク因子（表6）の確認を行い，今後の推移を推測し，ビリルビン脳症への移行を予防する看護につなげることが重要である。

2. 高ビリルビン血症の看護目標

❶生理的範囲からの逸脱を早期発見し適切な時期に治療を開始できる
❷ビリルビン脳症への移行を予防できる
❸母親や家族の不安を解消できる

表6　高ビリルビン血症のリスク因子

血液型不適合	• RhD 不適合 • ABO 不適合
多血症に伴う黄疸	• 糖尿病母体児 • SGA 児や早産で生まれた児
感染症に伴う黄疸	• 胎内感染（風疹，梅毒，トキソプラズマ等） • 敗血症（前期破水，GBS 等）
閉鎖性出血に伴う黄疸	• 帽状腱膜下血腫 • 頭血腫 • 頭蓋内出血
腸肝循環の亢進	• 哺乳不良 • 腸蠕動の低下，胎便排泄の遅延
内分泌代謝異常	• 甲状腺機能低下症 • ガラクトース血症
母乳性黄疸	• *UGT1 A1*6* を有する児

（蛭田明子：新生児のアセスメントに必要な知識と技術．有森直子編．NURSING TEXTBOOK SERIES 母性看護学Ⅱ　周産期各論　第２版，p388，医歯薬出版，2020．より）

3. 高ビリルビン血症の看護ケア[5)]

1）生理的範囲からの逸脱を早期発見し適切な時期に治療を開始できる

哺乳量，体重減少，排泄状況，黄染の状態，経皮ビリルビン値または血清ビリルビン値，ヘマトクリット値，高ビリルビン血症のリスク因子（表6），ビリルビン脳症の症状（表5）に注意して観察し，早期発見・適切な時期の対応に努める。

2）ビリルビン脳症への移行を予防できる

哺乳量を増やすことで，便と尿からのビリルビン排泄が促進され高ビリルビン血症悪化の予防につながる。授乳回数が多いほど黄疸の発症率は低下するため，児の体重減少10%以上の場合，もしくは哺乳不足が疑われる場合は，人工乳による補足を検討する。

3）母親や家族の不安を解消できる

母親や家族は，生後間もない児に突然治療が開始されることに戸惑いや不安，自責の念を抱いている場合がある。そのため，母親をはじめとする家族へのメンタルサポートを行う。また，母児分離になっても親役割を果たすことができるよう，搾乳などのサポートを行う。

［浅川友祈子］

《文献》

1）原寿郎監，高橋孝雄他編：標準小児科学　第9版．p108，医学書院，2022.
2）岩谷壮太：新生児高ビリルビン血症とビリルビン脳症．周産期医学 51（増刊）：757-760，2021.
3）本部和也他：第1特集“with NEO”Update 出生後の変化を図解で理解 新生児の適応生理 4 黄疸．赤ちゃんを守る医療者の専門誌 with NEO 25（5）：43，2022.
4）原寿郎監，高橋孝雄他編：標準小児科学　第9版．pp146-148，医学書院，2022.
5）有森直子編：母性看護学Ⅱ 周産期各論．pp495-500，医歯薬出版，2020.
6）高橋直人：黄疸，高ビリルビン血症．産科と婦人科 89（13）：14-18，2022.
7）國方徹也：特集 新生児黄疸を再び考える　ビリルビン脳症　臨床症状（正期産児・早産児／急性期・慢性期）．周産期医学 49（2）：141-144，2019.
8）長野伸彦他：特集 見て，聞いて，触って，五感で診る新生児の異常とその対応　黄疸の見方．周産期医学 52（10）：1465-1469，2022.

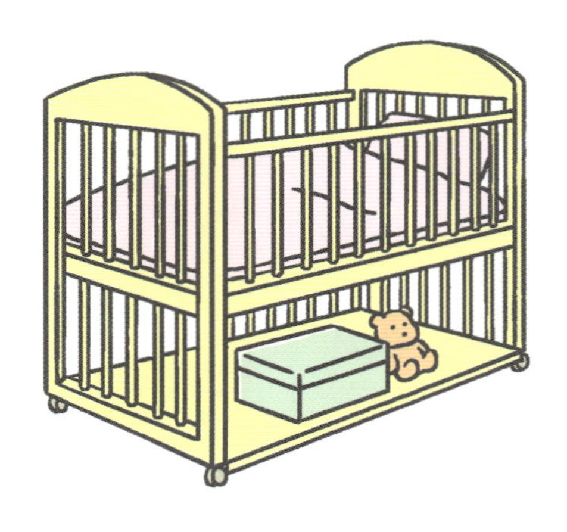

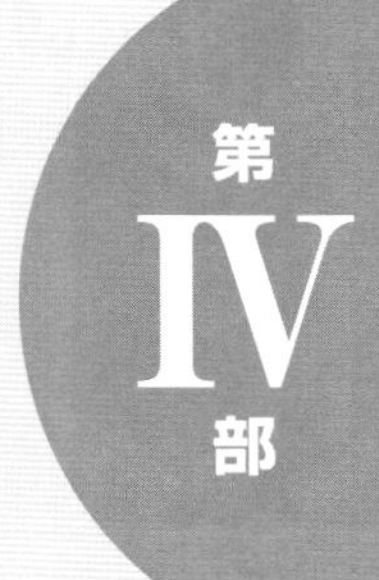

婦人科疾患の看護ケア関連図

31 子宮筋腫

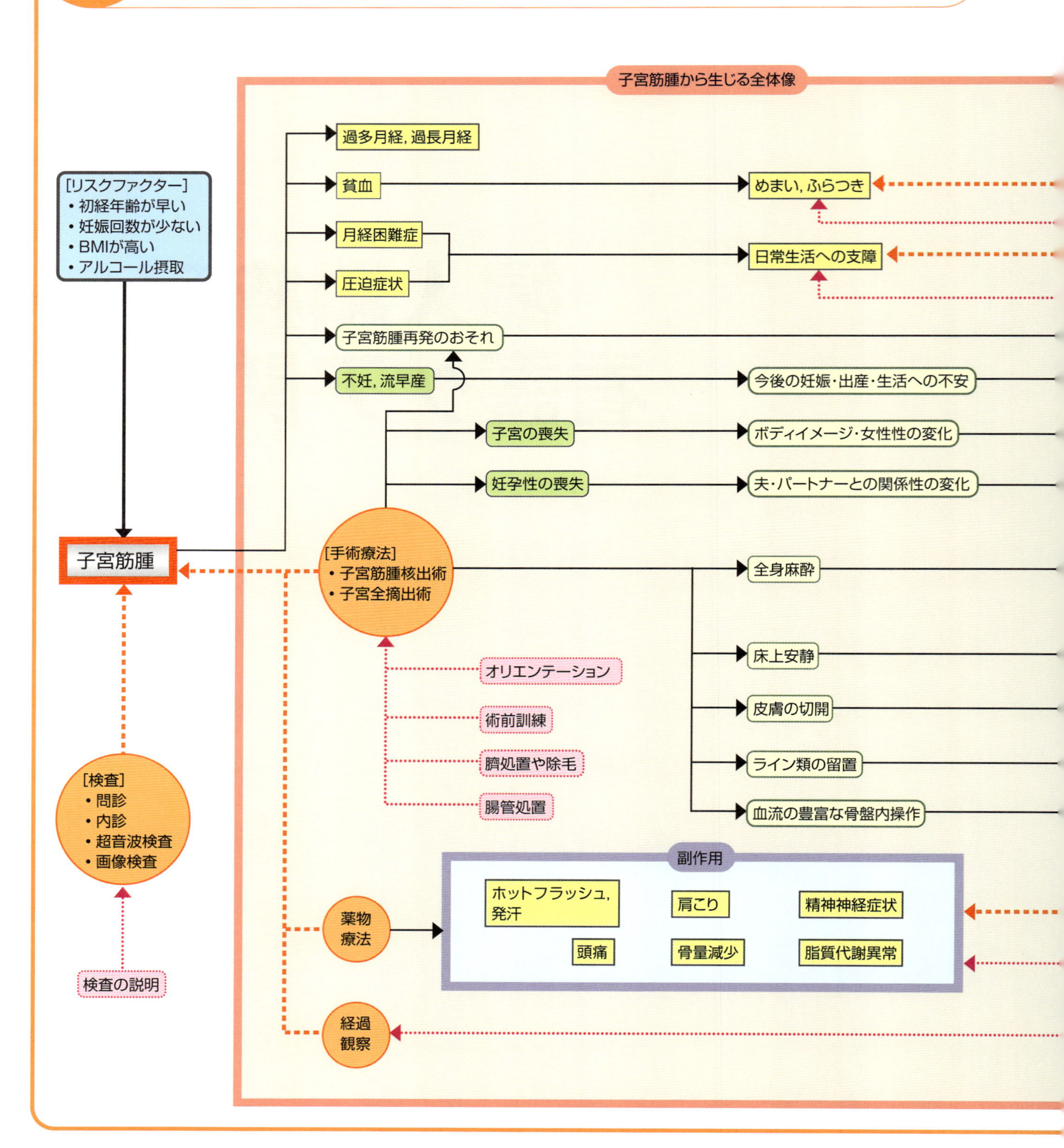
子宮筋腫から生じる全体像
[リスクファクター]
• 初経年齢が早い
• 妊娠回数が少ない
• BMIが高い
• アルコール摂取
子宮筋腫
過多月経，過長月経
貧血
めまい，ふらつき
月経困難症
圧迫症状
日常生活への支障
子宮筋腫再発のおそれ
不妊，流早産
今後の妊娠・出産・生活への不安
子宮の喪失
ボディイメージ・女性性の変化
妊孕性の喪失
夫・パートナーとの関係性の変化
[手術療法]
• 子宮筋腫核出術
• 子宮全摘出術
全身麻酔
床上安静
皮膚の切開
ライン類の留置
血流の豊富な骨盤内操作
オリエンテーション
術前訓練
臍処置や除毛
腸管処置
[検査]
• 問診
• 内診
• 超音波検査
• 画像検査
検査の説明
薬物療法
副作用
ホットフラッシュ，発汗
肩こり
精神神経症状
頭痛
骨量減少
脂質代謝異常
経過観察

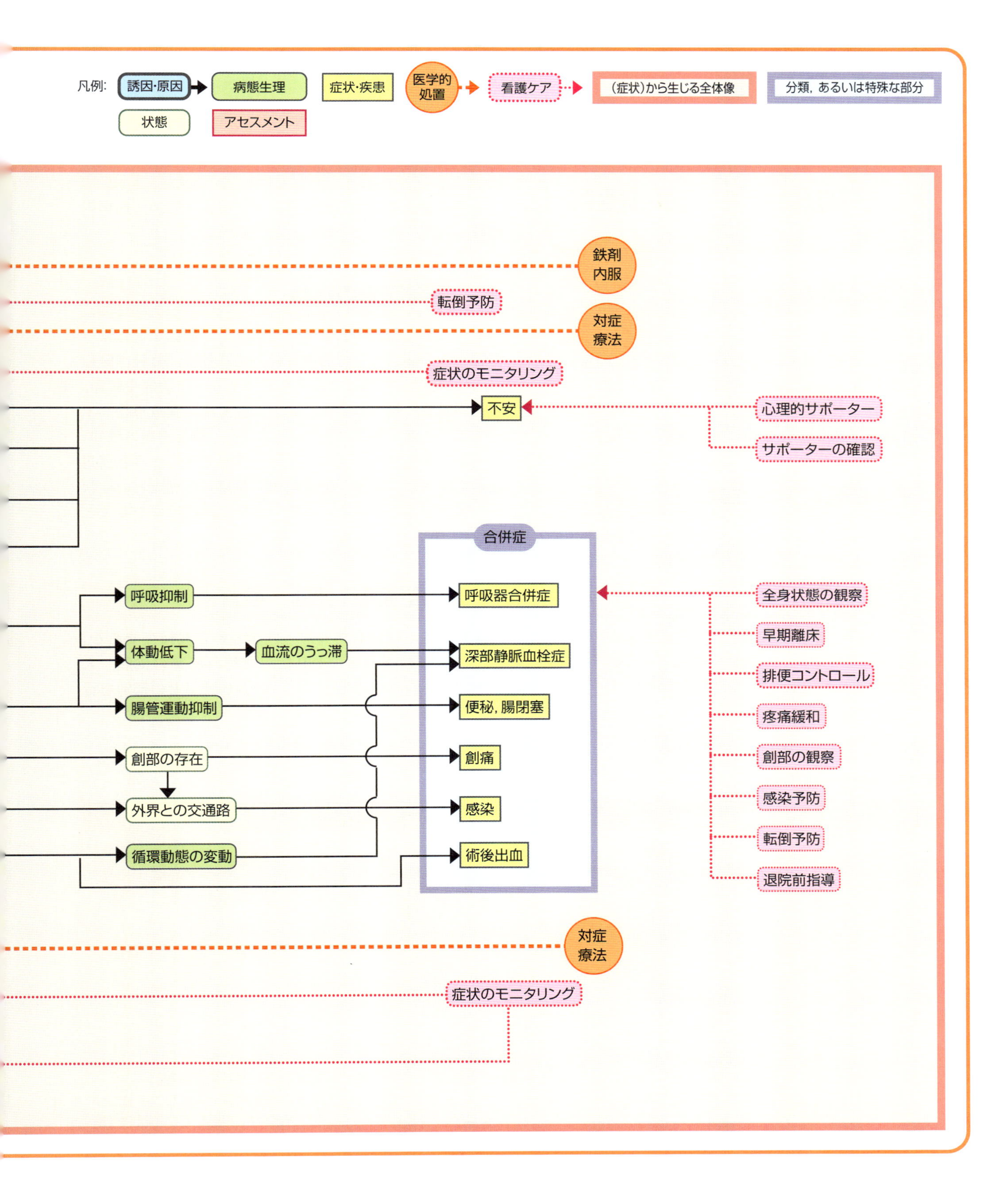
凡例:
誘因・原因
病態生理
症状・疾患
医学的処置
看護ケア
(症状)から生じる全体像
分類，あるいは特殊な部分
状態
アセスメント
鉄剤内服
転倒予防
対症療法
症状のモニタリング
不安
心理的サポーター
サポーターの確認
合併症
呼吸抑制
呼吸器合併症
体動低下
血流のうっ滞
深部静脈血栓症
腸管運動抑制
便秘，腸閉塞
創部の存在
創痛
外界との交通路
感染
循環動態の変動
術後出血
全身状態の観察
早期離床
排便コントロール
疼痛緩和
創部の観察
感染予防
転倒予防
退院前指導
対症療法
症状のモニタリング

31 子宮筋腫

Ⅰ 子宮筋腫が生じる病態生理

1. 子宮筋腫の定義

子宮筋腫とは，子宮を構成している平滑筋から発生する良性腫瘍である。比較的若年から閉経後までの幅広い年代の女性にみられる。自覚症状もなく健康診断で偶発的に指摘されることが多くある。30歳以上の女性20～30%，40歳以上の女性の40%に子宮筋腫が存在する。

2. 子宮筋腫のメカニズム

初経前にみられることはなく，性成熟期に発症し，この間に増大する可能性はあるが，閉経後は一般的に縮小する。発生機序は明らかではなく，エストロゲンやプロゲステロンの作用が関与していると考えられている。

リスク因子に，初経年齢が早い，妊娠回数が少ない，BMIが高い，アルコールの摂取等があげられる。

3. 子宮筋腫の分類

子宮筋腫は発生する部位により，漿膜下筋腫，筋層内筋腫，粘膜下筋腫に分類される（表1）。

4. 子宮筋腫の症状

症状は子宮筋腫のある部位や大きさ，個数などによって異なる。症状として過多月経，過長月経，月経困難症（月経に随伴して起こる病的症状であり，下腹痛や腰痛，腹部膨満感，嘔気，頭痛，疲労，脱力感，食欲不振，イライラ，下痢，憂うつなどが生じる），腹部腫瘤の触知，貧血などが生じる。さらに子宮筋腫が大きくなると周辺臓器を圧迫し，頻尿，排尿困難，便秘，腰痛などの症状が出現することもある。不妊や流早産の原因になることもある（表2）。

5. 子宮筋腫の診断・検査

診断の基本は症状の問診，内診と超音波検査である。また，MRI検査およびCT検査を行い筋腫の位置，大きさなどを診断するとともに，ほかの疾患との鑑別を行う。

表1　子宮筋腫の分類と特徴

分類	漿膜下筋腫	筋層内筋腫	粘膜下筋腫
			粘膜下筋腫 筋腫分娩
頻度	10～20%	70%	5～10%
特徴	●子宮の外側（子宮漿膜の直下）に発生 ●無症状のことが多い	●子宮筋層内に発生 ●多発しやすい	●子宮腔内に発生 ●小さくても症状が強い ●筋腫が内膜に隆起し，子宮口から腟内に突出している状態（筋腫分娩）になることがある

表2 子宮筋腫の症状

	漿膜下筋腫	筋層内筋腫	粘膜下筋腫
過多月経・過長月経	△	○	◎
月経困難症	△	△	○
圧迫症状	○	○	△
不妊症・不育症	△	○	◎

△：症状をきたすことは少ない ○：症状をきたすことがある
◎：症状をきたしやすい

6. 子宮筋腫の治療

治療法として，薬物療法，手術療法がある。筋腫の数，大きさ，部位，症状の程度や年齢，挙児希望の有無などにより治療法は選択される。症状が軽く貧血などを認めない場合には治療の必要はなく，数か月ごとの診察で症状や筋腫の変化を確認する。

1）薬物療法

- **対症療法**

過多月経による鉄欠乏性貧血に対して鉄剤の投与，月経困難症には消炎鎮痛薬の投与がされる。

- **GnRH アナログ療法**

子宮筋腫はエストロゲン依存性に発育することから，GnRH アゴニストもしくはアンタゴニストなど低エストロゲン状態をつくり出す薬物による治療が，手術前や一時的な手術回避，閉経までの期間に手術を回避する目的で行われることがある。GnRH アゴニスト，アンタゴニストの投与により，筋腫の大きさが縮小し，術中出血量は減少し，貧血が改善される。

副作用として，ホットフラッシュ，発汗，肩こり，頭痛などの更年期様症状や骨量減少，脂質代謝異常が生じる。また不安，不眠，うつなどの精神神経症状も伴うことがある。骨量減少を懸念して，1回の持続投与は原則半年間までとなる。GnRH アゴニストの場合，投与後一時的にエストロゲン濃度が上昇（フレアアップ）し，急速に低下するため，初回投与後に大量出血や3週間前後の不正性器出血が持続することがある。

2）手術療法

症状が重い，筋腫の発育が速い，不妊の原因と考えられる場合などには手術療法が選択される。手術療法としては，子宮筋腫核出術（開腹手術，腹腔鏡手術，子宮鏡手術），子宮全摘出術（開腹手術，腹腔鏡手術，腟式手術）がある。筋腫の発生部位や患者側の要因（年齢や妊娠希望）により選択される（表3・図1）。

子宮筋腫核出術は，子宮を温存し妊孕性を保てるが，筋腫の再発や症状の再燃のリスクがある。子宮全摘出術は，根治的治療であり将来の子宮悪性腫瘍のリスクもなくなる。挙児希望や子宮温存の希望がないときに選択される。腹腔鏡手術には，気腹法（炭酸ガスを腹腔内に注入して手術視野を確保する方法）と腹壁吊り上げ法（皮下に鋼線を通すか腹腔内に挿入した器具で腹壁を吊り上げて視野を確保する方法）がある。

- **子宮鏡手術**

子宮用の細い内視鏡（子宮鏡）を子宮の入り口から挿入して，子宮内腔の様子をモニターに映し出しながら手術を行う。子宮鏡を安全に挿入するために子宮経管を拡張させることが必要であり，手術前の処置としてラミナリア桿を留置する。ラミナリア桿は挿入後12時間から24時間で水分を吸収し，2～3倍膨張する。

子宮鏡手術は子宮内腔に糖液を注入し拡張するため，血管などから糖液が血液中に流入する。血液中に大量の糖液が吸収されると，血液中の塩分が低下し水中毒を発症することがある。症状として，意識障害や血圧低下，嘔気・嘔吐などがみられる。

- **腟式手術**

開腹せず，腟から行う手術である。手術視野が狭いため適応は限られる。

Ⅱ 子宮筋腫の看護ケアとその根拠

1. 疾患に伴う看護

1）症状の観察

腹痛や月経痛の程度を観察する必要がある。また，子宮筋腫が大きい場合，圧迫症状として，頻尿，排尿困難，便秘，腰痛などの症状が出現するため，症状の程度や生活への支障を観察する必要がある。貧血を生じている場合は，症状として頭痛，動悸や息切れ，易疲労感，めまいなどが生じることがある。めまいやふらつきによる転倒リスクが高いため，転倒予防行動について指導を行う。

表3　子宮筋腫で用いられる術式

術式	メリット	デメリット
開腹手術	●視野が広い ●癒着剝離が行いやすい ●巨大な筋腫でも対応できる	●大きな創部 ●疼痛の存在 ●侵襲度が高い
腹腔鏡手術	●傷，疼痛が少ない ●侵襲度が低い	●気腹による合併症がある ●医師の技量が必要となる ●対応できる筋腫の大きさに限界がある
腟式手術	●体表に傷ができない ●侵襲度が低い	●腹腔内を観察できない ●腟壁の伸展性が良好でないと施行できない
子宮鏡手術	●体表に傷ができない ●侵襲度が低い	●適応となる筋腫の種類，大きさが限られる ●特有の合併症がある（子宮穿孔，水中毒）

図1　開腹手術・腹腔鏡手術の創部

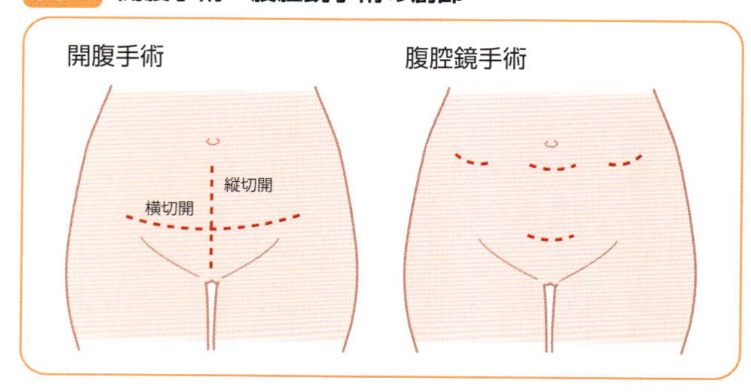

2）病気・治療への思いや不安

子宮筋腫が不妊や不育症の原因となっている場合がある。妊娠希望がある患者の場合，病気や治療への不安は計り知れず，子宮筋腫を手術で摘出した後も再発のおそれはあり，患者に不安を生じさせる。また手術で子宮を摘出する場合，ボディイメージの変化や女性性を喪失することになる。30～40歳代の女性に多い疾患であり，疾患や治療により，社会的役割や夫やパートナーとの関係性に変化や影響を及ぼす可能性も高い。患者が病気や治療をどう受け止めているのかを確認し，心理的サポートを行う必要がある。また，患者が相談できる家族や友人等のサポーターがいるかの確認も必要である。

2. 治療過程における看護

1）手術療法

〈手術前〉

●観察のポイント

●疾患や治療法の受容
●術前オリエンテーションや術前訓練の理解
●不安
●全身状態，アレルギー症状
●排便状況

●看護の目標

❶適切で納得のいく術式を選択できる
❷疾患や手術への不安が軽減する
❸術後の治療経過や身体の状態について理解できる

●看護ケア

●術前オリエンテーション

手術前から手術後の流れ，術後の状態や起こり得る症状などを説明することで，患者が手術後のイメージをもつことができ，不安を軽減し安全に手術が行われるようにする。

●術前訓練

呼吸器合併症予防のための呼吸訓練や，深部静脈血栓症を予防するための下肢運動，転倒予防や疼痛緩和につながる起き上がり方法などについて，デモンストレーションを交えながら説明する。

●臍処置や除毛

開腹手術や腹腔鏡手術の場合，創感染予防のため患者の腹部の状態を確認する。必要時は，創部となり得る範囲の除毛やオリーブ油をつけた綿棒で臍垢を除去する。

●腸管処置

開腹手術や腹腔鏡出術の場合，手術前に便秘薬の内服などの腸管処置が必要となる場合が多い。手術前に便秘薬の内服により排便がみられたかを確認することが必要となる。また，便秘薬を内服することで腸蠕動が亢進するため，腹痛や嘔気，迷走神経反射がみられることがある。そのため，腸管処置を行う前に患者へ体調不良時は伝えてほしいことや転倒予防行動について説明する必要がある。

〈手術後〉

観察のポイント

- バイタルサイン
- 合併症の徴候
- 創部痛，創の状態，睡眠状態
- 腹部症状と食事状況
- ADL の拡大の様子

看護の目標

❶手術後合併症を起こさない，早期に発見する
❷不安や苦痛を最小限に安楽に過ごすことができる
❸ ADL を拡大することができる
❹社会生活に復帰することができる

看護ケア

- 全身状態の観察

バイタルサインの測定を行うとともに，創部の観察，性器出血の有無の確認をし，患者に疼痛や嘔気，頭痛などの症状の有無を確認する。術後合併症を早期発見できるように患者の手術後の変化を注意して観察する。

- 早期離床

手術後 1 日目から，全身状態を評価しながら離床を開始する。循環動態の変化から起立性低血圧が生じやすいため，段階的に身体を動かしていく必要がある。バイタルサインを測定しながら，患者にめまいや嘔気，疼痛の有無などを確認し，転倒に注意しながら歩行訓練を行っていく。点滴架台を持ち歩行することは患者にとって慣れない行動であり，患者の負担軽減や転倒予防のためにライン類の整理などの環境整備を行う必要もある。

- 疼痛緩和

開腹手術や腹腔鏡手術の場合，創部に力が入ることで疼痛が生じる。腹腔鏡手術の気腹法の場合，腹腔内にガスが注入されたことにより，手術後に肩の痛みが生じることがある。疼痛を緩和するため，腹圧のかからない起き上がり方法や，咳嗽時などは手で腹部をおさえるなどの体位の工夫の方法を指導する。

- 便秘予防

全身麻酔や手術操作により便秘や腸閉塞のリスクが高くなるため，腹部症状や飲水，食事摂取状況を観察する。疼痛により効果的な努責がかけられないため，便性を軟化させるため飲水摂取を促し，腸蠕動を亢進させるため ADL 拡大を促す。

- 創部の観察

創部の感染徴候（発赤・熱感・腫脹）がないかを観察する。また患者自身も観察を行えるように説明を行う。シャワー浴が可能となった場合，創部の洗浄方法についても指導を行う。

- 退院前指導

患者に退院後の生活における不安や心配なことについて確認する。また退院後も創部の観察や便秘予防行動は継続すること，医師の指示があるまでは入浴や激しい運動，性行為は控えるように説明する。創部の感染徴候や発熱，性器出血の増加などがみられた場合は病院に連絡するように伝える。

2）薬物療法

薬物療法による副作用の有無を確認する必要がある。GnRH アナログ療法では，低エストロゲン状態となり更年期様症状や精神神経症状が出現する可能性があるため，注意が必要である。治療を開始したら，副作用が出現しているのか，日常生活に支障が生じていないかなどを観察する。

［飯島美穂］

《文献》

- 日本産科婦人科学会編：産婦人科研修の必修知識 2016-2018．p404，pp536-540，日本産科婦人科学会，2016．
- 平松祐司：子宮筋腫の臨床．pp11-12，pp73-83，メジカルビュー社，2008．
- 百枝幹雄編：子宮筋腫・子宮内膜症・子宮腺筋症 診療マニュアル．pp11-12，pp50-56，診断と治療社，2013．
- 岡田宏子：看護の現場ですぐに役立つ 婦人科ケアのキホン．pp90-94，秀和システム，2018．

32 子宮内膜症

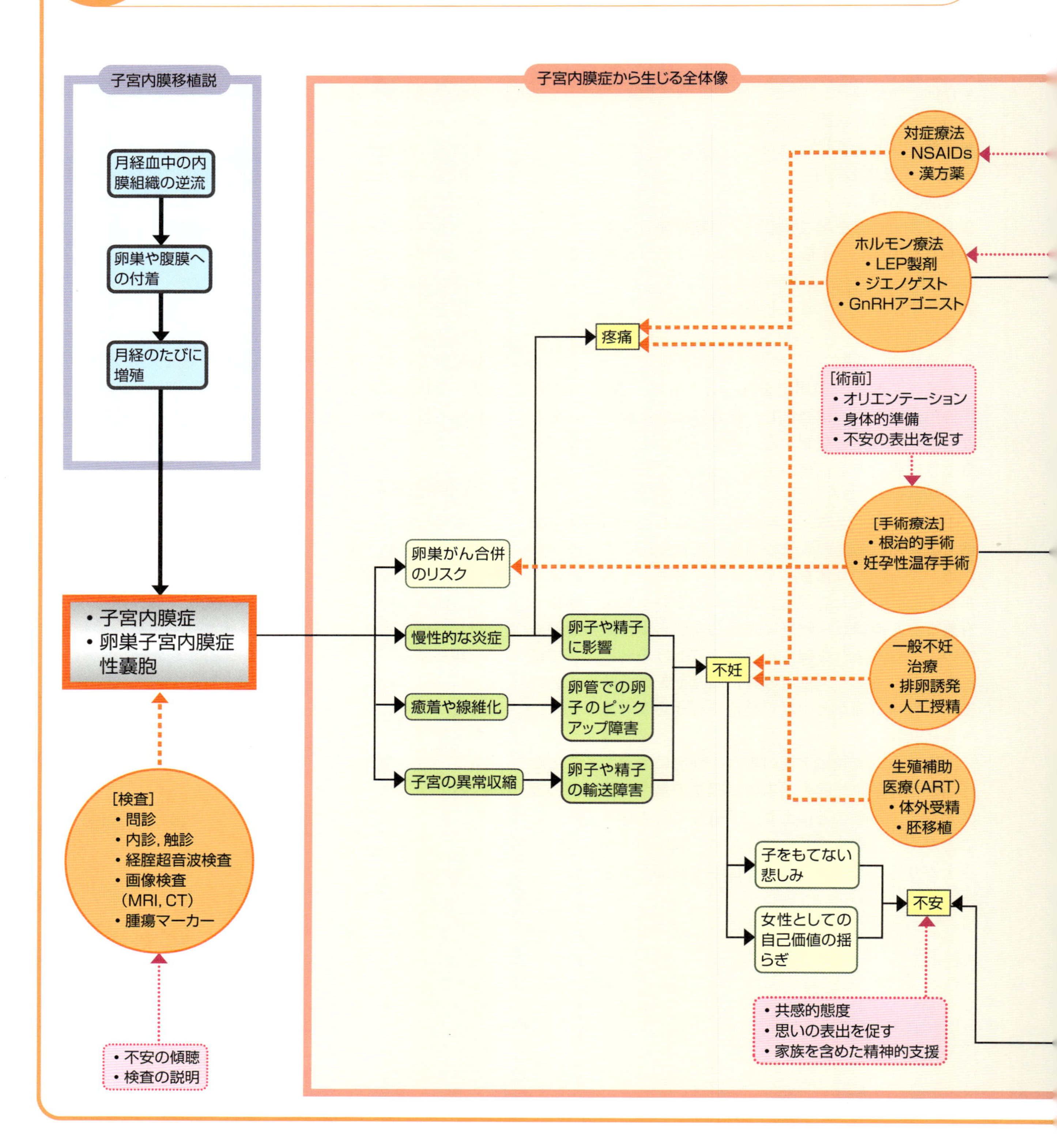
子宮内膜移植説
月経血中の内膜組織の逆流
卵巣や腹膜への付着
月経のたびに増殖
・子宮内膜症
・卵巣子宮内膜症性嚢胞
[検査]
・問診
・内診，触診
・経腟超音波検査
・画像検査
（MRI，CT）
・腫瘍マーカー
・不安の傾聴
・検査の説明
子宮内膜症から生じる全体像
卵巣がん合併のリスク
慢性的な炎症
癒着や線維化
子宮の異常収縮
疼痛
卵子や精子に影響
卵管での卵子のピックアップ障害
卵子や精子の輸送障害
不妊
子をもてない悲しみ
女性としての自己価値の揺らぎ
不安
対症療法
・NSAIDs
・漢方薬
ホルモン療法
・LEP製剤
・ジエノゲスト
・GnRHアゴニスト
[術前]
・オリエンテーション
・身体的準備
・不安の表出を促す
[手術療法]
・根治的手術
・妊孕性温存手術
一般不妊治療
・排卵誘発
・人工授精
生殖補助医療（ART）
・体外受精
・胚移植
・共感的態度
・思いの表出を促す
・家族を含めた精神的支援

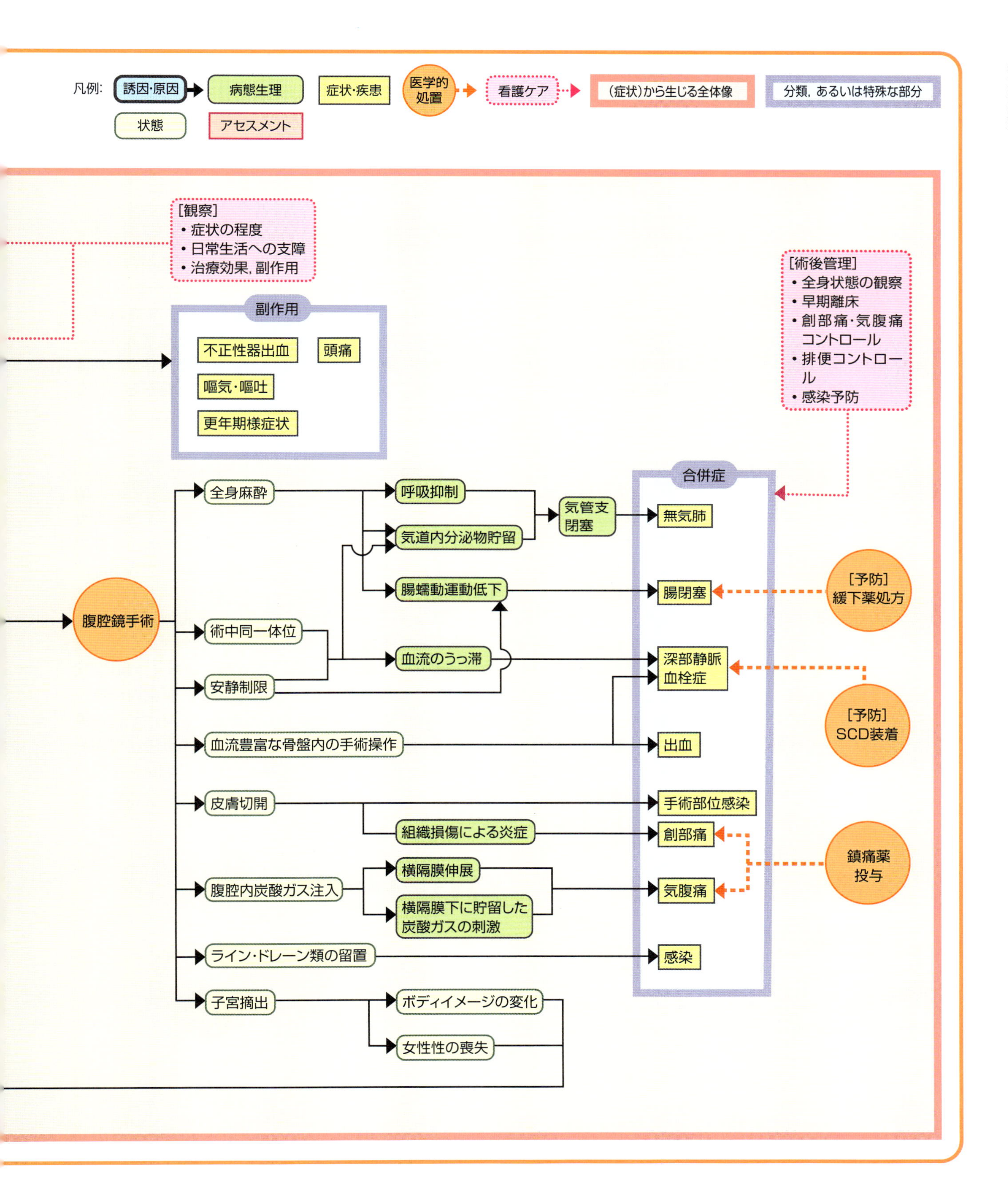
凡例:
誘因・原因
病態生理
症状・疾患
医学的処置
看護ケア
(症状)から生じる全体像
分類, あるいは特殊な部分
状態
アセスメント
[観察]
・症状の程度
・日常生活への支障
・治療効果, 副作用
副作用
不正性器出血
頭痛
嘔気・嘔吐
更年期様症状
[術後管理]
・全身状態の観察
・早期離床
・創部痛・気腹痛コントロール
・排便コントロール
・感染予防
腹腔鏡手術
全身麻酔
呼吸抑制
気道内分泌物貯留
気管支閉塞
腸蠕動運動低下
術中同一体位
血流のうっ滞
安静制限
血流豊富な骨盤内の手術操作
皮膚切開
組織損傷による炎症
腹腔内炭酸ガス注入
横隔膜伸展
横隔膜下に貯留した炭酸ガスの刺激
ライン・ドレーン類の留置
子宮摘出
ボディイメージの変化
女性性の喪失
合併症
無気肺
腸閉塞
深部静脈血栓症
出血
手術部位感染
創部痛
気腹痛
感染
[予防]緩下薬処方
[予防]SCD装着
鎮痛薬投与

32 子宮内膜症

Ⅰ 子宮内膜症が生じる病態生理

1. 子宮内膜症の定義

子宮内膜症とは，子宮内膜に類似する組織が，子宮内腔以外の部位に異所性に存在する良性疾患である。ただし，子宮内膜組織が子宮筋層内で発育するものは子宮腺筋症とよび，子宮内膜症とは区別する。

2. 子宮内膜症のメカニズム

通常，子宮内膜は月経時に体外へ排出される。子宮内膜症の発生機序に関しては諸説あり，現在は子宮内膜移植説が広く受け入れられている。子宮内膜移植説は，月経時に卵管を通じて逆流した月経血中の内膜組織が，骨盤腹膜や卵巣表面に生着して増殖・進展するという説である。しかし，それだけでは説明がつかない内膜症も存在し，いまだ完全な解明はなされていない。

子宮内膜症の好発部位としては，卵巣や子宮靱帯，ダグラス窩，腹膜があり，まれに腟や尿管，胸腔などにも発生する。直腸やS状結腸，ダグラス窩，仙骨子宮靱帯などに生じるものは，深部子宮内膜症として取り扱われる。また，卵巣にできたものは卵巣子宮内膜症性囊胞（卵巣チョコレート囊胞）とよぶ（図1）。子宮内膜症は20～40歳代女性の約10％にみられ，10代で発症する場合もある。

3. 子宮内膜症の分類と症状

1）病期分類

現在は，r-ASRM分類（アメリカ生殖医学学会分類改訂版：revised-American Society for Reproductive Medicine）が主流である。子宮内膜症病変の大きさ，卵巣と卵管の癒着の程度，ダグラス窩閉鎖の程度をそれぞれスケーリングし，合計点によって進行度を分類する。Ⅰ期（minimal）は1～5点，Ⅱ期（mild）は6～15点，Ⅲ期（moderate）は16～40点，Ⅳ期（severe）は41点以上となっている。

2）症状

子宮内膜症の主な症状として，疼痛と不妊がある。疼痛のなかでも，月経痛は子宮内膜症の患者の約90％にみられ，月経のたびに疼痛は悪化する。月経痛以外にも，月経時以外の下腹部痛や腰痛，性交痛などもみられる。その他，過多月経，不正性器出血などを伴う。病変が骨盤内臓器以外に広がると，排便痛や便秘などの消化器症状，頻尿や排尿時痛などの尿路症状が生じる。

4. 子宮内膜症の診断・検査

問診によって症状などを聴取し，次に内診や触診を行う。子宮内膜症を疑わせる内診所見には，子宮可動性の制限，子宮後屈，圧痛，ダグラス窩硬結などがある。一般的には内診と同時に経腟超音波検査を実施し，必要に応じて腫瘍マーカーやMRI検査などを追加する。卵巣子宮内膜症性囊胞では，超音波検査では卵巣成熟奇形腫や卵巣がんとの鑑別が問題となる場合があり，MRI検査が大きな役割を果たす。MRI検査は，囊胞内の血液成分を特定することができるため有用である。子宮内膜症の確定診断は，手術によって病変を証明する必要がある。しかし，必ずしも確定診断を行わず，臨床的子宮内膜症と診断して，疼痛などの症状に対して薬物療法を開始することが増えている。

図1　子宮内膜症の発生部位

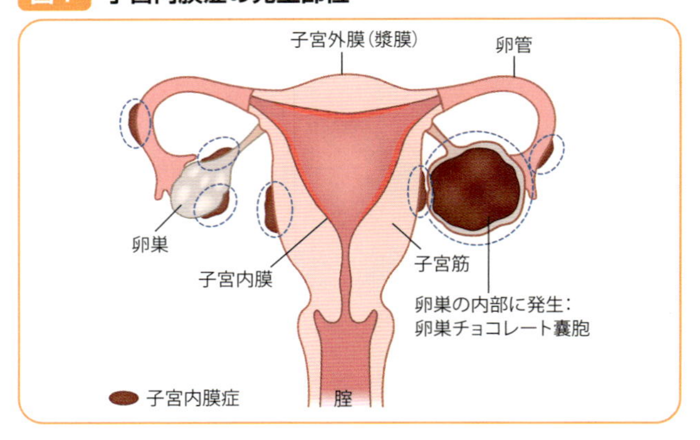

5. 子宮内膜症の治療

子宮内膜症の治療目的は，疼痛の緩和と妊孕性の改善である。また，卵巣子宮内膜症性嚢胞では，無症状であっても破裂や感染，悪性化への予防のために治療を要する場合がある。治療には，薬物療法，手術療法，不妊治療があり，個々の患者の治療目的，病巣部位（特に卵巣子宮内膜症性嚢胞の大きさ），年齢，挙児希望の有無などによって治療方針を決定する。

1）薬物療法

子宮内膜症の薬物療法は，対症療法とホルモン療法に大別される。前者は子宮内膜症に伴う疼痛のコントロールを目的としており，実際に疾患に対して働きかける薬剤はホルモン製剤である。

● **対症療法：鎮痛薬や漢方薬**

NSAIDs などの鎮痛薬や漢方薬を用いる。月経困難症に対する漢方薬には，芍薬甘草湯，当帰芍薬散，桂枝茯苓丸，桃核承気湯などがある。

● **ホルモン療法**

主に使用されるホルモン製剤の作用機序や副作用，特徴について**表 1** に示した。鎮痛薬の効果が不十分な場合や子宮内膜症自体への治療が必要な場合，低用量エストロゲン・プロゲスチン配合薬（LEP 製剤），ジエノゲストを第一選択として使用する。偽閉経療法は，疼痛抑制効果は高いものの副作用によって長期に投与できないため，偽閉経療法を先行投与した後に LEP 製剤やジエノゲストを用いることもある。また，手術前に偽閉経療法を行うことで病巣を縮小させて手術効果の向上を図ることもある。

2）手術療法

手術療法の対象となる子宮内膜症は，薬物療法では十分な改善が得られない深部子宮内膜症や不妊を合併する場合などである。手術は，根治的手術と妊孕性温存手術に大別され，多くは腹腔鏡手術で行われている。根治的手術は挙児希望のない患者で，疼痛が病巣と強く関連し，薬物療法で十分な効果が得られない場合に検討される。

● **卵巣子宮内膜症性嚢胞に対する手術療法**

表 1 子宮内膜症のホルモン療法

種類	適応	作用機序	主な副作用	特徴・注意点
低用量エストロゲン・プロゲスチン配合薬（LEP 製剤）	●月経困難症	●排卵抑制 ●子宮内膜の増殖抑制	●不正性器出血 ●嘔気 ●頭痛 ＊重篤な副作用：静脈血栓塞栓症（発症頻度は 1 万人あたり 3 ～ 9 人 / 年）	●血栓症リスクに注意して処方する必要がある 【禁忌（LEP 製剤を内服できない方）】 乳がんや子宮がんおよびその疑いがある，血栓症の既往，35 歳以上で 15 本 / 日以上の喫煙者，高血圧，妊娠中または可能性がある　など ●長期投与可能
黄体ホルモン製剤（ジエノゲスト）	●子宮内膜症 ●月経困難症	●排卵抑制 ●卵胞発育を抑制してエストロゲン産生を抑制 ●子宮内膜細胞の増殖抑制	●不正性器出血 ●ほてり ●頭痛 ●嘔気	●慢性深部痛に対して効果が高い ●LEP 製剤では効果が不十分な場合や血栓症のリスクがあり LEP 製剤を使いづらい場合にも使用できる ●長期投与可能
レボノルゲストレル放出子宮内システム（LNG-IUS）	●過多月経 ●月経困難症	黄体ホルモンであるレボノルゲストレルを持続的に放出して子宮内膜を萎縮・菲薄化させる	●不正性器出血 ●腹痛 ●過長月経や月経周期の変化	●子宮腔内に留置する器具 ●最長で 5 年間効果が持続する ●高い避妊効果がある
GnRH アゴニスト	●子宮内膜症	人工的に閉経状態を作る（偽閉経療法） 下垂体の GnRH 受容体を継続的に刺激することで，やがて GnRH 受容体が減少してゴナドトロピン分泌を抑制し，FSH・LH 分泌を抑制し，最終的に卵巣からのエストロゲン産生を抑制する	●更年期様症状（のぼせ・ほてり，肩こり，頭痛，発汗など） ●エストロゲン欠乏による骨密度低下 ●更年期障害様のうつ状態	●LEP 製剤やジエノゲストの効果が不十分な場合に使用する ●点鼻薬もしくは皮下注射剤 ●服用期間は原則 6 か月
GnRH アンタゴニスト	●子宮内膜症に基づく疼痛の改善	偽閉経療法 下垂体の GnRH 受容体に結合して GnRH の作用を遮断して，FSH・LH 分泌を抑制し，卵巣からのエストロゲン産生を抑制する	●不正性器出血 ●月経異常 ●更年期様症状 ●骨密度低下	●服用期間は原則 6 か月

根治的手術である付属器摘出術は，挙児希望がなく，40 歳以上で囊胞径が 4 cm 以上の卵巣がんへの進展リスクがある患者に選択される。妊孕性温存手術には，囊胞壁を卵巣実質から剝離する囊胞摘出術，囊胞の内容吸引および囊胞壁を焼灼する囊胞壁焼灼術，癒着剝離術がある。囊胞摘出術は囊胞壁焼灼術と比較して，術後の自然妊娠率は良好で再発率は低く，疼痛などの症状改善率が高い。しかし，卵巣予備能の低下に注意が必要である。妊孕性温存手術後は再発率が高く，術後は予防的に LEP 製剤またはジエノゲストを服用することで，疼痛緩和と再発抑制に効果があるといわれている。

- **ダグラス窩などの深部子宮内膜症に対する手術療法**

挙児希望のない患者には，根治的手術として子宮全摘出術が検討される。この術式によって疼痛の消失が期待できる場合や，子宮筋腫などの良性子宮疾患を合併する場合に行われる。深部子宮内膜症病変に対する病巣除去術は，疼痛改善や妊孕性向上が期待できるといわれている。しかし，腸管や尿管などの臓器損傷のリスクがあり，消化器外科や泌尿器科などとの連携を要する場合もある。

6. 子宮内膜症の合併症

1）不妊

- **子宮内膜症における不妊の発生機序**

子宮内膜症を有する女性の約半数が不妊症を合併するといわれている。不妊の発生機序として，機械的機序と生化学的機序がある。

- 機械的機序

癒着や線維化によって骨盤内臓器の解剖学的位置異常をきたすことで，卵管での卵のピックアップ障害や，子宮の異常収縮による卵や精子の輸送障害が生じる。

- 生化学的機序

癒着を伴わない軽症の子宮内膜症であっても，不妊症を合併することがある。腹腔内・卵管内・卵巣内・子宮内に免疫学的・内分泌学的異常が生じ，負の影響が生じていると考えられる。

- **子宮内膜症合併不妊の治療**

年齢，不妊期間，疼痛，重症度（臨床進行期）を考慮して治療法を選択する。

- 待機的治療

軽症の子宮内膜症で疼痛症状がなく，若年で不妊歴が短い患者では，タイミング療法が行われる。重症子宮内膜症や患者の年齢が高い場合には，待機中に子宮内膜症が進行することを考慮し，効果的な治療の遅れやさらなる妊娠率の低下が懸念されるため推奨されない。

- 薬物療法

子宮内膜症の治療に用いられるほとんどの薬剤は排卵を停止させ妊孕能を停止させてしまうため，基本的には薬物療法は適応とならない。ガイドラインでは，生殖補助医療（assisted reproductive technology：ART）前の限定した期間であれば，GnRH アゴニストによって妊娠率の向上が期待できると示されている。

- 手術療法

癒着剝離などによって機械的因子を改善し，腹腔内洗浄や病巣除去によって生化学的因子を改善することで，妊孕能の向上が期待できる。アメリカ生殖医学会やヨーロッパ生殖医学会など海外のガイドラインでも，自然妊娠を望む，軽症の子宮内膜症を有する患者に対して手術療法を推奨している。手術療法の利益とリスク，ART などの治療選択肢を含めて検討する必要がある。

- 一般不妊治療

排卵誘発や人工授精は，軽症の子宮内膜症において妊娠率を向上させる。しかし，子宮内膜症を有さない不妊患者と比べると，一般不妊治療の有効性は低い。また，妊娠に至らない場合，患者の年齢は高くなり，排卵誘発によって子宮内膜症をさらに増悪させる可能性があるため，漫然と続けないよう留意すべきといわれている。

- 生殖補助医療（ART）

不妊治療のなかで周期当たりの妊娠率が最も高く，妊娠達成に要する期間も短い，最も効率的な治療である。ART の治療成績は年齢に大きく左右されるため，患者の年齢や不妊期間，治療歴，卵巣予備能などを考慮し，早期に ART へのステップアップを検討し，治療開始の時期を逸しないことが重要である。

2）卵巣子宮内膜症性囊胞と卵巣がん合併のリスク

日本産科婦人科学会によると，卵巣子宮内膜症性囊胞の卵巣がん合併率は約 3.4％である。特に，20 歳代では約 0.6％，40 歳代では約 4.1％と年齢が上がるとともに卵巣がん合併率は高くなっている。さらに，囊胞の大きさでみると，囊胞径が 4 cm 以上で卵巣がん合併がみられ，10cm を超えると卵巣がん合併率は急増する。そのため，囊胞径が 4 cm 以上，患者が 40 歳以上の場合は，卵巣子宮内膜症性囊胞の摘出を考慮すべきと考えられている。

Ⅱ 子宮内膜症の看護ケアとその根拠

1. 子宮内膜症の診断を受けた患者への看護

1）子宮内膜症による症状の観察

症状の有無や程度を観察する。疼痛があると，学業や就労へ影響しQOLが大きく損なわれるため，症状とともに社会生活への影響度を確認する。

2）精神的支援

子宮内膜症の患者は不妊症を合併しやすい。妊娠希望がある患者では，治療への不安や子どもをもてない慢性的な悲しみ，女性としての自己の価値の揺らぎなど，さまざまな苦悩を経験するであろう。また，子宮や卵巣を摘出する場合，苦痛症状や今後の疾患に対する不安から解放される一方で，ボディイメージの変化や女性性の喪失を経験することになる。患者が疾患や治療をどのように受け止めているのかを理解し，気持ちの表出を促しながら精神的支援を行う必要がある。

2. 薬物（ホルモン）療法を受ける患者への看護

1）観察ポイント

- 既往歴，内服薬の有無
- 子宮内膜症による症状
- 月経の状態：月経周期，最終月経，経血量の程度，月経困難症の有無や程度
- 治療による副作用の有無と程度：嘔気・嘔吐，頭痛，倦怠感，不正性器出血，更年期様症状（のぼせ，ほてりなど）
- ホルモン療法開始後の疼痛など自覚症状の変化
- 疾患や治療に対する理解と受け止め方

2）看護目標と看護ケア

患者がホルモン療法について理解して治療に臨めることが目標となる。使用する薬剤の効果や用法用量，起こり得る副作用などを説明し，服薬アドヒアランスの向上，不安の軽減を図れるよう支援する。治療は長期に及ぶ場合もあり，なかには思うような効果が得られず次の治療へとステップアップする患者もいる。そのような場合，患者は不安や焦りを感じ，治療に対して不信感が生じているかもしれない。症状だけでなく治療に対する思いを確認しながら，治療を中断することなく受けられるように支援する。

3. 手術療法を受ける患者への看護

ほとんどの手術は腹腔鏡手術で行われる。観察項目や看護目標，看護ケアは婦人科良性疾患の腹腔鏡手術に準ずるため，第Ⅳ部㉛子宮筋腫（p250），㉝卵巣囊腫（p262）の解説を参照すること。

［山本昌］

《文献》

- 大須賀穣監，甲賀かをり編：子宮内膜症・子宮腺筋症－診断アトラス＆新たな治療戦略－（産科婦人科ベストセレクション）．pp8-33，pp41-47，pp106-113，pp131-137，中山書店，2021.
- 日本産科婦人科学会編：子宮内膜症取扱い規約 第2部 診療編 第3版．pp2-27，pp45-58，pp65-68，pp82-83，金原出版，2021.
- 原田省：子宮内膜症の診かた，考えかた．pp55-72，pp90-105，中外医学社，2019.
- 添付文書：あすか製薬株式会社 GnRH アンタゴニスト レルゴリクス錠 レルミナ錠 40mg．https://pins.japic.or.jp/pdf/newPINS/00067890.pdf（2024年4月27日閲覧）
- 日本産科婦人科学会他編：産婦人科診療ガイドライン 婦人科外来編 2020．pp80-81，杏林舎，2020.

NOTE

33 卵巣囊腫

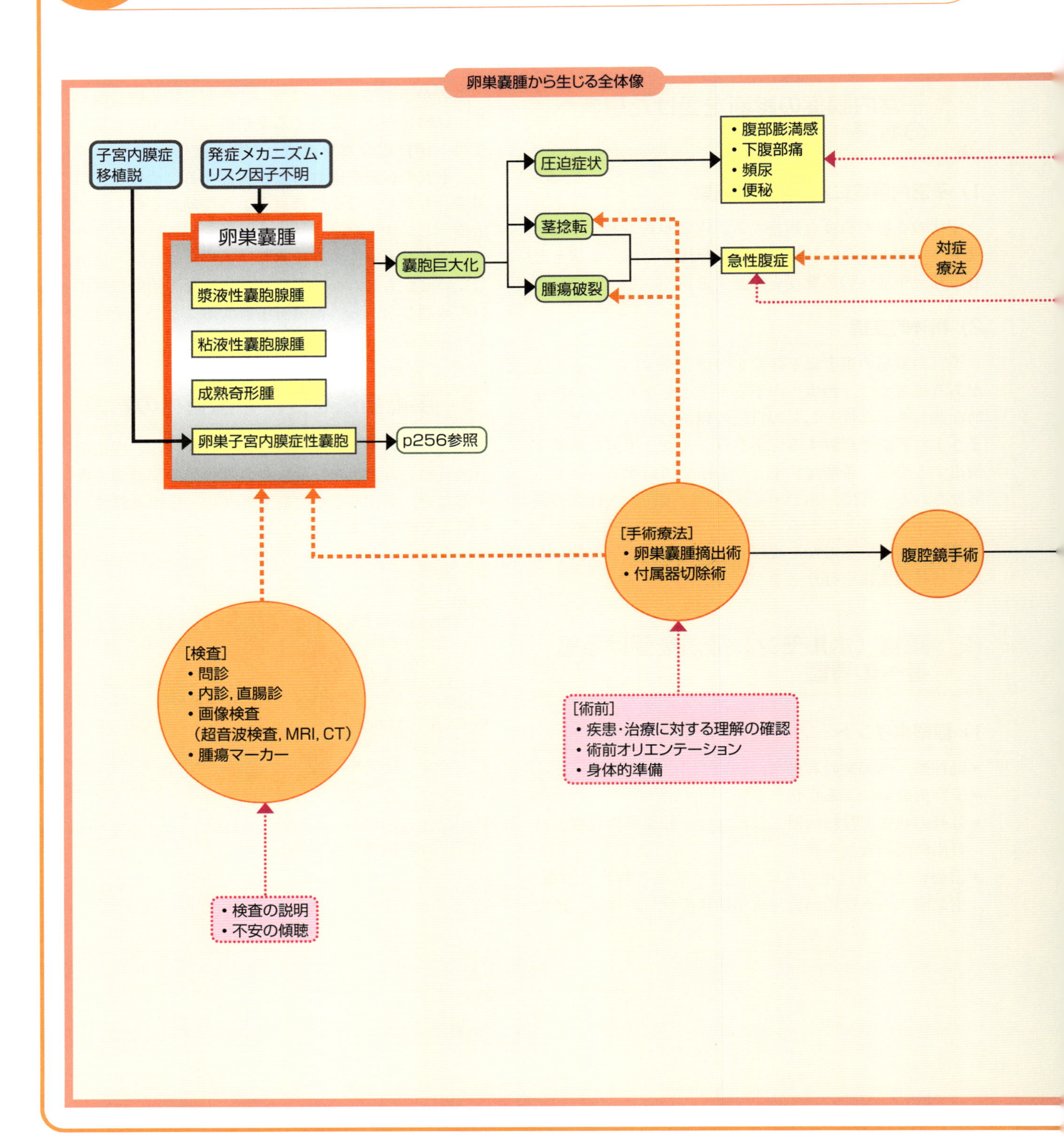

卵巣囊腫から生じる全体像
子宮内膜症移植説
発症メカニズム・リスク因子不明
卵巣囊腫
漿液性囊胞腺腫
粘液性囊胞腺腫
成熟奇形腫
卵巣子宮内膜症性囊胞
p256参照
囊胞巨大化
圧迫症状
茎捻転
腫瘍破裂
・腹部膨満感
・下腹部痛
・頻尿
・便秘
急性腹症
対症療法
[手術療法]
・卵巣囊腫摘出術
・付属器切除術
腹腔鏡手術
[検査]
・問診
・内診，直腸診
・画像検査
（超音波検査，MRI，CT）
・腫瘍マーカー
[術前]
・疾患・治療に対する理解の確認
・術前オリエンテーション
・身体的準備
・検査の説明
・不安の傾聴

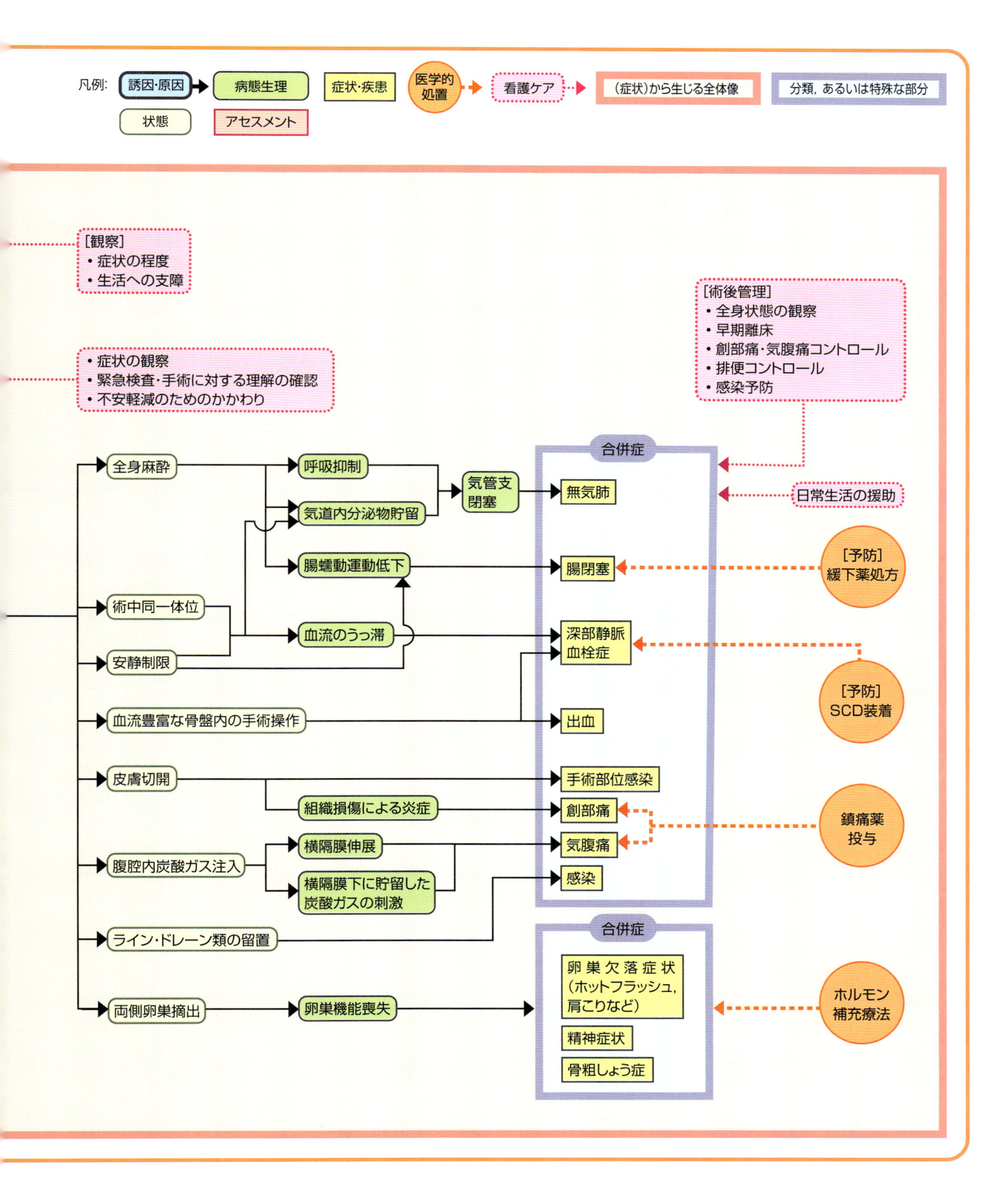
凡例:
誘因·原因
病態生理
症状·疾患
医学的処置
看護ケア
(症状)から生じる全体像
分類，あるいは特殊な部分
状態
アセスメント
[観察]
・症状の程度
・生活への支障
・症状の観察
・緊急検査·手術に対する理解の確認
・不安軽減のためのかかわり
[術後管理]
・全身状態の観察
・早期離床
・創部痛·気腹痛コントロール
・排便コントロール
・感染予防
合併症
全身麻酔
呼吸抑制
気道内分泌物貯留
気管支閉塞
無気肺
日常生活の援助
腸蠕動運動低下
腸閉塞
[予防]
緩下薬処方
術中同一体位
血流のうっ滞
安静制限
深部静脈血栓症
[予防]
SCD装着
血流豊富な骨盤内の手術操作
出血
皮膚切開
手術部位感染
組織損傷による炎症
創部痛
鎮痛薬投与
横隔膜伸展
気腹痛
腹腔内炭酸ガス注入
横隔膜下に貯留した炭酸ガスの刺激
感染
ライン·ドレーン類の留置
合併症
卵巣欠落症状(ホットフラッシュ，肩こりなど)
両側卵巣摘出
卵巣機能喪失
精神症状
骨粗しょう症
ホルモン補充療法

33 卵巣嚢腫

Ⅰ 卵巣嚢腫が生じる病態生理

1. 卵巣嚢腫の定義

卵巣嚢腫とは卵巣にできる良性腫瘍で，卵巣の中に液体の入った袋状の病変（嚢胞）を形成するものである。内容物の違いによってさまざまな種類に分けられる。主な卵巣嚢腫には，漿液性嚢胞腺腫，粘液性嚢胞腺腫，卵巣子宮内膜症性嚢胞（卵巣チョコレート嚢胞），成熟奇形腫の4つがある。

2. 卵巣嚢腫のメカニズム

卵巣子宮内膜症性嚢胞以外の卵巣嚢腫では，発症メカニズムやリスク因子はまだ解明されていない。卵巣子宮内膜症性嚢胞の発症メカニズムは諸説ある（㉜子宮内膜症，p256参照）。

卵巣嚢腫は予防することはできないが，良性腫瘍であるため命にかかわる病気ではない。しかし，嚢胞が大きくなると茎捻転や破裂のリスクが生じる。また，大きいものほど悪性腫瘍の潜在性や悪性転化の可能性があるため，病理診断による確定診断を行うための手術を含めた治療を検討する必要がある。

3. 卵巣嚢腫の分類と症状

1）分類

卵巣腫瘍は，他臓器に発生する腫瘍と比較して種類が多く，病理学的所見は多彩である。卵巣のどこから発生しているかによって，表層上皮性・間質性腫瘍，性索間質性腫瘍，胚細胞腫瘍に大別される。さらに，臨床病理学的分類によって良性腫瘍，境界悪性腫瘍/低悪性度腫瘍/悪性度不明の腫瘍，悪性腫瘍の3つに分類され，約90%が良性腫瘍といわれている。

主な卵巣嚢腫は，次の4つである。

- **漿液性嚢胞腺腫**

内容物は黄色透明の液体である。各年代に発症を認める。

- **粘液性嚢胞腺腫**

内容物は粘性の液体で，卵巣腫瘍のなかでも巨大化しやすく，平均腫瘍径は10cmを超える。各年代で発症するが，閉経期以降に多くみられる。

- **卵巣子宮内膜症性嚢胞（卵巣チョコレート嚢胞）**

本来は子宮内腔に発生する子宮内膜が卵巣に発生して増殖を繰り返し，体外へ排出されない月経血が卵巣内にとどまることで発生する。嚢胞には，通常チョコレート様の陳旧性血性で半流動状の液体を含む。

性成熟期に好発し，20～30歳代の若年者に多い。卵巣子宮内膜症性嚢胞は破裂や感染のリスクがあり，嚢胞の存在自体が卵巣予備能を低下させる可能性があるといわれている。また，卵巣がんを合併する可能性もある。

- **成熟奇形腫（皮様嚢腫）**

良性卵巣腫瘍のなかで最も頻度が高い。嚢胞内の内容物には皮膚や毛髪，脂質，歯牙，骨などの組織を含み，皮様嚢腫（デルモイドシスト）ともよばれる。性成熟期に好発し，20～30歳代の若年者に多い。また，成熟奇形腫の約1～2%に悪性転化がみられ，悪性化の多くは40歳以上の患者である。

2）症状

一定の大きさになるまでは無症状のことが多く，検診で偶発的に見つかることも多い。腫瘍の増大に伴い腹部腫瘤や腹部膨満感，下腹部痛，腰痛，頻尿，便秘，月経異常などが生じる。また，茎捻転や破裂によって急性腹症を呈し，緊急手術になる場合もある。卵巣嚢腫は無症状のことが多いが，下腹部痛を主訴とする茎捻転や破裂の原因となり得るため注意が必要である。

- **卵巣腫瘍茎捻転**

卵巣と子宮がつながっている部分がねじれた状態のことをいう（図1）。一般的に，卵巣嚢腫の嚢胞径が5cm以上で起こしやすい。卵巣子宮内膜症性嚢胞では卵巣周囲に癒着していることが多いため，比較的茎捻転は起こりにくい。茎捻転が起きた場合，突然激痛が生じ，痛みに伴って嘔気・嘔吐や腹膜刺激症状などが生じる。また，卵巣がねじれては戻ることを繰り返すことにより，激痛に先立ち，締めつけるような痛みが断続的に数日続く場合もある。ねじれにより血流が途絶えて卵巣が壊死する可能性があり，卵巣温存のために早急に対応する必要がある。

● **卵巣腫瘍破裂**

囊腫の破裂では，囊胞の内容物が腹腔内に漏れ出ることで激痛が生じ，早急な外科的処置を要する場合がある。

4. 卵巣囊腫の診断・検査

問診によって症状や月経歴，既往歴，妊娠・出産歴などを確認する。内診で腫瘤の有無を確認し，腫瘤の大きさや可動性，圧痛の有無などを確認する。腹部の触診では，巨大な腹部腫瘤の有無を確認する。

超音波検査は侵襲が少なく，簡便かつ容易に行うことができる。経腟超音波検査と経腹超音波検査があり，前者は内診時に同時に施行でき，内診では触知しづらい小さな腫瘤の検出も可能である。超音波検査にて，腫瘍が囊胞性であると確認できれば多くは良性腫瘍である。しかし，囊胞性病変と充実性（かたまりになっている部分）部分が混在する場合や全体が充実性の場合は，悪性腫瘍の可能性が高まる。さらなる鑑別のため，MRI検査やCT検査，腫瘍マーカーの測定を行う。

5. 卵巣囊腫の治療

卵巣子宮内膜症性囊胞とそれ以外の卵巣囊腫では治療方法が異なる。卵巣子宮内膜症性囊胞の治療については，第Ⅳ部㉜「子宮内膜症」（p256）を参照されたい。その他の卵巣囊腫では，良性腫瘍の可能性が高い場合であっても，腫瘍の増大，茎捻転や破裂などの可能性，悪性腫瘍の潜在性や悪性転化の可能性があるため，治療の基本は手術療法である。

患者の年齢や挙児希望の有無，腫瘍の性状（片側性もしくは両側性，大きさ，癒着の可能性，茎捻転・破裂の有無など）などを考慮して術式を決定する。なお，茎捻転や破裂を認める場合は緊急手術を行う。ほとんどが腹腔鏡手術にて行われるが，患者の年齢や腫瘍の大きさ，画像所見から悪性が疑われる場合は開腹手術を検討する。挙児希望がある場合には基本的に卵巣温存を行うが，片側の卵巣が残れば妊娠は可能である。

1）卵巣囊腫摘出術

正常卵巣組織を残して囊腫のみを摘出する方法である。若年者や挙児希望のある患者の場合に選択される。

2）付属器切除術

卵巣と卵管と同時に腫瘍を摘出する方法である。挙児希望のない患者や閉経後の患者，茎捻転による血行障害によって卵巣が壊死している場合などに選択される。閉経前に両側卵巣を摘出すると，卵巣欠落症状として更年期様症状が出現することがある。

図1 卵巣腫瘍茎捻転

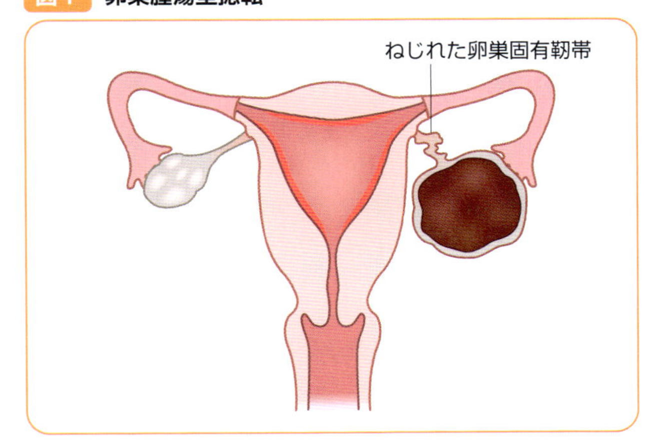

Ⅱ 卵巣囊腫の看護ケアとその根拠

ここでは，卵巣子宮内膜症性囊胞以外の卵巣囊腫の看護について述べる。治療の基本は手術療法であり，予定手術と緊急手術がある。

1. 卵巣囊腫の観察ポイント

1）手術前の観察ポイント

- 患者基本情報：年齢，家族構成，援助者の有無，アレルギーや禁忌薬剤の有無，飲酒習慣や喫煙歴
- 月経の状態：月経周期，最終月経，月経困難症の有無や程度
- 生活習慣：入院前の自宅での清潔・食事・睡眠・排泄・運動パターン
- 既往歴，現病歴，内服薬の有無
- 全身状態の観察：疾患による症状，バイタルサイン

- 検査データ：血液検査，感染症の有無，心肺機能検査（心電図検査，胸部レントゲン検査），画像検査
- 疾患や治療に対する理解と受け止め方
- 術前オリエンテーションの理解度

急性腹症を呈する場合

- 疼痛の状態：部位と程度，痛みの出現した時間と持続時間
- バイタルサイン：激痛に伴う血圧低下・呼吸数増加・頻脈・徐脈など
- その他の症状：嘔気・嘔吐，ふらつき，腹膜刺激症状

2）手術直後の観察ポイント

手術中の情報

- 手術侵襲：術式，手術時間，麻酔時間
- 手術中のインアウトバランス（出血量，尿量，輸液量，輸血量など）
- 手術中のバイタルサイン

手術後の全身状態

- バイタルサイン
- 呼吸状態（呼吸回数・深さ，呼吸音の聴取）
- 全身麻酔の覚醒状況
- 硬膜外麻酔：硬膜外カテーテル刺入部位（出血や浸出の有無），固定の確認
- 嘔気・嘔吐の有無
- 下肢しびれの有無と程度，下肢運動の状態
- チアノーゼの有無，四肢の冷感
- 創部の状態：感染徴候（発赤，腫脹，熱感）の有無，出血の有無
- 性器出血の有無と程度
- 創部痛の程度，気腹痛の程度（腹腔鏡手術の場合）
- 膀胱留置カテーテルやドレーン：挿入部位・固定の状態，排液量と性状

3）手術後1日目以降から退院前までの観察ポイント

- **2）「手術直後の観察ポイント　手術後の全身状態」参照**
- 水分・食事の摂取状況
- 腸蠕動の有無，排ガス・排便の有無
- 創部痛・気腹痛の程度，鎮痛薬の使用状況と効果
- 退院後の生活に対する不安

2. 卵巣嚢腫の看護目標

1）手術前の看護目標

❶患者が疾患・治療方針を理解し，心身の準備を整えられる
❷入院や手術に対する不安を表出して軽減できる

2）手術後の看護目標

❶異常の早期発見に努め，身体的苦痛を最小限に過ごせる
❷早期離床ができる
❸患者が退院後の生活上の留意点を理解し，不安を軽減できる

3. 卵巣嚢腫の看護ケア

1）手術前の看護ケア

術前オリエンテーション

患者が，手術前に準備すべきことを理解し，手術後の全身状態（安静度，点滴や酸素マスクなどの存在）をイメージできるよう説明を行う。説明の際は，患者の年齢や理解力，心理状況を考慮し，患者の疑問が解決されて緊張や不安が緩和されるようにする。説明用のクリニカルパスやパンフレットを用いることで，患者はいつでも内容を確認することができる。

身体的準備

手術に向けた身体的準備として，便秘薬の内服，入浴，臍処置・剃毛，禁飲食などがある。また内服薬がある場合，周手術期の内服指示について医師に確認する必要がある。

- 腸管前処置

腸損傷時のリスクを避け，視野を確保して安全に手術を行うため，便秘薬を内服して腸の中をできるだけ空にする。便秘薬の内服後は，迷走神経反射に伴って血圧低下，気分不快，冷汗などの症状が出現する可能性がある。内服前に，迷走神経反射の症状や有症状時には看護師に支援を求めることを伝える。また，内服後は排便状況を確認する。

- 臍処置，剃毛

臍処置は手術部位の感染予防のために行う。ベビーオイルを用いて綿棒などで臍の汚れを十分に取り除く。開腹手術の場合は，手術切開部の剃毛が必要となる。

● 緊急手術時の精神的支援

強い疼痛のなか，検査や処置が短時間で実施される。身体的苦痛の緩和に努めることはもちろん，患者はさまざまな不安を感じていることを考慮し，気持ちの安定が図れるように支援する。

2）手術直後の看護ケア

手術直後は麻酔や手術の侵襲によって身体にさまざまな変化が生じている。帰室後は30分～1時間おきに全身状態を確認し，異常の早期発見に努める。また，疼痛や嘔気など身体的苦痛の緩和を図り，身体に挿入されているライン類の整理を行い，患者の休息や安全を確保する。

3）手術後1日目以降から退院までの看護ケア

● ADL の拡大

手術翌日より初回歩行を行う。ギャッジアップ，端座位，立位，足踏み，歩行と段階的に離床を拡大する。バイタルサインの変動，疼痛など症状の増悪がないかを確認しながら実施する。患者の歩行状態や，点滴ラインなどのライン類に配慮ができているかを確認する。転倒リスクを評価して問題がなければ，以降は自立歩行として積極的な歩行を促す。患者とともに歩行距離など具体的な目標を設定するとよい。早期離床により，深部静脈血栓症や腸閉塞などの術後合併症を減少できる。

● 疼痛の緩和

鎮痛薬を使用して十分に疼痛コントロールを行い，ADL 拡大の妨げとならないようにする。また，創部痛を軽減するために，腹圧のかからない起き上がり方や咳嗽時に腹部を手でおさえるなどの体位の工夫を指導する。腹腔鏡手術では，手術操作に必要な視野を確保するため，腹腔内に炭酸ガスを注入してお腹を膨らませる(気腹)。気腹による横隔膜の伸展や横隔膜下に貯留した炭酸ガスの刺激が原因で，術後は心窩部や肩に気腹痛が生じるが、数日で自然に消失する。

● 感染予防

創部の感染徴候や，ドレーン滲出液の性状・量を十分に観察する。発熱や血液検査の結果も確認し，感染の徴候があれば早期に医師へ相談する。シャワー浴が可能となれば，創部の洗浄方法「石けんの泡で優しく洗ってしっかり流す」を患者へ指導する。創部に触れないほうがいい，泡を使わないほうがいいと考える患者もいるため，適切に洗浄できるように説明する。

● 腸閉塞の予防

麻酔や手術の影響によって腸蠕動運動は一時的に低下し，排ガスの停止が起こる。特に開腹手術では生じやすく，排ガス・排便，腸蠕動の有無，腹痛や嘔気・嘔吐などの症状を注意して観察する。

腸蠕動の促進を促すためにも離床を励行できるように支援する。食事に関しては徐々に食事形態の段階が上がっていくため，食事・水分の摂取状況を観察する。排ガスや排便がなかなかみられない場合，医師の指示のもと便秘薬を使用することもある。

● 退院前のオリエンテーション

退院後の生活の注意点について説明し，不安なことはないかを確認する。

- 腸閉塞予防のため消化によい食事，腸蠕動を促進するための歩行励行などを継続する。
- 入浴は，外来にて医師の許可があるまでシャワー浴を継続する。
- 創部の洗浄・観察を継続する。
- 激しい運動や性生活などは，術式によって禁止される場合があるため医師に確認する。性生活はデリケートな問題で羞恥心を抱いて自ら質問できない患者も多いため留意する。
- 創部の感染徴候や腹痛，性器出血の増加，発熱を認める場合は，病院に連絡して相談する。

[山本昌]

《文献》

- 落合和徳編：卵巣腫瘍のすべて．pp16-37，pp162-171，メジカルビュー社，2006．
- 日本産科婦人科学会他編：卵巣腫瘍・卵管癌・腹膜癌取扱い規約 病理編 第2版．p122，金原出版．2022．
- 大道正英編：臨床ナースのための Basic&Standard 婦人科看護の知識と実際．pp218-225，メディカ出版，2009．

34 子宮頸がん

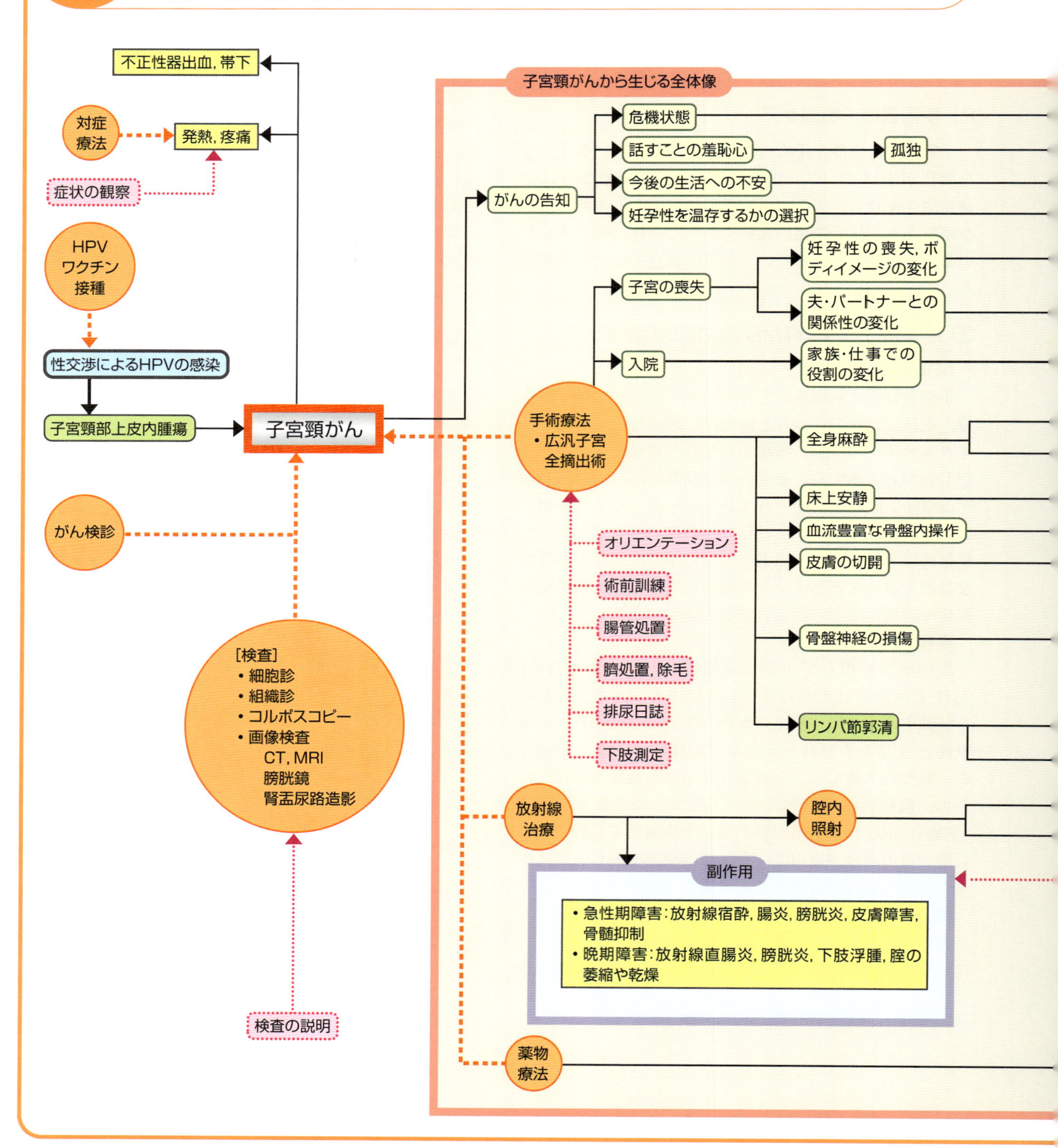

不正性器出血，帯下
対症療法
発熱，疼痛
症状の観察
HPVワクチン接種
性交渉によるHPVの感染
子宮頸部上皮内腫瘍
子宮頸がん
がん検診
[検査]
• 細胞診
• 組織診
• コルポスコピー
• 画像検査
CT，MRI
膀胱鏡
腎盂尿路造影
検査の説明
子宮頸がんから生じる全体像
がんの告知
危機状態
話すことの羞恥心
孤独
今後の生活への不安
妊孕性を温存するかの選択
子宮の喪失
妊孕性の喪失，ボディイメージの変化
夫・パートナーとの関係性の変化
入院
家族・仕事での役割の変化
手術療法
• 広汎子宮全摘出術
全身麻酔
床上安静
血流豊富な骨盤内操作
皮膚の切開
骨盤神経の損傷
リンパ節郭清
オリエンテーション
術前訓練
腸管処置
臍処置，除毛
排尿日誌
下肢測定
放射線治療
腔内照射
副作用
• 急性期障害：放射線宿酔，腸炎，膀胱炎，皮膚障害，骨髄抑制
• 晩期障害：放射線直腸炎，膀胱炎，下肢浮腫，膣の萎縮や乾燥
薬物療法

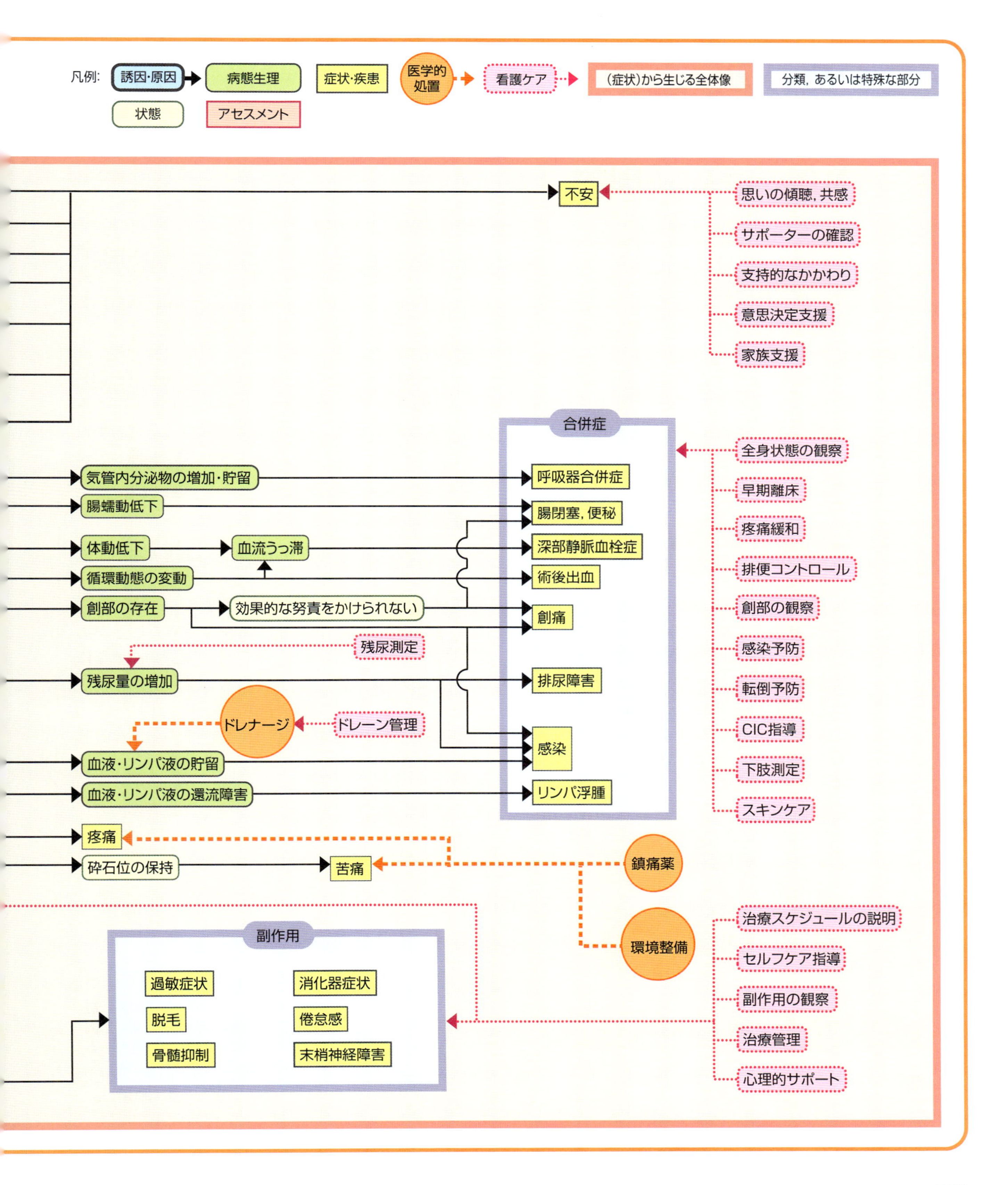
凡例:
誘因・原因
病態生理
症状・疾患
医学的処置
看護ケア
(症状)から生じる全体像
分類，あるいは特殊な部分
状態
アセスメント
不安
思いの傾聴，共感
サポーターの確認
支持的なかかわり
意思決定支援
家族支援
合併症
全身状態の観察
早期離床
疼痛緩和
排便コントロール
創部の観察
感染予防
転倒予防
CIC指導
下肢測定
スキンケア
気管内分泌物の増加・貯留
呼吸器合併症
腸蠕動低下
腸閉塞，便秘
体動低下
血流うっ滞
深部静脈血栓症
循環動態の変動
術後出血
創部の存在
効果的な努責をかけられない
創痛
残尿測定
残尿量の増加
排尿障害
ドレナージ
ドレーン管理
感染
血液・リンパ液の貯留
血液・リンパ液の還流障害
リンパ浮腫
疼痛
砕石位の保持
苦痛
鎮痛薬
環境整備
副作用
過敏症状
消化器症状
脱毛
倦怠感
骨髄抑制
末梢神経障害
治療スケジュールの説明
セルフケア指導
副作用の観察
治療管理
心理的サポート

34 子宮頸がん

Ⅰ 子宮頸がんが生じる病態生理

1. 子宮頸がんの定義と概要

子宮は，胎児成育の場である子宮体部と胎児の通過管となる子宮頸部の２つに分かれており，子宮頸がんとは子宮の入り口の子宮頸部に発生するがんである。

子宮頸がんは，30 ～ 40 歳代の若年女性に多くみられる。日本では，20 歳以上の症状のない女性を対象として，２年に１回，子宮頸がんの検診を受けることが推奨されている。

2. 子宮頸がんのメカニズム

子宮頸がんの 90％以上はヒトパピローマウイルス（human papilloma virus：HPV）の感染が誘因となる。性行為により HPV に感染するが，約 90％は免疫により自然排出される。しかし，一部に感染が持続し，HPV の DNA が子宮頸部細胞の DNA に取り込まれることにより，子宮頸部上皮内腫瘍（cervical intraepithelial neoplasia：CIN）を経て浸潤がんとなる。HPV には 100 種類以上のタイプがあり，なかでも HPV16 型と 18 型は子宮頸がん発症リスクが高い。

HPV ワクチンは子宮頸がんの発症を 60 ～ 70％予防できるといわれている。性交渉を経験する前の 10 歳代前半の接種が推奨され，日本では 2013 年４月より定期接種になったが，接種後の多様な症状の報告により，2013 年６月から自治体による積極的勧奨は控えられていた。しかし，副反応の検証がなされ，2022 年４月より再度積極的勧奨となっている。

3. 子宮頸がんの分類・症状

1）分類

子宮頸がんは組織学的分類，発生の過程による分類，進行期分類などの分類方法がある。

- **組織学的分類**

子宮頸がんは組織型によって**表１**のように分類される。

- **発生の過程による分類**

扁平上皮がんは，前がん病変である子宮頸部上皮内腫瘍が CIN1 ～ 3 で分類される（**図１**）。腺がんの前がん病変は上皮内腺がん（adenocarcinoma in situ：AIS）といわれる。CIN3，AIS から治療が必要となる。

- **進行期分類**

日本産科婦人科学会では，国際産婦人科連合（FIGO）による進行期分類と国際対がん連合（UICC）による TNM 分類を採用している。進行期分類は「子宮頸癌治療ガイドライン」にまとめられているので，参照してほしい。

2）症状

初期の段階では，自覚症状を認めないことが多い。進行すると下記のような症状がみられる場合がある。

- **不正性器出血**

性行為後の出血や，誘因なく出血を認めることがある。出血量は少量のことが多いが，止血処置が必要なほどの多量な場合もある。

- **帯下**

腫瘍組織に感染を伴う場合は，悪臭のある帯下を自覚する場合がある。

- **発熱**

腫瘍組織に感染を伴うと，発熱が生じる場合がある。

- **疼痛**

腫瘍が増大すると，周囲神経組織の圧迫や浸潤によっ

表１　子宮頸がんの組織学的分類

扁平上皮がん	子宮頸がんの 80 ～ 90%を占める
腺がん	子宮頸がんの 10 ～ 20%を占める。初期からリンパ節転移が起こりやすく，抗がん剤治療や放射線治療に抵抗性があるため，治療が難しいといわれている
その他の上皮性腫瘍	腺扁平上皮がん，すりガラス細胞がん，腺様嚢胞がん，小細胞がん，未分化がん，カルチノイドなどがある

図1 扁平上皮がんの発生過程による分類

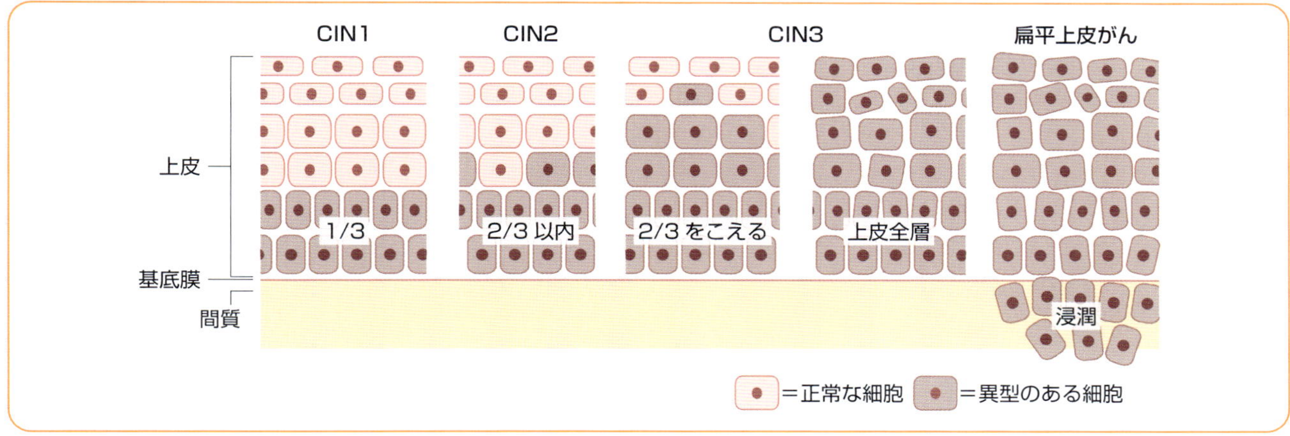

（日本婦人科腫瘍学会編：患者さんとご家族のための子宮頸がん・子宮体がん・卵巣がん治療ガイドライン，第3版．p17，金原出版，2023．を参考に作成）

て下腹部や下肢に疼痛が生じることがある。

4. 子宮頸がんの診断・検査

子宮頸がん，その前がん病変のスクリーニング目的で，子宮頸部細胞診が行われる。細胞診で異常が認められた場合，コルポスコピー検査，組織診が行われ，診断が確定される。CIN3，AISから早期子宮頸がんを鑑別するため，子宮頸部円錐切除術が行われる。浸潤がんである子宮頸がんと診断された場合は，進行期を決定するために画像検査（CT，MRI，PETなど）や膀胱鏡，排泄性腎盂尿路造影などが行われる。

5. 子宮頸がんの治療

子宮頸がんの治療法は，手術療法，放射線治療，薬物療法がある。病期により治療法は異なる。またIB1期までの場合，妊孕性温存治療を選択することも可能である。

1）手術療法

子宮頸がんに対する手術療法について**表2**に示す。

- **リンパ節郭清**

がん細胞がリンパ節に転移している可能性があるため，決められた範囲のリンパ節（所属リンパ節）をすべて切除することをいう。子宮頸がんの手術では，骨盤リンパ節郭清や骨盤・傍大動脈リンパ節郭清が施行される（**図2**）。

2）放射線治療

扁平上皮がんは放射線感受性が高い。多くのがん腫でみられるような「手術できないから放射線」ということではなく，手術療法と治療成績は同等であり，並列の選択肢として提示される。腫瘍の大きなI期，II期以上の場合，同時化学放射線療法が選択されることが多い。外照射（体外より放射線を照射）と腔内照射を併用して行われる。

- **同時化学放射線療法（concurrent chemoradiotherapy：CCRT）**

放射線治療と抗がん剤治療を組み合わせることで，放射線治療の効果を高めることができる。抗がん剤はシスプラチン（CDDP）が標準的に使用され，週1回全5～6回程度，放射線治療と並行して投与される。

- **腔内照射**

子宮腔内に線源を挿入し，病変に直接照射する方法である。遠隔操作密封小線源（remote after loading system：RALS）という方法で，子宮腔内にタンデム，腟内にオボイドというアプリケーターを留置する。アプリケーターの挿入にあたり，治療前にラミナリア桿などの頸管拡張器を挿入する。痛みを伴うため，事前に鎮痛薬を使用することが多い。治療終了後は止血のためタンポンが挿入される。

3）化学療法

子宮頸がんの抗がん剤治療は，遠隔転移のある進行がんや再発時に行われる。

表2 子宮頸がんに対する手術療法

病期	術式	切除範囲	特徴	合併症
CIN3	子宮頸部円錐切除術	卵巣 子宮頸部 切除範囲 腟 基靱帯	●レーザーなどを用い，子宮頸部を円錐状に切除する ●腰椎麻酔で行われる場合もある	●手術後2～4週間は少量の血液が混じった帯下がみられることもある ●頸管閉塞 ●妊娠時の早産リスク増加
CIN3 AIS ⅠA1期	単純子宮全摘出術		●子宮を摘出する，卵巣や卵管は必要に応じて摘出する	
ⅠA1期 ⅠA2期	準広汎子宮全摘出術		●子宮頸部の周囲の組織，腟壁も少しマージンをつけて切除する	●排尿障害のリスクがわずかにある
ⅠB2期 ⅠB3期 ⅡA1期 ⅡA2期 ⅡB期	広汎子宮全摘出術		●子宮頸部の周囲の組織，腟壁も多くマージンをつけて切除する。骨盤リンパ節郭清も含まれる	●排尿障害やリンパ浮腫が生じる
＜妊孕性温存希望の場合＞ ⅠA2期 ⅠB1期	広汎子宮頸部摘出術		●広汎子宮全摘出術と同様の範囲で子宮頸部と周囲組織，腟壁は切除するが，子宮体部は温存し，腟をつなぎ合わせる	●排尿障害やリンパ浮腫が生じる

細胞傷害性抗がん剤の白金製剤のみによる治療や，白金製剤以外の細胞傷害性抗がん剤と併用する治療，血管新生阻害薬や免疫チェックポイント阻害薬なども使用される。

Ⅱ 子宮頸がんの看護ケアとその根拠

1. 疾患に伴う看護

1）がん罹患による危機への支援

がんと告知された患者は，「まさか自分が」と呆然とすることや，「何かの間違いではないか」「自分はもう終わりだ」と感じ，絶望や怒り，否認や拒否などの心理的反応を示す。今までの問題に対する対処能力では解決ができず，困難な状況に陥る危機状態となる。その後は，混乱や不安，恐怖，無力感を抱えながらも，がんと診断されてから2週間ほどでがんと折り合いをつけて生きる，新しい状況へ適応していくといわれている。

また，子宮頸がんの罹患は，他者に語ることに羞恥心を感じ，1人で不安を抱えこみ孤独を感じている場合もある。そのため，患者が不安な思いの表出や相談ができる家族や友人などのサポーターがいるかの確認を行う必要がある。また患者に思いの表出を促し，心身の安定を得られるよう，病気をどのように考え，認識しているかを確認し，心理的サポートを行っていく。

2）意思決定支援

がん治療において，患者や家族はさまざまな段階で意思決定が求められる。子宮頸がんⅠB1期までの場合，妊娠を希望する場合には，標準治療とは異なり妊孕性を温存する手術を受けることができる。患者と家族が今後の生活について具体的にイメージをもてるように，病状や治療方針について医師と協働し，インフォームドコンセントを行う必要がある。患者自身が納得したうえで治療を受けられるよう，患者の思いに寄り添い意思決定を支援することが必要である。

3）ボディイメージ，女性性の変化への支援

手術で子宮を喪失することで，自己のボディイメージの変化，夫／パートナーとの関係性の変化，妊娠・出産の価値観の変化，自身への信頼や自信の変化，社会的役割の変化など，さまざまな影響が生じる。患者にとって子宮頸がんの罹患は，女性としての生き方や妊娠，出産などについて，自身のことを深く考える機会となる。看護師は患者の思いを傾聴しながら，患者が自分らしく生きることを見出せるよう支持的にかかわっていく必要がある。

4）家族支援

がんの罹患は患者だけではなく，家族にも危機となる。家族の社会的役割を変化させ，経済的，心理的影響も生じさせる。また，生殖年齢にある患者の夫やパートナーにとって，患者が妊孕性を喪失することは，将来の家族像，性生活やコミュニケーションの取り方に変化を生じさせる。患者の家族が疾患や治療をどのように受容し，理解しているかを確認し，思いの表出を促し心理的サポートを行うとともに，患者にみられる身体面・精神面の変化，手術後の性生活について等の情報提供を行う必要がある。

図2 リンパ節郭清切除範囲

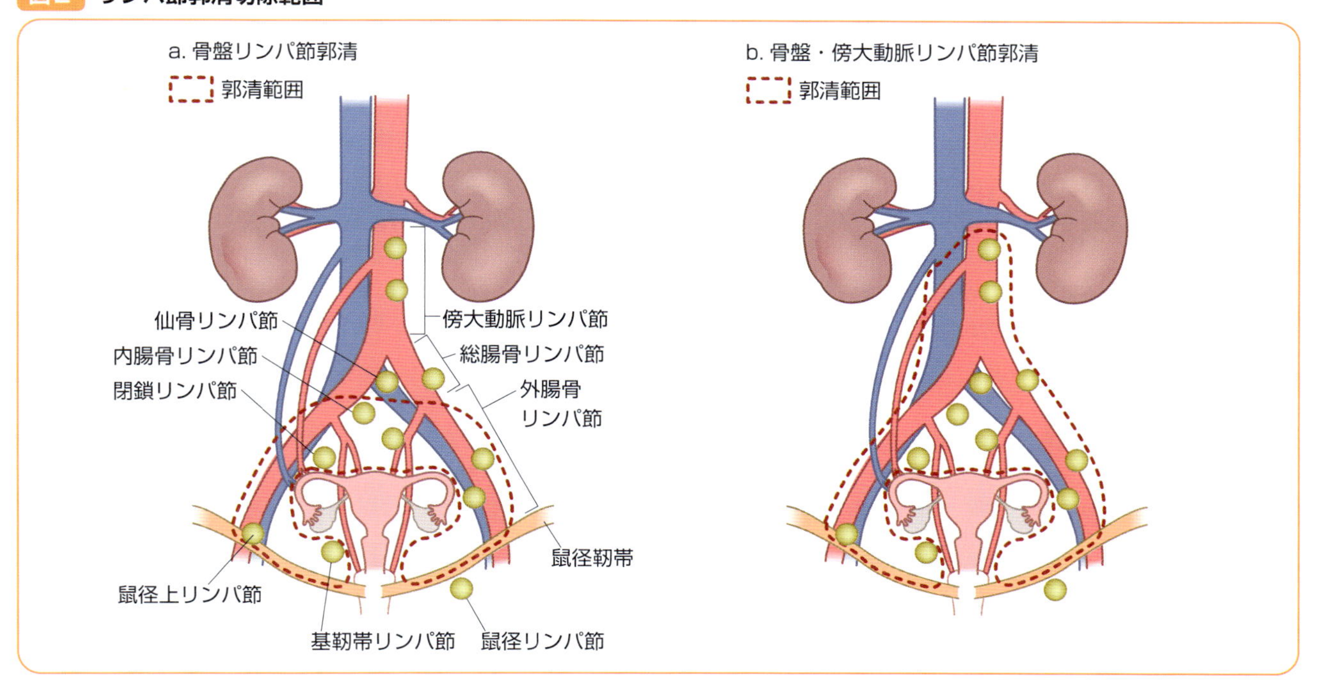

2. 治療過程における看護

1）手術療法

〈手術前〉

観察のポイント

- 疾患や治療法の受容
- 術前オリエンテーションや術前訓練の理解
- 不安
- 全身状態，アレルギー症状
- 排便状況
- 排尿状況（排尿回数，自然排尿量，残尿測定を施行した場合は残尿量）
- 浮腫の有無，皮膚の状態（乾燥や発赤の有無）

看護の目標

❶適切で納得のいく術式を選択できる
❷疾患や手術への不安が軽減する
❸術後の治療経過や身体の状態について理解できる

看護ケア

- 術前オリエンテーション

パンフレット等を使用し，手術前から手術後の経過，術後の状態や起こり得る症状などを説明することで，患者が術後のイメージをもつことができ，不安を軽減し安全に手術が行われるようにする。手術後の合併症として，リンパ浮腫，排尿障害が生じる可能性がある場合は，オリエンテーションを行う（p298 コラム「リンパ浮腫」参照）。

- 術前訓練

呼吸器合併症予防のための呼吸訓練や，深部静脈血栓症を予防するための下肢運動，転倒予防や疼痛緩和につながる起き上がり方法等について，デモンストレーションを交えながら説明する。

- 臍処置や除毛

創感染予防のため，患者の腹部の状態を確認する。必要時は，創部となり得る範囲の除毛や，オリーブ油をつけた綿棒で臍垢を除去する。

- 腸管処置

手術前に便秘薬の内服などの腸管処置が必要となる場合が多い。そのため，手術前に便秘薬の内服により排便がみられたかを確認することが必要となる。また，便秘薬を内服することで腸蠕動が亢進するため，腹痛や嘔気，迷走神経反射がみられることがある。そのため，腸管処置を行う前に，患者へ体調不良時は伝えてほしいことや転倒予防行動について説明する必要がある。

〈手術後〉

観察のポイント

- バイタルサイン
- 採血データ
- 合併症の徴候
- ドレナージの管理，観察
- 創部痛，創の状態，睡眠状態
- 腹部症状と食事状況
- ADL の拡大の様子
- 排尿状況（尿意の有無，排尿回数，自然排尿量，残尿量）
- 浮腫の有無，皮膚の状態（乾燥や発赤の有無）

看護の目標

❶手術後合併症を起こさない，早期発見できる
❷不安や苦痛を最小限に安楽に過ごすことができる
❸ ADL を拡大することができる
❹ボディイメージの変化が受容できる
❺リンパ浮腫について理解し，セルフケアを実践できる
❻必要時，清潔間欠自己導尿を施行できる

看護ケア

- 全身状態の観察

バイタルサインの測定を行うとともに，創部の観察，性器出血の有無の確認をし，患者には疼痛や嘔気，頭痛などの症状の有無を確認する。術後合併症を早期発見できるよう，患者の術後の変化に注意して観察する。

- ドレーン管理

広汎子宮全摘出術や準広汎子宮全摘出術，広汎子宮頸部摘出術は，ドレナージを目的としてドレーンが留置される。ドレーンの性状や量，刺入部の感染徴候（発赤・熱感・浸出液・疼痛の有無）がないか，ドンーンを固定している皮膚に異常がないかを観察する。また離床する際など，ドレーンの管が閉塞や屈曲しないように注意するとともに，患者へもドレーンの管理について指導を行う。

- 早期離床

手術後１日目から，全身状態を評価しながら離床を開始する。循環動態の変化から起立性低血圧が生じやすいため，段階的に身体を動かしていく必要がある。バイタルサインを測定しながら，患者にめまいや嘔気，疼痛の有無などを確認し，転倒に注意しながら歩行訓練を行っていく。また採血データで貧血の状態を確認し，患者には転倒を起こしやすい状態であることを伝える。点滴架台を持ち歩行することは患者にとって慣れない行動であり，患者の負担軽減や転倒予防のためにライン類の整理

などの環境整備を行う必要もある。

● 疼痛緩和

創部に力がはいることで疼痛が生じる。疼痛を緩和するため，腹圧のかからない起き上がり方法や，咳嗽時などは手で腹部をおさえるなどの体位の工夫の方法を指導する。

● 便秘予防

手術後は全身麻酔や手術操作により便秘や腸閉塞のリスクが高くなるため，腹部症状や飲水，食事摂取状況を観察する。疼痛により効果的な努責がかけられないため，便性を軟化させるよう水分摂取を積極的に行い，腸蠕動を亢進させADL拡大を促す。

● 創部の観察

創部の感染徴候（発赤，熱感，腫脹）がないかを観察し，医師とともに創部の処置を行う。また，患者自身も観察を行えるように説明を行う。シャワー浴が可能となった場合，創部の洗浄方法についても指導を行う。

● リンパ浮腫

リンパ節郭清を施行している場合，手術後にリンパ浮腫が生じる可能性があり，下肢の周径測定やスキンケア指導等を行う必要がある（p298 コラム「リンパ浮腫」参照）。

● 排尿障害

手術で骨盤神経を切断している場合，排尿障害を生じる可能性がある。残尿量が多い場合等は，清潔間欠自己導尿が必要となる（p278 コラム「排尿障害」参照）。

● 精神的苦痛

手術後，疼痛やボディイメージの変化等により患者は精神的苦痛を抱えている。不安なこと等の思いの表出を促し，心理的サポートを行っていく。

● 退院前指導

患者に，退院後の生活において不安や心配なことについて確認する。また，退院後も創部の観察や便秘予防行動は継続すること，医師の指示があるまでは入浴や激しい運動，性行為は控えるように説明する。感染徴候（発熱，創部の発赤や熱感，下肢の発赤や熱感や腫脹，排尿時痛や尿の混濁，頻尿）や性器出血の増加等がみられれば病院に連絡をするように伝える。

2）放射線治療

観察のポイント

● 治療や副作用の理解，不安
● 全身状態の観察（採血データを含む），副作用の程度，生活への支障
● 排尿・排便回数
● 放射線照射部位の皮膚の状態
● セルフケア実践状況

看護の目標

❶安全，安楽に治療を受けることができる
❷副作用による苦痛を緩和し，治療と生活を両立することができる
❸副作用の予防や軽減のためにセルフケアを実践することができる

看護ケア

〈治療前〉

治療が決定したら，治療計画（部位，方向，線量）と指標のため，放射線照射部位にマーキングが施行される。マーキングは消さないように伝え，オリエンテーションを行い治療への不安の軽減に努める。

〈治療中・治療後〉

患者に起こり得る副作用について伝え，症状が出現した際は早期に対処できるようにセルフケア指導を行う。また，腟内照射を行う場合はアプリケーター挿入による疼痛や，砕石位での治療により苦痛が伴うため，医師と鎮痛薬や鎮静薬などの使用について相談を行う。

● 放射線宿酔

食欲不振や嘔気がある場合は，食事の内容を見直し少量ずつ回数を分けて摂取するように勧める。症状が強い場合は医師と制吐薬の服用等を相談する。

● 皮膚障害

陰部・肛門部の清潔や保湿，保護を指導する。入浴時にはお湯の温度に注意し，洗浄時はこすらないように気をつける。皮膚への刺激を避けるため，衣類は柔らかくて通気性のよい綿素材などを選び，摩擦や圧迫を避けるように伝える。また軟膏を塗布している場合は，照射前には塗布しないように指導する。

● 膀胱・直腸障害

温水洗浄便座等を活用し，陰部の清潔を保持するように指導する。また頻尿や下痢が生じている場合は，脱水予防として水分摂取を勧める。症状に応じて医師と薬物療法を相談する。

● 骨髄抑制

血液検査の結果を確認し，血球減少がみられる場合は日常生活の注意点やセルフケア指導を再度行う。

- 白血球低下：易感染状態にあることや感染徴候の説明，感染予防行動の指導
- ヘモグロビン低下：めまいやふらつき，動悸の有無の確認，転倒予防行動の指導
- 血小板減少：出血に気をつけるように説明，身体に

傷ができた場合は圧迫止血や紫斑が生じた場合は紫斑が拡大していないか観察することを説明

- 精神的苦痛

治療による副作用や腟内照射の疼痛などは患者に不安を与える。患者が治療や生活との両立で困っていること，不安なこと等を確認し，患者の心理的サポートを行う。

3）化学療法

観察ポイント

- 治療や副作用のへ理解度，不安感
- 妊娠経験があれば悪阻の程度や乗り物酔いのしやすさの確認
- アルコールアレルギーの有無
- 全身状態の観察（採血データを含む），副作用の程度，生活への支障
- 排便状況
- セルフケア実践状況

看護の目標

❶安全，安楽に治療を受けることができる
❷副作用による苦痛を緩和し，治療と生活を両立することができる
❸副作用の予防や軽減のためにセルフケアを実践することができる

看護ケア

〈治療前〉

医師からの病状や治療についての説明をどのように理解し認識しているかを確認する。使用する抗がん剤を確認し，治療スケジュール（投与間隔，投与時間等）や副作用，日常生活での注意点などをオリエンテーションする。

妊娠時に悪阻が強かった場合や乗り物酔いしやすい場合，抗がん剤治療による嘔気が強く出現する可能性がある。また患者が嘔気に対して強い不安を抱えている場合も，嘔気が強く出現するおそれがある。治療開始前から，嘔気に対しての対処法や制吐薬の使用などを医師と相談し患者と共有する必要がある。また抗がん剤の溶解液としてアルコールが使用されている場合があり，アルコールに対してアレルギーがある患者には溶解液の変更や投与時に希釈するなどの対応が必要となるため，患者にアルコールアレルギーの有無を確認する必要がある。

〈治療中・治療後〉

治療が安全・確実に施行できるように治療内容を把握し，投与を行う。タキサン系薬剤では，アレルギー症状を起こす可能性も高いため，全身状態の観察とともに抗がん剤の血管外漏出がないかを早期発見・対処できるよう観察が必要である。

生じている副作用の程度や生活への支障を確認し，症状緩和に努め，感染予防行動や便秘予防などのセルフケアについて指導する。また，治療と日常生活を両立するうえで困っていることなどがないかを確認し，対処法についての情報提供を行う。

患者にとって，治療や副作用による日常生活への支障や，脱毛や体重低下等外見の変化は，精神的苦痛となり得るため，患者の思いの表出を促し苦労を労いながら，心理的サポートを行っていく必要がある。

［飯島美穂］

《文献》

- 日本婦人科腫瘍学会編：子宮頸癌治療ガイドライン 2022年版　第4版．pp23-25，金原出版，2022．
- 宇津木久仁子他：外来で行う 子宮頸がん・体がん診断 早期発見のポイント．p16，メジカルビュー社，2020．
- 日本がん看護学会監，鈴木久美編：がん看護実践ガイド 女性性を支えるがん看護．pp96-102，医学書院，2015．
- 藤井知行総編集，八重樫伸生専門編集：Science and Practice 産科婦人科臨床シリーズ　5 悪性腫瘍．pp38-44，中山書店，2020．
- 綾部琢哉他編：標準産科婦人科学　第5版．pp119-131，医学書院，2021．
- 山脇成人監，内富庸介編：新精神科選書2 サイコオンコロジー―がん医療における心の医学．pp8-19，診療新社，1997．

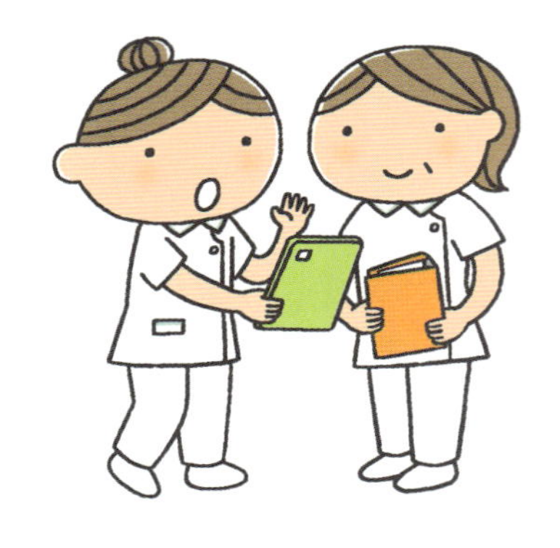

NOTE

Column 排尿障害

1. 排尿障害の定義

排尿障害とは，蓄尿と排尿の過程のいずれかに異常をきたした状態のことである。症状としては，尿意の鈍麻や尿失禁，頻尿，排尿困難，尿閉，残尿感，排尿痛などがある。

2. 手術後に起こる排尿障害

子宮頸がんなどに対して行われる広汎子宮全摘出術や準広汎子宮全摘出術，広汎子宮頸部摘出術の手術後に排尿障害が生じることがある。膀胱機能を司る骨盤神経が手術で損傷され，尿意の低下・消失，排尿困難，残尿の増加などの症状が出現する。多くは一時的だが，永続的に排尿障害が生じることもある。

● 骨盤神経とは

膀胱の排尿反射を司る神経であり，脳の前頭葉から出た排尿命令刺激を延髄・脊髄の排尿中枢を経て膀胱に伝え，膀胱を収縮させる。広汎子宮全摘出術などの手術では，切除範囲に骨盤神経が含まれる（図 1）。

図 1　広汎子宮全摘出術での切除範囲

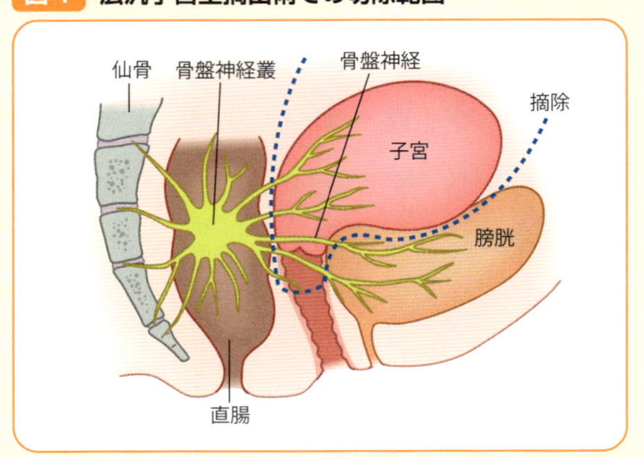

3. 排尿障害の評価

1）手術前

手術後の合併症として排尿障害が予測される場合，手術前の排尿状態を観察することが必要である。手術前に排尿日誌の記載や残尿測定を施行し，患者の手術前の排尿パターンなどを把握する。

2）手術後

手術 1 週間後に尿道カテーテルを抜去する。排尿日誌を記載してもらい，尿意の有無や排尿に関する症状（頻尿，排尿困難，尿失禁の有無など）を確認する。自然排尿後に残尿測定を行い，残尿量が 50mL 以上あれば，清潔間欠自己導尿（clean intermittent catheterization：CIC ）の訓練を開始する。

4. 排尿障害の看護

1）オリエンテーション

手術後，手術前のように尿意がないことや自然排尿ができないことは患者に衝撃を与え，精神的苦痛を与える。そのため，手術前から排尿障害についてのオリエンテーションを行い，患者の受容を促す必要がある。また手術後も尿道カテーテルを抜去する前に，再度オリエンテーションを行い，患者が焦らず落ち着いて排尿障害に向き合い，対処できるように支援をしていく。

2）排尿パターンの観察

手術前から患者の排尿状態を把握するため，排尿日誌を活用する。排尿日誌には，排尿の時間，量，飲水量を記載する。

手術後も同様に排尿日誌を記載する（表 1）。尿意が消失している場合も多いため，手術前の排尿パターンを参考に CIC を行うタイミングについての評価を行う。

表1 手術後の排尿日誌の例

○月 △日

時間	尿意	自尿(mL)	残尿量(mL)	飲水量(mL)	その他
6:00	あり	150	200		少し尿の色が濃い
9:15	なし	10	200	200	

3）清潔間欠自己導尿（CIC）の訓練

CICとは，尿道からカテーテルを挿入し，膀胱内の尿を排出する方法である。CICを始める前に，鏡を使用して，患者の手指で尿道口を触ってもらい，位置を確認する。はじめは鏡を見てカテーテルを挿入する位置を確認しながらCICを行う。その後，退院後の生活を見据え鏡を見ずにカテーテルを挿入できるように支援していく。

● **CICの手順**

①必要物品（図2）を用意して，手指を洗浄する
②導尿しやすい姿勢をとる
③陰部を左手で開き，右手で清浄綿を持ち尿道口を消毒する
④カテーテルを尿道口へ挿入し，5～6cmほど挿入し尿の流出を確認したら2cmほど奥に入れる
⑤尿の流出が止まったら，2cmほど引き抜き，尿の流出が止まっていることを確認しカテーテルを抜く

● **CICの回数**

手術前，手術後の排尿日誌，残尿量を基にCICの回数を評価する。残尿量が50mL以下になれば，医師へCICを終了するか否かを確認する。

4）感染予防行動の指導

患者は排尿障害が生じると，不安から飲水量を控えてしまうことがある。しかし感染予防の観点から，1日1,000mL以上の水分を摂取するように説明する。また，排尿障害やCICにより尿路感染症の発症リスクが高いこと，早期発見ができるように尿性やにおい，尿量などの観察を行う必要があることを説明する。感染が疑われる症状（発熱や頻尿，残尿感や尿性の混濁や悪臭）がみられる場合は，病院に連絡するように説明する。

5）退院後の支援

CICを継続し退院となった場合は，患者がCICを継続していけるように外来で支援を行っていく。患者は，いつまで排尿障害と付き合う必要があるのか，社会生活のなかでCICを行うことに対する不安などを抱えている。退院後の生活や排尿パターンに合わせてCICを行えているかなどの評価を行うとともに，CICの資材の提供や排尿障害と付き合っていく患者への精神面の支援を行う。

［飯島美穂］

《文献》

- 加来恒壽他編著：婦人科がん患者の臨床と看護．pp96-99，医学出版，2013.
- 日本がん看護学会監，矢ヶ崎香編：がん看護実践ガイド　サバイバーを支える　看護師が行うがんリハビリテーション．pp90-111，医学書院，2016.

図2 CICの必要物品

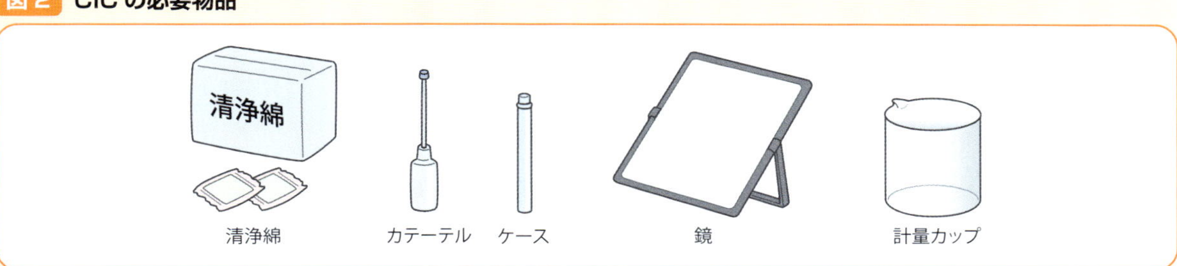

35 子宮体がん

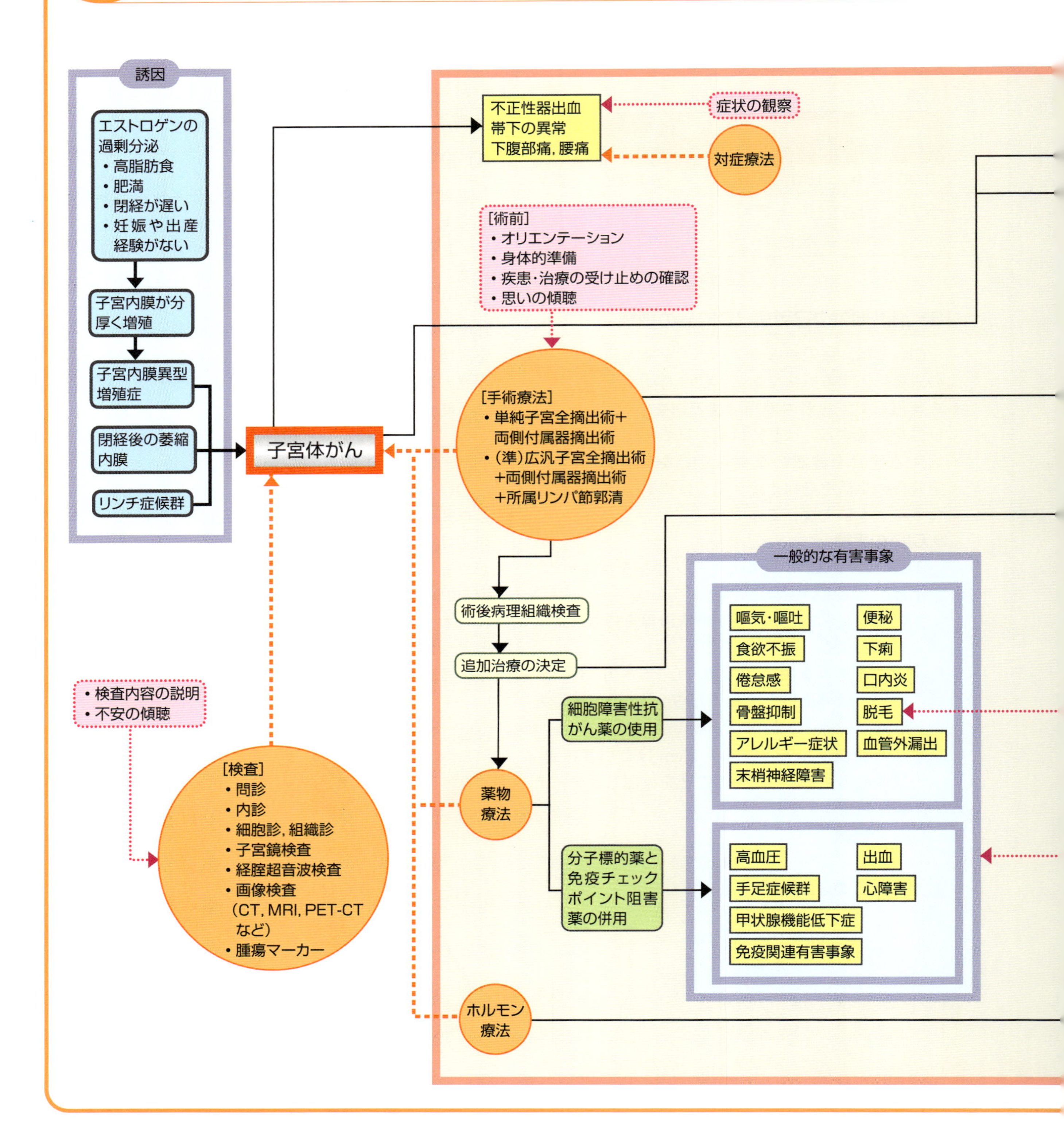

誘因
エストロゲンの過剰分泌
・高脂肪食
・肥満
・閉経が遅い
・妊娠や出産経験がない
子宮内膜が分厚く増殖
子宮内膜異型増殖症
閉経後の萎縮内膜
リンチ症候群
子宮体がん
不正性器出血
帯下の異常
下腹部痛, 腰痛
症状の観察
対症療法
[術前]
・オリエンテーション
・身体的準備
・疾患・治療の受け止めの確認
・思いの傾聴
[手術療法]
・単純子宮全摘出術＋両側付属器摘出術
・(準)広汎子宮全摘出術＋両側付属器摘出術＋所属リンパ節郭清
術後病理組織検査
追加治療の決定
薬物療法
細胞障害性抗がん薬の使用
分子標的薬と免疫チェックポイント阻害薬の併用
一般的な有害事象
嘔気・嘔吐
便秘
食欲不振
下痢
倦怠感
口内炎
骨盤抑制
脱毛
アレルギー症状
血管外漏出
末梢神経障害
高血圧
出血
手足症候群
心障害
甲状腺機能低下症
免疫関連有害事象
ホルモン療法
・検査内容の説明
・不安の傾聴
[検査]
・問診
・内診
・細胞診, 組織診
・子宮鏡検査
・経腟超音波検査
・画像検査（CT, MRI, PET-CTなど）
・腫瘍マーカー

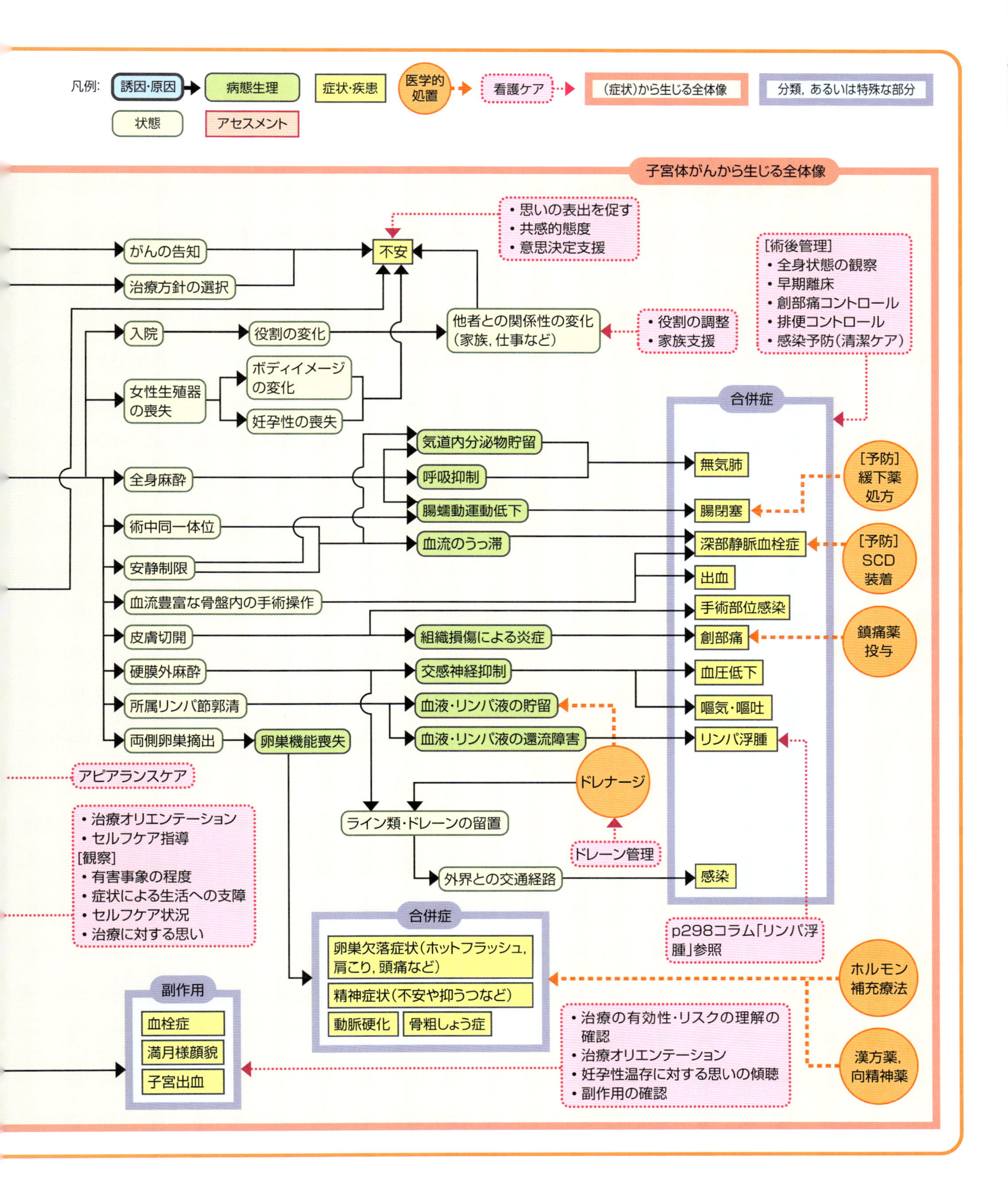
凡例:
誘因・原因
病態生理
症状・疾患
医学的処置
看護ケア
(症状)から生じる全体像
分類，あるいは特殊な部分
状態
アセスメント
子宮体がんから生じる全体像
がんの告知
治療方針の選択
不安
・思いの表出を促す
・共感的態度
・意思決定支援
入院
役割の変化
他者との関係性の変化(家族，仕事など)
・役割の調整
・家族支援
[術後管理]
・全身状態の観察
・早期離床
・創部痛コントロール
・排便コントロール
・感染予防(清潔ケア)
女性生殖器の喪失
ボディイメージの変化
妊孕性の喪失
合併症
気道内分泌物貯留
全身麻酔
呼吸抑制
無気肺
[予防]緩下薬処方
腸蠕動運動低下
腸閉塞
術中同一体位
血流のうっ滞
深部静脈血栓症
[予防]SCD装着
安静制限
出血
血流豊富な骨盤内の手術操作
手術部位感染
皮膚切開
組織損傷による炎症
創部痛
鎮痛薬投与
硬膜外麻酔
交感神経抑制
血圧低下
所属リンパ節郭清
血液・リンパ液の貯留
嘔気・嘔吐
両側卵巣摘出
卵巣機能喪失
血液・リンパ液の還流障害
リンパ浮腫
ドレナージ
アピアランスケア
ライン類・ドレーンの留置
ドレーン管理
外界との交通経路
感染
・治療オリエンテーション
・セルフケア指導
[観察]
・有害事象の程度
・症状による生活への支障
・セルフケア状況
・治療に対する思い
p298コラム「リンパ浮腫」参照
合併症
卵巣欠落症状(ホットフラッシュ，肩こり，頭痛など)
精神症状(不安や抑うつなど)
動脈硬化
骨粗しょう症
ホルモン補充療法
副作用
血栓症
満月様顔貌
子宮出血
・治療の有効性・リスクの理解の確認
・治療オリエンテーション
・妊孕性温存に対する思いの傾聴
・副作用の確認
漢方薬，向精神薬

35 子宮体がん

Ⅰ 子宮体がんが生じる病態生理

1. 子宮体がんの定義

子宮体がんとは，子宮体部の子宮内膜から発生するがんであり，その発生部位から子宮内膜がんとも呼ばれる（図1）。また，子宮体部にできる悪性腫瘍には，子宮の間質や筋層から発生する子宮肉腫もあるが，子宮内膜がんとは異なる疾患である。一般的に子宮体がんとは子宮内膜がんのことを指し，本節では子宮内膜がんについて記載する。

かつて日本では，子宮体がんの罹患者数は子宮頸がんに比べて圧倒的に少なかったが，近年は増加傾向にある。2019年の罹患者数は，子宮頸がんは10,879人，子宮体がんは17,880人となっている。子宮体がんの好発年齢は50～60歳代がピークといわれているが，罹患者数の増加に伴い，妊娠を希望する若年患者も増えている。子宮体がんの5年生存率は**表1**のようになっている。

図1　子宮体がんの発生部位

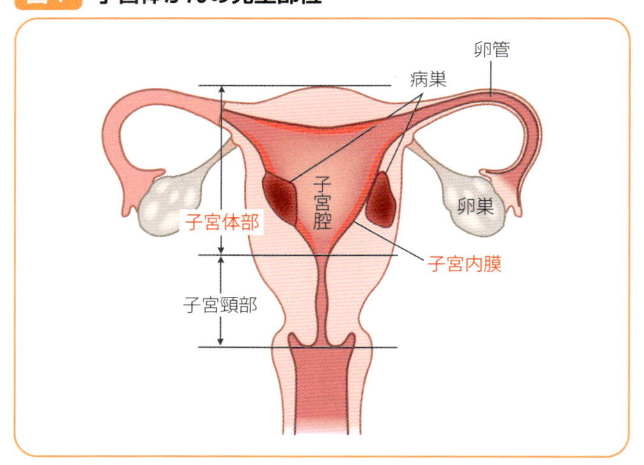

表1　子宮体がんの5年生存率（2009～2011年診断症例）

限局（原発臓器に限局している）	95.7%
領域（所属リンパ節転移または隣接臓器浸潤がある）	73.2%
遠隔（遠隔臓器，遠隔リンパ節などに転移・浸潤あり）	20.1%

（国立研究開発法人国立がん研究センターがん対策情報センター：全国がん罹患モニタリング集計　2009-2011年生存率報告．2020. https://ganjoho.jp/reg_stat/statistics/data/dl/index.html#anchor3（2024年3月25日閲覧）を参考に作成）

2. 子宮体がんのメカニズム

子宮体がんはⅠ型とⅡ型に分けられ，発生機序は異なる。

Ⅰ型はエストロゲンという女性ホルモンが関与している。高脂肪食など欧米化した食生活や肥満，閉経が遅い女性，出産経験がない女性など，エストロゲンが長期的・持続的に過剰に産生されることが原因で発生する。エストロゲンの過剰分泌により，子宮内膜が異常に分厚く増殖して前がん病変の子宮内膜異型増殖症が発生し，そのうち約20%は子宮体がんに進展するといわれている。また，ホルモン受容体陽性の乳がん患者を対象とした治療であるタモキシフェンの長期服用によっても，子宮体がん発症のリスクは高まる。

Ⅱ型はエストロゲンとは関係なく，主に閉経後の高齢女性の萎縮内膜から発生する。また，近年では遺伝性大腸がんの1つであるリンチ症候群（遺伝性非ポリポーシス大腸がん）でも子宮体がんが発生しやすいといわれている。リンチ症候群の患者では，子宮体がんの生涯発生リスクは約20～60%にのぼる。

3. 子宮体がんの分類と症状

1）分類

●組織学的分類

子宮体がんでは類内膜がんが全体の約80%を占め，その他に漿液性がんや明細胞がん，粘液性がんなどがある。すべての類内膜がんは腺がん成分の形態によってG1（高分化型），G2（中分化型），G3（低分化型）に分けられ，G1・G2は比較的予後良好とされている。その一方，漿液性がんや明細胞がんのほとんどはエストロゲンと無関係のⅡ型で，進行が速く予後不良とされている。

- **進行期分類**

子宮体がんは子宮内膜から発生し，進行すると周囲の子宮筋層へと入り込んでいく（筋層浸潤）。さらに進むと，がんは子宮頸部，腟，付属器（卵巣と卵管），周囲の直腸や膀胱まで浸潤していく。また，リンパ管や血管を通じて（脈管侵襲），リンパ節や肝臓，肺などに転移するという経過をたどる。

がんがどこまで広がっているかの評価（進行期）には，子宮体がんでは手術進行期分類が用いられている。子宮体がんの初回治療は手術療法が第一選択であり，手術で摘出した標本を病理学的に診断して進行期を決定する。またそれとは別に，組織型（がんの種類）・分化度（がんの悪性度）・がんの広がりの程度から術後再発リスクを評価する。術後再発リスク分類に基づき，手術後の追加治療の必要性を評価する。これらの分類は，「子宮体がん治療ガイドライン」にまとめられているので参照されたい。

2）症状

90％以上の患者で不正性器出血がみられる。月経期間以外に出血がある場合や閉経後の出血などには注意が必要である。がんが進行すると，膿性・血性の帯下の出現，分泌量の増加などがみられる。また，下腹部痛や性交痛，腰痛，下肢のむくみなどの症状がある。

4. 子宮体がんの診断・検査

子宮体がんの疑いがある場合，内診のうえ，子宮内膜細胞診や経腟超音波検査を行い，異常が認められる場合は子宮内膜組織診を行う。子宮内膜組織診は子宮体がんの診断には必須の検査であり，子宮内腔に細い採取器具を挿入して子宮内膜を一部採取し，顕微鏡でがん細胞の有無を調べるものである。検査時には痛みを伴うが，通常は麻酔を使用しない。子宮体がんと診断が確定すれば，MRI 検査や CT 検査で病変の広がりを診断する。また，現在のところ確立された腫瘍マーカーはないものの，診断の補助や診断後の経過や治療効果をみるために，CA125 や CA19-9，CEA などが用いられる。

5. 子宮体がんの治療

子宮体がんでは，原則として初回治療は手術療法が第一選択である。術前検査によって進行期を推定して手術を行い，病理診断を基に，正確な病期を決定する。術後は再発リスクの評価を行い，追加治療を行うかどうかを決定する。再発低リスク群の場合は経過観察，再発中・高リスク群の場合では一般的に追加治療として薬物療法が用いられる。

1）手術療法

それぞれの術式の切除範囲や合併症は，第Ⅳ部㉞子宮頸がんⅠ-5.-1）「手術療法」を参照（p271）してほしい。

- **術前にⅠ期と推定**

単純子宮全摘出術＋両側付属器摘出術が基本である。開腹手術と腹腔鏡手術やロボット手術があるが，現在では早期子宮体がんに対する腹腔鏡手術やロボット手術の有用性が明らかになっている。開腹手術と比べると低侵襲であり，これらの適用が一般化してきている。

- **術前にⅡ期と推定**

Ⅱ期以上と推定される子宮体がんの術式に対してまだ十分な根拠はなく，現状では基本術式は確立していない。そのうえで，「子宮体がん治療ガイドライン」では，子宮頸部間質浸潤と子宮傍組織浸潤の術前診断の不確実性から，準広汎子宮全摘出術あるいは広汎子宮全摘出術＋両側付属器摘出術が選択され得るとしている。

- **術前にⅢ・Ⅳ期以上と推定**

進行子宮体がんであっても，手術可能な場合には手術療法が推奨される。一般的にⅢ期では子宮全摘術＋両側付属器摘出術±大網切除術±骨盤・傍大動脈リンパ節郭清が施行され，術後は追加治療が行われる。Ⅳ期では子宮全摘出術＋両側付属器摘出術±腫瘍減量術を行う。子宮からの大量出血を予防する症状緩和的意義もある。術後に薬物療法などの追加治療を行うことで予後が改善されるといわれている。

- 骨盤リンパ節・傍大動脈リンパ節郭清について

「子宮体がん治療ガイドライン」では，類内膜がん G1，G2 で術前にⅠA 期と推定される場合，骨盤リンパ節郭清の省略を提案できるとされている。一方，再発中・高リスク群の患者に対する骨盤リンパ節・傍大動脈リンパ節郭清の治療意義はいまだ明確ではないが，正確な進行期，術後の追加治療の必要性を決定するために有用である。ガイドラインでは，骨盤リンパ節郭清は行うことが推奨され，傍大動脈リンパ節郭清は行うことを提案するとされている。

リンパ節郭清の合併症としてはリンパ浮腫があり，下肢や会陰，下腹部などに浮腫が生じる。発症リスクは生涯続くため，セルフケアの習得に向けた患者教育が必要である。（詳細はコラム「リンパ浮腫」p298参照）。

2）薬物療法

薬物療法は，術後再発中・高リスク群の患者に対して再発予防を目的に追加治療として行う場合と，進行・再発患者に対して病変の縮小や生存期間の延長を目的として行われる場合がある。

- **術後薬物療法**

標準的なレジメンは，アントラサイクリン系薬剤のドキソルビシン塩酸塩（アドリアシン）とプラチナ製剤のシスプラチン（ランダ）を併用したAP療法や，タキサン系薬剤のパクリタキセル（タキソール）とプラチナ製剤のカルボプラチン（パラプラチン）を併用したTC療法がある。

- **進行・再発がんに対する薬物療法**

日本では術後の追加治療として薬物療法が行われていることから，再発がんの多くは薬物療法歴を有している。そのため，過去の薬物療法歴や使用薬剤，再発までの期間を考慮し，AP療法やTC療法の再投与が検討される。その他の一般的なレジメンとしては，タキサン系薬剤のドセタキセル水和物（タキソテール）とシスプラチンを併用したDP療法がある。

進行がんに対しては，AP療法やTC療法，DP療法が行われている。また，2021年より「がん化学療法後に増悪した切除不能な進行・再発の子宮体がん」に対して，免疫チェックポイント阻害薬のペムブロリズマブ（キイトルーダ）と分子標的薬のレンバチニブメシル酸塩（レンビマ）を併用したLP療法が保険適用となっている。

3）放射線療法

子宮体がんは放射線感受性が低いと考えられているため，手術可能な子宮体がんに対して初回治療として放射線療法を行うことはない。高齢や重篤な合併症などの理由により，手術の適応とならない患者に対して検討される。

4）妊孕性温存療法（黄体ホルモン療法）

妊娠を希望する患者に検討される。まず，子宮内膜全面掻爬という病理組織検査を行い，子宮内膜異型増殖症または類内膜がんG1と診断され，CT検査やMRI検査などの画像検査によって筋層浸潤や子宮外への進展がないことを確認できることが適応の条件となる。患者が，黄体ホルモン療法の有効性とリスク，標準治療を行わないリスクを十分に理解したうえで治療を行うことが重要である。治療対象年齢に明確な基準はないが，年齢が高くなることでの妊娠率の低下などを考慮し，40歳未満の患者が望ましいとされている。

Ⅱ 子宮体がんの看護ケアとその根拠

1．子宮体がんの診断を受けた患者への看護

がんの診断や治療は患者の身体面，精神面，社会面に影響を与えることを理解し，診断時から患者の全体像をとらえて支援を行うことが求められる。

1）疾患による身体症状

子宮体がんによる症状の有無や程度を観察する。痛みなどの身体症状に対しては対症療法が実施されているか，効果とあわせて確認し，身体症状による苦痛を軽減できるように努める。

2）診断による心理的反応

がんの診断を受けた患者の心理反応は，フィンク（Fink S. L.）の危機モデルを用いて説明することができる。危機モデルには，衝撃，防御的退行，承認，適応という4つのフェーズがある。衝撃の段階では，がんの診断という現実に圧倒され強烈な不安やパニックを感じる。そして，そのショックに耐えられず，がんという脅威から自分自身を守り，心のバランスを取ろうとする防御的退行の段階へ移行する。これらの段階では，患者が心理的安定を図れるようなかかわりが必要である。承認の段階では現実から逃げられないことを知覚し，“なぜ私ががんになったのか”と新たなストレスが生じる。そして，適応の段階では建設的な方法で状況に積極的に対処し，不安が軽減され新しい価値観を確立するようになる。患者がどの時期にあるのかを考えてかかわることが必要である。

3）これまでの役割の変化

子宮体がんに罹患する患者は，家庭において家事や育児，介護などの役割を担う中心的存在であり，また仕事においても責任ある立場を担っている年代が多い。入院

や外来通院に時間を割かなければならず，疾患や治療に伴う症状によって，これまで通りの役割を担うことは難しい。また，がんの診断や治療は，患者の家族や周囲の人々にも影響を及ぼす。子をもつ患者であれば，がんや治療についての子どもへの伝え方，かかわり方で悩む場合もあるであろう。治療に伴って役割を調整できているのか，他者とのかかわりのなかで悩みや気がかりはないかを確認し，必要な支援を検討する。

4）治療の意思決定支援

患者は前述したような心理反応や役割の変化を経験しながらも，短期間の間に治療方針を決定しなければならない。さらに子宮体がんでは，手術後の病理診断の結果から追加治療が必要かどうか決まるため，先行きが不確かなことに不安を抱える患者も多い。患者が疾患や治療をどのように捉えているかを確認し，気持ちの表出を促し，共感的態度でかかわることが求められる。

また，患者は恐怖や緊張によって医師の説明をほとんど理解できていないことも少なくない。患者の理解度を確認し，看護師が情報を補足したり，再度医師からの説明の場を設ける調整をするなどしながら，患者が納得して治療方針を決定できるよう支援する。

2. 手術療法を受ける患者への看護

周手術期の管理という点では，婦人科良性疾患の腹腔鏡手術や開腹手術の看護に準ずるためそちらを参照とし，ここではドレーン管理と卵巣欠落症状，子宮や卵巣摘出後の喪失に対する心理的支援について記載する。術式によって生じる可能性のあるリンパ浮腫や排尿障害の看護についてはコラム「リンパ浮腫」（p298），「排尿障害」（p278）を参照とする。

1）ドレーン管理

術式にリンパ節郭清が含まれる場合，術後出血のインフォメーションドレーンとして，また腹腔内に溜まってくるリンパ液をドレナージするために，ドレーンが留置されることがある。排液の性状や量，刺入部の感染徴候，ドレーンを固定しているテープ周囲に皮膚のトラブルがないかを観察する。またドレーンが屈曲，閉塞していないか注意する。ドレーンの事故抜去に備え、患者にも管理方法について説明する。

傍大動脈リンパ節領域には乳び管や乳び槽があり，腸管から吸収された食物中の脂肪成分が通る経路がある。このため，傍大動脈リンパ節郭清を含む手術後は，この脂肪成分が腹腔内に漏出する（乳び漏）可能性があり，その場合は乳白色のリンパ液がドレーンから排液される。脂肪成分がある程度含まれるまで食事形態の段階が上がった後に，乳び漏が起きていないことを確認してからドレーンは抜去される。

2）卵巣欠落症状

子宮体がんでは子宮と一緒に卵巣を摘出することが一般的である。両側の卵巣を摘出することに伴う閉経を外科的閉経という。卵巣機能喪失によって卵巣欠落症状が生じ，のぼせやほてりなどのホットフラッシュ，肩こりや頭痛，不安や抑うつといった精神症状がある。また，将来的に骨粗鬆症や動脈硬化のリスクが高まるといわれている。ガイドラインでは，ホルモン補充療法の利益とリスクを十分に説明したうえで行うことが提案されている。

3）女性生殖器の喪失に対する心理的支援

子宮や卵巣は，女性にとってシンボル的臓器である。子宮摘出は年齢を問わずつらい選択であり，女性としてのアイデンティティやボディイメージが脅かされ，女性性の喪失につながる。また，若年者や未婚女性にとって，妊孕性の喪失は女性としての自己の価値を低下させ，結婚や出産など将来の人生を失うように感じる者も少なくない。患者の悲嘆に寄り添い，気持ちの表出を促し，治療に臨むにあたっての心の準備を整えられるように支援する。また，患者が思いを表出しやすいように，プライバシーに配慮された空間を用意する。

実際に手術が終わって子宮喪失が現実となった時，喪失体験が生じる。手術直後は疼痛などの苦痛症状や身体を回復させることに精一杯であるため，退院間近や退院後に子宮喪失の現実と対峙する患者も少なくない。患者の気持ちは変化するものということを念頭に置き，退院後も外来看護師と連携して受容の過程を支援する。

3. 薬物療法を受ける患者への看護

1）薬物療法を受ける患者の観察ポイント

〈薬物療法を受ける前〉

- 薬物療法の治療目的
- 使用するレジメン（薬剤の種類，投与量，投与期間）
- 治療や有害事象に対する患者の理解と受け止め方

- 全身状態，子宮体がんによる症状
- 検査データ：血液検査（血液一般検査，生化学検査，腫瘍マーカー（CA125，CA19-9，CEA など）），心機能，肺機能，CT，MRI，PET-CT など
- 生活状況（仕事や家事など），生活における援助者の有無

〈薬物療法中〉

- 有害事象

有害事象として次のようなものがある。発生時期についても確認する必要がある（図2）。

- AP 療法：消化器症状（嘔気・嘔吐，食欲不振，便秘，下痢），口内炎，倦怠感，骨髄抑制，腎障害，脱毛，心機能障害（息切れ，動悸）など
  - ドキソルビシンは心毒性リスクがあるため，総投与量 500mg/m^2 と上限が定められている。
- TC 療法：アレルギー症状，消化器症状，倦怠感，骨髄抑制，末梢神経障害（手足のしびれ，感覚異常，痛み），脱毛，関節痛・筋肉痛など
  - パクリタキセル投与後のアレルギー症状は，投与開始後 10 分以内に出現することが多い。蕁麻疹などの皮膚症状，顔面紅潮，呼吸困難感，動悸などがあれば，医療者へ報告するように患者へ伝え，十分な観察を行う。
  - パクリタキセルは溶解液としてアルコールが使用されている。アルコールに弱い患者やアレルギーを有する患者では，慎重な投与が必要である。必要時には投与時の希釈などの対応が行われる場合もあるため，患者にアルコールについての確認を行い，医師と共有することが必要である。
  - 末梢神経障害は急性症状と慢性症状があり，慢性症状は治療を繰り返し薬剤が蓄積されると生じやすい。患者の QOL に大きく影響し，治療終了から数年後も症状が持続する場合もある。
- キイトルーダ＋レンビマ：高血圧，出血（鼻出血，消化管出血など），心障害，手足症候群，甲状腺機能低下，消化器症状など
  - 高頻度で血圧上昇を認めるため，血圧測定を習慣化するよう指導し，必要に応じて降圧薬が処方されることを伝える。
  - 手足症候群の予防・悪化防止のため，手足の清潔や保湿，物理的刺激を避けるようにし，あらかじめ患者へ説明を行う。

図2 細胞障害性抗がん薬の副作用と発現時期

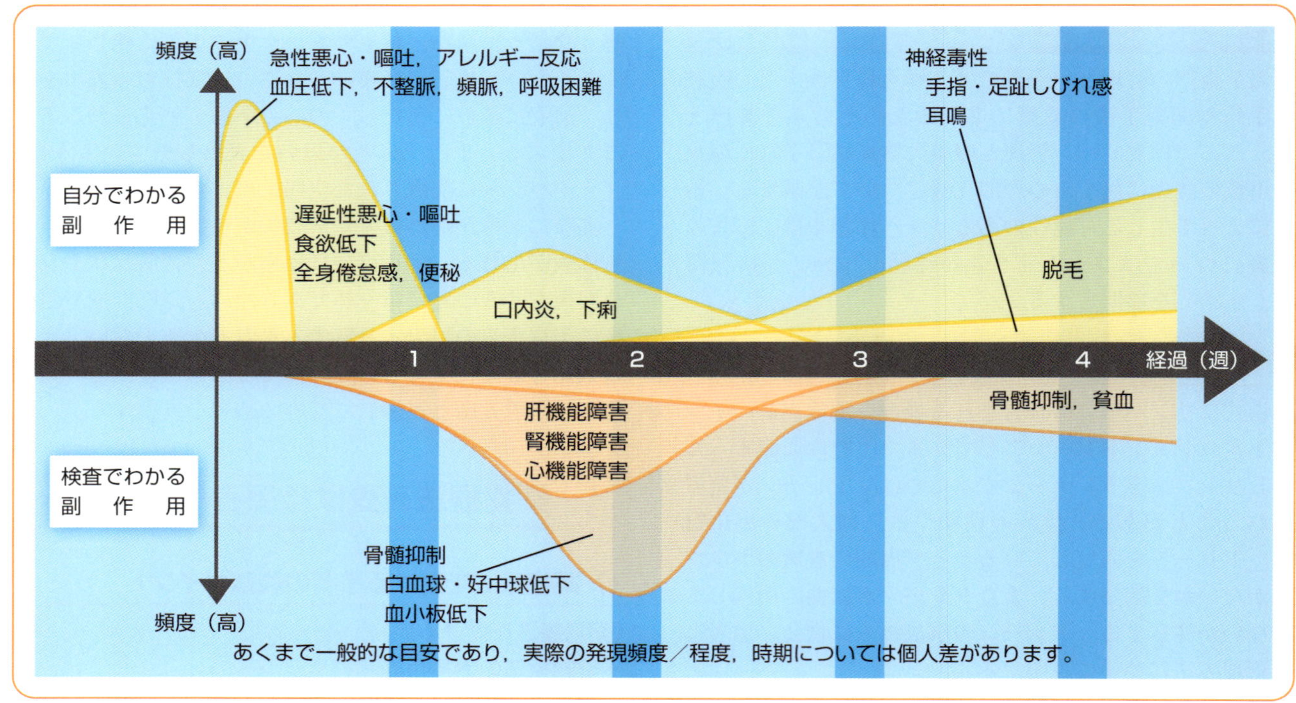

（国立がん研究センターがん情報サービス「薬物療法 もっと詳しく」（2024 年 5 月 24 日閲覧）より）

- キイトルーダは免疫関連有害事象（immune-related Adverse Events：irAE）という多彩な症状を呈する副作用が出現する可能性がある。

- **症状による生活への支障**
- **食事・水分の摂取状況**
- **排泄パターン：便秘や下痢の有無，排便回数・便の性状**
- **有害事象に対する理解，セルフケアの実施状況**
- **治療に対する思い**

2）薬物療法を受ける患者の看護目標と看護ケア

- **看護目標**

❶薬物療法の治療目的やスケジュール，副作用を理解する
❷安全に治療を行える
❸有害事象の予防や軽減のためにセルフケアを実践できる
❹有害事象ができるだけ緩和され，治療と日常生活を両立できる

- **看護ケア**

- 治療開始前に，薬剤師と協働しながら治療スケジュールや各有害事象の発現時期・注意点・セルフケア方法についてオリエンテーションを行う。患者の年齢や理解度，心理的状況に応じて，説明のタイミングや内容を考慮する。セルフケア能力の低い患者では，援助者にも説明を行って協力を依頼する。
- 薬剤投与中は，血管外漏出がないかを観察して異常の早期発見に努める。患者にも点滴刺入部の痛みや腫脹，赤みなど異常があればすぐに知らせるよう説明する。
- 有害事象の程度，生活への支障を確認する。前クールの症状出現状況から予測的に症状対策を行い，制吐薬や便秘薬などを使用する。また，骨髄抑制による易感染状態に備えて感染予防行動について指導する。脱毛など外見の変化も女性にとって特につらい体験となることから，事前にウィッグやキャップなど外観の整え方を相談し，ボディイメージ変容に対する心理的支援を行う。
- 薬物療法は長期の治療となることが多い。特に，進行・再発患者では診断から治療が続いていく。家庭での役割変化や家族の様子，就労状況などを確認し，治療や有害事象以外の不安や気がかりについても表出を促す。患者の治療に対するモチベーションを維持できるよう，時には他職種と協働して支援する。

［山本昌］

《文献》

- 国立がん研究センターがん情報サービス：子宮頸がん．https://ganjoho.jp/public/cancer/cervix_uteri/patients.html（2023年9月24日閲覧）
- 国立研究開発法人国立がん研究センターがん対策情報センター：全国がん罹患モニタリング集計 2009-2011年生存率報告．2020．https://ganjoho.jp/reg_stat/statistics/data/dl/index.html#anchor3（2024年3月25日閲覧）
- 日本婦人科腫瘍学会編：子宮体がん治療ガイドライン2023年版．pp28-29，pp40-43，pp63-72，pp76-82，pp94-101，pp120-125，pp154-155，pp163-167，金原出版，2023．
- 日本婦人科腫瘍学会編：患者さんとご家族のための子宮頸がん・子宮体がん・卵巣がん治療ガイドライン 第3版．pp78-81，pp85-88，pp94-95，pp108-111，pp209-212，金原出版，2023．
- NCCNガイドライン，子宮体がん2018年．https://www2.tri-kobe.org/nccn/guideline/gynecological/index.html（2023年4月28日閲覧）
- Fink SL: Crisis and motivation: A theoretical model. Archives of Physical Medicine & Rehabilitation 48（11）: 592-597，1967.
- 日本がん看護学会監：がん看護実践ガイド 女性性を支えるがん看護．pp11-19，pp96-102，医学書院，2015年．
- 勝俣範之編：誰も教えてくれなかった婦人科がん薬物療法 改訂第2版．pp78-84，メジカルビュー社，2020．
- 国立がん研究センターがん情報サービス：薬物療法もっと詳しく．https://ganjoho.jp/public/dia_tre/treatment/drug_therapy/dt02.html（2024年5月24日閲覧）

NOTE

36 卵巣がん

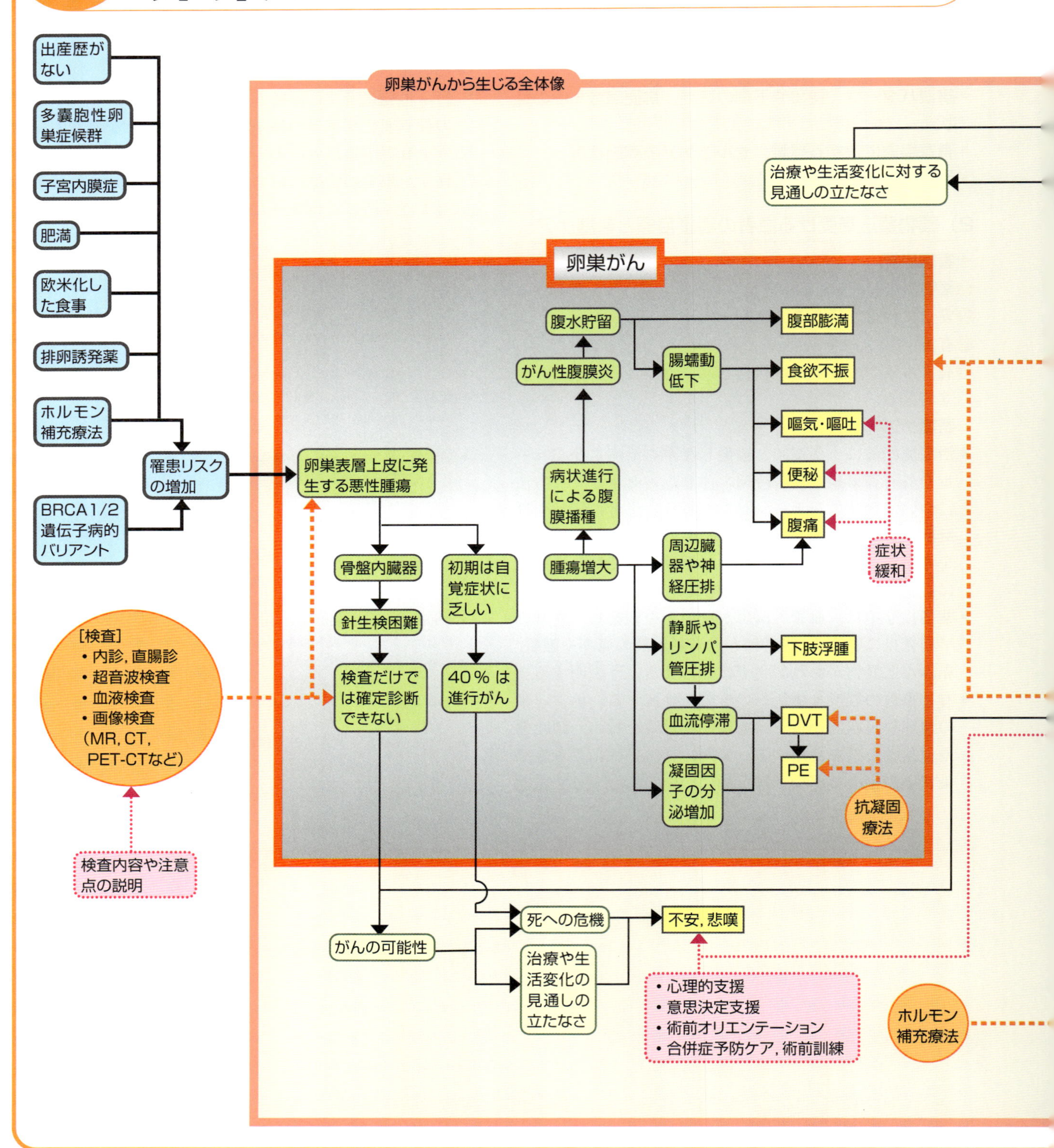

出産歴がない
多嚢胞性卵巣症候群
子宮内膜症
肥満
欧米化した食事
排卵誘発薬
ホルモン補充療法
BRCA1/2遺伝子病的バリアント
罹患リスクの増加
卵巣がんから生じる全体像
治療や生活変化に対する見通しの立たなさ
卵巣がん
腹水貯留
腹部膨満
がん性腹膜炎
腸蠕動低下
食欲不振
嘔気・嘔吐
便秘
腹痛
症状緩和
卵巣表層上皮に発生する悪性腫瘍
病状進行による腹膜播種
腫瘍増大
周辺臓器や神経圧排
骨盤内臓器
初期は自覚症状に乏しい
針生検困難
検査だけでは確定診断できない
40％は進行がん
静脈やリンパ管圧排
下肢浮腫
血流停滞
DVT
PE
凝固因子の分泌増加
抗凝固療法
[検査]
・内診，直腸診
・超音波検査
・血液検査
・画像検査
（MR，CT，PET-CTなど）
検査内容や注意点の説明
死への危機
不安，悲嘆
がんの可能性
治療や生活変化の見通しの立たなさ
・心理的支援
・意思決定支援
・術前オリエンテーション
・合併症予防ケア，術前訓練
ホルモン補充療法

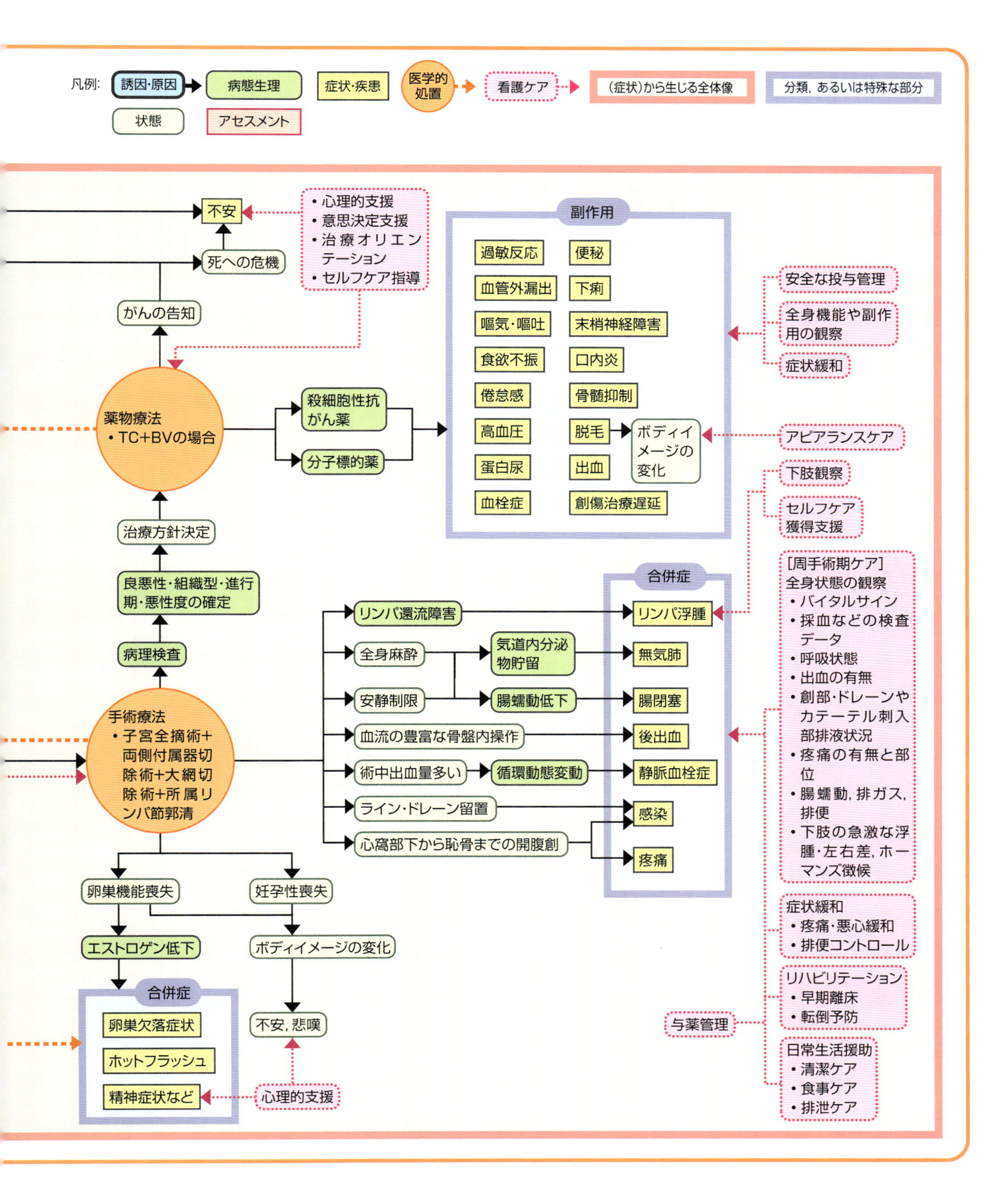
凡例:
誘因･原因
病態生理
症状･疾患
医学的処置
看護ケア
(症状)から生じる全体像
分類，あるいは特殊な部分
状態
アセスメント
不安
死への危機
がんの告知
・心理的支援
・意思決定支援
・治療オリエンテーション
・セルフケア指導
副作用
過敏反応
便秘
血管外漏出
下痢
嘔気･嘔吐
末梢神経障害
食欲不振
口内炎
倦怠感
骨髄抑制
高血圧
脱毛
ボディイメージの変化
蛋白尿
出血
血栓症
創傷治療遅延
安全な投与管理
全身機能や副作用の観察
症状緩和
アピアランスケア
薬物療法
・TC+BVの場合
殺細胞性抗がん薬
分子標的薬
治療方針決定
良悪性･組織型･進行期･悪性度の確定
病理検査
下肢観察
セルフケア獲得支援
合併症
リンパ還流障害
リンパ浮腫
全身麻酔
気道内分泌物貯留
無気肺
安静制限
腸蠕動低下
腸閉塞
血流の豊富な骨盤内操作
後出血
術中出血量多い
循環動態変動
静脈血栓症
ライン･ドレーン留置
感染
心窩部下から恥骨までの開腹創
疼痛
手術療法
・子宮全摘術+両側付属器切除術+大網切除術+所属リンパ節郭清
[周手術期ケア]
全身状態の観察
・バイタルサイン
・採血などの検査データ
・呼吸状態
・出血の有無
・創部･ドレーンやカテーテル刺入部排液状況
・疼痛の有無と部位
・腸蠕動，排ガス，排便
・下肢の急激な浮腫･左右差，ホーマンズ徴候
症状緩和
・疼痛･悪心緩和
・排便コントロール
リハビリテーション
・早期離床
・転倒予防
日常生活援助
・清潔ケア
・食事ケア
・排泄ケア
与薬管理
卵巣機能喪失
妊孕性喪失
エストロゲン低下
ボディイメージの変化
合併症
卵巣欠落症状
ホットフラッシュ
精神症状など
不安，悲嘆
心理的支援

36 卵巣がん

Ⅰ 卵巣がんが生じる病態生理

1. 卵巣がんの定義

卵巣がんは，卵巣にできる悪性腫瘍を指す。卵巣悪性腫瘍の 90% が上皮性腫瘍である。わが国では卵巣悪性腫瘍患者数は増加傾向であり，現在年間約 13,000 人が罹患する。また，死亡者数は年間約 5,000 人で，婦人科がんのなかでは最も死亡者数が多い。５年生存率は**表１**の通りである。卵巣がんのうち，性索間質性，胚細胞性の悪性腫瘍は治療方針が異なるため，本書では上皮性腫瘍について述べる。

2. 卵巣がんの解剖生理

卵巣は，子宮の両脇に１つずつあり，母指頭大の扁平で楕円形の臓器である。上端は骨盤側壁と卵巣堤索で固定されている。下端は固有卵巣索によって子宮底の外側角に固定されている（**図１**）。

卵巣内は，卵巣の表面を覆っている上皮，卵子のもとになる胚細胞，性ホルモンを産生する性索細胞などから構成されている（**図２**）。

図１　子宮，卵管，卵巣の位置関係

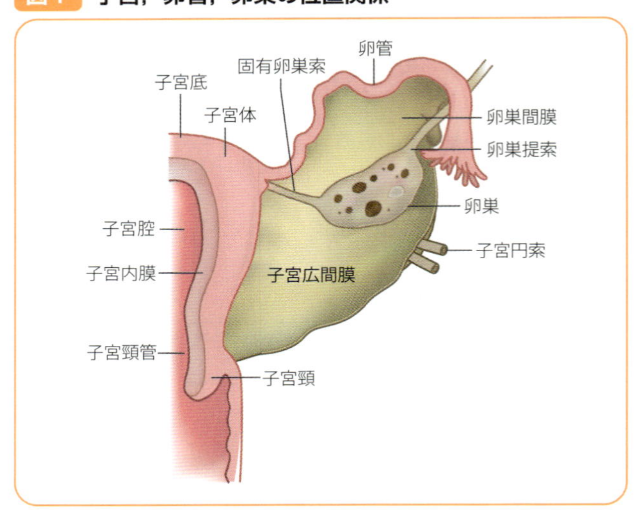

図２　卵巣のシェーマ

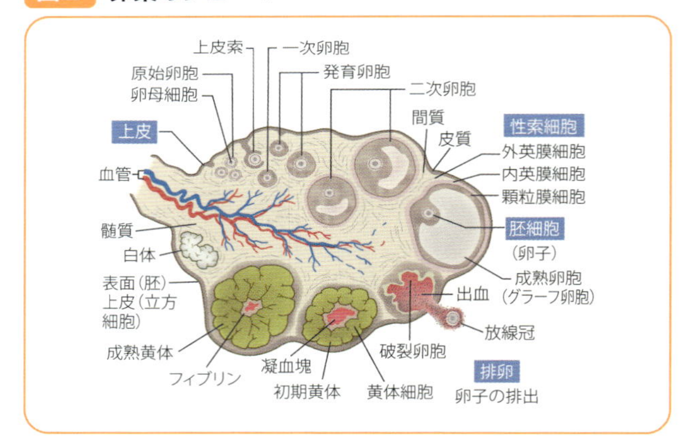

3. 卵巣がんのメカニズム

発がんのメカニズムは明らかになっていない。近年，卵巣がんの一部は，卵管の先端である卵管采のがん化から生じている可能性が指摘されてはいる。その他卵巣がんの発生には複数の要因が関与していると考えられているが，確立したリスク因子はがん遺伝子である *BRCA1/2* の遺伝子変化（病的バリアントという）の保有のみである。遺伝子変化を保有していても必ず卵巣がんになるわけではないが，若年発症や生涯での罹患リスクが上昇する。その他，未経産，多嚢胞性卵巣症候群や子宮内膜症の既往，肥満，食事の欧米化，排卵誘発薬の使用，ホルモン補充療法などもリスク因子となるという報告もあるが，確立したリスク因子ではない。

表１　卵巣がん５年生存率

進行期	相対生存率
Ⅰ期	90.8%
Ⅱ期	74.0%
Ⅲ期	44.9%
Ⅳ期	26.6%

（国立がん研究センターがん情報サービス「院内がん登録生存率集計」. https://hbcr-survival.ganjoho.jp/（2023 年 4 月 15 日閲覧））

4. 卵巣がんの分類と症状

1）分類

●進行期分類

日本産科婦人科学会では新FIGO（International Federation of Gynecology and Obstetrics）進行期分類が採用されている。卵巣，卵管，腹膜の腫瘍は臨床的にも病理組織学的にも同様であるため，卵巣がん，卵管がん，腹膜がんは同様に分類されている。

●組織型

卵巣がんの組織型は，多い順に，漿液性がん，明細胞がん，類内膜がん，粘液性がんに分類される。その他，発生頻度は少ないが，悪性ブレンナー腫瘍，漿液粘液性がん，未分化がんも生じる。

漿液性がんは，さらに高異型度漿液性がん（high-grade serous carcinoma：HGSC）と低異型度漿液性がん（low-grade serous carcinoma：LGSC）に分類され，HGSCが圧倒的に多い。HGSCの多くは進行がんで発見され，がん薬物療法がよく効くが，再発頻度が高く予後は不良である。LGSC，明細胞がん，類内膜がん，粘液性がんは，進行例は少ないもののがん薬物療法の効きは悪い。

●組織学的異型度

卵巣がんの組織学的異型度（Grade）は，漿液性がんまたは類内膜がんの場合，治療方針を決定するために不可欠な情報となる。漿液性がんは前述のとおり，HGSCとLGSCに分かれており，HGSCのほうが悪性度が高い。また，類内膜がんはGrade1～3に分類され，Grade3で一番悪性度が高い。

●浸潤，転移様式

子宮，腸管，膀胱など隣接臓器への直接浸潤，リンパ節転移などのリンパ行性転移，肝臓，肺，脳などへの血行性転移，腹腔内への播種性転移などが生じる。卵巣は他臓器がんの転移好発部位であり，卵巣がんの5％は転移性卵巣がんである。

2）症状

卵巣がんの特徴として，初期には自覚症状に乏しいことがあげられる。卵巣に腫瘍ができただけでは卵巣機能は変化なく，疼痛も生じない。また，腫瘍が増大して手拳大以上の大きさにならなければ自覚症状もなく，内診以外の触診法では触知も難しい。そのため，卵巣がんは，がん検診などの婦人科受診時の経腟エコーや，他疾患の検索目的で受けたCT検査などで，偶発的に見つかることが多い。

腫瘍が手拳大以上になって初めて腹壁からも触知できるようになり，ようやく自覚症状を認めることもある。症状を以下に述べるが，すべてが生じるわけではない。

●腹部膨満

腫瘤が手拳大以上になると，下腹部が膨隆し膨満感を自覚する。また，病状進行によりがん性腹膜炎をきたし腹腔内に腹水が貯留すると，さらに症状が強くなる。

●腹部症状

腫瘍が腸管を圧排することで便秘となる。また，病状が進行し腹膜播種を起こしたり，腹水が貯留したりすることで，腸蠕動が低下し食欲不振や嘔気・嘔吐がみられることがある。

●尿路系症状

腫瘍が膀胱や尿管を圧排することで，頻尿や排尿困難を生じることがある。

●疼痛

腫瘍が周辺臓器や神経を圧排すると，下腹痛や腰痛を認めることがある。また，まれではあるが腫瘍が体内で破裂した場合には，腹膜炎をきたし激しい腹痛を生じることもある。

●下肢浮腫

腫瘍が静脈やリンパ管を圧排することで，下肢がむくむことがある。

5. 卵巣がんの検査・診断

1）検査

●問診

自覚症状や受診までの経過，月経歴，既往歴，家族歴，妊娠出産歴などを確認する。

●触診，内診，直腸診

卵巣や子宮の状態を，腹部の触診，腟から指を入れて調べる内診によって確認する。また，直腸やその周囲に異常がないか肛門に指を入れて確認する直腸診が行われることもある。

●超音波検査

主に経腟エコーで，腫瘍の性質や状態，大きさ，腫瘍と周辺臓器の位置関係を調べる。一般的に大きさが10cm以下，嚢胞状，境界明瞭なものは良性であるのに対して，不整充実部分や肥厚した中隔の存在，腹水の存在，腸管との癒着などは悪性腫瘍を疑わせる所見である。

• **血液検査**

末梢血，生化学，凝固系，腫瘍マーカーなどを調べる。腫瘍マーカーはがんの診断の補助や，診断後の経過や治療の効果をみることにも用いられる。卵巣がんは腫瘍からの凝固系因子の分泌や，腫瘍による血管の圧排で血栓をきたしやすい。D-dimerが高い場合，血栓の有無について追加検査が必要となる。

• **画像検査**

卵巣がんの画像診断ではMRIが最も有用である。腫瘍内部の状態，子宮や膀胱，直腸などの関係，リンパ節の腫大の有無などから悪性度を推測する。また，CTやPET-CTで，リンパ節転移や，卵巣から離れた臓器への転移（遠隔転移）を調べる。さらに，病状によっては，下部消化管内視鏡で腸管の圧排，浸潤の程度を調べることもある。

• **病理検査**

手術で切除した卵巣などの検体を顕微鏡で観察し，悪性度や組織型を診断する。手術中に術中迅速病理診断を行う場合があるが，最終的な病理診断は術後数週間かけて行う。

2）診断

卵巣は骨盤内の奥にあるため，腹部から針生検などで組織を採取することができない。そのため，画像所見だけでがんと診断することはできない。手術で切除した検体の病理診断結果で確定診断がつき，治療方針が決まる。なお，前述したように初期には自覚症状に乏しいため，40%以上が進行がんとして診断される。

6. 卵巣がんの治療

卵巣がんの治療では，手術療法と薬物療法を併用した集学的治療が行われることがほとんどである。

1）手術療法

手術の基本術式は，単純子宮全摘術＋両側付属器切除術＋大網切除術＋所属リンパ節郭清（骨盤内リンパ節および傍大動脈リンパ節）であるが，状況に応じて手術内容は異なる。原発と推測される卵巣を摘出し，術中迅速病理診断で悪性所見を認める場合は，前述の術式に移行することが多い（㉞子宮頸がん，p273，**図2b** 参照）。

また，前述の術式に加えて，腹腔内播種や転移がある場合も，可能な限り切除を行うことがある。最初にできるだけ多くの腫瘍を摘出する手術を，一次的腫瘍減量手術（primary debulking surgery：PDS）という。がんの広がりによっては，最初に審査腹腔鏡手術（staging laparotomy）で進行期分類や組織型を診断し，術前薬物療法（neoadjuvant chemotherapy：NAC）を施行後に，再度手術を行うこともある。薬物療法後に行う根治的な手術をインターバル腫瘍減量手術（interval debulking surgery：IDS）という。

2）薬物療法

多くの患者が薬物療法の対象となる。薬物療法を省略できるのは，進行期分類IA・IB期の低異型度がんのみである。明細胞がんはI期であっても薬物療法対象となる。

2023年現在，卵巣がん薬物療法のキードラッグは，殺細胞性抗がん薬であるプラチナ製剤である。初回治療時の薬物療法はタキサン製剤とプラチナ製剤の併用療法で，代表的な治療はパクリタキセル＋カルボプラチン（TC）療法である。また，分子標的薬であるベバシズマブもさらに併用して投与されることがある。

薬物療法は，前述したように腫瘍減量目的で術前薬物療法が行われることもある。また，術後の殺細胞性抗がん薬を予定回数投与が終了した後，寛解状態を維持する維持療法として，分子標的薬のみを長期間継続して投与することもある。さらに，腫瘍検体や血液の遺伝子の変化に基づいて，PARP阻害剤であるオラパリブやニラパリブが選択されることもある。

再発時も薬物療法が行われる。プラチナ製剤による治療終了から6か月以上経過してからの再発をプラチナ感受性再発，6か月未満の再発をプラチナ抵抗性再発と呼ぶ。プラチナ感受性再発時は再度プラチナ製剤を含む多剤併用療法を行う。プラチナ抵抗性再発時はプラチナ製剤以外の単剤治療となる。

3）放射線療法

初期治療として放射線療法は適応とならない。再発時に，疼痛緩和目的などで局所的に放射線治療を行うことはある。

7. 卵巣がんの合併症

手術による合併症や，薬物療法による副作用が生じることがある。手術に伴う合併症としては，後出血・血腫，膀胱・尿管損傷，感染，血栓症，腸閉塞，リンパ浮腫，リンパ嚢胞などがある。また，閉経前に両側卵巣を切除した場合は，卵巣欠落症状としてホットフラッシュなどのいわゆる更年期様症状が出現することがある。その場合，ホルモン補充療法を行うこともある。

薬物療法による副作用は，使用する薬物により症状や発現時期が異なるが，過敏反応（アレルギー），嘔気，倦怠感，脱毛，末梢神経障害，骨髄抑制などがあげられる。

- **遺伝性乳がん卵巣がん症候群**

卵巣がんの10～15％は遺伝性腫瘍である遺伝性乳がん卵巣がん症候群（hereditary breast and ovarian cancer syndrome：HBOC）である。*BRCA1/2*という遺伝子に変化があり，生まれつき乳がんや卵巣がんを発症しやすい体質をもつ。卵巣がん患者は*BRCA*遺伝学的検査が保険適用であるため，検査が行われることが多い。検査結果は，PARP阻害薬の使用など治療方針にも活用できる。*BRCA*に遺伝子変化を認めた場合は，他のがんを早期発見するための定期検診や乳腺の予防的切除術の検討が推奨されている。また，兄弟姉妹や子孫といった血縁者の遺伝子検査や健康管理をどうするかという課題も生じる。遺伝カウンセリング外来など，臨床遺伝部門との連携が非常に重要である。

Ⅱ 卵巣がんの看護ケアとその根拠

1．観察ポイント

1）治療前

- **基本情報**

年齢，家族構成，職業，既往歴や常用薬，感染症やアレルギーの有無，喫煙歴などについて確認する。

- **身体面**

バイタルサインや自覚症状を観察する。自覚症状に関しては，特に，疼痛，腹部膨満，排尿・排便，栄養，体重，睡眠，浮腫などは，治療後に変化がある可能性があるため，治療前に元々の状況を確認する。閉経前患者であれば，月経状況についても確認する。

また，これまでの採血結果や画像結果についても確認する。採血は，末梢血，生化学といった一般的項目に加え，CA125，CA19-9，CEAといった腫瘍マーカーを確認し，治療後も推移を追う。また，卵巣がんは術前から深部静脈血栓症や肺塞栓症をきたしていることが多いため，D-dimerなどの凝固系に異常はないか，下肢浮腫を認める場合は，左右差，色調変化，ホーマンズ徴候や把握痛の有無，呼吸状態の観察を行う。

- **精神面**

悪性疾患であり，病状や治療内容など，今後の見通しに不安を抱えている患者は多い。また，卵巣や子宮を摘出することで，妊孕性の喪失や，卵巣機能の低下，今後の性生活など，女性性に対する不安や悲嘆がある患者も多い。治療前から，生殖年齢にかかわらず，病気や治療，ボディイメージや女性性に関する受け止めや不安，気がかりを確認する。

- **社会面**

卵巣がんの罹患年齢は幅広い。患者ごとにライフステージは異なり，さまざまな社会的役割を担っている。入院や治療に伴い，役割を調整できているか，調整支援が必要か確認を行う。

2）手術療法に伴う症状

術後の観察は，基本的には一般的な外科的手術と同様である。卵巣がん手術で特に重要な観察ポイントをあげる。

- **循環，呼吸動態**

卵巣がんの手術は血流の豊富な骨盤内の手術であり，術中出血量が多いことが特徴である。そのため，術後の循環動態や出血に特に留意する必要がある。また，循環動態変動や腫瘍による血管圧排などの理由から，より下肢深部静脈血栓症のリスクが高い。下肢の血栓が，離床時に血流に乗り肺塞栓症を起こすと，命にかかわることもあるため，特に初回離床時は呼吸状態にも留意する。

- **疼痛**

傍大動脈領域リンパ節まで郭清すると，創（**図3**）は心窩部まで生じる。創痛が強いことも予測して観察する。

- **腹部症状**

卵巣がんの術後は，活動性低下や開腹操作による腸蠕動低下や癒着をきたし，腸閉塞を起こしやすい。そのため，腹痛，腸蠕動音，腹部膨満，食事摂取状況，嘔気・嘔吐，排便状況といった腹部症状の観察が重要である。

- **リンパ浮腫**

コラム「リンパ浮腫」（p298）参照

- **卵巣欠落症状**

術直後にはないが，体内のエストロゲンが低下する1

図3 開腹手術時の創

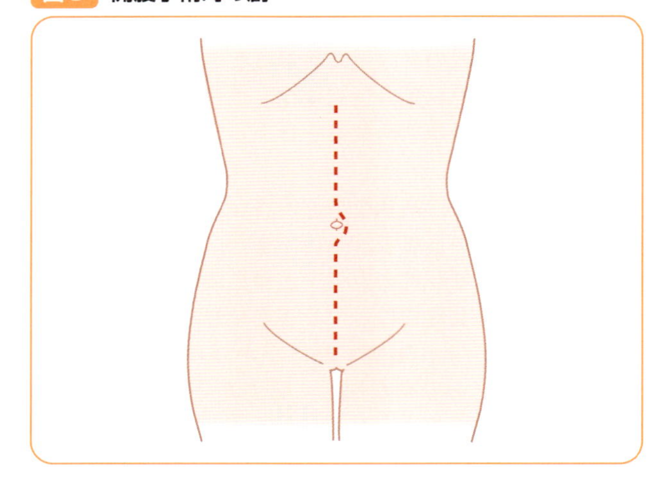

～2か月後に卵巣欠落症状が生じる。のぼせや発汗といった，いわゆるホットフラッシュや，精神症状などの更年期様症状が生じることがある。

3）薬物療法に伴う症状

使用する薬剤によって，症状や発現時期は異なる。代表的な治療であるTC療法後は，副作用として過敏反応，血管外漏出による皮膚損傷，嘔気・嘔吐，倦怠感，便秘・下痢，末梢神経障害，口内炎，骨髄抑制，脱毛などが生じる。症状の程度には個人差があるため，症状の有無や程度，生活への支障の観察が必要である。また，脱毛は女性にとってボディイメージの変容をもたらす。精神面や社会生活への影響も生じ得るため，受容状況や対処行動がとれているか確認が必要である。

2. 治療前の看護目標と看護ケア

治療前の看護目標と看護ケアは**表2**にまとめた。

3. 治療中の看護目標と看護ケア

卵巣がんの治療は，長期間にわたり集学的治療が行われる。予定されている治療が安全に遂行でき，安楽に過ごしながら生活を維持できるための看護支援が必要である。また，合併症や副作用を予防・軽減できるよう患者が主体的に治療ケアに参画できるような支援も求められる。

治療中の看護目標と看護ケアは**表3**にまとめた。

［島田理恵］

表2 治療前の看護目標と主な看護ケア

看護目標
❶患者・家族が治療の意思決定ができる
❷患者・家族が治療に伴う身体面や生活の変化をイメージできる

術前の看護ケア	看護ケアの概要	具体的な看護ケア
	意思決定支援	●病状や治療，ボディイメージ変化や女性性などに対する思いの傾聴，不安や気がかりの確認，不安，悲嘆，喪失感について共感的かかわり ●医師の説明内容（病名，病状，治療内容，治療期間，治療目的，合併症や副作用，治療をしなかった場合の見通しなど）の理解の確認 ●医師の説明に対する理解状況や，不安，気がかりに応じて補足説明や身体面・生活の変化などについて情報提供 ●再度医師から説明が必要な場合の橋渡し
	オリエンテーション	【手術療法】 ●手術前の準備，術後の様子（安静度やライン類などの挿入物），入院中の生活について説明 ●疼痛緩和方法について説明，体位変換時や排痰時の工夫について説明 ●術後のリンパ浮腫が起こる原因，浮腫を予防・軽減していくためのセルフケア，異常時の受診について説明 【薬物療法】 ●薬物療法の目的，治療内容，副作用の説明 ●服薬がある場合は，服薬方法の説明や管理方法の確認 ●外来治療の場合は，治療室や当日の流れについても説明

	合併症や副作用予防・軽減のためのケア	【手術療法】 ●全身状態の観察 ●禁煙指導，呼吸訓練（腹式呼吸，排痰訓練） ●既往歴のコントロール状況（血圧や不整脈，血糖コントロールなど）の確認 ●術前に中止や減量が必要な薬剤の有無や日程の確認 ●栄養状態改善，皮膚の保清と保湿の説明 【薬物療法】 ●副作用の支持療法，セルフケア，感染予防行動などの日常生活の留意点，緊急時の対応について説明 ●脱毛などに向けたウィッグや帽子の活用などアピアランスケアについて説明

表3 治療中の看護目標と主な看護ケア

〈手術療法における看護目標〉
❶合併症を最大限予防や緩和し，早期離床できる
❷リンパ浮腫の予防・軽減のためのセルフケアにおける知識と技術を獲得できる
❸術後のボディイメージ変容を受容し，女性としてのアイデンティティを再構築できる
❹退院後の生活や注意点をイメージできる

手術療法における看護ケア	看護ケアの概要	具体的な看護ケア
	合併症予防・軽減のための支援 早期離床のための支援	●術後合併症の観察：バイタルサイン，呼吸・循環動態，出血の有無，疼痛の有無と部位，創部やドレーン・カテーテル刺入部の浸出・発赤・腫脹，尿道カテーテルやドレーンなどの排液管理，腸蠕動・排ガスや排便状況，採血データ，急激な下肢浮腫や左右差，色調変化，ホーマンズ徴候 ●与薬管理：輸液，内服など与薬管理，服薬指導 ●症状緩和：疼痛に対する鎮痛薬の投与・咳嗽時や体位変換時の工夫指導，嘔気に対する制吐薬の投与 ●離床支援：離床前の疼痛緩和，転倒予防ケア，リハビリテーション ●腸閉塞予防：早期離床，腹部症状の観察，排便コントロール ●日常生活援助：清潔ケア，排泄ケア，食事ケア
	リンパ浮腫予防・軽減	●下肢，下腹部の浮腫の有無，程度，左右差，熱感，発赤の有無の観察 ●生涯にわたるセルフケアのための知識，技術の指導 （p298 コラム「リンパ浮腫」参照）
	心理的支援	●不安，悲嘆，不眠など精神症状の観察 ●ボディイメージや女性性の喪失に伴う思いの傾聴 ●精神面の観察：専門家の支援が必要か査定
	退院支援	下記のような生活指導 ●医師の指示があるまではシャワー浴を実施 ●激しい運動や性交渉の禁止 ●創部の清潔を保持，シャワー時に石けんの泡で優しく洗浄 ●腸閉塞予防のための食事や排便コントロールや離床励行 ●発熱，腹痛，性器出血の増加，下肢浮腫や発赤，熱感が続く場合は，早めに受診 ●退院後，のぼりやほてり，精神症状など卵巣欠落症状を認めた場合は，医師に相談

〈薬物療法における看護目標〉
❶安全，安楽に治療が遂行できる
❷副作用による苦痛を緩和し，治療と生活を両立できる
❸副作用予防・軽減のためのセルフケアを獲得できる

薬物療法における看護ケア	看護ケアの概要	具体的な看護ケア
	安全な治療管理	●薬剤管理：レジメン通りの順番，投与時間，投与経路での投与 ●過敏反応：動悸，息切れ，呼吸困難，掻痒感，発疹，血圧低下などアレルギー症状の観察，異常時の早期対処 ●血管外漏出：点滴刺入部の疼痛，発赤，腫脹，熱感，滴下不良の観察，異常時の早期対処，患者指導 ※特に初回投与時は緊張している患者が多い。投与開始後は患者の側から離れずに，異常時の早期発見に努めるとともに，安心できる声かけや環境づくりが大切である。
	副作用予防・軽減 セルフケア支援	●副作用の症状や程度の観察，症状緩和およびセルフケア指導 嘔気，嘔吐，食欲不振：制吐薬投与，食事の工夫，脱水予防指導 倦怠感：ステロイド投与，活動と休息のバランス指導 便秘，下痢：便秘薬，整腸薬，止痢薬投与 末梢神経障害：薬剤投与，抗がん薬投与時の手足冷却・圧迫，転倒や怪我予防指導 口内炎：軟膏や含嗽薬使用，口腔内保湿と保清指導 骨髄抑制：感染予防，貧血による転倒予防，出血予防行動 脱毛：アピアランスケア，清潔ケア，ボディイメージ変容に対する心理的支援 異常時の連絡，受診：発熱など感染が疑われるとき，水分がとれないなどの脱水時，急な呼吸苦や疼痛の持続時など，異常時に病院に連絡や相談をすることを指導 ※初回の副作用による苦痛が，治療継続の意思決定に影響することもあるため，初回投与時の副作用マネジメントは非常に重要である。

《文献》
- 日本産科婦人科学会，日本病理学会編：卵巣腫瘍・卵管癌・腹膜癌取扱い規約　臨床編　第1版補訂版．金原出版，2023.
- 日本産科婦人科学会，日本病理学会編：卵巣腫瘍・卵管癌・腹膜癌取扱い規約 病理編　第2版．金原出版，2022.
- 日本婦人科腫瘍学会編：卵巣がん・卵管癌・腹膜癌治療ガイドライン 2020年版　第5版．金原出版，2020.

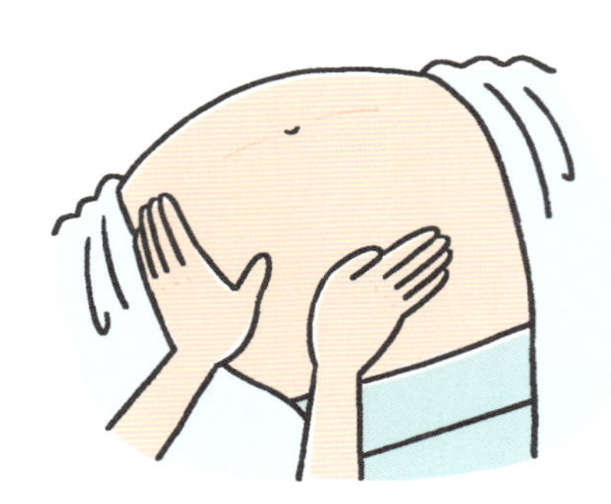

NOTE

Column

リンパ浮腫

1. リンパ浮腫の定義

リンパ浮腫とはリンパ流の阻害と減少により生じるむくみである。リンパ浮腫には原発性（一次性）と続発性（二次性）がある。原発性は遺伝子異常等による先天性と，原因が明らかでない特発性（35歳未満を早発性，35歳以上を晩発性という）に分類される。発症原因が明らかなものは続発性リンパ浮腫とされ，下肢リンパ浮腫の約80％は婦人科がんの術後の患者である。

- **なぜ婦人科がんの治療後にリンパ浮腫が生じるのか**

リンパ管は皮下にあり，リンパ管の中をリンパ液が流れている（図1）。リンパ液はタンパク質や白血球などを運んでいる。リンパ液の流れは，リンパ管の自発的な収縮運動によりコントロールされているが，筋肉の収縮運動や消化管運動などの外的な力にも影響を受ける。婦人科がんの治療として，手術療法によるリンパ節郭清や，放射線療法が行われた場合，リンパ管の閉塞や機能的障害が生じ，細胞間隙に体液が貯留し，リンパ浮腫が生じる。

2. リンパ浮腫の診断

リンパ浮腫の診断では，問診や視触診などの診察が重要である。その主な内容を**表1**に示す。

図1　リンパ液の流れ

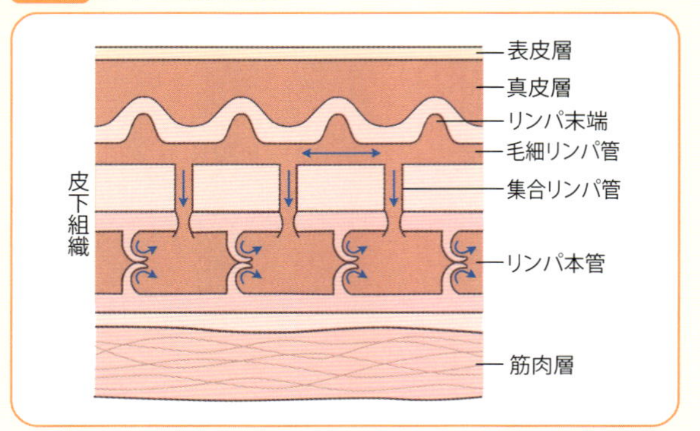

表1　診察項目

問診	病歴，治療歴，発症様式，発症のきっかけ（旅行や仕事の開始，長時間の同一体位の有無）や自覚症状，浮腫の進行の具合（悪化しているのか，どこから浮腫が生じたかなど）を聴取する リンパ浮腫では重だるさや緊満感は生じるが，しびれや強い疼痛は認めないため，訴えがある場合には他の原因を検討する
視診	浮腫の部位（片側性または両側性）や皮膚所見（乾燥や熱感の有無，色調変化など）を確認する。炎症や感染を伴う場合は，赤～青紫色に変化していることがある
触診	圧痕テスト：浮腫の部位を指で軽く数秒押し，指の痕がつくかを確認する
検査	血液検査や胸部X線検査，心電図検査を行う リンパ浮腫以外の四肢の浮腫をきたす疾患（心不全，腎不全，肝機能障害など）との鑑別をする 局所性浮腫である深部静脈血栓症（deep venous thrombosis：DVT）を除外する

3. リンパ浮腫のアセスメント

1）病期

国際リンパ学会（International Society of Lymphology：ISL）では，リンパ浮腫の病期を浮腫の改善のしやすさ（可逆性・不可逆性）や圧迫痕・線維化・皮膚変化の有無で分類している（表2）。

2）下肢測定

リンパ浮腫の早期発見や経過の指標とするため，下肢の周径測定を行う。リンパ浮腫が生じる可能性がある治療を受ける場合は，治療開始前から測定を行い，計測時間や計測する際の体位を統一することが望ましい。5か所の測定部位のいずれかの部位で2cm以上の左右差が生じていれば，浮腫と考えられる（図2）。

表2 リンパ浮腫病期分類（国際リンパ学会）

0期	リンパ液輸送が障害されているが，浮腫が明らかでない潜在性または無症候性の病態。
Ⅰ期	比較的蛋白成分が多い組織間液が貯留しているが，まだ初期であり，四肢を挙げることにより軽減する。圧痕がみられることもある。
Ⅱ期	四肢の挙上だけではほとんどの組織の腫脹が改善しなくなり，圧痕がはっきりする。
Ⅱ期後期	組織の線維化がみられ，圧痕がみられなくなる。
Ⅲ期	圧痕がみられないリンパ液うっ滞性象皮病のほか，アカントーシス（表皮肥厚），脂肪沈着などの皮膚変化がみられるようになる。

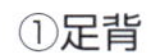
図2 下肢測定の部位

①足背
②足関節周囲
③膝窩関節より5cm下
④膝関節より10cm上
⑤大腿根部

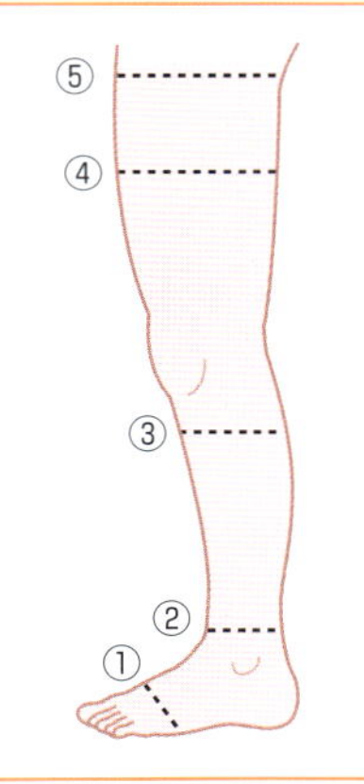

4. リンパ浮腫の治療

リンパ浮腫は，発症すると完治が難しく，浮腫の発症や悪化を予防することが重要である。治療は日常生活指導，スキンケア，圧迫療法，圧迫下での運動療法，用手的リンパドレナージによる，複合的治療となる。医師の指示に基づきながら，リンパ浮腫の病期によって治療が組み合わせられる。

1）日常生活指導

患者の仕事や生活スタイルについて情報収集を行いながら，日常生活での注意点について説明を行う。

● 注意点

- 長い時間立位や座位をとる際は，足を休める機会をつくる
- 正座は避ける
- きつい下着や靴下の着用には注意する
- 休息する時は枕などを使用し，足を心臓より高い位置（15cm程度）に保つ

2）スキンケア

「保清」「保湿」「保護」を行い，外的刺激から皮膚を守る必要がある。

● 保清

- 泡を皮膚にのせて，柔らかいタオルなどを利用しやさしく洗浄する
- 洗浄剤は，無添加や無香料，弱酸性のものが好ましい

● 保湿

- 添加物やアルコール成分を含まない保湿剤を使用する
- 皮膚が角化している場合は尿素入りのものを用いる

● 保護

- 包丁，注射などでの傷や，洗剤や化粧品によるかぶれに注意する
- 日焼け予防として肌の露出を控え，虫に刺されないようにする
- 爪はあまり端を短く切らないスクエア型（四角型）に整える

3）圧迫療法

弾性包帯や弾性着衣を使用し，適度な圧力で患肢を圧迫することで皮膚や皮下組織を柔らかくし，組織間に貯留したリンパをリンパ管へ移動させる。

● 弾性包帯

片側の下肢で6本程度使用する。皮膚を保護するため，スキンケア後に筒状包帯を装着し，その上からガーゼ包帯やスポンジ包帯，弾性包帯を使用し巻き上げていく。

● 弾性着衣

さまざまな種類があるため，リンパ浮腫の状態に応じて選択する。サイズが合っていない場合，しびれや浮腫の悪化を生じさせる可能性があるため，医療者側が選択したものを試着し，患者自身が使用できるものを選定する必要がある。

4）圧迫下での運動療法

圧迫療法を行いながら，下肢の筋収縮を促すような運動を 20 ～ 30 分行う。

5）用手的リンパドレナージ

皮膚表面のマッサージを行うことで，リンパ液輸送を活性化させる。ドレナージにより，手術や放射線治療で障害された部分を迂回してリンパ液を運搬させていく。

医療者が行うドレナージを用手的リンパドレナージ，患者自身や家族が行うドレナージをセルフリンパドレナージという。

感染を起こしている場合や心不全，深部静脈血栓症の場合は，ドレナージが禁忌となる。

5. リンパ浮腫の看護

1）オリエンテーション

リンパ浮腫を生じさせるおそれのある治療を受ける患者に対して，治療前からオリエンテーションを行う。事前にリンパ浮腫の予防や対処法について説明することで，不安の軽減に努める。また，手術後は一過性の浮腫が生じる可能性があること，リンパ浮腫は治療を終えた数年後でも発症する可能性があることを説明する。

2）下肢・皮膚の評価

治療前後の下肢周径を測定し，皮膚の観察（浮腫，発赤，乾燥の有無など）を行う。治療開始前と比較し，2 cm 以上のサイズアップや測定部位のいずれかで 2 cm 以上の左右差が生じていれば，浮腫と考えられる。浮腫の出現を認めた場合は医師へ報告し，治療について確認を行う。

3）セルフケア支援

手術前から皮膚の保清，保湿，保護に努めるように説明する。また，白癬（水虫）がある場合は皮膚科の受診を勧める。体重が増加することでリンパ浮腫を発症する可能性があるため，体重の変化に気をつけることや日常生活の注意点について説明を行う。

また，パンフレットや DVD を用いて，セルフドレナージの方法を指導する。

4）感染予防行動の指導

リンパ浮腫が生じると免疫能が低下し，易感染状態となり蜂窩織炎（皮膚とその下の組織に生じる細菌感染）の発症リスクが高まる。早期発見・対処ができるように，蜂窩織炎の症状（下肢の発赤，腫脹，硬結，熱感，発熱）や対処法（患肢を挙上，冷却，抗生物質の服用）について説明する。また感染予防として，皮膚の清潔，保護，保清の方法を指導する。

5）精神的支援

リンパ浮腫は完治することは難しい。リンパ浮腫により，今まで着用できていた衣服や靴が着用できなくなることや歩きづらくなるなど生活に支障をきたすとともに，外見の変化は患者にとって精神的苦痛となる。リンパ浮腫を発症した患者に対して，症状が悪化しないように支援を行うとともに，患者がリンパ浮腫と折り合いをつけ生活していけるように，精神的支援を行っていく必要がある。

［飯島美穂］

《文献》

- 日本婦人科腫瘍学会他編：婦人科がんサバイバーのヘルスケアガイドブック．pp86-96，診断と治療社，2020.
- 日本がん看護学会監，矢ヶ崎香編：がん看護実践ガイド　サバイバーを支える　看護師が行うがんリハビリテーション．pp67-87，医学書院，2016.
- 日本リンパ浮腫学会編：リンパ浮腫診療ガイドライン 2024 年版 第 4 版．金原出版，2024.

NOTE

37 異所性妊娠

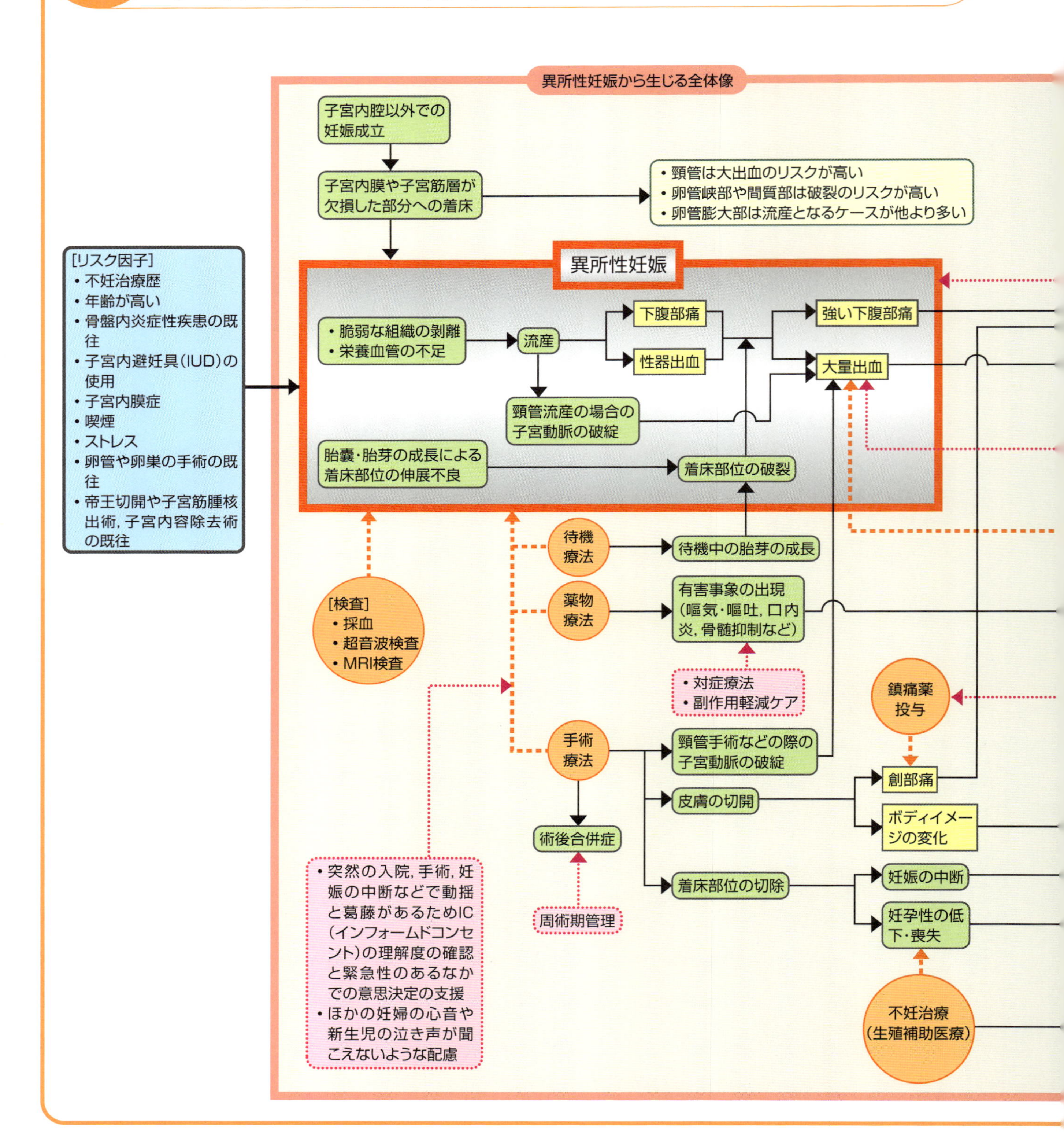
異所性妊娠から生じる全体像
子宮内腔以外での妊娠成立
子宮内膜や子宮筋層が欠損した部分への着床
• 頸管は大出血のリスクが高い
• 卵管峡部や間質部は破裂のリスクが高い
• 卵管膨大部は流産となるケースが他より多い
[リスク因子]
• 不妊治療歴
• 年齢が高い
• 骨盤内炎症性疾患の既往
• 子宮内避妊具(IUD)の使用
• 子宮内膜症
• 喫煙
• ストレス
• 卵管や卵巣の手術の既往
• 帝王切開や子宮筋腫核出術，子宮内容除去術の既往
異所性妊娠
• 脆弱な組織の剝離
• 栄養血管の不足
流産
下腹部痛
性器出血
強い下腹部痛
大量出血
頸管流産の場合の子宮動脈の破綻
胎嚢・胎芽の成長による着床部位の伸展不良
着床部位の破裂
待機療法
待機中の胎芽の成長
薬物療法
有害事象の出現(嘔気・嘔吐，口内炎，骨髄抑制など)
• 対症療法
• 副作用軽減ケア
[検査]
• 採血
• 超音波検査
• MRI検査
鎮痛薬投与
手術療法
頸管手術などの際の子宮動脈の破綻
創部痛
皮膚の切開
ボディイメージの変化
術後合併症
周術期管理
着床部位の切除
妊娠の中断
妊孕性の低下・喪失
• 突然の入院，手術，妊娠の中断などで動揺と葛藤があるためIC(インフォームドコンセント)の理解度の確認と緊急性のあるなかでの意思決定の支援
• ほかの妊婦の心音や新生児の泣き声が聞こえないような配慮
不妊治療(生殖補助医療)

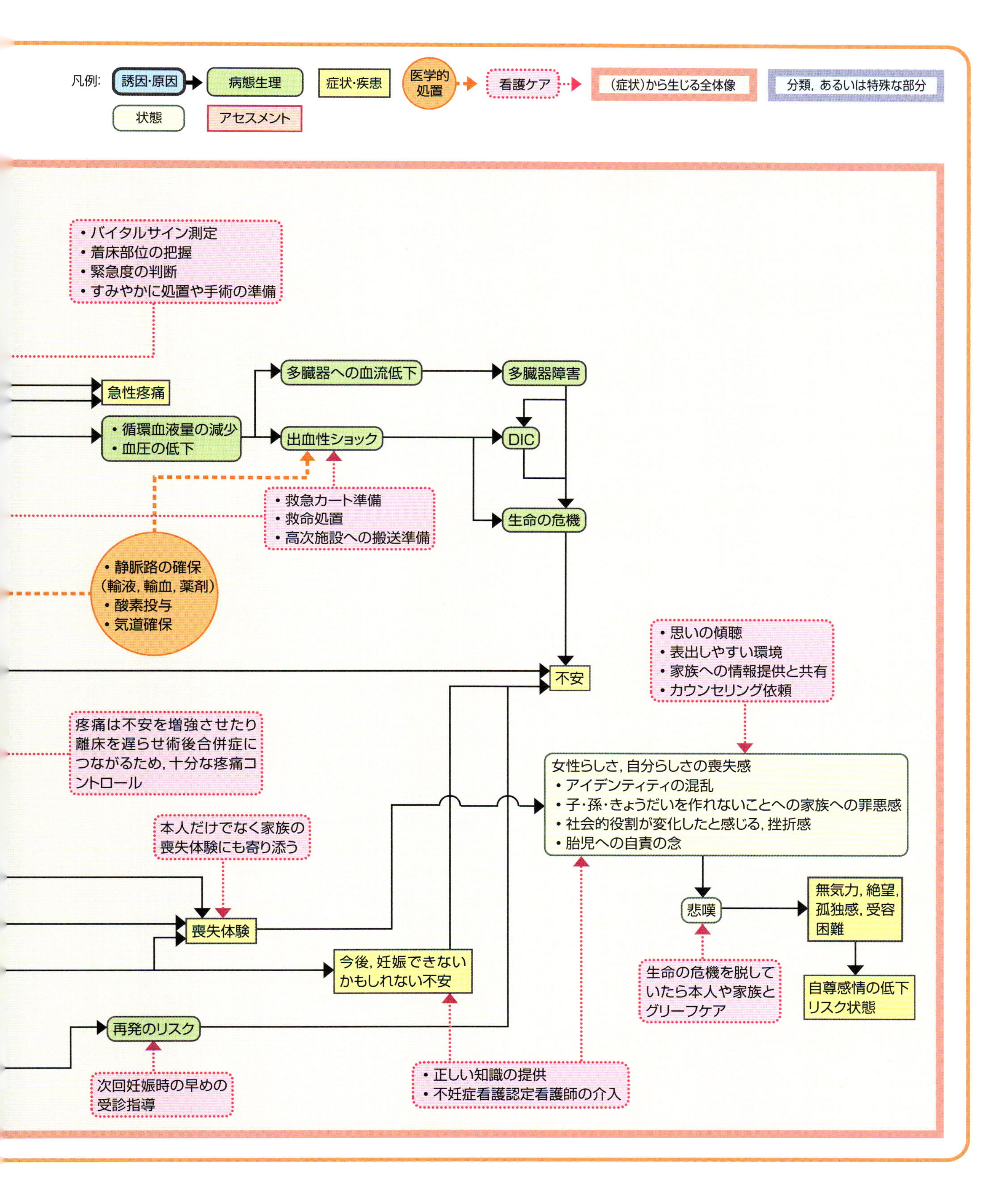
凡例:
誘因・原因
病態生理
症状・疾患
医学的処置
看護ケア
(症状)から生じる全体像
分類, あるいは特殊な部分
状態
アセスメント
・バイタルサイン測定
・着床部位の把握
・緊急度の判断
・すみやかに処置や手術の準備
多臓器への血流低下
多臓器障害
急性疼痛
・循環血液量の減少
・血圧の低下
出血性ショック
DIC
・救急カート準備
・救命処置
・高次施設への搬送準備
生命の危機
・静脈路の確保
(輸液, 輸血, 薬剤)
・酸素投与
・気道確保
・思いの傾聴
・表出しやすい環境
・家族への情報提供と共有
・カウンセリング依頼
不安
疼痛は不安を増強させたり
離床を遅らせ術後合併症に
つながるため, 十分な疼痛コ
ントロール
女性らしさ, 自分らしさの喪失感
・アイデンティティの混乱
・子・孫・きょうだいを作れないことへの家族への罪悪感
・社会的役割が変化したと感じる, 挫折感
・胎児への自責の念
本人だけでなく家族の
喪失体験にも寄り添う
悲嘆
無気力, 絶望,
孤独感, 受容
困難
喪失体験
今後, 妊娠できない
かもしれない不安
生命の危機を脱して
いたら本人や家族と
グリーフケア
自尊感情の低下
リスク状態
再発のリスク
次回妊娠時の早めの
受診指導
・正しい知識の提供
・不妊症看護認定看護師の介入

37 異所性妊娠

Ⅰ 異所性妊娠が生じる病態生理

1. 異所性妊娠の定義

異所性妊娠（ectopic pregnancy）とは，受精卵の着床部位の異常である。正常妊娠（正所性妊娠）では子宮腔内の子宮内膜に受精卵が着床するが，異所性妊娠はそれ以外の部位に着床した状態で，全妊娠の1～2％に発生するとされ，生殖補助医療の普及に伴い増加傾向にある。着床部位としては，卵管，卵巣，腹膜などの子宮外だけでなく，子宮頸管，既往の帝王切開創の瘢痕部などの子宮腔内や子宮筋層内，非常にまれであるが子宮内であっても本来の子宮ではなく，副角子宮（子宮奇形で単角子宮の片側に発育不良の子宮が存在するなど）に着床する場合などもある。

異所性妊娠は，その着床部位の破裂が起これば，大量出血による出血性ショックを起こし，母体死亡につながる可能性がある疾患である。近年では診断技術の向上に伴い，破裂する前に早期発見し治療できる症例が増えており，母体の死亡率は低下している。しかし，診断が遅れると母体の生命を脅かすため，妊娠の可能性がある場合には妊娠6週までに医師の診察を受け，異所性妊娠でない（正常妊娠もしくは正常妊娠後の流産）という診断を受けることが重要である。まれではあるが，子宮内外同時妊娠の場合もある。

異所性妊娠の場合は，帝王切開瘢痕部妊娠や副角子宮妊娠，腹膜妊娠などできわめてまれに生児を得た報告もあるが，通常その妊娠は胎児にとって致命的であり，出産して生児を得ることは困難である。異所性妊娠の再発率は約10％である。

2. 異所性妊娠と女性生殖器の解剖生理

正常妊娠では子宮体部の内腔を覆っている子宮内膜に受精卵が着床し，胎嚢や胎児の成長に伴って子宮筋層の平滑筋繊維が引き伸ばされ，子宮は大きくなることができる。しかし異所性妊娠の場合には，着床部位が正常に増大，伸展することができず，妊娠6週頃から破裂し大量出血を起こす可能性がある。また，着床した部位の脆弱性により受精卵が成長できずに剝離するなどで流産に至る場合もある。

1）子宮

子宮の上部2/3を子宮体部といい，その子宮壁は内側から子宮内膜，子宮筋層，子宮漿膜で構成され，子宮腔内の子宮内膜以外に着床した場合，異所性妊娠となる。子宮の下部1/3を子宮頸部といい，その内腔は子宮頸管と呼ばれる細い管になっている。この部位は平滑筋が少ないため，着床しても伸展できない。

2）卵管

卵管は子宮と卵巣を結ぶ長さ約10cmの管で，子宮腔から連絡して腹腔内に開口している。卵管は子宮腔に近い側から，卵管間質部（長さ1cm，内径0.7mm），卵管峡部（卵管の1/3を占め長さ3～4cm，内径1～2mm），卵管膨大部（卵管の1/2を占め長さ5～6cm，内径3～6mm）となっている。卵管膨大部は内腔が広く，その先の漏斗部にある卵管采は扇状に腹腔内に開いており，イソギンチャクのような形をしている。

卵管内膜の表面には線毛細胞が配列していて，線毛運動で受精卵を移送する働きがある。卵管は粘膜下層が欠如しているため，卵管に着床した場合には直接上皮に侵入する。胎嚢（胎芽）の成長とともに卵管が破裂する可能性があり，その場合，胎嚢（胎芽）が腹腔内に排出され腹腔内出血となる。また，栄養血管の不足や脆弱な組織の剝離で流産となることもある。流産による出血が腹腔内に流出することもある。

3）卵巣

卵巣は子宮の両脇に1つずつあり，母指頭大の器官で骨盤の奥に位置しており，靱帯で子宮と後骨盤に固定されている。卵巣は卵子を含む卵胞の貯蔵，成熟，排卵を司っている。

卵巣妊娠では卵胞内に着床する場合と卵巣の表層上皮に着床する場合があり，前者が多い。卵巣妊娠は早期に破裂することがある。

3. 妊娠成立のメカニズム

1）正常（正所性）妊娠のメカニズム

卵巣から腹腔内に放出（排卵）された卵子は，卵管の先にある卵管采に取り込まれ，卵管膨大部で精子の到着を待つ。腟内に射精された精子は腟から子宮頸管を通り子宮腔内に入り，子宮から卵管に進み，卵管膨大部で卵子と出会い融合する（受精）。卵管膨大部で受精した受精卵は，細胞分裂しながら4～6日かけて卵管上皮の線毛運動や卵管壁の蠕動によって卵管から子宮腔内に移動する。受精卵は受精後5日目頃に子宮腔内に到着し，7日目くらいに子宮内膜にもぐりこみはじめる（着床）。受精後12日頃になると完全に子宮内膜にもぐりこみ，着床が完成し妊娠が成立する。

2）異所性妊娠のメカニズム[1, 2]

異所性妊娠の原因に関しては明確なことはわかっていないが，以下のような異常やリスクが関係している場合が考えられている。

卵管の異常

● 卵管の癒着や狭窄（図1）

卵巣と卵管は直接つながっていないため，卵巣から腹腔内に排卵された卵子を卵管采がとらえて卵管に吸い込み（ピックアップ），受精を待って子宮腔内に運搬する。しかしクラミジアや淋菌などの感染や子宮内膜症，卵巣や卵管の手術の既往，開腹手術などの影響で卵管の周囲が癒着や狭窄していると，卵管の通りが悪くなることがある（移送障害）。受精卵は自力で移動ができないため，卵管上皮細胞の線毛運動で受精卵を子宮腔内へ運搬するが，移送障害が起こると正常に運搬されずに卵管に着床してしまう。

● 卵管の蠕動運動の異常

ストレスなどによる神経分泌系の不均衡や，喫煙による影響で卵管の蠕動運動の異常が生じて，移送障害が起こると受精卵が正常に運搬されない。

● 卵管の奇形

卵管の過長や過短，屈曲などの奇形があると移送障害が起こり，受精卵が正常に運搬されない。

● 卵管の手術の既往

卵管の部分切除の既往があると，その患側の卵管は盲端になっているため受精卵は正常に運搬されない。

受精卵の外遊走や迷入などの異常

● 受精卵の外遊走
  - 卵管膨大部で受精した受精卵が，卵管采方向に何らかの原因で逆流し腹腔内に溢れてしまい，腹腔内や卵巣に着床する。または反対側の卵管にピックアップされて着床する
  - 初期の卵管妊娠の破裂や流産の場合に，腹腔内に溢れ出た受精卵が腹腔内に再着床する
  - 排卵された卵子が卵管采にピックアップされる前に腹腔内で精子と出会って受精し，そのまま腹腔内や卵巣に着床する

● 生殖補助医療の影響

生殖補助医療（不妊治療）で体外受精により子宮腔内に移植された受精卵が，卵管まで運搬されてしまい，その場に着床する。または子宮頸部に迷入して着床する。

子宮の異常

● 子宮環境の異常

子宮腔内に挿入された子宮内避妊具（intrauterine device：IUD）などの異物，人工妊娠中絶や子宮内膜掻爬などによる炎症が，子宮内の環境に何らかの影響を与え，受精卵が子宮腔以外に着床する。

● 子宮の奇形

受精卵が問題なく卵管にピックアップされたものの，子宮奇形などのために子宮内腔の狭い部位や，副角子宮など本来の子宮ではない未熟な子宮に着床する。

● 子宮内膜の異常

既往に帝王切開術，子宮筋腫核出術や子宮内容除去術があると，その切開創の瘢痕部や掻爬部は子宮内膜が欠損したり筋層が菲薄化することがあり，その欠損部や子宮筋層内に迷入して着床する。

図1 卵管妊娠の機序の1例

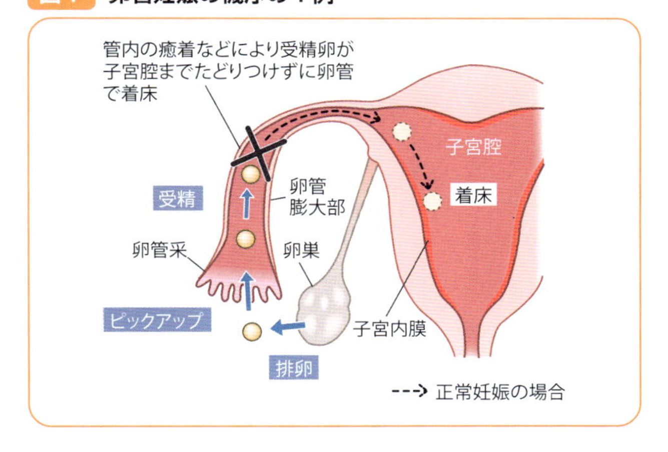

4. 異所性妊娠の分類と症状

1）分類

異所性妊娠のなかで最も発生頻度が高いのが卵管妊娠で約95％を占め，その着床部位の大半が卵管膨大部（卵管膨大部70％＞卵管峡部12％＞卵管采11％＞卵管間質部２％）[3]である。次いで卵巣妊娠３％，腹膜妊娠１％で，それ以外の部位はきわめてまれである（図2）。着床部位不明の異所性妊娠もある。

2）症状

● **腹痛**

卵管峡部や卵管間質部は卵管の内腔が狭いため，胎嚢（胎芽）の成長により卵管が破裂する可能性がある。また子宮頸管妊娠，帝王切開瘢痕部妊娠や副角妊娠の場合には，平滑筋が欠損もしくは少ないため，胎嚢（胎芽）が成長してもそれにあわせて伸展することができず，子宮が破裂する可能性がある。破裂した場合には急激な下腹部痛が出現し，緊急性が高い。

最も発生頻度の高い卵管膨大部妊娠の場合には，卵管流産となる場合も少なくない。その場合には下腹部痛は間欠的で強くないことや，下腹部痛がない場合もある。

● **性器出血**

卵管や子宮の破裂の場合には，腹腔内への出血と同時に腟から外に流出する性器出血が比較的多い。腹腔妊娠などではダグラス窩に血液が貯留する一方，腟からの性器出血が確認できないまま大量出血となり出血性ショックを引き起こす可能性があるので，注意が必要である。卵管流産の場合には，出血量は多くなく卵管内の出血が腟からの性器出血として流出するが，腹腔内に流出することもある。頸管妊娠の場合，初期から腟から少量の性器出血が続くこともあるが，急に大出血となることもある。

5. 異所性妊娠の診断・検査

1）問診

妊娠のごく初期（４～５週）には特徴的な症状がないことがほとんどである。無月経を主訴に自宅で妊娠判定キットで妊娠を確認して受診する場合もあれば，自分自身も妊娠に気がついておらず急性腹症で受診してくる場合もあるので，すべての妊娠可能年齢の女性には妊娠の可能性を考えた問診が必要である。最終月経の時期，妊娠の可能性（その場合には不妊治療の有無），過去の妊娠歴と経過，既往歴，下腹部痛や性器出血の有無などの問診を行う。少量の性器出血を月経と勘違いしている場合や，月経不順で正しい最終月経がわからない場合もあるので，注意が必要である。また，家族やパートナーが同伴している場合には正しい情報を言い出せない場合もあるため，本人のみ別室で問診することが望ましい。

2）尿中 hCG 定性検査

受精卵が着床するとすぐに妊娠絨毛の栄養細胞でhCG（ヒト絨毛性ゴナドトロピン）というホルモンが分泌され，妊娠黄体からプロゲステロンというホルモンの産生を促し，妊娠維持に促進的に働く。hCG は妊娠中

図2 異所性妊娠着床部位

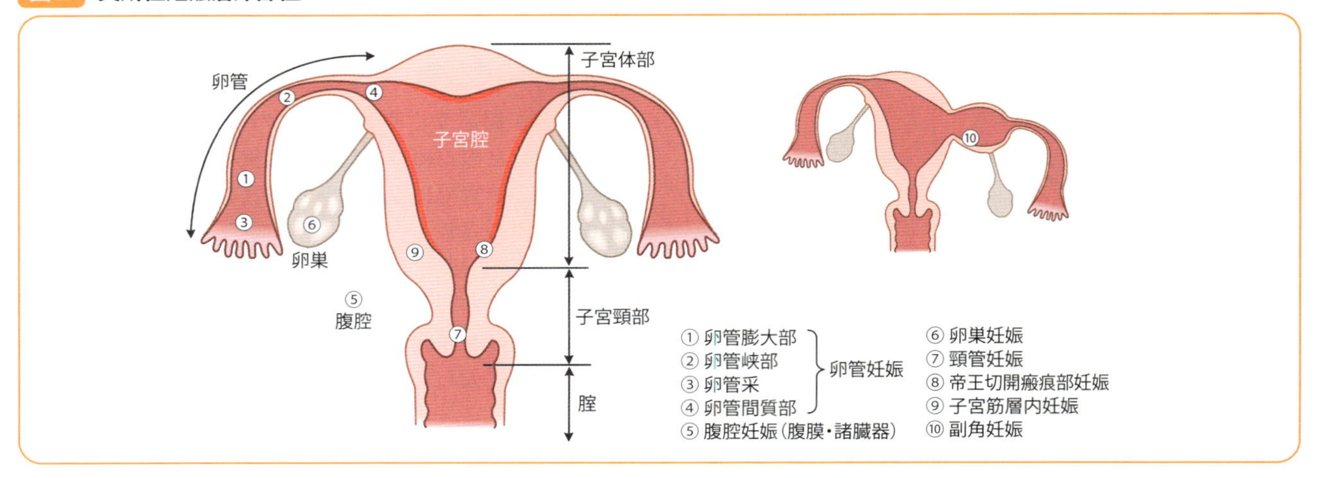

に著しく産生され，尿検査でhCGを検出できる。尿中hCGは受精後8日目頃より検出可能で，正常妊娠の場合には妊娠4週を超えると定性検査で陽性反応となり，25IU/L以上になる。

3）内診

子宮の大きさは妊娠週数に比べて小さい。着床部位により卵巣や卵管は腫大し，腹腔内出血がダグラス窩に貯留している場合にはその膨隆のため強い圧痛や抵抗，子宮頸部の移動痛を認める。頸管妊娠の場合には，頸管は柔らかく，その上に比較的硬い体部が触れる。そのほか内子宮口の開大の有無，性器出血の有無と性状を確認する。

4）全身所見

腹腔内出血があると，腹部所見として腹部の膨満や圧痛，筋性防御が出現する場合がある。下腹部痛がある場合には異所性妊娠の破裂を念頭に置き，バイタルサインや血液検査などを踏まえ，緊急性を判断して検査と治療を進める。

5）経腟超音波検査

正常妊娠の場合には，妊娠5週までには子宮腔内に胎嚢が確認できる。尿中hCGが陽性で妊娠5週を超えているにもかかわらず子宮腔内に胎嚢が確認できない場合には，異所性妊娠の可能性を考える必要がある。その際に卵管や卵巣，腹腔内などに胎嚢を確認できた場合には異所性妊娠の診断ができるが，どの部位にも胎嚢を見つけられない場合もある。最終月経の記憶間違いや排卵日のずれなどで，正常妊娠は成立しているが妊娠週数が早いために子宮腔内に胎嚢を確認できない可能性もある。その場合は妊娠経過をみるうちに子宮腔内に胎嚢を確認できるようになる。しかし，この時点では異所性妊娠との鑑別が難しいため，子宮内膜像の変化や血中hCGの測定によるフォローアップが必要である。腹腔内出血が確認される場合は，異所性妊娠の疑いが高まる。異所性妊娠が確定した場合には，心拍の有無が緊急性や治療方針に影響を与える。

6）血中hCG定量検査

通常，血中hCG1,000～1,500IU/L以上なら胎嚢を確認できる。血中hCGが2,000IU/Lを超えているのに子宮腔内に胎嚢が確認できないときには，強く異所性妊娠が疑われる。それ未満の場合には正常妊娠の初期や流産の可能性もあるが，異所性妊娠が否定できるわけではないので血中hCG値のフォローアップが必要である。一定値の持続や増加が認められるが子宮腔内に胎嚢が確認できなければ，異所性妊娠の可能性は高くなる。

7）試験的子宮内容除去術

正常妊娠が否定されている場合に，試験的に子宮内容除去術を行う選択肢がある。経腟的な子宮内膜掻爬で摘出した組織検体の中に胎児の成分である絨毛が確認できず，hCGの低下を認めない場合には，異所性妊娠の診断は確定的である。

8）腹腔鏡検査

開腹手術に比べて患者への負担が少なく，診断と同時に治療を行うことが可能である。

9）MRI検査

卵管間質部妊娠，帝王切開瘢痕部妊娠，頸管妊娠などの場合には，突発的な出血や治療の際の操作で大量出血を引き起こす可能性があるため，絨毛組織と周囲組織との関係の評価のために造影MRI検査を行うことがある。

6. 異所性妊娠の治療

異所性妊娠の治療法は原則，手術療法が推奨されているが，適応条件を満たした場合には待機療法や薬物療法の選択肢が検討される（**表1**）[4, 5]。その場合には充分に説明を行い，経過観察中に破裂などが起こった場合の緊急時の対応が可能な医療機関での慎重な観察が必要である。

1）待機療法

異所性妊娠後の流産の可能性が考えられる場合，条件によっては血中hCG値と超音波検査によるフォローアップでの待機療法の選択肢が検討できる。ただし自然に寛解するとは限らないため，その際には手術療法に切り替える。

2）薬物療法[6]

条件によっては薬物療法の選択肢が考慮される。薬物療法としては葉酸代謝拮抗薬であるメトトレキセート（methotrexate：MTX）を用い，DNA合成を阻害し絨毛細胞の増殖を抑制する。治療の成功率は約8割で，日本におけるMTX療法は保険適用外の治療であるため十

表1 異所性妊娠の治療法選択の例

	待機療法	手術療法			薬物療法
		●卵管圧出術 ●卵管線状切開術	●卵管切除術 ●単純子宮全摘術 ●卵巣切除術　など	●頸管内容除去術 ●子宮内容除去術	
着床部位	卵管	卵管	●卵管 ●子宮 ●卵巣	●子宮頸管 ●帝王切開瘢痕部	●卵管・頸管・帝王切開瘢痕部 ●着床部位不明
適応の条件	●腫瘤径＜3〜4cm・胎芽なし・未破裂 ●hCG値＜1,000IU/L・全身状態良好	●腫瘤径＜5cm・心拍なし・未破裂 ●hCG値＜10,000IU/L・初回卵管妊娠 ●全身状態良好・腹腔鏡手術が可能	●出血性ショックなど緊急性が高い ●今後の挙児希望がないor対側の妊孕性が温存されている	●全身状態の安定 ●子宮動脈塞栓術・子宮全摘術に移行できる施設	●腫瘤径＜3〜4cm・胎芽なしor心拍なし・未破裂 ●hCG値＜1,500〜5,000IU/L・全身状態良好 ●血液凝固検査，肝機能，腎機能に異常がない
メリット	妊孕性の温存	妊孕性の温存	根治療法	治療成功の場合は妊孕性温存	妊孕性の温存 （治療成功例での妊孕性は手術療法と同程度）
デメリット	●治療不成功の場合には破裂などで母体の急変で緊急手術に移行する可能性	●異所性妊娠存続症のリスク	●母体救命の場合開腹手術 ●摘出した部位の妊孕性喪失・低下	●大量出血となる可能性が高い ●治療不成功で子宮全摘に移行した場合は妊孕性は喪失 ●術前に薬物療法や子宮動脈塞栓術を併用することもある	●有害事象の出現 ●保険適用がない ●手術への移行の可能性

（日本産科婦人科学会他編・監：産婦人科診療ガイドライン　産科編　2023．pp119-122，日本産科婦人科学会事務局，2023．／日本産科婦人科内視鏡学会編：産婦人科内視鏡手術ガイドライン　2019年版　第3版．pp63-76，金原出版，2019を参考に作成）

分な説明が必要である。投与方法は筋肉注射による全身療法と，腹腔鏡手術や超音波下で胎嚢周囲もしくは胎嚢内に注射する局所療法がある。MTXは抗がん剤の一種であり，投与によって口内炎や嘔気，下痢，めまい，まれに好中球減少，脱毛，間質性肺炎などの副作用が出ることがあるので，それらへの対処が必要である。MTX投与後に血中hCGを測定し，減少していなければ2回目の投与を行うか手術療法への切り替えを検討する。MTXではなく20% KCLやエタノールを胎嚢内に注入する場合もある。

3）手術療法

● 卵管圧出術・卵管線状切開術

卵管妊娠で緊急性が高くない場合に腹腔鏡手術が検討できる。卵管から胎嚢を鉗子で圧迫して排出させる卵管圧出術や，卵管を切開して卵管内から胎嚢を除去する卵管線状切開術は卵管を温存できるメリットがあるが，その後，絨毛組織の遺残による異所性妊娠存続症のリスクがある。術後のhCGの低下が不十分で絨毛の遺残が疑われる場合にはMTX療法を行う場合もある。

● 卵管切除術・卵巣切除術

卵管妊娠，卵巣妊娠で緊急性が高くなければ腹腔鏡手術が検討できる。出血性ショックなどで緊急性が高い場合には開腹手術で行う。最も確実な治療法であるが，切除された側の妊孕性は喪失する。状態により妊娠部位の切除のみ可能な場合には妊孕性を温存できる。

● 頸管内容除去術

頸管妊娠に対して，経腟的な操作で頸管内を掻爬する。頸管組織は脱落膜が乏しいため，絨毛細胞が筋層内に侵入することがあり，大出血を起こす可能性がある。止血困難な場合を想定して，事前に子宮動脈塞栓術や子宮全摘術を行える準備をしてから手術を行う必要がある。術前に薬物療法を行うこともある。正常妊娠の流産により胎嚢が子宮頸管まで下降し頸管内に留まっている場合との鑑別をしっかりと行い，治療方針を決定する必要がある。

● **単純子宮全摘術**

子宮破裂や子宮頸管搔爬による出血性ショックなど緊急性が高い場合，すみやかに止血を図る目的で開腹術で単純子宮全摘術を実施する。また今後の挙児希望がなく根治手術を望む際に実施されることもある。子宮が摘出されるため妊孕性は喪失する。

7. 異所性妊娠の合併症

1）異所性妊娠存続症（persistent ectopic pregnancy：PEP）

卵管温存目的としての卵管切開術や薬物療法，または待機療法を選択した後で，絨毛組織が存続している状態を指す。治療後はhCGが十分に低下していることを確認するためのフォローアップが必要である。

2）出血性ショック・播種性血管内凝固症候群（DIC）

大量出血による循環血液量の急激な減少による出血性ショックを起こしている場合には，生命の危険があるため，すみやかに子宮全摘などの確実な止血法を行うと同時に，循環障害を改善するために輸液や輸血を行う必要がある。妊娠中は非妊娠時に比べて凝固系が活性化しやすい状態になっており，線溶系促進因子も増加するが線溶抑制因子も増加している状態にある。ひとたび大量出血が起こると凝固が著しく活性化するが，それを受けて線溶も活性化する。全身の凝固活性化により微小血栓が多発し多臓器不全を発症するが，それに対して線溶活性化も亢進するという相反する複雑な状態となり，凝固因子と血小板の枯渇により止血できなくなり播種性血管内凝固症候群（disseminated intravascular coagulation：DIC）となる可能性がある。DICへの移行を防ぐために，濃厚赤血球輸血だけでなく凝固因子である新鮮凍結血漿や，濃厚血小板輸血を行うことが重要である。DICは突発的に発症し，急激に死に至る可能性もあるため，迅速な診断と治療の開始が重要である。

3）妊孕性の低下

卵巣や卵管の摘出により患側の妊孕性は低下し得る。子宮全摘の場合には自分の子宮での妊孕性は完全に喪失する。

Ⅱ 異所性妊娠の看護ケアとその根拠

1. 異所性妊娠の観察ポイント

1）腹痛

着床部位が破裂した場合には急激に強い腹痛が生じる。異所性妊娠の流産の場合には腹痛は弱い，もしくはない場合もある。

2）性器出血

腟からの性器出血を肉眼的に確認できなくても，腹腔内に大量出血している場合もあるので注意する。子宮頸管妊娠の場合は，血管が豊富であることから着床部位が破裂すると大出血となりやすい。

3）バイタルサインと全身状態

大量出血による出血性ショックを早期発見するために，全身状態の観察を行う。大量出血の場合には，循環血液量の低下により心拍出量が減少して血圧の低下が起こる。血圧が低下すると，代償性に心拍数が増加し頻脈となり，血圧を保とうとする。また末梢血管の収縮により末梢の冷感が出現する。脳血流の低下による意識障害，低酸素血症による頻呼吸やチアノーゼ，SpO_2の低下などが出現する。それらの症状がある場合には，出血性ショックの可能性があり緊急性が高い。ショックの重症度の評価法としてショックインデックス（SI＝心拍数／収縮期血圧）が用いられる。SIが1.0を超える場合には注意が必要である。その際には安静と尿量のモニタリングを目的として膀胱留置カテーテルを留置する。尿量は腎血流量と相関があるため，尿量が30mL/h以下の場合は要注意である。

4）血液データ

異所性妊娠の活動性を評価するためにhCGの推移をみることはもちろんのこと，全身状態の評価のために血液一般検査，凝固系，生化学の異常の有無を把握し，その変化をモニタリングする。

2. 異所性妊娠の看護目標

❶異常の早期発見
❷合併症の予防
❸不安の軽減

3. 異所性妊娠の看護ケア

1）異常の早期発見

着床部位により症状の出現の仕方の違いや緊急性が変わってくるため，着床部位，妊娠週数，胎嚢や胎芽，心拍の有無，hCG値などをしっかりと把握したうえで，下腹部痛や性器出血などの自覚症状とバイタルサインを注意深く観察する。治療法により1回の治療では根治せずに破裂のリスクが残存している場合もあるので，治療後も注意が必要である。破裂や治療の際に大量出血を起こし出血性ショックとなる場合があり，そのときには母体死亡につながるリスクがあるため，異常を発見した場合には早急に医師に報告するとともに，バイタルサインのモニタリングを開始する。リスクが高い場合にはバイタルサインの変化を発見しやすいように，あらかじめモニタリングしておく。

また，緊急手術に備えて，スムーズに術前検査（胸部レントゲン検査，12誘導心電図，クロスマッチなど）が行えるように準備し，義歯，アクセサリー類，コンタクトレンズ，マニキュアを除去しておく。食事直後に手術になると嘔吐による誤嚥のリスクがあり，また手術時に胃管を挿入することもあるため，最終飲食の時間を把握しておく。同意書（手術，麻酔，輸血など）の確認，家族への連絡，緊急度に応じて高次施設への搬送の準備を行う。

2）合併症の予防

自覚症状やバイタルサイン，検査結果に変化がみられた場合には，出血性ショックに備えて医師の指示に基づき，できるだけ太い留置針（可能なら18ゲージ以上）で血管確保のうえで輸液を行い，循環血液量を確保する。急変に対応できるように救急カートを準備する。ひとたび出血性ショックが起こった場合には，医師の指示のもと採血と同時に2ルート目を確保し，DICを起こさないように早期の治療が重要である。急変を発見した場合には，すみやかに応援を要請し，人員を確保して同時進行で治療を行う。ショックバイタルの場合，循環血液量が不足し酸素の運搬が減り呼吸不全となる可能性があるため，酸素投与や気道確保（挿管）の準備を行う。心筋障害で致死性不整脈を起こす可能性に備えて心電図波形に注意し，除細動の準備をする。大量に輸液や輸血を行うと急激に体温が低下するので，毛布などで保温する。強い腹痛に対して鎮痛薬を投与する際には，オピオイドの使用は血管拡張作用があることに留意する。

3）不安の軽減

妊娠を希望していた場合には，妊娠を喜ぶ幸せな気持ちで受診したにもかかわらず，異所性妊娠の指摘を受け精神的な衝撃は大きい。生殖補助医療（不妊治療）による異所性妊娠も増えており，大変な思いをして妊娠するまでにこぎつけたが異所性妊娠となったつらい気持ちに加えて，卵管，子宮，卵巣などを失う可能性を説明された場合には，今後の妊孕性の低下や不可逆的な喪失，不妊治療再開の遅延を心配して不安な気持ちとなっている。また予期せぬ妊娠であった場合でも，今後の妊孕性の低下の可能性を急に突きつけられたように感じ，その衝撃は大きいことが予想される。まずは無事に手術や治療を受けられるようにするために，気持ちを落ち着かせられるような説明を行う。

治療の結果，妊孕性に影響を及ぼすことになった場合には，そのことをどのように捉えているかを把握し，悲嘆に寄り添い，段階に応じて必要な知識を提供していく。周産期の喪失体験（ペリネイタルロス）は，妊娠の喜びや期待を一気に覆すことになる妊娠の中断や喪失体験であり，喜びから突然の悲しみとなる落差の大きさゆえに，妊娠週数にかかわらず，女性にとってとてもつらい経験であり，ほかの別れとは違った特徴がある。自分のアイデンティティや性生活，家族関係にも影響を及ぼす可能性があるため，精神面の観察の強化が重要である。また，本人だけでなく家族にとっても胎児の喪失体験は大きな出来事であることを忘れてはいけない。

異所性妊娠の場合であってもペリネイタルロスに準じたかかわりが必要であり，医療者は妊娠初期の胎児に対しても尊厳をもった態度で接し，母体が生命の危機を脱している場合には，別れをタブー視することなく，グリーフケアを行い，病的悲嘆とならないようなかかわりを心がける。また，可能な限り，ほかの妊婦の心音聴取のタイミングや場所を工夫する，新生児の泣き声が聞こえないようにするなど，配慮も必要である。

妊娠可能年齢の女性は，家庭や社会のなかで多くの役割を担っていることが予想される。異所性妊娠は緊急入院となる場合も多く，妊娠を中断しなければならないこと，自分の命にかかわる可能性があること，緊急の手術や治療が必要なことなどの説明を聞き衝撃を受けているなかで，自分の現状の心配だけでなく，仕事のこと，上の子どもや夫など家族のことなど，考えなければいけないことが多く，医療者の説明が頭に入りにくく，また悲しみや葛藤する気持ちを表出しにくい場合があることを考えたかかわりが必要である。また年齢が若い場合や未婚の場合には，学業のことや親やパートナーへの報告などで困惑することもある。全身状態が不安定な場合には随伴症状の出現や手術や処置への不安，生命の危機への恐怖を感じるため，不安の緩和は重要である。生命にかかわる緊急時には，とかく看護師は救命処置に集中してしまいがちだが，身体の緊急性だけでなく，このような複雑な精神面をもち合わせている状況であることに注意してかかわることが大切である。

［中野麻子］

《文献》

1）綾部琢哉：異所性妊娠の病因．産科と婦人科 87（7）：756-760，2020．
2）藤下晃他：卵管妊娠―機序と病態．臨床婦人科産科 70（9）：829-835，2016．
3）Bouyer J, et al: Sites of ectopic pregnancy: a 10 year population-based study of 1800 cases. Human Reproduction17（12）：3224–3230, 2002.
4）日本産科婦人科学会他編・監：産婦人科診療ガイドライン　産科編 2023．pp119-122，日本産科婦人科学会事務局，2023．
5）日本産科婦人科内視鏡学会編：産婦人科内視鏡手術ガイドライン 2019 年版　第 3 版．pp63-76，金原出版，2019．
6）藤井知行監，永松健編：産科救急マニュアル．pp150-159，中山書店，2021．
- Gary F, et al，岡本愛光監修，佐村修他監訳，東京慈恵会医科大学産婦人科学講座「Williams OBSTETRICS」翻訳委員会翻訳：ウィリアムス産科学　原著 25 版　第 2 版．pp456-471，南山堂，2019．
- Cannon JW: Hemorrhagic Shock. The New England Journal of Medicine378: 370-379, 2018.
- 全国周産期医療（MFICU）連絡協議会編：改訂 4 版　MFICU マニュアル．pp127-132，メディカ出版，2022．

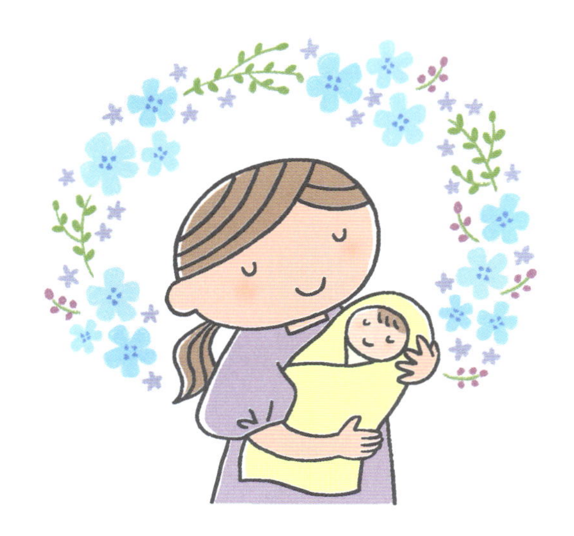

38 更年期障害

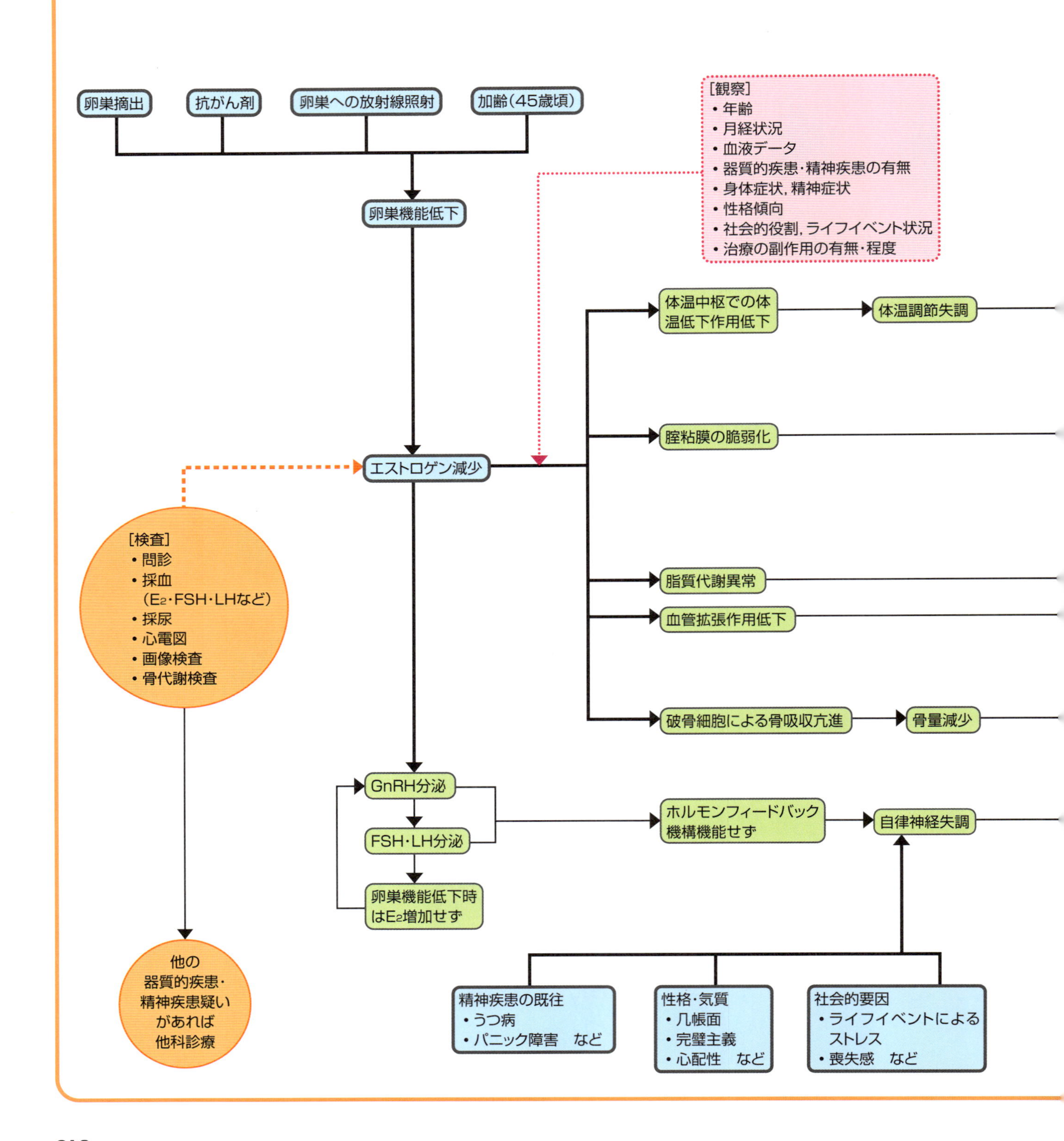
卵巣摘出
抗がん剤
卵巣への放射線照射
加齢（45歳頃）
卵巣機能低下
[観察]
・年齢
・月経状況
・血液データ
・器質的疾患・精神疾患の有無
・身体症状，精神症状
・性格傾向
・社会的役割，ライフイベント状況
・治療の副作用の有無・程度
エストロゲン減少
体温中枢での体温低下作用低下
体温調節失調
腟粘膜の脆弱化
脂質代謝異常
血管拡張作用低下
破骨細胞による骨吸収亢進
骨量減少
[検査]
・問診
・採血（E2・FSH・LHなど）
・採尿
・心電図
・画像検査
・骨代謝検査
GnRH分泌
FSH・LH分泌
卵巣機能低下時はE2増加せず
ホルモンフィードバック機構機能せず
自律神経失調
他の器質的疾患・精神疾患疑いがあれば他科診療
精神疾患の既往
・うつ病
・パニック障害　など
性格・気質
・几帳面
・完璧主義
・心配性　など
社会的要因
・ライフイベントによるストレス
・喪失感　など

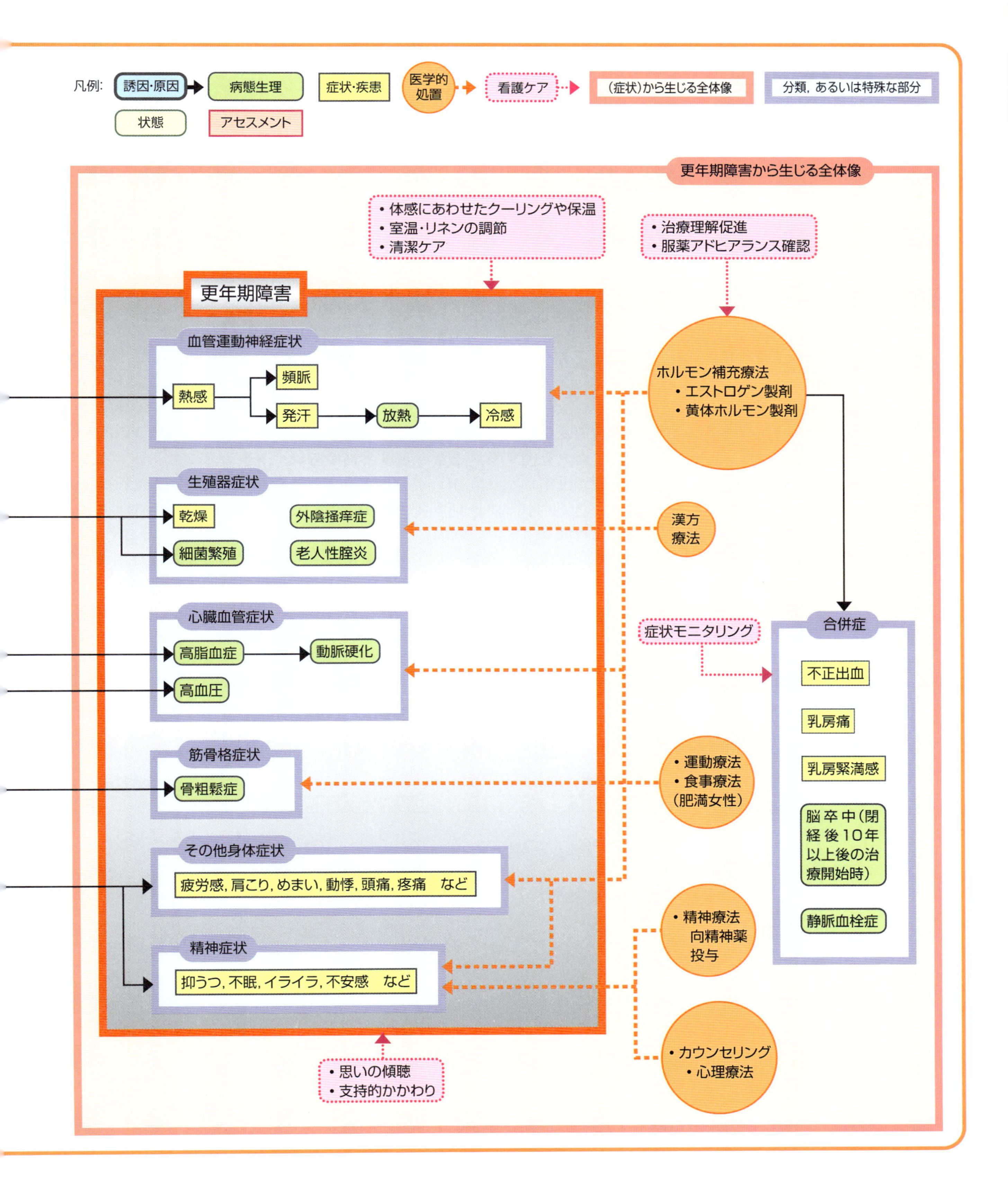
凡例:
誘因・原因
病態生理
症状・疾患
医学的処置
看護ケア
(症状)から生じる全体像
分類，あるいは特殊な部分
状態
アセスメント
更年期障害から生じる全体像
・体感にあわせたクーリングや保温
・室温・リネンの調節
・清潔ケア
・治療理解促進
・服薬アドヒアランス確認
更年期障害
血管運動神経症状
熱感
頻脈
発汗
放熱
冷感
ホルモン補充療法
・エストロゲン製剤
・黄体ホルモン製剤
生殖器症状
乾燥
外陰掻痒症
細菌繁殖
老人性腟炎
漢方療法
心臓血管症状
高脂血症
動脈硬化
高血圧
症状モニタリング
合併症
不正出血
乳房痛
乳房緊満感
脳卒中(閉経後10年以上後の治療開始時)
静脈血栓症
筋骨格症状
骨粗鬆症
・運動療法
・食事療法
(肥満女性)
その他身体症状
疲労感，肩こり，めまい，動悸，頭痛，疼痛 など
精神症状
抑うつ，不眠，イライラ，不安感 など
・精神療法
向精神薬投与
・カウンセリング
・心理療法
・思いの傾聴
・支持的かかわり

38 更年期障害

Ⅰ 更年期障害が生じる病態生理

1. 更年期障害の定義

更年期とは，性成熟期と老年期の間の移行期を指し，卵巣機能が低下し始めてから消失するまでの時期である（図1）。つまり，閉経時期の前後5年間程度，約45～55歳がこれに相当する。

更年期に現れる多種多様な症状のなかで，器質的変化に起因しない症状が更年期症状と定義される。また，それらの症状のなかで日常生活に支障をきたす病態が更年期障害と定義される[1]。

一般的には，閉経時期の前後に生じる卵巣機能の低下によるエストロゲンの減少・欠乏が原因で起こる身体精神症状の総称である。そして，卵巣機能低下に伴う症状に加えて，加齢に伴う身体面の変化，心理面，社会面の変化が複合的に影響することによる症状や障害である。更年期女性の60～80%に何らかの更年期症状が出現し，そのうち20%が更年期障害と診断される。

また，更年期の女性に限らず，老年期に慢性的にエストロゲンが欠乏することや，悪性疾患の治療などで更年期よりも早期に閉経することでも同様の症状が起こる。そのため，いわゆる更年期の女性以外にも生じ得る病態である。

2. 更年期障害の解剖生理

更年期症状を理解するうえで，女性ホルモンの分泌における調整機能についての理解が重要である。女性ホルモンとは，エストロゲン（卵胞ホルモン）とプロゲステロン（黄体ホルモン）のことを指す。これらのホルモンは，脳から分泌されるホルモンによって調整されている。まず，視床下部からゴナドトロピン放出ホルモン（GnRH）が分泌される。それが下垂体を刺激し，ゴナドトロピン（性腺刺激ホルモン）である卵胞刺激ホルモン（FSH）と黄体形成ホルモン（LH）が分泌される。FSHとLHが卵巣を刺激し，主に卵巣から女性ホルモンであるエストロゲンとプロゲステロンが分泌される。

血中の女性ホルモンの濃度が上昇すると，視床下部や下垂体に抑制をかけ，FSHとLHの分泌を抑制し，女性ホルモンの分泌も抑制する。この抑制作用をネガティブフィードバックという。一方，血中の女性ホルモンの濃度が低下すると，FSHとLHの分泌を促進し，女性

図1　女性のライフステージ区分とエストロゲン分泌

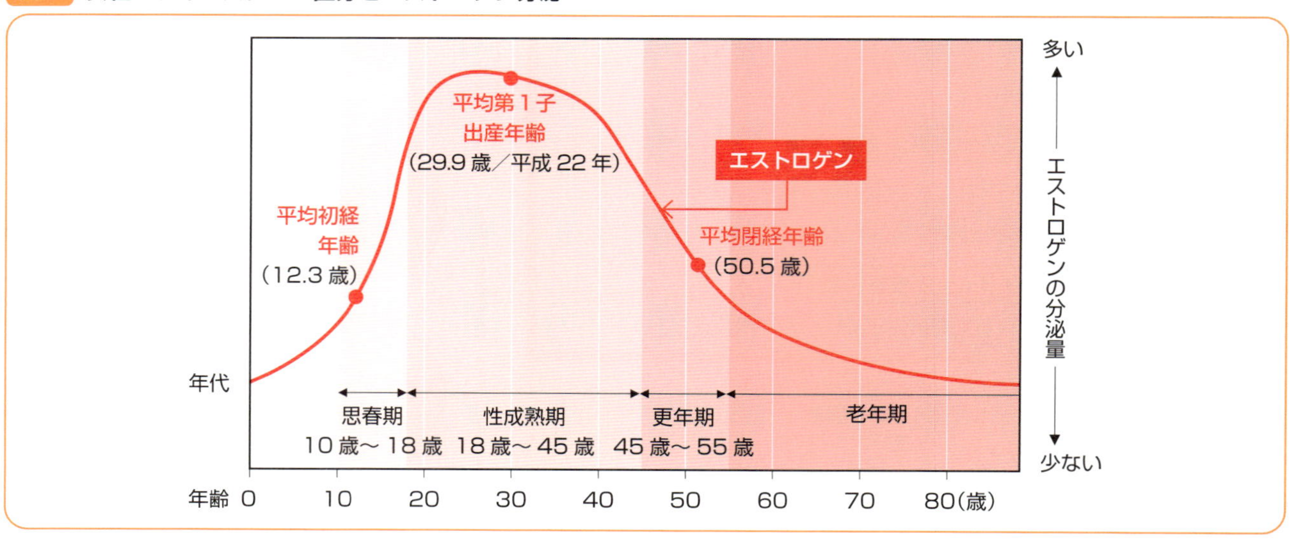

ホルモンの分泌を促進する。これをポジティブフィードバックという。このようにフィードバック機構が機能することでホルモンバランスが保たれている（図2）。

3. 更年期障害のメカニズム

エストロゲンにはエストロン，エストラジオール，エストリオールの3種類あり，なかでもエストラジオール（E_2）は卵巣から分泌される。自然閉経の場合，45歳頃から徐々に卵巣機能が低下し，E_2の分泌が急激に減少する。それに伴い，卵巣を刺激するために視床下部からGnRHが分泌され，下垂体から分泌されるFSHとLHの分泌量が増加する。しかし，卵巣機能が低下しているため，E_2は増加しない。フィードバック機構がうまく機能しないことやエストロゲンの低下に伴い，さまざまな症状が出現する。外科的治療による卵巣摘出後や，抗がん剤，放射線などにより卵巣機能が低下した場合も，同様のメカニズムで症状が出現する。

4. 更年期障害のメカニズムと症状

更年期症状は多岐にわたる。その多くは非特異的症状で，不定愁訴ともいわれている（表1）。

ホットフラッシュは，本邦の女性は40～70%が経験する。具体的な症状は，3分程度持続する熱感の自覚と，やや頻脈になることであり，のぼせ，ほてりなどと表現される。通常は上半身を中心に，顔面，頭部，胸部，全身に広がることもある。夜間に発汗することもある。ホットフラッシュは放熱反応であるため，放熱により体温が低下した結果，冷えを感じることもある。自然閉経より卵巣摘出などの治療による閉経の方が，発生頻度や重症度が高い。

ホットフラッシュの作用機序は，エストロゲンには体温中枢に作用して体温を低下させる働きがあり，その欠乏により体温調節が失調することによる影響である。

精神症状に関しては，エストロゲン低下に加えて，心理的・性格的要因や社会的・環境的要因も影響しているといわれている。そのため，もともとの几帳面，完璧主義，心配性といった性格傾向や，うつ病やパニック障害

表1　主な更年期症状

	症状
血管運動神経症状	ホットフラッシュ（のぼせ，ほてり，熱感），発汗，冷感
生殖器症状	性器萎縮，老人性腟炎，外陰部掻痒感　など
心臓血管症状	高脂血症，動脈硬化，高血圧　など
筋骨格症状	骨粗鬆症　など
その他身体症状	疲労感，肩こり，めまい，動悸，頭痛，腰痛，関節痛　など
精神症状	抑うつ，不眠，イライラ，不安感　など

図2　女性ホルモンのフィードバック機構

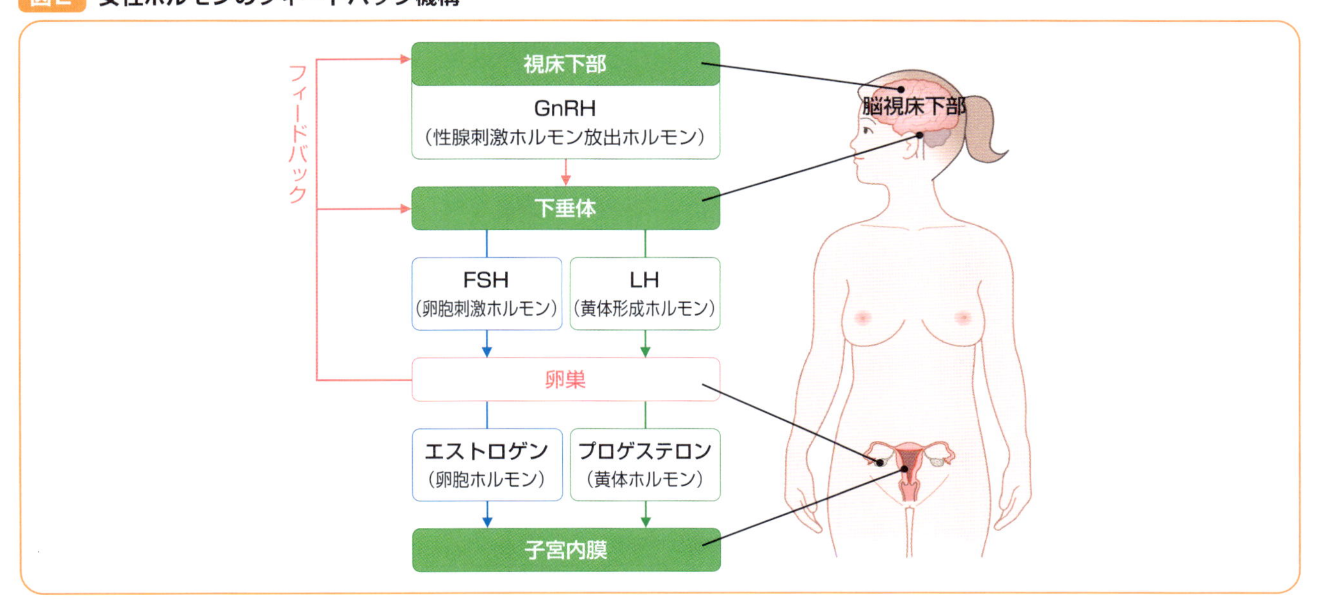

など精神疾患の既往があると，精神症状が強く出やすい。また，更年期の時期は，子どもの思春期や受験への対応や巣立ちの経験，就労などにおける責任ある役職への就任，親の病気や介護など，多種多様なライフイベントが重なりやすい。それらによるストレスも自律神経失調や精神症状に影響することもある。

生殖器の症状に関しては，エストロゲンが低下することで，腟粘膜が脆弱化する。それにより細菌が繁殖したり乾燥したりすることで，腟炎や掻痒感を生じやすくなる。

心臓血管症状に関しては，エストロゲンは脂質代謝や血管拡張作用も担っており，エスロトゲンが低下することで，高脂血症や動脈硬化，高血圧といった症状を引き起こすこともある。

また，エストロゲンは筋骨格にも作用する。エストロゲン低下により破骨細胞の骨吸収が亢進し，骨量低下をきたすことで骨粗鬆症になりやすい。しかし，これらの症状は加齢や食生活，運動習慣など複合的な要因も影響する。

5. 更年期障害の検査・診断

1）検査

自覚する症状の確認や，問診や内診など，一般的な婦人科の診察を行う。年齢，最終月経や月経周期を確認し，周閉経期であるか確認する。12か月以上無月経である場合は，閉経と判断する。自覚症状に関しては，「日本人女性の更年期症状評価表」[2]などの質問紙を活用し，症状を把握する。

また，採血，採尿，心電図，画像検査，骨代謝検査を行う。採血では，E_2，FSH，LHなどの血中ホルモン値をはじめとして，その他器質的疾患，精神疾患の鑑別診断目的で，網羅的な採血項目が検査に追加されることもある。**表2**は更年期に見られる症状と考えておくべき疾患である。鑑別診断を要する疾患のなかでは，甲状腺疾患とうつ病は特に注意が必要である。

2）診断

更年期障害の明確な診断基準はない。更年期の女性や，卵巣機能低下を起こし得る治療後の女性が多彩な症状を訴えて受診した場合は，更年期障害を疑う。一方で，多種多様な症状が器質的疾患，精神疾患による可能

表2　更年期に見られる症状と考えておくべき疾患

更年期に見られる症状	考えておくべき疾患
肩こり	肩関節周囲炎，頸椎症，後縦靱帯骨化症，高血圧，冠動脈疾患
倦怠感	貧血，心疾患，糖尿病，甲状腺機能亢進症・低下症，肺結核
めまい	メニエル病，良性発作性頭位めまい症，貧血，不安障害，抑うつ障害
動悸	貧血，不整脈，甲状腺機能亢進症，パニック障害
ホットフラッシュ	甲状腺機能亢進症，不安障害，カルチノイド
発汗	甲状腺機能亢進症，パニック障害
不眠	抑うつ障害，不安障害，睡眠時無呼吸症候群
頭痛	片頭痛，脳腫瘍，脳血管障害
抑うつ	抑うつ障害，甲状腺機能低下症，認知症，アルコール依存症，脳梗塞
集中力低下	抑うつ障害，認知症
不定愁訴	身体症状症，病気不安症，抑うつ障害，不安障害
腰痛	腰部椎間板ヘルニア，変形性脊椎症，子宮筋腫
下肢痛	椎間板ヘルニア，脊柱管狭窄症
関節痛	変形性関節症，関節リウマチ

（日本女性医学学会編：女性医学ガイドブック 更年期医療編 2019年度版　第2版．p40，金原出版，2019．より）

性も念頭に置き，鑑別診断を行う。

FSH 上昇（40mIU/mL 以上）と E_2 低下（20pg/mL 未満）は，閉経あるいはそれに近い状態であることを示す。E_2 や FSH の血清濃度は閉経後２年後まで変動が激しいため，ホルモン値のみで診断はできず，あくまでも参考値となる。

つまり，閉経周辺期および閉経後でホットフラッシュのような血管運動神経症状があり，器質的疾患，精神疾患が除外されると，更年期障害と診断される。

6. 更年期障害の治療

1）ホルモン補充療法

ホルモン補充療法（hormone replacement therapy：HRT）はほてり，のぼせなどの血管運動神経症状に対して奏効するほか，骨粗鬆症，高コレステロール血症，アルツハイマー病の予防にも有効とされている。更年期障害の診断がされ，ホットフラッシュを認める場合は，第一選択となる。

手術後で子宮のない女性に対しては，エストロゲン単独療法を行う。子宮のある女性に対しては，子宮内膜増殖症や子宮内膜がんの発症を予防するために，エストロゲンと黄体ホルモンの併用療法を行う。

投与方法は，投与と休薬を繰り返す周期的投与法と持続的投与法に分かれる。また，ホルモン製剤は経口剤と経皮吸収型製剤（貼付剤，塗布剤）がある。

安全に HRT を行うための HRT ガイドラインが作成されている。HRT を施行する前に，禁忌症例や慎重投与症例に該当するかどうか，既往を確認してから治療を開始する必要がある。

2）漢方療法

更年期障害に対して保険適用で使用できる薬剤は約 20 種類ある。当帰芍薬散，加味逍遙散，桂枝茯苓丸がよく処方される。

3）精神療法

更年期障害患者のうち，うつ病が疑われる場合は，精神科・心療内科で治療が行われることもある。また，精神症状に応じて，ガンマオリザノール，トフィソパム，クロルジアゼポキシド，ニトラゼパム，トリアゾラムなどが処方される。また，近年は選択的セロトニン再取り込み阻害薬（selective serotonin reuptake inhibitor：SSRI）も使用されている。

4）カウンセリング・心理療法

患者が抱えている問題や不安，葛藤について，受容的，共感的態度で傾聴に努める。結論を急ぐことなく傾聴や対話を続けることで，自身が抱えている問題を徐々に整理，認識させることが支援につながる。専門的なカウンセリングでなくても，対話により症状が軽減することもある。

認知行動療法などの心理療法は不安，抑うつなどの精神症状のみならず，血管運動神経症状，不眠にも有効であり，心理療法の専門家と連携することも考慮される。

5）生活指導

肥満女性においては，食生活や運動習慣の改善により更年期症状も改善されることが明らかになっている。高脂血症や高血圧，骨粗鬆症においても食生活や運動習慣の改善が望ましいため，肥満女性においては特に生活指導が必要である。

7. 更年期障害の合併症

HRT の副作用は使用する薬剤によって異なる。子宮を有する患者にエストロゲン・黄体ホルモン併用療法（estrogen progestin therapy：EPT）を行った際に不正出血がみられることがあるが，治療継続とともに頻度は減少し，治療開始５か月以降ではほとんどみられなくなる。また，HRT により約 10% に乳房痛や緊満感が生じる。改善しない場合は投与量を軽減したり，投与を中止したりする。

また，閉経後 10 年以上経過してから治療を開始した場合，脳卒中のリスクが上昇する。さらに，EPT においては，経皮吸収型製剤ではなく経口剤の場合，静脈血栓症のリスクが上昇する。

HRT 自体により子宮体がんや乳がんの発がんリスクは増加しないものの，他の要因によりそれらのがんが生じた場合は，HRT ががんの増殖に影響を与える可能性がある。そのため，治療前や治療中は子宮がんにおいては組織診，乳がんの場合はマンモグラフィーや超音波検査による検診を定期的に実施することがガイドラインでは推奨されている。

漢方療法においては，複数の漢方の同時併用で構成生薬数が増えることで効果が鈍くなることもある。また，生薬が重複すると副作用のリスクが高まることがあるため，処方薬の併用は減らすことが望ましい。

Ⅱ 更年期障害の看護ケアとその根拠

1. 観察ポイント

1）身体症状

- 血管運動神経症状など
  - ホットフラッシュ，のぼせ，発汗，冷感，めまい，動悸，胸痛，頭痛，肩こり，関節痛など自覚症状の内容と程度，生活への支障
- 生殖器関連症状
  - 月経異常，性器萎縮，老人性腟炎，外陰部掻痒感，子宮下垂感など自覚症状の内容と程度，生活への支障

2）精神症状

- 倦怠感，不眠，気分の落ち込み，無気力，不安，抑うつなどの自覚症状の内容と程度，生活への支障

3）既往歴

- 器質的疾患，精神疾患既往や通院歴
- 内服薬やアドヒアランス状況

4）全身状態

- バイタルサイン，呼吸状態，睡眠状態，栄養状態，排泄状況，月経歴

5）社会背景

一見ポジティブなライフイベントであっても，心身にはストレスとなり得るため，細かく聴取する。

- 年齢
- 家族背景や家族の年齢
- 就業状況
- 患者や家族のライフイベント
- 引っ越しや転職，転勤，子どもの卒入学，親の介護などによる生活の変化

6）性格傾向

- 性格傾向や気質
- 価値観や思考傾向

7）検査結果

- 血液検査（血液一般，生化学，血中ホルモン値など）
- 画像検査（経腟エコー，MR，CT，骨代謝検査など）
- 他診療科受診結果（器質的疾患，精神疾患の除外がされているか）

2. 看護目標

更年期障害の治療は長期間に及ぶことも多い。また，副作用の出現などの不安も生じる。不安の軽減に努めながら，患者が治療を継続し，自覚症状や生活への支障を改善していけるような看護支援が求められる。

❶治療継続支援
❷治療による副作用の予防・軽減
❸心理的支援

3. 看護ケア

1）治療継続支援に対するための看護ケア

- **治療に対する理解促進**

HRT などの薬物療法を行う場合，目的，治療効果，治療期間，ホルモン剤の作用・副作用について，患者が理解できているか確認する。理解が十分でない場合は，理解できるよう補足説明を行い，理解を促す。

2）治療による副作用の予防・軽減に対する看護ケア

- **服薬状況，自覚症状の変化，副作用の状況を観察**

治療開始後，処方を適切に使用できているか，自覚症状の変化，副作用の出現状況，苦痛の程度や生活への支障について確認する。診察時に患者自身で医師に症状を伝えられない場合は，医師に報告するなど，医師と患者との橋渡しを行う。

- **自覚症状の緩和ケア**

症状にあわせた対症療法を行う。例えば，ホットフラッシュに対して，室温やリネン調節，冷罨法など患者が少しでも安楽に過ごせるケアを提供する。

3）心理的支援

● 思いの傾聴

患者が抱えている問題や不安，葛藤について表出しやすい環境をつくり，受容的，共感的態度で傾聴に努める。結論を急ぐことなく傾聴や対話を続けることで，自身が抱えている問題を徐々に整理，認識させることが支援につながる。専門的なカウンセリングではなくても，対話により症状が軽減することもあるため，看護が果たす役割は大きい。

［島田理恵］

《文献》

1）日本産科婦人科学会監・編：産科婦人科用語集・用語解説集　改訂第4版．p75，日本産科婦人科学会，2018.
2）日本産科婦人科学会生殖・内分泌委員会：「日本人用更年期・老年期スコアの確立と HRT 副作用調査小委員会」報告 ―日本人女性の更年期症状評価表の作成―　平成 11 年～平成 12 年度検討結果報告．日本産科婦人科學會雑誌 53（5）：883-888，2001.

- 日本産科婦人科学会他編：産婦人科診療ガイドライン　婦人科外来編 2020．pp180-208，日本産科婦人科学会事務局，2020.
- 日本女性医学学会編：女性医学ガイドブック 更年期医療編 2019 年度版　第 2 版．p32-429，金原出版，2019.
- 日本産科婦人科学会他監・編：ホルモン補充療法ガイドライン 2017．日本産科婦人科学会，2017.

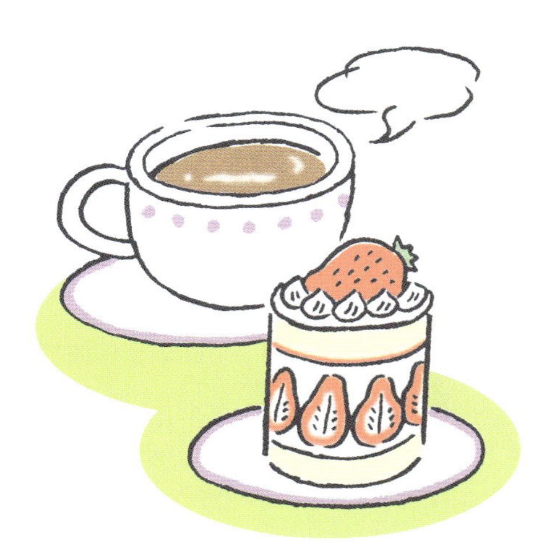

39 骨盤臓器脱

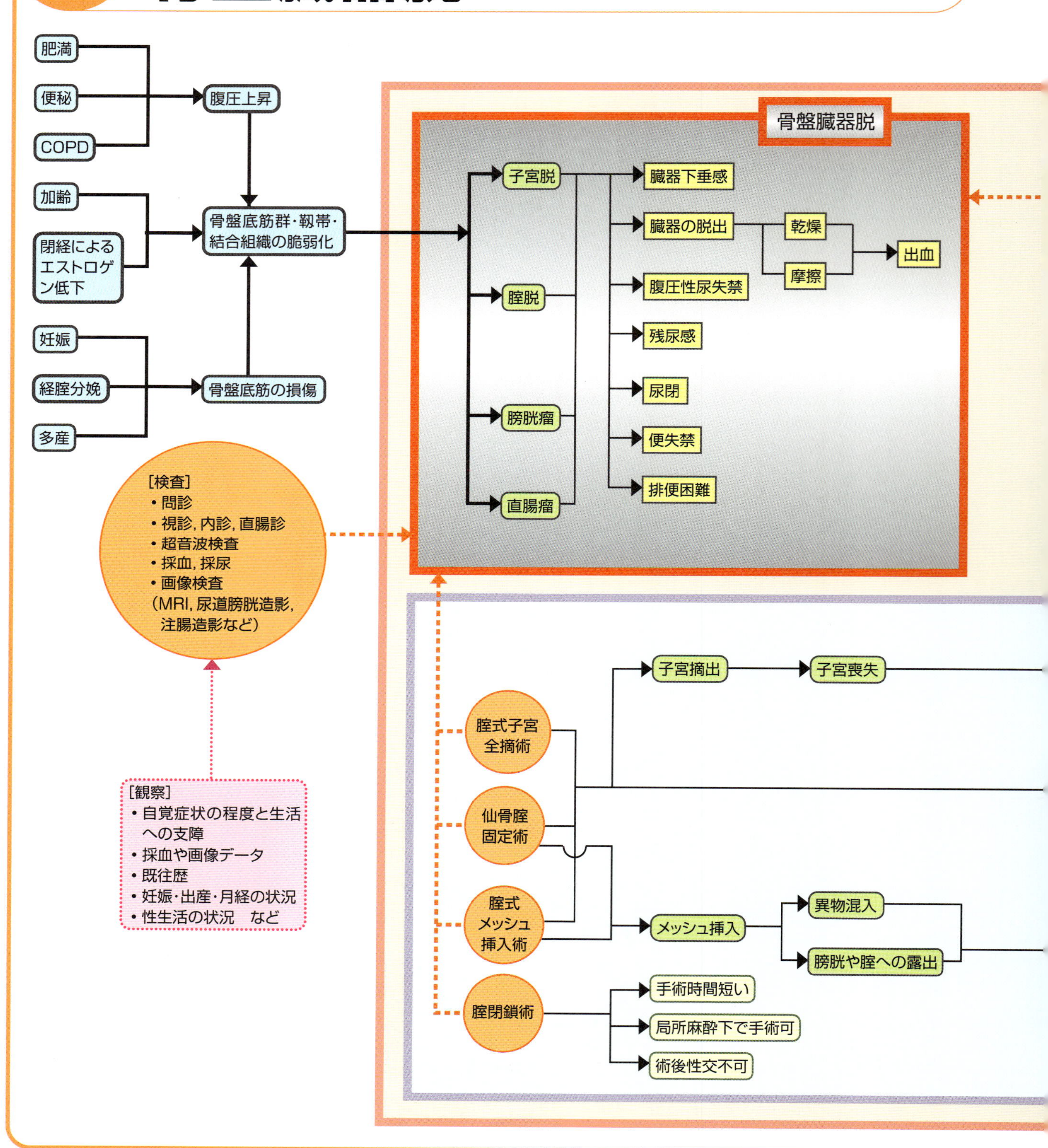
肥満
便秘
COPD
腹圧上昇
加齢
閉経によるエストロゲン低下
骨盤底筋群・靱帯・結合組織の脆弱化
妊娠
経腟分娩
多産
骨盤底筋の損傷
骨盤臓器脱
子宮脱
腟脱
膀胱瘤
直腸瘤
臓器下垂感
臓器の脱出
乾燥
摩擦
出血
腹圧性尿失禁
残尿感
尿閉
便失禁
排便困難
[検査]
・問診
・視診，内診，直腸診
・超音波検査
・採血，採尿
・画像検査
（MRI，尿道膀胱造影，注腸造影など）
[観察]
・自覚症状の程度と生活への支障
・採血や画像データ
・既往歴
・妊娠・出産・月経の状況
・性生活の状況　など
腟式子宮全摘術
仙骨腟固定術
腟式メッシュ挿入術
腟閉鎖術
子宮摘出
子宮喪失
メッシュ挿入
異物混入
膀胱や腟への露出
手術時間短い
局所麻酔下で手術可
術後性交不可

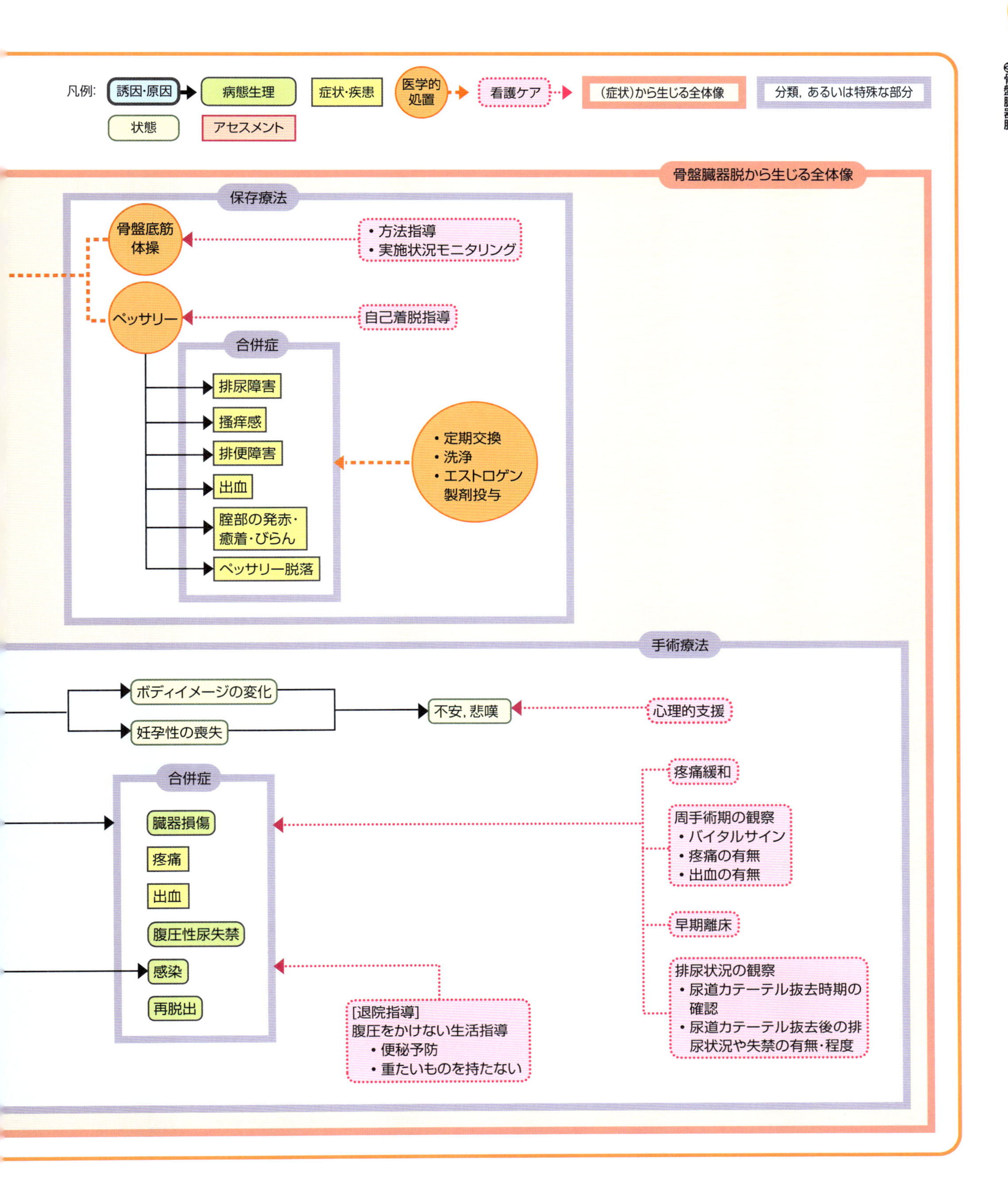
凡例:
誘因・原因
病態生理
症状・疾患
医学的処置
看護ケア
(症状)から生じる全体像
分類，あるいは特殊な部分
状態
アセスメント
骨盤臓器脱から生じる全体像
保存療法
骨盤底筋体操
・方法指導
・実施状況モニタリング
ペッサリー
自己着脱指導
合併症
排尿障害
掻痒感
排便障害
出血
腟部の発赤・癒着・びらん
ペッサリー脱落
・定期交換
・洗浄
・エストロゲン製剤投与
手術療法
ボディイメージの変化
妊孕性の喪失
不安，悲嘆
心理的支援
合併症
臓器損傷
疼痛
出血
腹圧性尿失禁
感染
再脱出
疼痛緩和
周手術期の観察
・バイタルサイン
・疼痛の有無
・出血の有無
早期離床
排尿状況の観察
・尿道カテーテル抜去時期の確認
・尿道カテーテル抜去後の排尿状況や失禁の有無・程度
[退院指導]
腹圧をかけない生活指導
・便秘予防
・重たいものを持たない

39 骨盤臓器脱

Ⅰ 骨盤臓器脱が生じる病態生理

1. 骨盤臓器脱の定義

骨盤臓器脱（pelvic organ prolapse：POP）とは，膀胱・子宮・直腸・腟などの骨盤内臓器が腟口から脱出する状態の総称である。命にかかわることはないが，QOL を低下させる疾患である。

本邦における正確な有病者数のデータはなく，正確な患者数を把握することは難しい。米国では閉経後女性の14.2％に症候性の POP を認め，無症候性を含む何らかの下垂がある女性は 40％と報告されている。また，80 歳までに 11％ の女性が骨盤臓器脱および尿失禁で外科的治療を受けているという報告もある 。

2. 骨盤臓器脱の解剖生理

骨盤内の臓器は，骨盤底筋群によってハンモックのように支えられている（図1）。

3. 骨盤臓器脱のメカニズム

POP は，骨盤底臓器を支持する骨盤底筋群や神経，靱帯，結合組織の損傷や脆弱化によって起こる。リスク因子は，加齢や閉経による女性ホルモンの低下や，妊娠，経腟分娩歴，多産による骨盤底筋の損傷機会の増加，肥満や便秘，慢性閉塞性呼吸器疾患などによる腹圧上昇が POP のリスクを増加させる。

図1　骨盤底臓器

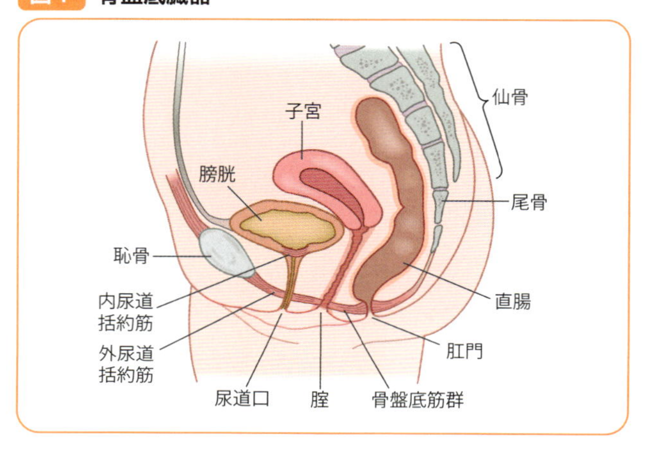

4. 骨盤臓器脱の分類と症状

1）分類

腟から子宮が脱出する場合を子宮脱，子宮摘出後の腟断端が脱出する場合を腟脱とよび，膀胱が脱出する場合を膀胱瘤，直腸が脱出する場合を直腸瘤と呼ぶ（図2）。脱出臓器により名称は異なるが，単一臓器のみが脱出することは少ないため，最近では総称して骨盤臓器脱と呼ぶことが多い。

2）症状

次のような症状により，患者の QOL を低下させる。時には，歩行障害や外出制限といった生活に支障をきたすこともある。

- 長時間の立位や重いものを持った後，運動時に感じる下垂感
- 腟が下に引っ張られたり，陰部や股間に何かが挟まったり何かが飛び出たりするような感覚
- 性器出血，帯下異常
- 性交時痛や違和感
- 腹圧性尿失禁，残尿感，尿閉
- 便失禁や排便困難

5. 骨盤臓器脱の検査・診断

1）検査

- **問診**
  不快感や自覚症状の確認を行う。
- **内診**
  視診と内診を行い，脱出臓器の同定や程度を確認する。必要に応じて超音波検査や直腸診もあわせて行う。
- **画像検査**

図2 骨盤臓器脱の分類

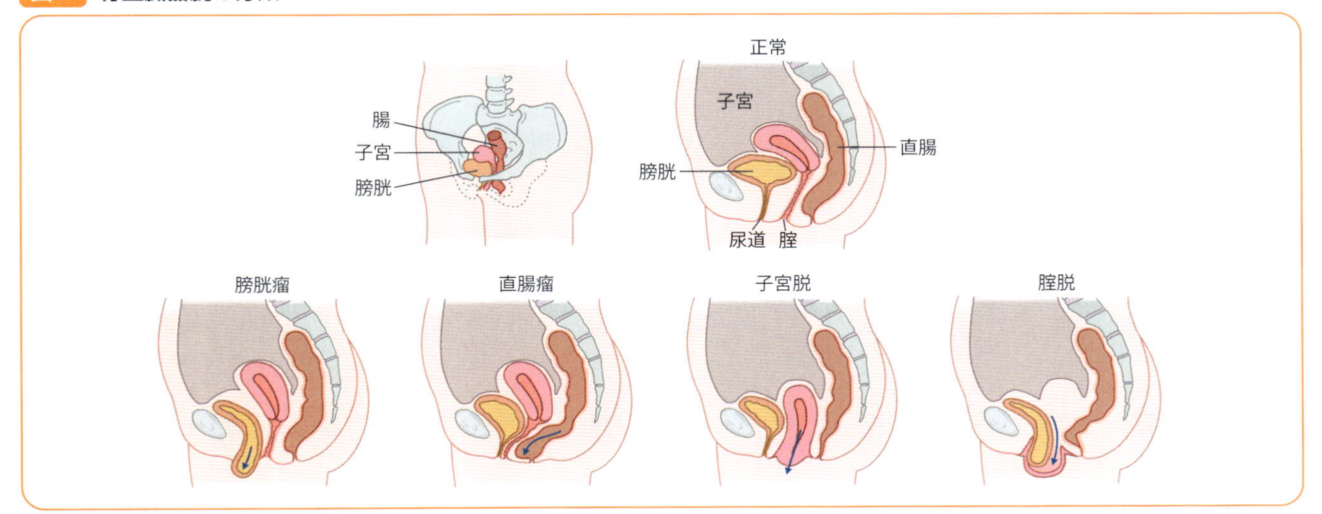

MRIが一番有用な画像検査である。その他，膀胱瘤や直腸瘤の状態によって尿道膀胱造影や注腸造影などが施行されることもある。

- **その他**

採血や採尿など，感染の有無やその他全身状態の異常がないか検査を行う。

2）診断

pelvic organ prolapse quantification（POP-Q）system を用いて stage 分類される。

6. 骨盤臓器脱の治療

POPの治療は，保存療法と手術療法に分かれる。まずは保存療法が選択されることが多い。保存療法を行っても症状が増悪しQOLが低下する場合や，患者の手術希望がある場合は，手術が検討される。**表1**にPOPの治療をまとめた。

7. 骨盤臓器脱の合併症

保存治療でも合併症がある。ペッサリー挿入で子宮下垂感は減少しても，排尿障害，帯下の増加，掻痒感，排便障害，出血，腟部発赤・癒着・びらんが生じることがある。また，腹圧などによりペッサリーの脱出，疼痛，肛門圧迫感といった症状も起こり得る。

手術に伴う合併症としては，術後も腹圧性尿失禁といった排尿障害が生じることがある。その他，術操作に伴う膀胱損傷，腸管損傷，出血，疼痛，血腫，腸閉塞といったリスクがある。メッシュ挿入術の場合，メッシュ挿入に伴う感染も合併症としてあげられる。

また，腟閉鎖術以外は，術後に臓器脱が再発する可能性がある。

Ⅱ 骨盤臓器脱の看護ケアとその根拠

1. 観察ポイント

骨盤臓器脱による自覚症状とその程度の観察に加えて，日常生活への支障についても確認する。症状の重症度によっては膀胱炎や水腎症などをきたす場合もあるため，留意して観察する。

- **一般状態**

発熱の有無，採血データ（WBC，CRPで感染徴候を確認，BUN，クレアチニン，電解質で腎機能を確認，E_2，LH，FSHで周閉経期か確認），採尿データ（尿蛋白，尿沈渣，尿潜血），既往歴や内服状況

- **臓器下垂感**

症状の有無，日内変動（夕方から夜にかけて増強することが多い），増強因子（長時間の立位時や腹圧をかけた際に増強することが多い）

- **出血や帯下**

臓器と下着との摩擦，ペッサリー挿入による出血や帯

下の増加，疼痛

- **歩行状態**

臓器が腟外に脱出すると，強い不快感により歩行困難を生じることもある。

- **排尿**

回数，性状や血尿の有無，頻尿・尿意切迫感・残尿感・腹圧性尿失禁の有無と程度

- **排便**

回数，性状，便秘・残便感の有無と程度，便秘薬使用状況，腸蠕動音，腹痛，腹部膨満・緊満の有無

- **皮膚**

外陰部の発赤やびらんの有無，疼痛や掻痒感の有無

- **生殖・性**

妊娠・出産歴，月経の有無，最終月経，月経周期や不順の有無，性交痛

- **上記症状による生活への支障**

違和感や尿失禁などによる歩行困難，活動性低下などQOLの低下状況

2. 看護目標

選択された治療により自覚症状や生活への支障が改善し，QOLが向上するための看護支援が必要である。

❶患者が選択された治療を継続できる

❷自覚症状や生活への支障が改善し，患者のQOLが向上する

表1 骨盤臓器脱の治療

保存治療	骨盤底筋体操（④退行性変化，**図1**，p70参照）	●仰臥位の場合は， ①膝を曲げ，足を軽く開く ②尿道，腟，肛門の奥を意識的に締めたり緩めたりを繰り返す ③１日に数セット行う ●仰臥位でなくても，坐位や立位など患者が骨盤底筋を意識しやすい姿勢で行えばよい。 ●即効性はなく，継続的に行うことが有効である。 ●体操だけで症状が改善することはほぼなく，あくまでも進行予防目的である。
	ペッサリー（リング）	●腟内にさまざまな大きさのリング型のペッサリーを挿入し，子宮などの臓器を挙上させる。 ●腟出口で臓器がリングに引っかかることで脱出を防止する。 ●２～３か月に一度診察で交換や洗浄を行う方法と，患者自身で着脱する方法がある。診察での交換の場合，患者自分で管理する必要はない。 ●腟内の粘膜に負担がかかり，炎症による腟壁びらんや帯下の増加などトラブルが生じることもある。 ●自己着脱を行う場合は，指導が必要である。
	エストロゲン製剤投与	●ペッサリーによる腟壁びらんの治療目的で投与されるほか，腟壁の強度を上げる効果もある。
手術療法	腟式子宮摘出術	●脱出する子宮を経腟的に摘出し，前後の腟壁と骨盤底筋群，会陰を縫縮する（縫い縮める）ことにより，骨盤底筋の補強を行う手術である。 ●腟閉鎖術を行わない場合は，術後に臓器脱が再発するリスクはある。
	腟式メッシュ挿入術	●骨盤底組織や尿道などの臓器の下にポリテトラフルオロエチレンメッシュを入れて挙上する。腟壁の操作はないため，術後性交渉は可能である。 ●メッシュが膀胱や腟に露出することによりびらんや感染を引き起こすため，欧米では使用禁止になっている国もある。日本では関連合併症の報告が少ないため，現在も施行可能である。
	腟閉鎖術	●子宮を摘出もしくは残したまま，前後の腟壁を合わせて閉鎖する。 ●最も身体的負担が少ない術式であり，高齢者や併存疾患が多い患者には適しているが，術後は性交渉ができなくなる。
	仙骨腟固定術	●腹腔鏡あるいはロボット支援下での手術となる。 ●子宮は温存，あるいは子宮体部のみを摘出後，腟壁と膀胱，腟壁と直腸の間にメッシュを差し入れてメッシュの下端と臓器を固定し，そのメッシュの上端を引き上げて仙骨の前縦靱帯に縫い留める。この術式もメッシュによる合併症に注意が必要であるが，腟式と比較すると頻度は少ない。腟壁の操作はなく，術後の性交渉は可能である。

3. 看護ケア

1）保存療法における看護ケア

● **骨盤底筋体操**

患者に方法や回数について指導したり，体操方法などが記載されたパンフレットを渡したりする。体操の体勢に関しては，臥位や立位など，患者が継続しやすい体勢で行えばよいことを説明する。

● **ペッサリー指導**

自己着脱を行う場合は，着脱方法や異常時の受診方法について指導を行う。

2）手術療法

● **術前ケア**

手術で外陰部の違和感は軽減するが，すでに排尿機能の低下をきたしている場合，機能改善の程度はさまざまである。どの程度の改善が可能か，医師と情報共有し，あらかじめ患者に説明し理解を促進する。

また，子宮摘出術や腟閉鎖術を予定する場合は，年齢にかかわらず，手術に伴う女性生殖器や女性性の喪失感を抱えている可能性がある。手術によるボディイメージや女性性の変化について思いを傾聴し，心理的支援を行う。

術前処置では，外陰部からアプローチする場合は陰部の剃毛が必要であることが多い。医師の指示に基づき，必要に応じて剃毛を行う。

● **術後ケア**

術直後は，バイタルサイン，疼痛，呼吸状態，循環動態の観察や輸液管理など，一般的な外科手術後の観察や看護ケアを行う。腟式手術の場合，創部はほとんど見えないが，特に性器出血に留意する。

医師の指示に基づき，基本的には手術翌日以降に疼痛コントロールを行いながら離床訓練を行う。尿道留置カテーテルの抜去時期については，施設や医師により，また手術状況により異なるため，必ず確認する。

尿道カテーテル抜去後は，自力での排尿の有無，失禁の有無，腹部緊満感の有無など排尿状況を観察する。また，腟式手術の場合，排便時に腹圧をかけすぎることで創部の負担になるため，腹部症状や排便状況の観察とともに，便秘を予防できるよう，離床による腸蠕動促進，便秘薬使用などのケアを行う。

● **退院指導**

排便コントロールの継続と，医師の許可があるまでは重たいものを持たないように指導する。また，排尿状況に応じて，排尿セルフケアを指導する。間欠的自己導尿が必要となった場合は，手技の取得や感染予防のためのセルフケアの獲得支援を行う。

［島田理恵］

《文献》

- 日本産科婦人科学会他編：産婦人科診療ガイドライン　婦人科外来編 2020．pp224-227，日本産科婦人科学会事務局，2020．
- 古山将康他：骨盤臓器脱（POP）のすべて - 診断と治療の最前線 -　疫学・診断　骨盤臓器脱の定義・疫学・リスク因子．産科と婦人科 88（9）：1027-1032，2021．
- 成本一隆：骨盤臓器脱（POP）のすべて - 診断と治療の最前線 -　治療各論　骨盤臓器脱の治療法　経腟メッシュ手術に関する現在の考え方．産科と婦人科 88（9）：1100-1105，2021．
- 佐々木徹他：骨盤臓器脱（POP）のすべて - 診断と治療の最前線 -　治療各論　骨盤臓器脱の治療法　ロボット支援腹腔鏡仙骨腟固定術（RSC）．産科と婦人科 88（9）：1113-1118，2021．
- 恩田貴志他編：新体系 看護学全書　専門分野Ⅱ　成人看護学　女性生殖器　第5版．pp142-144，メヂカルフレンド社，2018．

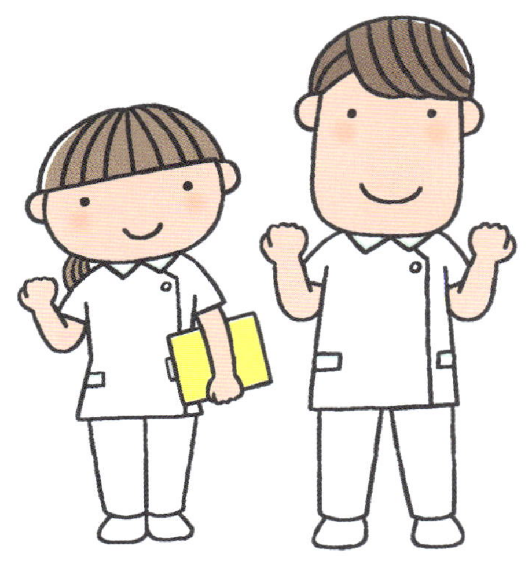

索引

り

編集・執筆者一覧

［編集］

細坂泰子（慶應義塾大学看護医療学部教授）

［執筆者（五十音順）］

浅川友祈子（東京慈恵会医科大学医学部看護学科助教）
飯島美穂（慶應義塾大学病院看護部／がん看護専門看護師）
池下貴子（大東文化大学スポーツ・健康科学部看護学科助教）
島田理恵（慶應義塾大学病院看護部／がん看護専門看護師）
髙橋彩華（慶應義塾大学看護医療学部助教）
辻　恵子（慶應義塾大学看護医療学部准教授）
中野麻子（慶應義塾大学病院看護部）
抜田博子（帝京大学医療技術学部看護学科講師）
濱田真由美（東京慈恵会医科大学医学部看護学科准教授）
春名めぐみ（東京大学大学院医学系研究科教授）
細坂泰子（慶應義塾大学看護医療学部教授）
村井文江（常磐大学副学長／看護学部教授）
山本　昌（元・慶應義塾大学病院看護部）
米澤かおり（東京大学大学院医学系研究科講師）

エビデンスに基づく周産期・母性看護ケア関連図

2024年9月1日　発行

編集……………………………… 細坂泰子
発行者……………………………… 荘村明彦
発行所……………………………… 中央法規出版株式会社
〒110-0016　東京都台東区台東3-29-1　中央法規ビル
TEL　03-6387-3196
URL　https://www.chuohoki.co.jp/

DTP・印刷・製本 ……………… TOPPANクロレ株式会社
本文デザイン……………………… アースメディア
本文イラスト……………………… イオジン
装幀デザイン……………………… 二ノ宮匡
装幀・本文イラスト……………… タナカユリ

定価はカバーに表示してあります。
ISBN 978-4-8243-0100-0

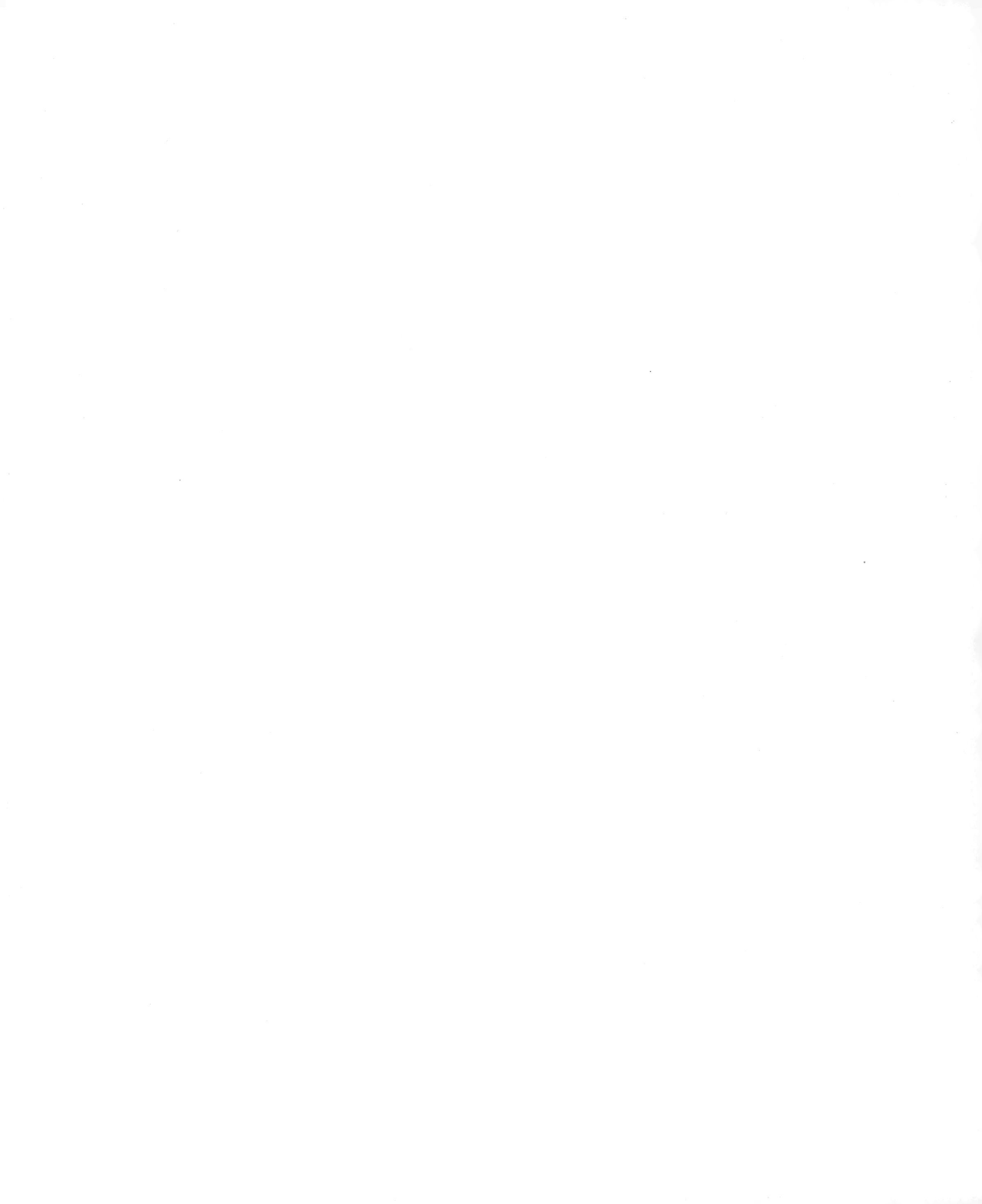